Herausgeber

B. Ulrich

K.-W. Jauch

H. Bauer

Chirurgisches Forum 2004

für experimentelle und klinische Forschung

Springer-Verlag Berlin Heidelberg GmbH

Herausgeber

B. Ulrich
Präsident des 121. Kongresses der Deutschen Gesellschaft für Chirurgie

K.-W. Jauch
Vorsitzender der Sektion Chirurgische Forschung

H. Bauer
Generalsekretär der Deutschen Gesellschaft für Chirurgie

Chirurgisches Forum 2004

für experimentelle und klinische Forschung
121. Kongress der Deutschen Gesellschaft für Chirurgie
Berlin, 27. 04. – 30. 04. 2004

Schriftleitung
M.D. Menger unter Mitarbeit von
M. Laschke und J. Slotta

Forum-Ausschuss

B. Ulrich, Düsseldorf (Vorsitzender)
H. Bauer, Berlin
K.-W. Jauch, München
M. Rothmund, Marburg

M. D. Menger, Homburg/Saar
(Vorsitzender des
Wissenschaftlichen Beirates)
M. W. Büchler, Heidelberg
W. Ertel, Berlin
R. Függer, Linz
K. Meßmer, München
H. K. Schackert, Dresden
L. Sunder-Plassmann, Ulm
B. Vollmar, Rostock

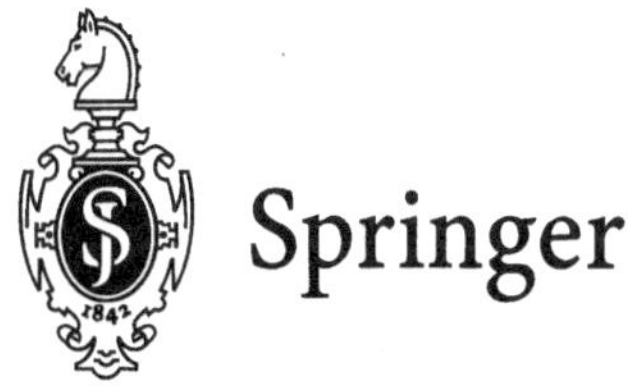

Springer

Herausgeber

Professor Dr. B. Ulrich
Chefarzt der Chirurgischen Klinik
Kliniken der Landeshauptstadt
Gräulinger Straße 120
40625 Düsseldorf

Professor Dr. K.-W. Jauch
Direktor der Chirurgischen Klinik und Poliklinik
Klinikum Großhadern
Marchioninistraße 15
81366 München

Professor Dr. H. Bauer
Deutsche Gesellschaft für Chirurgie
Geschäftsstelle
Luisenstraße 58/59
10117 Berlin

Schriftleitung

Professor Dr. M. D. Menger
Direktor des Instituts für
Klinisch-Experimentelle Chirurgie
Universität des Saarlandes
66421 Homburg/Saar

Mitarbeiter der Schriftleitung

M. Laschke
J. Slotta
Institut für Klinisch-
Experimentelle Chirurgie
Universität des Saarlandes
66421 Homburg/Saar

ISBN 978-3-540-20027-7   ISBN 978-3-642-18547-2 (eBook)
DOI 10.1007/978-3-642-18547-2

Bibliographische Informationen der Deutschen Bibliothek
Die Deutsche Bibliothek verzeichnet diese Publikation in der Deutschen Nationalbibliografie; detaillierte bibliographische Daten sind im Internet über ⟨http://dnb.ddb.de⟩ abrufbar.

Planung: Dr. Fritz Kraemer, Heidelberg
Herstellung: PRO EDIT GmbH, Heidelberg
Umschlaggestaltung und Layout: deblik Berlin
Satz, Druck- und Bindearbeiten: K. Triltsch, Print und digitale Medien GmbH, Ochsenfurt
Gedruckt auf säurefreiem Papier   106/3160 Di – 5 4 3 2 1 0

Editorial Board

Laudatio,
Ernst Derra (1901 – 1979)

Forumband 2004 (Springer) der Deutschen Gesellschaft für Chirurgie

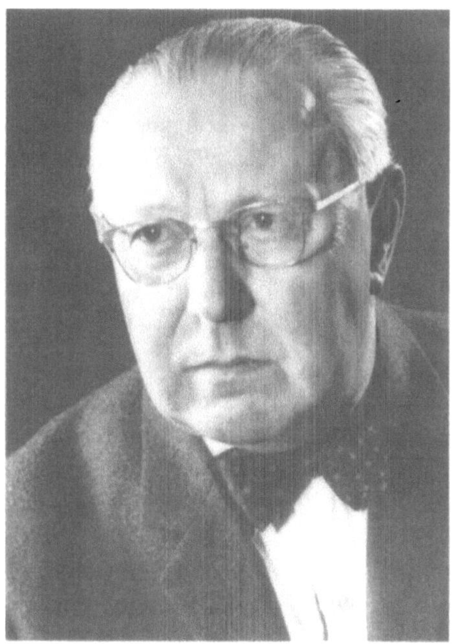

Ernst DERRA wurde am 6. März 1901 in Passau geboren. Sein Vater war Bildhauer. Die bayerische Abstammung und eine gymnasiale Ausbildung legten das Fundament zu seiner Persönlichkeit.

Das Medizinstudium begann er in München. Nach dem Physikum zog es ihn nach Heidelberg, wo v. KREHL und ENDERLEN ihn am meisten beeindruckten. Später bewunderte er in Wien v. EISELSBERG, HOCHENEGG, BEHAM, WAGNER-JAUREGG und andere. Nach München zurückgekehrt absolvierte er sein Staatsexamen und promovierte zum Dr. med. (1926).

Während seiner klinischen Weiterbildung widmete er sich zunächst der inneren Medizin unter der Leitung von STEYER in Innsbruck und MORAWITZ in Leipzig, wo er fast drei Jahre blieb. Eine dort gegebene Habilitationsmöglichkeit schlug er aus. Er blieb bei seinem Vorsatz, Chirurg zu werden und war dann von 1929 – 1945 Schüler von v. REDWITZ in Bonn.

Aus seiner Innsbrucker und Leipziger Zeit stammten sein Interesse und seine großen Kenntnisse der pathologischen Physiologie und Kardiologie. Seine Bonner Kontakte zu dem Röntgenologen JANKER und dem pathophysiologisch ausgerichteten Internisten GROSSE-BROCKHOFF führten zu einer späteren fruchtbaren Zusammenarbeit in differenzierter Herzdiagnostik und Angiokardiographie.

Nach einem Intermezzo als Chefarzt der Chirurgischen Abteilung des Marienhospitals in Bonn von 1945 – 1946 folgte er dem Ruf auf den Lehrstuhl für Chirurgie an der damaligen Medizinischen Akademie in Düsseldorf in der Nachfolge von WITZEL, REHN, v. HABERER, FREY und MADLENER.

In Düsseldorf fand DERRA eine teilzerstörte, durch die Zeitumstände verwahrloste Klinik vor, auf deren Stationen überwiegend Patienten mit septischen Erkrankungen oder Komplikationen lagen. Entsprechend der verheerenden gesundheitlichen Situation in den ersten Nachkriegsjahren spielte auch die Tuberkulose eine große Rolle.

In dieser eigentlich entmutigenden Situation startete DERRA eine Modernisierung der Klinikarbeit durch einen überwältigenden persönlichen Einsatz, der bald seine Mitarbeiter mitriss. Bereits FREY (bis 1943) hatte in Düsseldorf den Grundstein zu einer beachtlichen Thoraxchirurgie gelegt. Diese wieder aufleben zu lassen, zu ergänzen und zu modernisieren, machte sich DERRA zunächst zur klinischen Hauptaufgabe.

Die Einführung der trachealen Intubation zur Beatmung des kurarisierten Patienten und die Komplettierung sogenannter Kreislauf-Narkose-Geräte, sowie die Verfeinerung operativer Techniken und die Verwendung erster nun zur Verfügung stehender Antibiotika führten bald zu einer Steigerung der Operationszahlen, insbesondere von Lungen-, Mediastinal-, Zwerchfell- und Thoraxwanderkrankungen.

Es lag im Trend der frühen Nachkriegsjahre (ab 1947), sich auch der Herzchirurgie zuzuwenden. Zunächst entstand der Eindruck, als ob herzchirurgisches Operieren allen qualifizierten (Allgemein-)Chirurgen überall dort möglich sei, wo die innere Medizin (Kardiologie) eine ausreichende Diagnostik durchführen konnte. Bald zeigte sich aber, dass zur stetigen Entwicklung einer erfolgreichen Herzchirurgie neben den unumgänglichen speziellen ärztlichen Qualifikationen ein immenser persönlicher Einsatz notwendig war, um in wirtschaftlich besonders schwieriger Zeit die Mittel für Personal, medizinische Ausrüstung und bauliche Verbesserungen zu erkämpfen. So blieben schließlich zunächst die meisten Kliniken mit herzchirurgischen Ambitionen in dieser frühen Nachkriegszeit auf Grund nicht zu bewältigender praktischer Probleme auf der Strecke.

Die schier unerschöpfliche Energie DERRA's brachte es nicht nur zu Wege, dass seine Klinik bald eine hohe Attraktion auf dem Gebiet der thorakalen und kardiovaskulären Chirurgie ausübte. – Die umfangreiche operative Tätigkeit auf dem Gebiet der allgemeinen Thoraxchirurgie und zahlreiche Ersteingriffe auf nationaler Ebene mit unterschiedlichen Indikationen zunächst der sogenannten »geschlossenen, blinden (tastkontrollierten) Herzchirurgie«, der Chirurgie der großen thorakalen Gefäße und schließlich der »offenen (sichtkontrollierten) Herzchirurgie« gründeten DERRA's Ruf eines innovativen Thoraxchirurgen und erfolgreichen Klinikchefs.

Eine besondere Rolle spielte dabei die offene, sichtkontrollierte Herzchirurgie unter den Bedingungen der Kreislaufunterbrechung bei sog. Oberflächen-Hypothermie (seit 1955). DERRA konnte erstmalig auf dem europäischen Festland solche Eingriffe nicht etwa nur als spektakuläres, chirurgisches Einzel-Bravour-Stück vorweisen, sondern ein sehr erfolgreiches Verfahren speziell zum Verschluß von Vorhofseptumdefekten entwickeln, mit dem die weltweit bei weitem größte Serie solcher Eingriffe erreicht wurde.

Später ergänzte die Einführung der extrakorporalen Zirkulation mit Hilfe von Herzlungen-Maschinen (experimentell ab 1958, klinisch ab 1959) die Möglichkeiten der offenen Herzchirurgie, wobei einer engen Anlehnung an Methodik und Equipment der Arbeitsgruppe um KIRKLIN an der Mayo-Klinik (Rochester, Minnesota/USA) der Vorzug vor Eigenentwicklungen gegeben wurde.

Die damals schier unendlichen Schwierigkeiten der Erstellung solcher aufwändiger Operationsvoraussetzungen einschließlich einer neu zu konzipierenden postoperativen Intensivmedizin sowie die routinemäßige, nur in größeren Serien ausreichend erfolgreiche Durchführung der einschlägigen Operationen wurden bis in die 70er Jahre in Deutschland an viel zu wenigen Kliniken möglich, um flächendeckende Versorgungsaufgaben lösen zu können. Insbesondere DERRA in Düsseldorf und ZENKER in München bereiteten durch ihre beispielgebenden Leistungen der heutigen Herzchirurgie in Deutschland den Boden.

Neben diesen enormen Leistungen als Chirurg und Klinikchef widmete sich DERRA mit großem Enthusiasmus seinen Aufgaben in Lehre und Forschung. Seine Studenten ehrten ihn zum Abschied mit einem großartigen Fackelzug. Seine Publikationen in Buchform, erwähnt sei insbesondere sein Handbuch der Thoraxchirurgie, wurden Fundgruben für jüngere Kollegen in Weiterbildung und für die wissenschaftlich aktiven Interessengruppen. Hunderte von grundlegenden Originalmitteilungen aus seiner und seiner engsten Mitarbeiter Feder legen Zeugnis ab von der Bedeutung, die DERRA der wissenschaftlichen Erforschung von Neuland aber auch der kritischen Berichterstattung von Arbeitsergebnissen zollte.

Es ist zu bewundern, dass DERRA sich bei seiner zeitlichen Belastung auch akademischen Ämtern (Dekanat, Rektorat) widmete und den Ausbau der »Medizinischen Akademie Düsseldorf« zur »Universität Düsseldorf« (heute »Heinrich-Heine-Universität Düsseldorf«) betrieb, wobei er seinen Ruf in der Öffentlichkeit nachhaltig einsetzte.

Seine Aktivitäten in traditionellen Fachgesellschaften (z.B. »Deutsche Gesellschaft für Chirurgie«, Präsidentschaft 1963) und seine Förderung und Mitbegründung von Fachgesellschaften für neue Spezialfachgebiete (z.B. »European Society for Cardiovascular Surgery«, Präsidentschaft 1958) mehrten die Geltung und die richtungweisende Kraft dieser Vereinigungen.

Es konnte und durfte nicht ausbleiben, dass DERRA hohe und höchste Ehrungen und Auszeichnungen in großer Zahl zuteil wurden: Die Aufzählung von Ehrendoktorwürden, Ehrenmitgliedschaften und Ordensverleihungen würde eine lange Liste ergeben. Wichtig waren DERRA auch die Dankbarkeit und Verehrung seiner Schüler und Patienten, die ihm reichlich zuteil wurden.

Seinen Lebensabend verbrachte DERRA auf seinem Landsitz in Bayern. Sein erfülltes Leben ging plötzlich und zu diesem Zeitpunkt unerwartet am 9. Mai 1979 zu Ende. Sechs Tage vorher konnte mit ihm der 30. Jahrestag seiner ersten Herzoperation in Düsseldorf in Verbindung mit einem internationalen Symposium »Medical and Surgical Management of Tachyarrhythmias« gefeiert werden. So hatten viele junge Wissenschaftler von beiden Seiten des Ozeans noch Gelegengeit , den großen Doyen der deutschen Herzchirurgie persönlich zu erleben.

Wolfgang Bircks, Neuss

Inhaltsverzeichnis

V Molekulare Onkologie: Genexpression und HNPCC

VI Molekulare Onkologie: Genomische Analyse

VII Molekulare Onkologie: Karzinogenese

IX Molekulare Onkologie: Therapie

X Molekulare Onkologie: Prognose

XIII Ösophagus, Magen, Darm

XV Sepsis

XVIII Leber: Transplantation und Regeneration

XIX Transplantation: Dünndarm und Leber

XX Transplantation: Immunologie

XXI Unfallchirurgie

XXII Tissue Engineering

XXIII Plastische Chirurgie und Wundheilung

XXIV Wundheilung

XXV Gefäßchirurgie

I. Fritz-Linder-Preisträgersitzung

Assoziation funktioneller Haplotypen des *RET*-Protoonkogen-Promotors mit dem Morbus Hirschsprung

Functional haplotypes of the *RET* proto-oncogene promoter are associated with Hirschsprung disease

G. Fitze[1], H. Appelt[2], I. R. König[3], H. Görgens[2], U. Stein[4], W. Walther[4], M. Gossen[4], A. Ziegler[3], D. Roesner[1], H. K. Schackert[2]

[1] Klinik für Kinderchirurgie, Technische Universität Dresden
[2] Abteilung Chirurgische Forschung, Technische Universität Dresden
[3] Institut für Medizinische Biometrie und Statistik, Universität Lübeck
[4] Max-Delbrück-Zentrum für Molekulare Medizin, Berlin

Abstract

The activation of the RET signaling pathway during embryogenesis is a crucial prerequisite for a directional migration of enteric nervous system progenitor cells. Loss-of-function germline mutations of the *RET* proto-oncogene are reported in familial and sporadic cases of Hirschsprung disease (HSCR) with a variable frequency. Furthermore, variants of several *RET* polymorphisms are over- or under-represented in HSCR populations. Specifically, the c.135A *RET* variant has been previously shown as strongly associated with the HSCR phenotype. We have reported a HSCR-phenotype modifying effect of the *RET* c.135G > A polymorphism due to a within-gene interaction in patients harboring *RET* germline mutations, yet the function of the c.135G > A variant is unknown.

The basic *RET* promoter region was investigated by DNA sequencing approach in 80 HSCR patients. Identified polymorphisms were genotyped in the HSCR and in a control population and haplotypes were reconstructed. The dual-luciferase assay was used to evaluate the activity of different *RET* promoter haplotypes.

We demonstrate that variants of two *RET* promoter polymorphisms − 5G > A and − 1C > A from the transcription start site are associated with HSCR. Furthermore, the − 5G > A polymorphism is in strong linkage disequilibrium with the c.135G > A polymorphism. The promoter haplotype − 5/ − 1AC associated with HSCR has a significantly lower activity in an in-vitro dual-luciferase expression assay compared to those haplotypes identified in the majority of normal controls.

These data suggest a role for *RET* haplotypes containing the − 5A promoter variant in the etiology of HSCR, in a dose-dependant fashion.

Einleitung

Der Morbus Hirschsprung (HSCR) ist eine angeborenen Fehlbildung, die zu den dysgenetischen Neurokristopathien zählt und durch das Fehlen der intramuralen und submukösen Ganglien in unterschiedlich langen agangiolonären Segmenten des Darms resultiert. Neben verschiedenen anderen Genen (*GDNF, NRTN, EDNRB, SOX10, SIP1*) wird der Genort des *RET*-Protoonkogens als Hauptgenort beschrieben. Während beim familiären HSCR in ca. 50% Keimbahnmutationen mit einem »Loss-of-function« nachgewiesen werden, sind sie beim sporadischen HSCR nur in ca. 20% zu finden [1]. Zusätzlich zu den *RET*-Mutationen haben wir aber Varianten verschiedener *RET*-Polymorphismen – insbesondere die c.135A-Variante – in statistisch hochsignifikanter Assoziation zum HSCR beschrieben [2], wobei für alle Varianten keine Funktion bekannt ist. Wir haben deshalb postuliert, dass die c.135A-Variante lediglich ein Marker für eine funktionelle Variante im *RET*-Promotor ist.

Methodik

Es wurde eine Population von 80 Patienten mit einem histologisch gesicherten HSCR untersucht. Als Kontrollpopulation dienten 120 gesunde Blutspender. Der basale *RET*-Promotor [3] wurde bei allen Patienten amplifiziert und mittels direkter DNA-Sequenzierung analysiert. Die Frequenzen identifizierter Polymorphismen in der HSCR-Population wurden mit denen der Kontrollpopulation verglichen, sowie spezifische Haplotypen rekonstruiert. Vier Promotor-Haplotypen, von denen einer durch eine Site-directed-Mutagenese generiert werden musste, wurden in das pGL3-Plasmid kloniert und zwei RET exprimierende Neuroblastom-Zelllinien (NMB und Vi-856) transfiziert. Mittels Dual-Luziferase-Assay wurde die *RET*-Promotor Aktivität der vier Haplotypen bestimmt.

Ergebnisse

Bei 80 HSCR Patienten wurden im basalen *RET*-Promotor keine Keimbahnmutationen nachgewiesen. An den Positionen – 5 und – 1 relativ zum Transkritionsstart der cDNA sind jedoch Polymorphismen lokalisiert, die beide eine Assoziation zum HSCR zeigen (– 5G > A: 110 – 5A Allele von 160 HSCR Allelen gegen 60 – 5A Allele von 240 Kontrollallelen, p < 0,0001; – 1C > A: 134 – 1C Allele von 160 HSCR Allelen gegen 137 – 1C Allele von 240 Kontrollallelen, p < 0,0001).

Der – 5G > A Polymorphismus befindet sich im strengen Kopplungs-Ungleichgewicht mit dem c.135G > A Polymorphismus. Die Auflösung der Promotor Haplotypen zeigte, dass der – 5/ – 1AA Haplotyp weder in der Patienten noch in der Kontrollpopulation (400 Chromosomen) nachweisbar war. Schließlich konnte in beiden Zelllinien gezeigt werden, dass die *RET*-Promotor Haplotypen, die die – 5A Variante enthalten, eine signifikant verminderte Aktivität im Vergleich zu den die – 5G Variante enthaltenden Haplotypen aufweisen (z. Bsp. NMB Zelllinie: – 5/ – 1GC gegen – 5/ – 1AC: p = 0,022; + 5/ – 1GA gegen + 5/ – 1AA: p = 0,008).

Diskussion/Schlussfolgerung

Der c.135G > A Polymorphismus ist ein genetischer Marker, der im strengen Kopplungsungleichgewicht mit dem funktionell bedeutsamen Promotor Polymorphismus – 5G > A steht. Auf der Grundlage einer verminderten Expression von *RET*-Haplotypen, die die – 5A Promotor Variante tragen, wird eine Bedeutung dieser Haplotypen für die HSCR-Genese unabhängig von *RET*-Mutationen abgeleitet. Dabei sind die *RET*-Allele beider Chromosomen im Sinne eines Dosis-Effektes beteiligt. Außerdem wird der HSCR-Phänotyp in Assoziation mit einer *RET*-Mutation durch eine innergenische Interaktion mit dem die Mutation tragenden Haplotyp modifiziert (2). Von den 80 HSCR Patienten dieser Studie haben 21 eine *RET*-Mutation (26%) in der kodierenden Region. Zusätzlich haben 40 Patienten (50%) einen homozygoten – 5AA Genotyp, sodass insgesamt bei 61 von 80 HSCR-Patienten (76%) eine genetische Ursache im *RET*-Protoonkogen gefunden wurde. Dies entspricht den Ergebnissen der Kopplungsstudien, die das *RET*-Protoonkogen als HSCR-Hauptgen beschreiben.

Literatur

1. Fitze G, Cramer J, Ziegler A, Schierz M, Schreiber M, Kuhlisch E, Roesner D, Schackert HK (2002) Association between c135G/A genotypes and *RET* proto-oncogene germline mutations and phenotype of Hirschsprung's disease. Lancet 359:1200–1205
2. Fitze G, Schreiber M, Kuhlisch E, Schackert HK, Roesner D (1999) Association of *RET* protooncogene codon 45 polymorphism with Hirschsprung disease. Am J Hum Genet 65:1469–1473
3. Itoh F, Ishizaka Y, Tahira T, Yamamoto M, Miya A, Imai K, Yachi A, Takai S, Sugimura T, Nagao M (1992) Identification and analysis of the ret proto-oncogene promoter region in neuroblastoma cell lines and medullary thyroid carcinomas from MEN 2A patients. Oncogene 7:1201–1206

Korrespondenzadresse: Dr. Guido Fitze, Klinik für Kinderchirurgie, Univ.-Klinikum Carl-Gustav Carus, Technische Universität Dresden, Fetscherstraße 74, 01307 Dresden, E-mail: guido.fitze@ mailbox.tu-dresden.de

Matriptase – Eine neue durch Hypoxie induzierbare Protease der Tumorzellinvasion und Metastasierung

Matriptase – a new hypoxia inducible regulator of tumor cell invasion and metastasis

P. Büchler[1], S. Kelleg[1], M. Schneider[1], O. J. Hines[2], H. A. Reber[2], M. W. Büchler[1], H. Friess[1]

[1] Abteilung für Allgemein-, Viszeral-, und Unfallchirurgie, Chirurgische Universitätsklinik der Ruprecht-Karls-Universität Heidelberg, Im Neuenheimer Feld 110, 69120 Heidelberg
[2] University of California at Los Angeles, School of Medicine, Department of Surgery, California, USA

Abstract

Background: A growth condition of low oxygen is a hallmark in the growth of pancreatic cancer and may induce a specific epigenetic gene expression profile. It is known that angiogenic cytokines are upregulated under this condition but little is known of pro-metastatic genes. *Aim*: In the present study we aimed to clone new hypoxia inducible genes and characterize possible new genes in growth of pancreatic cancer. *Methods*: Cloning of new hypoxia inducible genes was achieved by the RDA (representative differential analysis) method, where the Capan-2 cell line was cultured for 14 h in hypoxic conditions. Hypoxic induction of identified genes was confirmed by Northern blot analysis, real time quantitative PCR, Western blot, immunohistochemistry, in situ hybridization and invasion and viability assays. Recombinant overexpression of identified clones was achieved by stable transfection of MIA PaCa-2 cells with the full length cDNA clones. *Results*: After hypoxic exposure a gene was cloned, called Matriptase. Hypoxic induction of Matriptase expression was confirmed by Northern blot analysis and Western blot analysis. Localization of Matriptase expression in tissue specimens revealed expression primarily by ductal cancer cells close to the invasion front of tumors. Experimental overexpression of Matriptase resulted in an increased invasive tumor phenotype. Inhibition studies using a specific Matriptase inhibitor (bis-benzamidine) reverted the invasive tumor phenotype without affecting tumor cell viability. *Conclusion*: In the present study we have identified Matriptase as a new hypoxia inducible gene. Matriptase plays an important role in growth of human pancreatic cancer by regulation of tumor cell invasion and metastasis.

Einleitung

Das Pankreaskarzinom rangiert gegenwärtig an vierter Stelle der Krebstodesursachen in westlichen Ländern und stellt nach dem kolorektalen Karzinom die zweithäufigste Todesursache unter den gastrointestinalen Tumoren dar [1]. Das fehlende Ansprechen auf konventionelle Therapien, wie Chemo- und/oder Strahlentherapie, aber auch das aggressive Tumorwachstum, erklärt die immer noch infauste Prognose dieser Patienten, von denen tragischerweise die Mehrzahl bereits bei Diagnosestellung nicht mehr kurativ behandelt werden können [2]. Somit kommt dem Verständnis molekularer Vorgänge und der Charakterisierung möglicher therapeutischer Targets im Rahmen der Erforschung und zukünftigen Behandlung der Pankreaskarzinoms eine entscheidende Bedeutung zu [3, 4]. Unter den zellulären Targets kommt den zellmembrangebundenen Proteasen eine zentrale Bedeutung, da gezeigt werden konnte, dass die Angioinvasion, als erster und limitierender Schritt der Metastasierungskaskade von zellmembrangebundenen

Proteasen abhängt [3, 5]. Bisher ist nur wenig über die Funktionsweise dieser Proteine und deren Regulation durch epigenetische Regulationsmechanismen des spezifischen Tumormikroenvironments bekannt.

Methodik

Zur Klonierung neuer durch Hypoxie induzierter Gene wurde die Representative Differential Analysis Methode (RDA) angewandt und Pankreaskarzinom-Zelllinien für 14 h unter hypoxischen Wachstumsbedingungen gezüchtet. Die RDA Ergebnisse wurden durch Northern Blot Analysen kontrolliert und alle Klone sequenziert. Die Charakterisierung von Matriptase beim Wachstum des humanen PaCa wurde durch real time quantitative PCR, Immunhistochemie und in-situ Hybridisation, sowie durch Western Blot Analysen erreicht. Die zelluläre Funktion wurde durch Transfektion von Pankreaskarzinom-Zelllinien mit einem Matriptase full-length cDNA Konstrukt und durch Herstellung stabil transfizierter Zellklone, sowie mittels des Matriptase Inhibitors Bis-Benzamidine im Matrigel Invasion Assays und Zellwachstumsassays ermittelt.

Ergebnisse

Nach einer 14-stündigen Kulturdauer unter hypoxischen Wachstumsbedingungen konnte in der RDA Analyse ein Klon identifiziert werden, der sich auch in Northern Blot Analysen durch Hypoxie induzieren lies. Die Sequenzierung dieses Klones zeigte, dass es sich dabei um Matriptase handelte, ein erst vor kurzem näher klassifiziertes Gen [5]. Die weitere Analyse zeigte eine signifikante Überexpression dieses Gens, sowohl auf mRNA als auch auf Proteinebene. Matriptase war in den duktalen Tumorzellen nahe der Tumorinvasionsränder vorhanden. In Zellkulturexperimenten zeigte die undifferenzierte AsPC-1 Zellinie die stärkste Matriptaseexpression. In MiaPaCa-2 Zellen, in denen Matriptase unter normoxischen Bedingungen nicht nachweisbar war, wurde nach Zelltransfektion eine deutliche Zunahme der Tumorzellinvasivität nachgewiesen, welche ihrerseits durch Zugabe eines spezifischen Matriptaseinhibitors reversibel war.

Diskussion

Im Rahmen der vorliegenden Studie haben wir Matriptase als neues hypoxie-induzierbares Gen identifiziert. Die weitere Charakterisierung der Matriptase Genexpression, sowie die rekombinante Überexpression ergab eine wichtige Funktion der Matriptase im Rahmen der Tumorzellinvasion und -metastasierung.

Literatur

1. Parker SL, Davis KJ, Wingo PA, Ries LA, Heath CR Jr (1998) Cancer statistics by race and ethnicity. *Ca: a Cancer Journal for Clinicians* 48:31–48
2. Neoptolemos JP, Dunn JA, Stocken DD, Almond J, Link K, Beger H, Bassi C, Falconi M, Pederzoli P, Dervenis C, Fernandez-Cruz L, Lacaine F, Pap A, Spooner D, Kerr DJ, Friess H, Buchler MW (2001) Adjuvant chemoradiotherapy and chemotherapy in resectable pancreatic cancer: a randomised controlled trial. *Lancet* 358:1576–1585
3. Long YQ, Lee SL, Lin CY, Enyedy IJ, Wang S, Li L, Dickson RB, Roller PP (2001) Synthesis and evaluation of the sunflower derived trypsin inhibitor as a potent inhibitor of the type II transmembrane serine protease, matriptase. *BioorgMedChemLett* 11:2515–2519
4. Wolff RA (2002) Exploiting molecular targets in pancreatic cancer. *Hematol.Oncol.Clin.North Am.* 16:139–157
5. Lin CY, Anders J, Johnson M, Sang QA, Dickson RB (1999) Molecular cloning of cDNA for matriptase, a matrix-degrading serine protease with trypsin-like activity. *JBiolChem* 274:18231–18236

Korrespondenzadresse: Chirurgische Universitätsklinik, Dr. med. P. Büchler, Abteilung für Allgemeine, Viszerale und Unfallchirurgie, Ruprecht-Karls Universität Heidelberg, Im Neuenheimer Feld 110, 69120 Heidelberg, Tel.: 06221/56 39761, Fax: 06221/ 56 6903, E-mail: peter_buechler@ med.uni-heidelberg.de

Rapamycin verhindert Abstossung und Tumorwachstum in einem Tumor-Transplantations-Modell in der Maus

Rapamycin inhibits graft rejection and tumor growth in a tumor-transplant model in mice

J. Andrassy[1,2], G. Köhl[3], M. Guba[2], A. Krömer[3], S. Richter[3], M. N. Scherer[3], C. Graeb[2], K. W. Jauch[2], E. K. Geissler[3]

[1] Department of Surgery, Transplant Division, University of Wisconsin Hospital, Madison, USA
[2] Chirurgische Klinik und Poliklinik, Klinikum Großhadern, LMU München, Deutschland
[3] Chirurgische Klinik und Poliklinik der Universität Regensburg, Deutschland

Abstract

Immunosuppressive therapy in transplantation remains rather unspecific with known side effects of a generally suppressed immune system. Studies provided clear evidence for an increased susceptibility for infections and also cancer in the immunosuppressed patient population. One possible way to address this problem is the discovery of agents with both immunosuppressive and anti-cancer properties. Here, we tested the effect of rapamycin versus cyclosporine on tumor growth and graft survival in transplanted mice simultaneously bearing tumors. In one model, C57Bl/6 mice received subcutaneous implants of syngenic B16 melanoma cells; 7 days later a vascularized heterotopic C3H heart transplant was performed. In a second model, BALB/c mice received subcutaneous syngenic CT-26 colon adenocarcinoma cells 7 days before C3H "ear-heart" transplantation. Rapamycin or cyclosporine treatment was initiated also on day 7 after tumor-implantation. In the C57Bl/6 model, B16 tumors grew for 2 – 3 weeks before mice died from tumor complications. However, rapamycin treatment protected allografts, permitted animal survival, and inhibited tumor growth. In contrast, cyclosporine-treated mice died from advancing tumors, albeit, with a functioning allograft. Similar findings were observed with CT-26 tumors and "ear-heart"-transplants in Balb/c mice.

Einleitung

Die immunsuppressive Therapie transplantierter Patienten ist weiterhin relativ unspezifisch und geht deswegen mit den bekannten Problemen einer reduzierten Immunabwehr einher. Eine gefürchtete Komplikation ist die Entstehung von Rezidiv- oder *de novo* Tumoren. Besonders für das bronchioalveoläre aber auch für das hepatozelluläre Carcinom sind hohe Rezidivraten nach Transplantation beschrieben worden [1, 2]. Insgesamt sind Tumorkomplikationen nach Lebertransplantation eine der Hauptursachen für die »Spät«-Mortalität in diesem Patientengut [3]. Das Risiko der *de novo* Tumorentstehung ist je nach Tumorart und -lokalisation unterschiedlich. Besonders Hauttumore und lymphoproliferative Erkrankungen sind mit einem bis zu 300-fach erhöhten Risiko gegenüber der Allgemeinbevölkerung angegeben. Immunsuppressiva mit anti-Tumor Eigenschaften könnten hier zu Verbesserungen der Therapie dieser Patienten führen. Kürzlich konnte für das Immunsuppressivum Rapamycin eine hemmende Wirkung auf Tumorwachstum nachgewiesen werden (4). Wir haben hier die klinisch relevante Situation einer Tumorerkrankung bei Transplantation in einem Mausmodell nachgestellt und die Wirkung von Rapamycin vs. CsA auf Tumorwachstum und Transplantatsüberleben untersucht.

Methodik

Subkutane Tumormodelle: Syngene Tumorzellen (B16-Melanom und CT-26 Colon-Adenocarcinom) wurden in C57Bl/6 bzw. Balb/c Mäuse injiziert (d0). Am Tag 7 wurden die Mäuse nach ihrer Tumorgröße randomisiert. Je nach Versuchsgruppe wurde die Therapie mit Rapamycin 1.5 mg/KgKG/Tag (i.p.), CsA 40 mg/KgKG/Tag (i.p.) oder 0.9%-igem NaCl (i.p.) begonnen (d7).

Transplantationsmodelle: Zwei verschiedene allogene Herztransplantationsmodelle wurden untersucht. Herzen von C3H (H-2^k) wurden voll vaskularisiert, heterotop in C57Bl/6 Mäuse transplantiert, wie von *Correy et al* beschrieben. Für das zweite Modell wurden »Ear-Heart« Transplantationen von C3H in Balb/c Mäuse durchgeführt. Hierfür wurden die Herzen von bis zu 24 Std alten C3H Mäusen explantiert und halbiert. Die Herzmuskelstücke wurden danach subkutan in die Ohren von Balb/c Mäusen eingebracht. Transplantationen wurden ausschließlich am Tag 7 nach Tumorinjektion durchgeführt. Die Transplantatsfunktion wurde täglich entweder palpatorisch (heterotope Htx) oder visuell (Ear-heart Htx) evaluiert. Nach Funktionsverlust wurden die Transplantate entnommen und die Abstoßungsgrad histologisch bestimmt.

Ergebnisse

Unbehandelte C57Bl/6 Mäuse mit B16 Tumoren (+ /− Htx) starben innerhalb von 2 – 3 Wochen oder mussten wegen Tumorkomplikationen euthanasiert werden. 100% der heterotop transplantierten Herzen (+ /− Tumor) wurden innerhalb von 11 Tagen abgestoßen. Die Behandlung mit Rapamycin (1.5 mg/KgKG) bewirkte ein signifikant verbessertes Transplantatsüberleben (p < 0.005 vs. control), ein verringertes Tumorwachstum (p < 0.01 vs. control), und dadurch ein Überleben der Versuchstiere bis zum definierten Versuchsende (d35). Eine höhere Dosierung von Rapamycin (4.5 mg/KgKG/d) erbrachte keine Vorteile. CsA in einer Dosierung von 40 mg/KgKG verlängerte ebenfalls das Organüberleben (p < 0.02 vs. control). Allerdings wurde ein verstärktes Tumorwachstum (p < 0.01 vs. control) beobachtet. Ähnliche Resultate wurden in Balb/-c-Mäusen mit CT-26 Tumoren und »Ear-Heart«-Transplantationen von C3H erzielt.

Diskussion

Die Behandlung transplantierter Patienten mit Malignomen ist sehr komplex. In dieser Situation ist die Immunsuppression einerseits entscheidend für das Transplantatsüberleben, andererseits wird dadurch potentiell das Tumorwachstum beschleunigt, wie bereits für CsA gezeigt wurde [5]. Rapamycin vermag, neben seiner Wirkung auf das FK-binding protein (FKBP), die Angiogenese und dadurch ein Tumorwachstum zu hemmen. In dieser Untersuchung haben wir erstmals die klinische Situation eines simultanen Auftretens von Transplantation mit Tumorerkrankung in einem tierexperimentellen Anzatz nachgestellt. Rapamycin zeigte in dieser Situation deutliche Vorteile gegenüber dem CsA, indem es nicht nur das Organüberleben zu verlängern vermochte, sondern auch das Tumorwachstum hemmte. Weiterführende Untersuchungen haben gezeigt, dass ein Tumorwachstum auch dann gehemmt wird, wenn das Rapamycin in der Kombination mit dem pro-cancerogenen CsA gegeben wird (Andrassy et al unpublished observations). Auch wenn das Rapamycin wegen seiner immunsuppressiven Wirkung die Tumorinzidenz gegenüber anderen Immunsuppressiva nicht entscheidend verringert, sollte es dennoch in der Situation einer Tumorerkrankung bei Transplantation in Betracht gezogen werden.

Literatur

1. Meyer CG, Penn I, James L. (2000) Liver transplantation for cholangiocarcinoma: results in 207 patients. Transplantation 69:1633–1637
2. Yao FY, Ferrell L, Bass NM, Watson JJ, Bacchetti P, Venook A (2001) Liver transplantation for hepatocellular carcinoma: expansion of the tumor size limits does not adversely impact survival. Hepatology 33:1394–1403
3. Fung JJ, Jain A, Kwak EJ, Kusne S, Dvorchik I, Eghtesad B (2001) De novo malignancies after liver transplantation: a major cause of late death. Liver Transpl 7:S109–S118
4. Guba M, von Breitenbuch P, Steinbauer M, Köhl G, Flegel S, Hornung M (2002) Rapamycin inhibits primary and metastatic tumor growth by antiangiogenesis: involvement of vascular endothelial growth factor. Nat Med 8:128–135
5. Hojo M, Morimoto T, Maluccio M, Asano T, Morimoto K, Lagman M (1999) Cyclosporine induces cancer progression by a cell-autonomous mechanism. Nature 397:530–534

Korrespondenzadresse: Dr. med. J. Andrassy, Chirurgische Klinik und Poliklinik, Klinikum Großhadern, LMU, Marchioninistr. 15, 81377 München, Tel.: 089/26215557, E-mail: joachim_andrassy@web.de

Tissue Engineering bei peripheren Nerven – Dreidimensionale Fibrin/Schwann-Zellen-Matrix in Poly-epsilon-Caprolacton-Konduiten zur geführten Defektüberbrückung

Tissue engineering in peripheral nerves – Three-dimensional fibrin/ Schwann cell matrix in poly-epsilon-caprolactone conduits for guided regeneration

S. V. Vedecnik[1,2], T. J. Galla[2,3], J. Halbgewachs[2], G. B. Stark[2]

[1] Klinik für Plastische Chirurgie, Hand- und Verbrennungschirurgie, Universitätsklinikum der Rheinisch-Westfälisch-Technischen Hochschule Aachen

[2] Abteilung Plastische und Handchirurgie, Chirurgische Universitätsklinik der Albert-Ludwigs-Universität Freiburg im Breisgau

[3] Abteilung Plastische Chirurgie, Beethoven-Klinik, Köln

Abstract

The nerval regeneration process was analyzed in poly-caprolactone (PCL)-conduits filled with Schwann cells, fibrin matrix and the neurotrophic factor LIF (Leukemia Inhibitory Factor). Therefore, primary Schwann cells were isolated from newborn rat sciatic nerves. 10 mm gaps in the buccal branch of the facial nerve in rats were bridged with PCL conduits. After 4 weeks the implants were examined histologically and morphometrically within 4 sections (S1 = 2,5 mm, S2 = 5 mm, S3 = 7,5 mm, S4 = 10 mm). In order to detect the regeneration process immunhisto-chemistry against neurofilament (S200) and choline acetyl transferase (ChAT), toluidine blue staining and retrograde tracing with FAST BLUE was performed. Successful regeneration throughout all sections was found in the PCL conduits filled with the fibrin/Schwann cell matrix with and without LIF. In the three-dimensional fibrin matrix the Schwann cells were homogenously distributed and showed a high vitality rate.

Einleitung

Die Methode der Wahl bei der Therapie von peripheren Nervendefekten ist in der heutigen Zeit die autologe Nerventransplantation. Problematisch sind die begrenzte Verfügbarkeit der Entnahme-stellen und die Hebedefektmorbidität. Neuste Untersuchungen beschäftigen sich mit der Herstel-lung von synthetischen Nervenleitschienen (Konduiten), die diese Nachteile umgehen und die nervale Regeneration verbessern können [1]. Alle bisher entwickelten Nervenleitschienen sind dem autologen Nerventransplantat in Hinsicht auf die Regenerationspotenz über größere Defekt-strecken unterlegen [2]. In der vorliegenden Arbeit erfolgte eine Analyse der neuronalen Rege-neration in Poly-epsilon-Caprolacton (PCL)-Konduiten bei Applikation von Schwann-Zellen, einer Fibrin-Matrix und des neurotrophen Faktors LIF (Leukemia Inhibitory Factor).

Material und Methoden

Als Läsionsmodell diente ein 10 mm langer Defekt im bukkalen Ast des N. facialis der Ratte (Wistar Kyoto, n = 44), der mit PCL-Konduiten überbrückt wurde. Diese waren wie folgt bestückt: 1. matrixfrei, 2. Schwann-Zellen, 3. Fibrin/Schwann-Zellen-Matrix und 4. Fibrin/Schwann-Zellen-Matrix und LIF. Als Kontrollgruppen dienten 1. der intakte Nerv, 2. der autologe Nerv und 3. die

Läsion ohne Überbrückung. Die Schwann-Zellen wurden aus dem N. ischiadicus neonataler Ratten kultiviert. Nach 4 Wochen wurden die Implantate histologisch und morphometrisch innerhalb von 4 Schnittebenen (S1 = 2,5 mm, S2 = 5 mm, S3 = 7,5 mm, S4 = 10 mm) untersucht. Zur Darstellung des Regenerationsprozesses dienten als Methoden: Immunhistochemie gegen Neurofilament (S200) und Cholinacetyltransferase (ChAT), Toluidinblau Färbung der Myelinscheide und retrograde Markierung der zentralen Nervenzellkerne mittels FAST BLUE. Mit Hilfe des MTS-Tests wurde die Toxizität von PCL auf Schwann-Zellen sowie die Wechselwirkung zwischen LIF und Schwann-Zellen untersucht.

Ergebnisse

Untersuchungen der Materialeigenschaften zeigten, dass PCL in vitro und in vivo eine gute Biokompabilität aufweist. Ohne Konduite und mit matrixfreien Konduiten fand keine Regeneration statt. Eine mäßige Regeneration war in den Schwann-Zellen gefüllten Konduiten nachzuweisen. Eine durchgehende Regeneration über alle Segmente wurde in den Fibrin/Schwann-Zellen-Matrix gefüllten PCL-Konduiten mit und ohne LIF beobachtet. Die Verwendung des neurotrophen Faktors LIF verbesserte das Rekonstruktionsergebnis nur unwesentlich. Alle PCL-Konduite waren den autologen Transplantaten unterlegen, wobei keine Überbrückungsmethode den Standard des intakten Nerves erreichte. Mittels Trypanblau Färbung konnte eine hohe Vitalität von Schwann-Zellen in Fibrinkomponenten nachgewiesen werden. Dies zeigt, dass Fibrin sich als Grundmatrix für die Transplantation von Schwann-Zellen eignet. In den Matrix gefüllten PCL-Konduiten wurde ein von proximal nach distal fallender Myelinisierungsindex (MI) und eine verminderte ChAT-Expression ermittelt, was für eine noch nicht abgeschlossene Regeneration spricht. Dagegen war der axonale Wachstumsprozess im autologen Nerventransplantat konstant.

Diskussion/Schlussfolgerung

In der vorliegenden Arbeit wurde erstmals eine dreidimensionale Fibrin-Matrix etabliert, in der Schwann-Zellen homogen verteilt waren. Diese dreidimensionale homogene Fibrin/Schwann-Zellen-Matrix weist im Vergleich zu matrixfreien bzw. mit Schwann-Zellen gefüllten Konduiten eine durchgehende Regeneration auf. Die PCL-Konduite entsprechen den Anforderungen an artifizielle Nervenleitschienen. Aufgrund ihrer unkomplizierten Handhabung wäre bei Applikation einer potenten Matrix eine klinische Anwendung denkbar. In der eigenen Arbeitsgruppe wurde die liposomale und retrovirale Transfektion von NGF und LIF auf Fibroblasten und Schwann-Zellen bereits untersucht [3]. Inwiefern der Einsatz von gentherapeutisch modifizierten Schwann-Zellen die Regenerationsfähigkeit der Fibrin/Schwann-Zellen-Matrix verbessern könnte, bleibt zu überprüfen.

Literatur

1. Rodríguez FJ, Gomez N, Perego G, Navarro X (1999) Highly permeable polylactide-caprolactone nerve guides enhance peripheral nerve regeneration through long gaps. Biomaterials 20:1489–1500
2. Evans GR (2000) Challenges to nerve regeneration. Semin Surg Oncol 19:312–318
3. Galla TJ, Hermann S, Huber AA, Humar M, Schmidt M, Andree C, Evans GRD, Stark GB (2000) Drug-Delivery-Systeme zur peripheren Nervenregeneration – In vitro Transfektion von Schwann-Zellen und Fibroblasten mit neurotrophen Faktoren. In: Encke A, Rothmund M, Hartel W (Hrsg) Chirurgisches Forum 2000 für experimentelle und klinische Forschung. Springer Verlag, Berlin, S 491–494

Korrespondenzadresse: Universitätsklinikum Aachen, Klinik für Plastische Chirurgie, Hand- und Verbrennungschirurgie, Dr. med. Stefanie Vedecnik, Pauwelsstrasse 30, 52074 Aachen, Tel.: 0241-80-89742, Fax: 0241-80-82634, E-mail: svedecnik@ukaachen.de

Das geschlossene Weichteiltrauma – Verbesserung des muskulären Gewebeschadens durch selektive Hemmung der Cyclooxygenase-2?

Closed soft tissue injury – Prevention of secondary tissue damage by selective inhibition of cyclooxygenase-2?

G. Gierer[1,2], T. Mittlmeier[1], R. Bordel[2], K.-D. Schaser[3], G. Gradl[1], B. Vollmar[2]

[1] Abteilung für Unfall- & Wiederherstellungschirurgie, Klinik und Poliklinik für Chirurgie, Universität Rostock
[2] Abteilung für Experimentelle Chirurgie, Universität Rostock
[3] Abteilung für Unfall- & Wiederherstellungschirurgie, Charité, Campus Virchow Klinikum, Humboldt Universität, Berlin

Abstract

Using high resolution multi-fluorescence microscopy, we herein report on the efficiency of the selective cyclooxygenase (COX)-2 inhibitor parecoxib to improve compromised perfusion of traumatized skeletal muscle tissue and to prevent secondary tissue damage. Closed soft tissue trauma of the left hind limb was induced in pentobarbital-anesthetized rats that had received either parecoxib sodium (10mg/kg bw iv; parecoxib, n = 7) or equal volumes of saline (saline, n = 7). Animals without trauma served as controls (sham, n = 7). As assessed by Western blot analysis, soft tissue injury caused a progressive upregulation of COX-2 protein expression at 4 h – 12 h with recovery at 18 h after trauma. Treatment with parecoxib caused an almost complete restoration of microcirculatory impairment within the injured muscle over 18 h after trauma, as given by values of nutritive perfusion (434 ± 15 cm/cm^2), NADH levels (73 ± 2 aU) and inflammatory cell interaction (leukocytes: 184 ± 36 n/mm^2; platelets: 1.0 ± 0.1 n/mm^2) not different to that found in non-injured muscle tissue of controls. In contrast, at 18 h after trauma skeletal muscle in saline-treated animals revealed still marked perfusion failure (296 ± 30 cm/cm^2) with tissue hypoxia (NADH 101 ± 4 aU) and enhanced endothelial interaction of both leukocytes (854 ± 74 n/mm^2) and platelets (2.3 ± 0.5 n/mm^2). Treatment with parecoxib after skeletal muscle soft tissue trauma is highly effective in restoration of disturbed microcirculation. Moreover, reduced inflammatory cell response helps to prevent from leukocyte/platelet-dependent secondary tissue injury. Thus, selective COX-2 inhibitors are recommendable to improve performance and to promote healing in case of closed soft tissue injury.

Einleitung

Trotz weit verbreiteter Anwendung nichtsteroidaler Antirheumatika in der Therapie geschlossener Weichteilverletzungen ist deren Wirkung auf den Gewebeschaden unzureichend untersucht [1, 2]. Ziel dieser Studie war daher, mit Hilfe der hochauflösenden Multifluoreszenz-Mikroskopie, in vivo die Wirkung des hochselektiven Cyclooxygenase (COX)-2-Hemmers Parecoxib auf den traumatisierten Muskel zu analysieren und dessen Potenz zur Verminderung des sekundären Gewebeschadens zu quantifizieren.

Methodik

Bei Pentobarbital-narkotisierten Sprague-Dawley Ratten wurde ein standardisiertes geschlossenes Weichteiltrauma am linken Hinterlauf appliziert. Die Tiere erhielten mit Induktion des Traumas entweder Parecoxib-Natrium i.v. (10 mg/kg KG; n = 7) oder 0.9% NaCl in gleicher Menge (n = 7). Sieben Tiere ohne Trauma dienten als Kontrollgruppe. 18 h nach Trauma erfolgte die in vivo Fluoreszenzmikroskopie des M. extensor digitorum longus sinister. In einer zusätzlichen Serie an Tieren (n = 6) wurde die Kinetik der COX-2 Proteinexpression vor und über 18 h nach Trauma-Induktion mittels Western Blot Analyse erfasst.

Ergebnisse

Die Western Blot Analyse zeigt, dass das Weichteiltrauma zur transienten Hochregulation von COX-2 Protein mit einer 1.5- bis 2-fach erhöhten Expression bereits nach 4 h führt. 18 h nach Trauma ist die COX-2 Protein Expression wiederum mit Ausgangswerten vor Trauma vergleichbar. Die initiale Therapie des geschlossenen Weichteiltraumas mit Parecoxib führt innerhalb 18 h zur Restoration der nutritiven Perfusion des traumatisierten Muskels auf physiologische Werte (funktionelle Kapillardichte 434 ± 15 cm/cm^2, $p < 0.05$ vs NaCl: 296 ± 30 cm/cm^2) mit Normalisierung der muskulären NADH-Autofluoreszenz als Ausdruck der suffizienten Sauerstoffversorgung (73 ± 2 aU vs NaCl: 101 ± 4 aU) und fehlender post-traumatischer Entzündungsreaktion (Leukozyten-/Thrombozyten-Adhärenz: 184 ± 36 und 1.0 ± 0.1 n/mm^2, $p < 0.05$ vs NaCl: 854 ± 74 und 2.3 ± 0.5 n/mm^2). Entsprechend konnte kein signifikanter Unterschied zwischen Parecoxib-behandelten traumatisierten Tieren und nicht-traumatisierten Kontrolltieren (funktionelle Kapillardichte: 473 ± 11 cm/cm^2; NADH-Autofluoreszenz: 68 ± 6 aU; Leukozyten-/Thrombozyten-Adhärenz: 100 ± 21 und 0.8 ± 0.2 n/mm^2) beobachtet werden.

Diskussion/Schlussfolgerung

Aufgrund rascher Hochregulation von COX-2 ist eine sofortige Behandlung des geschlossenen Weichteiltraumas mit Parecoxib indiziert. Der hochselektive COX-2-Inhibitor führt zur Wiederherstellung der nutritiven Perfusion des traumatisierten Muskels, inhibiert die posttraumatische Entzündungsreaktion und verhindert damit effektiv den sekundären Leukozyten-/Thrombozyten-abhängigen Gewebeschaden. Die Gabe von Parecoxib stellt somit eine kausale Therapiestrategie des muskulären Weichteiltraumas dar und kann somit spezifisch in der Akutbehandlung von traumatischen Weichteilschäden eingesetzt werden.

Literatur

1. Buckwalter JA (1995) Pharmacological treatment of soft tissue injuries. J Bone Joint Surg Am 77:1902–1914
2. Berger RG (2001) Intelligent use of NSAIDs – where do we stand? Expert Opin Pharmacother 2:19–30

Korrespondenzadresse: Dr. med. Philip Gierer, Abteilung für Unfall- und Wiederherstellungschirurgie, Klinik und Poliklinik für Chirurgie, Universität Rostock, Schillingallee 35, 18057 Rostock, Tel.: + 49 381 4946053; Fax: + 49 381 4946052, E-mail: philip.gierer@med.uni-rostock.de.

Timing und Target der temporären Genexpression von VEGF[165] in einem ischämischen Lappenmodell der Ratte

Timing and target of VEGF[165] gene expression in an ischemic flap model of the rat

A. Maichle[1], C. Niedworok[1], T. Spanholtz[1], W. Lindenmaier[2], S. Herbort-Brand[2], S. Krüger[3], B. Stöckelhuber[4], B.-D. Krapohl[1], P. Mailänder[1], H.-G. Machens[1]

[1] Plastische und Handchirurgie, Zentrum für Schwerbrandverletzte; Universitätsklinikum Schleswig-Holstein/Campus Lübeck

[2] Gesellschaft für Biotechnologische Forschung (GBF)/Braunschweig

[3] Institut für Pathologie, Universitätsklinikum Schleswig-Holstein/Campus Lübeck

[4] Institut für Radiologie, Universitätsklinikum Schleswig-Holstein/Campus Lübeck

Abstract

Introduction: In previous experiments to induce angiogenesis, we could show that fibroblasts produce VEGF[165] temporarily after adenoviral transfection. The angiogenic effects of VEGF[165] were also only temporary during in vivo long-term experiments without ischemia. This study was performed to investigate if timing and target of cell-based therapy could lead to different results for the induction of therapeutic blood vessels in an ischemic flap model. *Methods:* Isogenic rat fibroblasts were transfected adenovirally and implanted in a McFarlane flap model (2×8 cm) of the rat at different tissue locations (flap tissue (A) and flap plus the adjacent wound margin (B)). We established 24 animal groups with each 10 animals and 5 Mio. implanted cells in location A and 10 Mio. cells in B. Setting I: Implantation of VEGF[165] modified cells at the time of flap operation in A (group VEGF[165] A), simultaneous implantation in B (group VEGF[165] B), implantation of GFP (green fluorescent protein) modified cells in A and B (group GFP B and GFP B), Implantation of non modified cells in A (group NMFB A) and B (group NMFB B), injection of control medium in A and B (groups DMEM A and DMEM B); Setting II: The same procedure one week before flap operation; Setting III: The same procedure two weeks before flap operation. 7 days after onset of ischemia the animals were sacrificed and the flaps were analysed for clinical outcome by planimetric measurements of the vital flap parts. Further, a microangiographical, immunhistological and proteoanalytical examination of the target tissue was performed. *Results:* Only group VEGF[165] B in Setting II (implantation of VEGF[165] modified cells into the flap plus adjacent wound margin 1 week before flap operation) showed significantly more vital flap tissue. In all other groups the results were not significantly different. This was demonstrated by planimetrical measurements of vital flap parts and by quantitative counting of the blood vessels in the target tissue using microangiography. Proteoanalysis showed that there were high amounts of VEGF[165] in the groups of setting I and II only. *Conclusion:* In our model, temporary expression of VEGF[165] induces therapeutically relevant angiogenesis only if applicated one week before the beginning of ischemia. It is important to include not only the ischemic area for induction of angiogenesis but also the surrounding area. In contrast the angiogenic effects are not effective in the target area and its surrounding tissue, if therapeutic gene expression is started during onset of ischemia or two weeks before ischemia in our model.

Einleitung

In früheren Versuchen zur Angiogeneseinduktion konnten wir zeigen, dass adenoviral transfizierte Fibroblasten VEGF[165] temporär exprimieren und dass dessen angiogenetische Effekte sich bei in vivo Langzeitversuchen [1] ähnlich verhielten. In dieser Studie sollte untersucht werden, welche therapeutischen Effekte sich in einem ischämischen Lappenmodell erreichen lassen, wenn die modifizierten Zellen zum Zeitpunkt der Lappenhebung (Setting I), 1 Woche (Setting II) und 2 Wochen (Setting III) vor Lappenhebung in das Zielgewebe appliziert werden. Ferner sollte untersucht werden, ob die Lokalisation der Zellapplikation für das Überleben des Gewebes eine Rolle spielt.

Methodik

Isogene Rattenfibroblasten wurden zur temporären Expression von VEGF[165] mit einem bicistronischen adenoviralen Vektor transfiziert (pGEMvegf165IRESegfp) (Gruppe VEGF[165]). Als Kontrollgruppen fungierten allein mit dem Markergen gfp transfizierte Zellen (Gruppe GFP), nicht-modifizierte Fibroblasten (Gruppe NMFB) und das zellfreie Nährmedium DMEM (Gruppe DMEM), welches auch in den anderen Gruppen als Trägermedium verwendet wurde. Zielgebiet war ein McFarlane Lappenmodell (2×8 cm) der Ratte, für das an den unterschiedlichen Lokalisationen A (Lappengewebe allein) und B (Lappengewebe sowie angrenzender Wundrand) zu verschiedenen Zeitpunkten (Settings I-III) eine Lappenbehandlung vorgenommen wurde. Bei den Gruppen VEGF[165], GFP und NMFB wurden in Lokalisation A insgesamt 5 Mio. Zellen und in B 10 Mio. Zellen gleichmäßig implantiert. Pro Implantationsort wurde in allen Gruppen 0,05 ml DMEM verwendet. In Setting I erfolgte die Lappenbehandlung zum Zeitpunkt der Lappenhebung, in Setting II 1 Woche vor Lappenhebung und in Setting III 2 Wochen vor Lappenhebung (◘ Tabelle 1). Die Lappenhebung war zeitlich gleichzusetzen mit dem Beginn der Lappenischämie.

◘ Tabelle 1. Gruppeneinteilung

Target (Therapeutikalokalisation im Gewebe)	Timing (Setting I) während Ischämie	Timing (Setting II) 1 Woche vorher	Timing (Setting III) 2 Wochen vorher
Lappen allein	VEGF[165] A	VEGF[165] A	VEGF[165] A
Lappen + angrenzender Wundrand	VEGF[165] B	VEGF[165] B	VEGF[165] B
Lappen allein	GFP A	GFP A	GFP A
Lappen + angrenzender Wundrand	GFP B	GFP B	GFP B
Lappen allein	NMFB A	NMFB A	NMFB A
Lappen + angrenzender Wundrand	NMFB B	NMFB B	NMFB B
Lappen allein	DMEM A	DMEM A	DMEM A
Lappen + angrenzender Wundrand	DMEM B	DMEM B	DMEM B

bFGF: basic fibroblast growth factor
VEGF: vascular endothelial growth factor
GFP: green fluorescent protein
NMFB: non modified fibroblasts
DMEM: Dulbecco's modified Eagle Medium
A: Lappengewebe allein
B: Lappengewebe und angrenzender Wundrand
Setting I: Implantation der Zellen bei Lappenhebung
Setting II: Implantation der Zellen eine Woche vor Lappenhebung
Setting III: Implantation der Zellen zwei Wochen vor Lappenhebung

Insgesamt wurden 24 Gruppen mit jeweils 10 Tieren gebildet. 7 Tage nach Ischämiebeginn wurden die Tiere euthanasiert und die Lappen klinisch planimetrisch nach ihren vitalen Lappenanteilen sowie mikroangiographisch, immunhistochemisch und proteoanalytisch ausgewertet.

Ergebnisse

Die einzigen signifikant höheren Überlebensraten von Lappengewebe zeigten sich in Gruppe VEGF[165] bei Setting II in Lokalisation B (Implantation VEGF[165]-modifizierter Zellen 1 Woche vor Lappenhebung in Lappengewebe sowie angrenzendem Wundrand). In allen anderen Gruppen unterschieden sich die Ergebnisse nicht signifikant voneinander (◘ Tabelle 2). Dies galt sowohl für

◘ Tabelle 2. Ergebnisse Planimetrie (vitaler Lappenanteil in % ± Standardabweichung)

	Setting I	Setting II	Setting III
VEGF165 A	52,6 ± 3,9	55,8 ± 6,5	58,3 ± 6,1
VEGF165 B	49,2 ± 5,3	69,6 ± 5,0*	59,7 ± 4,9
GFP A	56,2 ± 4,0	46,3 ± 3,6	45,7 ± 4,4
GFP B	51 ± 5,2	50,5 ± 3,5	44,3 ± 3,5
NMFB A	49,6 ± 8,7	43,8 ± 10,7	45,8 ± 6,6
NMFB B	42,5 ± 5,6	45,2 ± 4,3	42,3 ± 4,1
DMEM A	56,5 ± 10,5	47,4 ± 4,8	53,7 ± 5,1
DMEM B	50,5 ± 4,2	47,2 ± 3,5	46,2 ± 3,5

* = p < 0,01, versus Kontrollen
bFGF: basic fibroblast growth factor
VEGF: vascular endothelial growth factor
GFP: green fluorescent protein
NMFB: non modified fibroblasts
DMEM: Dulbecco's modified Eagle Medium
A: Lappengewebe allein
B: Lappengewebe und angrenzender Wundrand
Setting I: Implantation der Zellen bei Lappenhebung
Setting II: Implantation der Zellen eine Woche vor Lappenhebung
Setting III: Implantation der Zellen zwei Wochen vor Lappenhebung

die planimetrisch bestimmten Lappenanteile als auch für die quantitative mikroangiographische Auszählung der Blutgefäße im Zielgewebe. Proteoanalytisch ließ sich VEGF[165] in höheren Konzentrationen nur in Gewebeanalysen bei Setting I und II nachweisen.

Schlussfolgerung

Unserem Modell zufolge vermag eine temporäre VEGF[165] – Expression im Zielgewebe nur innerhalb einer Woche vor Ischämiebeginn eine therapeutisch relevante Angiogenese zu induzieren. Dabei ist es entscheidend, nicht nur das ischämische Zielgewebe, sondern auch dessen Umgebung in die Angiogeneseinduktion mit einzubeziehen. Hingegen sind die angiogenetischen Effekte bei einer Genexpresession 2 Wochen vor Ischämiebeginn im Zielgewebe und dessen Umgebung zum therapeutisch relevanten Zeitpunkt bereits nicht mehr effektiv.

Literatur

1. Machens HG, Spanholtz T, Maichle A, Niedworok C, Lindenmaier W, Herbort-Brand S, Görg G, Kropf K, Stöcklhuber B, Reichert B, Siemers F, Krapohl BD, Mailänder P (2003) Ein neues gentechnologisches Modell zur Angiogeneseinduktion mittels ex vivo transfizierter isogener Fibroblasten. Chirurgisches Forum 2003 für experimentelle und klinische Forschung, Band 32, Seite 237–240

Korrespondenzadresse: Alexandra Maichle, Plastische und Handchirurgie, Zentrum für Schwerbrandverletzte, Universitätsklinikum Schleswig-Holstein, Campus Lübeck, Ratzeburger Allee 160; 23538 Lübeck, Fax: 0451-5002190, E-mail: Alexandra_Maichle@t-online

II. Molekulare Onkologie: Angiogenese

HIF-1α als Regulator von Tumorangiogenese, Gefäßmorphologie und Wachstum des Adenokarzinoms des Magens

HIF-1α regulates tumor angiogenesis, vessel morphology and growth of human gastric cancer

O. Stöltzing[1,2], M. F. McCarty[2], J. S. Wey[2], F. Fan[2], W. Liu[2], C. D. Bucana[2], H. J. Schlitt[1], G. L. Semenza[3], L. M. Ellis[2]

[1] Klinik und Poliklinik für Chirurgie der Universität Regensburg, Regensburg, Deutschland
[2] Departments of Cancer Biology and Surgical Oncology, MD Anderson Cancer Center, Houston, TX, USA
[3] The Johns Hopkins University Medical School, Baltimore, MD, USA

Abstract

The hypoxia inducible factor-1α (HIF-1α) is an important transcription factor for mediating vascular endothelial growth factor (VEGF) expression in solid tumors. We hypothesized that inhibition of HIF-1α in human gastric cancers cells would significantly impair angiogenesis and tumor growth *in vivo*. Gastric cancer cells (TMK-1) were stably transfected with a dominant-negative HIF-1α construct (HIF-1αDN) or vector alone (pCEP4) as control. Transfected cells were screened for nuclear HIF-1α expression by Western blot. Differences in VEGF secretion were detected by ELISA. Growth rates of HIF-1αDN and pCEP4 cells were first investigated in a subcutaneous (SQ) xenograft model, and subsequently in an orthotopic model of gastric cancer in mice. Vessel area (measure of functional vascular volume), proliferating tumor cells, and vessel pericyte coverage were evaluated by immunohistochemistry. HIF-1α inhibition led to a 60 – 70% reduction of constitutive VEGF secretion ($P < 0.05$). VEGF secretion was also blunted in DN cells in response to hypoxia ($P < 0.05$). In the SQ model, HIF-1αDN cells exhibited significantly reduced tumor growth, vessel area, and tumor cell proliferation ($P < 0.05$ for all). Similar findings were observed in the <u>orthotopic</u> model, where tumor growth, vessel area and vessel morphology (pericyte coverage) were significantly impaired in the HIF-1αDN groups ($P < 0.05$ for both). In conclusion, HIF-1α may be a viable molecular target for inhibiting angiogenesis and growth of gastric cancer.

Einleitung

Der hypoxie-induzierbare Faktor-1α (HIF-1α) ist ein wichtiger Mediator der zellulären Stressantwort auf Hypoxie und induziert die Expression des vaskulären endothelialen Wachstumsfaktors (VEGF). HIF-1α ist bei vielen soliden Tumoren überexprimiert, was mit einer erhöhten Angiogenese und Metastasierung assoziiert wurde [1]. Wir postulierten, dass eine Inhibition der HIF-1α Funktion in menschlichen Magenkarzinomzellen zu einer Reduktion der Angiogenese und des orthotopen Tumorwachstums *in vivo* führen würde.

Methodik

Zelllinie und stabile Transfektion: Die menschliche Magenkarziom-Zelllinie TMK-1 wurde kultiviert, wie beschrieben [2]. Für die Untersuchung der Auswirkungen einer HIF-1α Inhibition, wurden TMK-1 Zellen mit einem dominant-negativen HIF-1α Konstrukt (HIF-1αDN) oder dem leeren Expressionsvektor (pCEP4) als Kontrolle transfiziert (FUGENE 6). Das HIF-1α DN-Plasmid wurde von Dr. Semenza zur Verfügung gestellt und weist im Gegensatz zum »wild-type« HIF-1α zwei Deletionen auf, wodurch die DNA-Bindungsaffinität erheblich reduziert und eine transkriptionelle Aktivierung verhindert wird (bei erhaltener Fähigkeit zur Heterodimerisation mit HIF-1β) [3].

Western Blot: Transfizierte TMK-1 Zellen wurden mittels Western blot Analyse jeweils vor und nach hypoxischer Induktion (1% O_2) auf nukleäres HIF-1α Protein untersucht, um den Erfolg der Transfektion zu verifizieren [4].

ELISA: VEGF in Serum von pCEP4 oder HIF-1αDN transfizierten Zellen nach Inkubation für 16 h unter hypoxischen, bzw. nicht-hypoxischen Bedingungen, wurde mittels eines ELISA Kits für humanes VEGF bestimmt (Biosource International) [4].

Tumor-Modelle: Für die Ermittlung der Wachstumsraten wurden pCEP4- oder HIF-1αDN transfizierte Zellen (1×10^6) subkutan in die rechte Flanke von athymischen Nacktmäusen (n = 12/ Gruppe) implantiert. Tumorvolumina wurden jeden zweiten Tag ermittelt (Breite^2×Länge×0.5) und abschließend Gewebe (21. Tag) für Immunhistochemie gewonnen. Für ein orthotopes Tumorwachstum wurden transfizierte Zellen (2×10^6) in die Magenwand (Corpus) von Nacktmäusen (n = 10/Gruppe) implantiert. Nach 45 Tagen wurden die Tumorvolumina ermittelt und Gewebe asserviert.

Immunhistochemie: Tumorschnitte wurden für die Ermittlung der Gefäßdichte/Gefäßfläche mit anti-CD31/PECAM-1 (Pharmingen) und zur Bestimmung der Tumorzellproliferation mit anti-BrdU (Dako) Antikörpern gefärbt [5]. Eine Stabilisierung der Tumorgefäße durch Perizyten wurde mittels fluoreszierender Doppelfärbung für CD31 und α-SMA (Dako) analysiert [5].

Ergebnisse

Eine HIF-1αDN Transfektion von menschlichen Magenkarzinomzellen führte zu einer erheblichen Reduktion des nuklearen HIF-1α Proteingehaltes nach hypoxischer Stimulation, verglichen mit pCEP4-Kontrollzellen. In der ELISA Analyse zeigte sich im Vergleich zu pCEP4 Zellen bereits unter nicht-hypoxischen Bedingungen eine 60 – 70% Reduktion der basalen VEGF Sekretion der HIF-1αDN Zellen, welche auch durch Hypoxie nicht wesentlich gesteigert werden konnte ($P < 0.05$ für beide). Im SQ Modell führte eine HIF-1α Blockade zu einer signifikanten Reduktion der Tumorwachstumsrate, der Tumorgewichte und -volumina, der Tumorzellproliferation (BrdU) sowie der Tumorgefäßfläche (CD31 Fläche) ($P < 0.05$ für alle). Tumorgefäße der HIF-1αDN Gruppen imponierten stark verkürzt, ohne Lumen und mangelten einer Stabilisation durch Perizyten (CD31/α-SMA). Im orthotopen Modell führte eine HIF-1α Inhibition ebenfalls zu einer signifikanten Reduktion der Tumorvolumina, der CD31-positiven Gefäßfläche und der Perizytendeckung von Tumorgefäßen ($P < 0.05$ für alle). Tumorgefäße in den HIF-1αDN Gruppen imponierten unreif und nicht funktionell.

Schlussfolgerung

Inhibition der HIF-1α Funktion in menschlichen Magenkarzinomzellen führt zu einer signifikanten Reduktion der Angiogenese und des Tumorwachstums *in vivo*. Darüber hinaus scheint HIF-1α, durch Modulation des angiogenetischen Tumormileus, ein wichtiger indirekter Regulator der Gefäßmorphologie (Perizyten Rekrutierung) zu sein und stellt deshalb ein wertvolles molekulares Target für eine antiangiogene Therapie des Magenkarzinoms dar.

Literatur

1. Zhong H, De Marzo AM, Laughner E, Lim M, Hilton DA, Zagzag D, Buechler P, Isaacs WB, Semenza GL, Simons JW (1999) Overexpression of hypoxia-inducible factor 1alpha in common human cancers and their metastases. Cancer Res 59:5830–5835
2. Akagi M, Kawaguchi M, Liu W, McCarty MF, Takeda A, Fan F, Stoeltzing O, Parikh AA, Jung YD, Bucana CD, Mansfield PF, Hicklin DJ, Ellis LM (2003) Induction of neuropilin-1 and vascular endothelial growth factor by epidermal growth factor in human gastric cancer cells. Br J Cancer 88:796–802
3. Jiang BH, Rue E, Wang GL, Roe R, Semenza GL (1996) Dimerization, DNA binding, and transactivation properties of hypoxia-inducible factor 1. J Biol Chem 271:17771–17778
4. Stoeltzing O, Liu W, Reinmuth N, Fan F, Parikh AA, Bucana CD, Evans DB, Semenza GL, Ellis LM (2003) Regulation of hypoxia-inducible factor-1alpha, vascular endothelial growth factor, and angiogenesis by an insulin-like growth factor-I receptor autocrine loop in human pancreatic cancer. Am J Pathol 163:1001–1011
5. Stoeltzing O, Ahmad SA, Liu W, McCarty MF, Wey JS, Parikh AA, Fan F, Reinmuth N, Kawaguchi M, Bucana CD, Ellis LM (2003) Angiopoietin-1 inhibits vascular permeability, angiogenesis, and growth of hepatic colon cancer tumors. Cancer Res 63:3370–3377

Korrespondenzadresse: Dr. med. Oliver Stöltzing, Klinik und Poliklinik für Chirurgie der Universität Regensburg, Franz-Joseph Strauß Allee 11, 93053 Regensburg, Fax: 0941-944 6802, E-mail: oliver.stoeltzing@klinik.uni-regensburg.de

Blockade von CXC Chemokinen hemmt die durch Pankreaskarzinomzellen induzierte Angiogenese

Chemokine blockade inhibits pancreatic cancer cell-induced angiogenesis

M. N. Wente[1,2], H. A. Reber[2], O. J. Hines[2], R. M. Strieter[3], M. W. Büchler[1], H. Friess[1]

[1] Abteilung für Allgemein-, Viszeral-, und Unfallchirurgie, Chirurgische Universitätsklinik, Universität Heidelberg
[2] Div. of General Surgery, David Geffen School of Medicine at UCLA, Los Angeles, CA, USA
[3] Div. of Pulmonary / Critical Care Medicine, David Geffen School of Medicine at UCLA, Los Angeles, CA, USA

Abstract

Background: A central feature of all solid tumor growth is the presence of neovascularization. The CXC chemokines GRO-γ/CXCL3, ENA-78/CXCL5, and IL-8/CXCL8 have profound angiogenic potential mediated through the CXCR2 receptor. The role of these proteins in pancreatic cancer biology is unknown. *Methods:* The aim of the present study was to evaluate the expression of the chemokines CXCL3, CXCL5, and CXCL8 in three human pancreatic cancer (PaCa) cell lines and to determine the role of these proteins in PaCa angiogenesis. Secreted CXC protein levels in the supernatant (SN) of the cell lines were analyzed by ELISA. A rat corneal micropocket model was used to determine the angiogenic potential of these secreted CXC chemokines. *Results:* ELISA confirmed expression of all three tested CXC chemokines in the supernatant of two cell lines. In the corneal micropocket assay, neovascularization was induced using pelleted SN of all three cell lines. Using an anti-CXCR2 antibody, neovascularization was significantly inhibited in the high expressing BxPC-3 cell line samples. *Conclusions:* Human PaCa cell lines secrete the angiogenic CXC chemokines CXCL3, CXCL5, and CXCL8. The dominant angiogenic protein, however, varies between cell lines and likely includes proteins outside the CXC family.

Einleitung

Die Angiogenese spielt eine zentrale Rolle im Wachstum aller soliden Tumoren. Chemokine sind neben ihrer Bedeutung in Entzündungsreaktionen und Steuerung der Zellmotilität auch in der Regulation von Metastasierung und Angiogenese in malignen Erkrankungen involviert [1]. Die Gruppe der CXC Chemokine stellt hierbei eine Gruppe von angiostatischen und angiogenen Cytokinen dar. Bei fehlendem ELR-Aminosäuremotiv (Glutaminsäure, Leuzin, Arginin) sind die Chemokine angiostatisch, bei vorhandenem ELR-Motiv sind sie angiogen [2]. So besitzen die ELR-positiven Chemokine GRO-γ/CXCL3, ENA-78/CXCL5 und IL-8/CXCL8 deutliches angiogenes Potential, welches über den CXCR2 Rezeptor vermittelt wird [3]. Ziel dieser Studie war es, die Expression der genannten CXC Chemokine in humanen Pankreaskarzinom-Zelllinien zu analysieren. Des weiteren sollte untersucht werden, ob die CXC Chemokine eine Rolle in der Regulation der Angiogenese im Pankreaskarzinom spielen.

Methodik

Die Expression von CXCL3, CXCL5 und CXCL8 *in vitro* in drei humanen Pankreaskarzinom-Zelllinien (BxPC-3, MIA PaCa-2, PANC-1) wurde auf RNA-Ebene mittels Polymerase-Kettenreaktion (PCR) und auf Protein-Ebene mittels Enzyme Linked Immunosorbent Assay (ELISA) im Zellüberstand der kultivierten Zellen erforscht. Für die *in vivo*-Experimente wurde ein Ratten-Cornea-

Modell benutzt, um den Einfluss der untersuchten CXC Chemokine auf die Angiogenese zu untersuchen [4, 5]. Hierzu wurde der lyophylisierte Zellüberstand in einer Casting-Lösung zu einem Pellet verarbeitet, welches in die Cornea von Long-Evans Ratten implantiert wurde, jeweils mit oder ohne Zugabe eines CXCR2-Antikörpers. Um den Effekt der Chemokine auf die Angiogenese zu erfassen, wurde die Cornea am 6. Tag nach Implantation untersucht.

Ergebnisse

Die drei untersuchten humanen Pankreaskarzinom-Zelllinien produzieren die angiogenen Chemokine CXCL3, CXCL5 und CXCL8 in unterschiedlichem Ausmaß. Während die Zelllinien BxPC-3 und MIA PaCa-2 mit einer Gesamtmenge von 89,5 ng/ml und 14,4 ng/ml deutlich CXC Chemokine sezernieren, produziert die PANC-1 Zelllinie mit 1,1 ng/ml kaum CXC Chemokine. Angiogenese konnte im Ratten-Cornea-Modell durch den Zellkulturüberstand aller drei Zelllinien induziert werden. Die Neovaskularisation konnte mittels anti-CXCR2-Antikörper nur in der deutlich CXC Chemokin-exprimierenden BxPC-3 Zelllinie signifikant gehemmt werden. Kein Effekt auf die Ausbildung von neuen Blutgefäßen durch Zugabe des Antikörpers zeigte sich in den Proben der beiden Zelllinien MIA PaCa-2 und PANC-1.

Schlussfolgerung

Humane Pankreaskarzinom-Zelllinien produzieren die angioneogenetischen CXC Chemokine CXCL3, CXCL5 und CXCL8. Das dominante angiogenetische Protein variiert zwischen den verschiedenen Zelllinien und beinhaltet auch Proteine außerhalb der CXC Chemokin-Familie. Die Identifizierung des dominanten angiogenen Proteins ist wesentlich, um eine effektive klinische anti-angiogene Therapie im Pankreaskarzinom zu etablieren.

Literatur

1. Baggiolini M (2001) Chemokines in pathology and medicine. J Intern Med 250:91–104
2. Belperio JA, Keane MP, Arenberg DA, Addison CL, Ehlert JE, Burdick MD, Strieter RM (2000) CXC chemokines in angiogenesis. J Leukoc Biol 68:1–8
3. Addison CL, Daniel TO, Burdick MD, Liu H, Ehlert JE, Xue YY, Buechi L, Walz A, Richmond A, Strieter RM (2000) The CXC chemokine receptor 2, CXCR2, is the putative receptor for ELR+CXC chemokine-induced angiogenic activity. J Immuol 165:5269–5277
4. Polverini PJ, Cotran PS, Gimbrone MA Jr, Unanue ER (1977) Activated macrophages induce vascular proliferation. Nature 269:804–806
5. Koch AE, Polverini PJ, Kunkel SL, Harlow LA, DiPietro LA, Elner VM, Elner SG, Strieter RM (1992) Interleukin-8 as a macrophage-derived mediator of angiogenesis. Science 258:1798–1801

Korrespondenzadresse: Dr. med. Moritz N. Wente, Abteilung für Allgemein-, Viszeral-, und Unfallchirurgie, Chirurgische Universitätsklinik, Universität Heidelberg, Im Neuenheimer Feld 110, 69120 Heidelberg, Tel.: 06221/56-36476, Fax: 06221/56-6903, E-mail: moritz_wente@med.uni-heidelberg.de

Suramin hemmt neben Tumorwachstum und Metastasierung auch die Angiogenese beim experimentellen Pankreaskarzinom

Suramin inhibits not only tumor growth and metastasis but also angiogenesis in experimental pancreatic cancer

A. Porebski, B. Hotz, H. J. Buhr, H. G. Hotz

Chirurgische Klinik I, Charité, Universitätsmedizin Berlin, Campus Benjamin Franklin

Abstract

A previous study demonstrated that suramin reduces the proliferation of human pancreatic cancer cells in vitro and also reduces the secretion of the proangiogenic key factor VEGF. This study examined the effect of suramin on tumor growth, metastasis and angiogenesis in vivo in an orthotopic nude mouse model.

1 mm^3 fragments from 3 human pancreatic cancer cell lines (MIAPaCa-2, AsPC-1 and Capan 1) were orthotopically implanted in the pancreas of the nude mice. Volume of primary tumor, local infiltration, metastasis and microvascular density (MVD) were determined at autopsy. To assess the effect of suramin on angiogenesis, other tumor bearing animals were treated with a specific inhibitor of angiogenesis (TNP-470) .

Suramin at low concentrations (10 mg/kg) had no influence on tumor growth, metastasis or angiogenesis in MIAPaCa-2 tumors. At high concentrations (60 mg/kg) Suramin reduced primary tumor growth and dissemination in all 3 pancreatic carcinomas. Suramin inhibited the MVD, but not as strong as the specific angiogenesis inhibitor TNP-470.

Einleitung

In einer früheren Studie konnte gezeigt werden, daß das Naphthyl-Harnstoff-Derivat Suramin die Proliferation von humanen Pankreaskarziomzellen in vitro vermindert [1]. Dies ging einher mit einer Reduktion der Sekretion des proangiogenen Schlüsselfaktors VEGF (vascular endothelial growth factor). Das Ziel der vorliegenden Studie war die systematische Untersuchung der Suraminwirkung auf Tumorwachstum, Metastasierung und Angiogenese in vivo in einem klinisch relevanten orthotopen Nacktmausmodell des Pankreaskarzinoms.

Methodik

Jeweils 5×10^6 Zellen der drei humanen Pankreaskarzinom-Zelllinien MIAPaCa-2 (MP, undifferenziert), AsPC-1 (AP, schlecht differenziert) und Capan 1 (C1, gut differenziert) wurden subkutan in Nacktmäuse injiziert. 1 mm^3 große Fragmente der resultierenden sc. Donor-Tumore wurden orthotop in das Pankreas von Empfängermäusen implantiert [3]. Die Empfängertiere wurden in 7 Gruppen mit je 12 Tieren randomisiert: MP-Kon (Kontrolle), MP-S10 (Suramin 10 mg/kg), MP-S60 (Suramin 60 mg/kg), AP-Kon, AP-S60, C1-Kon, und C1-S60. Die Behandlung startete nach Tumorimplantation (wöchentlich intraperitoneal) für maximal 14 Wochen. Das Volumen des Primärtumors (TU-Vol) und lokale Infiltration sowie systemische Metastasierung (Disseminierungs-Score: D-Score) wurden bei der Autopsie bestimmt. Die mikrovaskuläre Gefäßdichte (MVD) als Parameter der Neoangiogenese der Primärtumore wurde mittels Immunhistochemie für den Endothelzellmarker CD-31 bestimmt. Zur Einschätzung der Suraminwirkung auf die Angiogenese wurden jeweils 8 weitere Tiere der verschiedenen Pankreaskarzinome mit einem spezifischen Angiogeneseinhibitor [2] (TNP-470) behandelt und in den Primärtumoren die MVD bestimmt.

Ergebnisse

Nach der Behandlung mit Suramin in einer Konzentration von 60 mg/kg zeigte sich in allen untersuchten Zelllinien des humanen Pankreaskarzinoms eine signifikante Reduktion des Tumorvolumens und der mikrovaskulären Gefäßdichte. Die Metastasierung konnte bei MIAPaCa-2 Karzinomen signifikant und bei den anderen Tumoren tendenziell reduziert werden. Die MVD wurde durch den spezifischen Angiogeneseinhibitor (TNP-470) stärker inhibiert als durch Suramin. Die Ergebnisse sind in ◘ Tabelle 1 zusammengefaßt.

◘ **Tabelle 1.** Effekt von Suramin in verschiedenen Konzentrationen (10 mg/kg = S10, 60 mg/kg = S60) auf Tumor-Volumen (TU-Vol), Tumor-Disseminierung (D-Score) und mikrovaskuläre Gefäßdichte (MVD) von Pancreaskarzinomen aus verschiedenen humanen Zelllinien (MP = MIAPaCa-2, AP = AsPC-1, C1 = Capan 1) im Nacktmausmodell vs. Kontrollen (Kon). Zum Vergleich der antiangiogenen Wirkung von Suramin wurden zusätzlich die Karzinome aus den o.g. Zelllinien mit dem spezifischen Angiogeneseinhibitor TNP-470 (TPN) behandelt.

Gruppe	TU-Vol (mm³)	D-Score (Pkt.)	MVD (/0,74 qmm)	Gruppe	MVD (/0,74 qmm)
MP-Kon	3387 ± 690	10,9 ± 2,0	69,8 ± 6,4	MP-Kon	74,8 ± 7,8
MP-S10	3382 ± 513	7,2 ± 1,4	60,0 ± 7,8	MP-TNP	24,8 ± 3,7*
MP-S60	889 ± 269*	2,3 ± 0,9*	49,3 ± 4,3*		
AP-Kon	2052 ± 190	17,1 ± 2,7	81,3 ± 3,6	AP-Kon	75,3 ± 5,0
AP-S60	1222 ± 158*	11,3 ± 2,8	55,5 ± 6,7*	AP-TNP	26,0 ± 3,4*
C1-Kon	1103 ± 157	6,1 ± 0,8	75,8 ± 6,0	C1-Kon	82,2 ± 5,8
C1-S60	561 ± 129*	3,8 ± 0,9	50,5 ± 6,2*	C1-TNP	26,9 ± 2,5*

(* $p < 0.05$: vs. Kontrolle)

Diskussion/Schlußfolgerung

Suramin beeinflußt in niedriger Konzentration (10 mg/kg) weder Tumorwachstum und Metastasierung, noch die Angiogenese in MIAPaCa-2 Tumoren. In hoher Dosierung (60 mg/kg) vermindert Suramin in allen drei Pankreaskarzinomen Primär-Tumorwachstum und Tumordisseminierung. Neben einer direkten Hemmung der Tumorzellproliferation spielt hierbei auch eine Reduktion der mikrovaskulären Gefäßdichte eine Rolle. Die antiangiogene Wirkung des unspezifischen Inhibitors Suramin ist im Vergleich zum spezfischen Inhibitor TNP-470 jedoch schwächer ausgeprägt.

Literatur

1. Porebski A, Hotz HG, Hotz B, Buhr HJ (2003) Suramin hemmt das Wachstum des humanen Pankreaskarzinoms in vitro und in vivo. Forum-Band 120. Kongress der DGCH
2. Hotz HG, Reber HA, Hotz B, Sanghavi PC, Yu T, Foitzik T, Buhr HJ, Hines OJ (2001) Angiogenesis inhibitor TNP-470 reduces human pancreatic cancer growth. J Gastrointest Surg. 5:131–138
3. Hotz HG, Reber HA, Hotz B, Yu T, Foitzik T, Buhr HJ, Cortina G, Hines OJ (2003) An orthotopic nude mouse model for evaluating pathophysiology and therapy of pancreatic cancer. Pancreas 26:E89–E98

Korrespondenzadresse: Dr. A. Porebski, Chirurgische Klinik I, Charité – Universitätsmedizin Berlin, Campus Benjamin Franklin, Hindenburgdamm 30, 12200 Berlin, Tel.: 030/8445 2541, Fax: 030/8445 2740, E-mail: andreas.porebski@medizin.fu-berlin.de

Rapamycin potenziert die Wirkung von 5-FU beim Thymidinphosphorylase exprimierenden kolorektalen Karzinom durch Inhibition 2-deoxy-D-Ribose vermittelter Angiogenese

Rapamycin optimizes 5-FU effects on thymidine phosphorylase expressing colorectal cancer by inhibition of 2-deoxy-D-ribose mediated angiogenesis

H. Seeliger[1], M. Guba[1], G. Koehl[2], C. J. Bruns[1], K. W. Jauch[1], E. K. Geissler[2]

[1] Chirurgische Klinik und Poliklinik, Klinikum Großhadern der Universität München, Marchioninistr. 15, 81377 München

[2] Klinik und Poliklinik für Chirurgie, Klinikum der Universität Regensburg, Franz-Josef-Strauß-Allee 11, 93053 Regensburg

Abstract

In colorectal cancer and other malignancies, thymidine phosphorylase (TP) activates 5-fluorouracil (5-FU) while promoting tumor angiogenesis at the same time via the generation of 2-deoxy-D-ribose (dRib). Here, we show that addition of rapamycin, an immunosuppressive agent with newly discovered antiangiogenic properties, to 5-FU cytotoxic chemotherapy strongly suppresses orthothopic and metastatic colon tumor growth in mice. Moreover, *in vitro* results from Boyden chamber and aortic ring experiments demonstrate that rapamycin inhibits different steps of TP/dRib-induced angiogenesis. Taken together, the combination of 5-FU with rapamycin may be a promising approach in advanced colorectal cancer.

Einleitung

Trotz erheblicher Erfolge in der Therapie des fortgeschrittenen und metastasierten kolorektalen Karzinoms sind die derzeitigen Überlebensdaten nicht zufriedenstellend. Neben der klassischen zytotoxischen Chemotherapie, die u. a. auf 5-Fluorouracil (5-FU) und dessen Derivaten basiert, sind in jüngster Zeit zunehmend Therapieansätze auf Interesse gestoßen, die die tumor-induzierte Angiogenese zum Ziel haben. In diesem Zusammenhang erscheint die Kombination eines antiangiogenen mit einem zytotoxischen Mechanismus besonders vielversprechend.

5-FU wird in der Tumorzelle durch das Enzym Thymidinphosphorylase (TP) zu seinem aktiven Metaboliten, 5-fluoro-2′-deoxyuridin-5′-Monophosphat (FdUMP) aktiviert. Gleichzeitig katalysiert TP die Spaltung von Thymidin in Thymin und 2-deoxy-D-Ribose-1-phosphat, das sukzessive zu dem proangiogen wirkenden Molekül 2-deoxy-D-Ribose (dRib) dephosphoryliert wird [1]. Die durch dRib vermittelte Tumorangiogenese kann dementsprechend im TP exprimierenden kolorektalen Karzinom die Wirksamkeit von 5-FU einschränken. In der vorliegenden Studie wird gezeigt, daß im TP-exprimierenden kolorektalen Karzinom die Kombination von 5-FU mit dem antiangiogenen mTOR-Inhibitor Rapamycin zu einer deutlichen Reduktion des orthotopen und metastatischen Tumorwachstums *in vivo* führt und daß entscheidende Schritte der dRib vermittelten Angiogenese *in vitro* durch Rapamycin inhibiert werden können.

Methodik

Männliche BALB/c Mäuse erhielten in Ketamin/Xylazin-Narkose zunächst eine subserosale zökale Injektion von 10^6 Zellen des kolorektalen Maus-Adenokarzinoms CT26, das eine hohe Expression von TP aufweist. Es erfolgte die tägliche intraperitoneale Gabe von Rapamycin (1.5 mg/kg) und/ oder 5-FU (50 mg/kg, Tag 3 und 10). An Tag 14 wurden die Tiere getötet und das Tumorgewicht ermittelt. In einem weiteren Experiment erfolgte bei männlichen BALB/c SCID-Mäusen die intraportale Injektion von 3×10^5 fluoreszenzmarkierten CT26-Zellen mit konsekutiver Gabe von Rapamycin und/oder 5-FU. An Tag 10 wurde die Größe der entstandenen Lebermetastasen fluoreszenzmikroskopisch bestimmt. Zum Nachweis inhibitorischer Effekte von Rapamycin auf TP/dRib-stimulierbare Einzelschritte der Tumorangiogenese wurde *in vitro* in einem Boyden-Kammer Assay die Migration von humanen Endothelzellen (HUVECs) sowie in einem Aortic ring-Assay die Aussprossung von HUVECs nach Rapamycin-Exposition untersucht.

Ergebnisse

Im orthotopen *in vivo*-Modell zeigten alle unbehandelten Tiere nach 14 Tagen große Tumore. Mäuse, die mit 5-FU behandelt wurden, zeigten eine Reduktion des Tumorwachstums. Nach Gabe von Rapamycin zeigten sich im Vergleich zu 5-FU-behandelten Tieren deutlich kleinere Tumore, wogegen nach Kombinationstherapie mit 5-FU und Rapamycin nur bei einem einzelnen Tier ein Tumor nachweisbar war. Auch im hepatischen Metastasierungsmodell zeigten sich bei unbehandelten Tieren ausgedehnte Lebermetastasen, wobei die alleinige Gabe von 5-FU zu einer Größenreduktion führte. Mit Rapamycin behandelte Tiere wiesen ausschließlich Tumorzellnester (bis 10 Zellen) und Einzelzellen auf, und die Kombination mit 5-FU führte zu einer weiteren Reduktion von Tumorzellnestern.

Im Migrationsmodell führte die Zugabe von dRib im Medium zu einer deutlichen Stimulation der Migration von HUVECs, die der Stimulation durch vascular endothelial growth factor (VEGF) vergleichbar war. Rapamycin zeigte eine potente dosisabhängige Inhibition der dRib vermittelten Migration von Endothelzellen. Im aortic ring-Modell zeigte sich ebenfalls eine deutliche Stimulation der Aussprossung von Gefäßzellen durch dRib, die durch Rapamycin inhibierbar war.

Diskussion/Schlußfolgerung

Die Rolle der Thymidinphosphorylase als bedeutendes proangiogenes Molekül beim kolorektalen Karzinom und anderen Tumoren konnte in einer Reihe von Studien gezeigt werden [2, 4]. Von besonderem Interesse ist hierbei, daß hohe Expression von TP im Tumorgewebe mit aggressiveren biologischen Eigenschaften und insgesamt schlechterer Prognose korreliert, obwohl TP für die Aktivierung von 5-FU und dessen Derivaten, beispielsweise Capecitabine, essentiell ist [5]. Ein Ausweg aus diesem Dilemma könnte die Kombination klassischer, 5-FU-basierter Therapieregimen mit einem Angiogeneseinhibitor sein, der TP bzw. dessen nachgeschalteten Mediator dRib inhibiert. Die antiangiogenen Eigenschaften des Immunsuppressivums Rapamycin, dessen Inhibition VEGF-vermittelter Tumorangiogenese kürzlich gezeigt werden konnte [3], betreffen offenbar auch TP-vermittelte Mechanismen der Angiogenese. Die potente Inhibition des orthotopen und metastatischen Tumorwachstums *in vivo* durch die Kombination von 5-FU mit Rapamycin könnte in der klinischen Situation TP-positiver kolorektaler Karzinome attraktiv sein.

Literatur

1. Brown NS, Bicknell R (1998) Thymidine phosphorylase, 2-deoxy-D-ribose and angiogenesis. Biochem J 334:1–8
2. Brown NS, Jones A, Fujiyama C, Harris AL, Bicknell R (2000) Thymidine phosphorylase induces carcinoma cell oxidative stress and promotes secretion of angiogenic factors. Cancer Res 60:6298–6302

3. Guba M, von Breitenbuch P, Steinbauer M, Koehl G, Flegel S, Hornung M, Bruns CJ, Zuelke C, Farkas S, Anthuber M, Jauch KW, Geissler EK (2002) Rapamycin inhibits primary and metastatic tumor growth by antiangiogenesis: involvement of vascular endothelial growth factor. Nat Med 8:128–135
4. Matsuura T, Kuratate I, Teramachi K, Osaki M, Fukuda Y, Ito H (1999) Thymidine phosphorylase expression is associated with both increase of intratumoral microvessels and decrease of apoptosis in human colorectal carcinomas. Cancer Res 59:5037–5040
5. Metzger R, Danenberg K, Leichman CG, Salonga D, Schwartz EL, Wadler S, Lenz HJ, Groshen S, Leichman L, Danenberg PV (1998) High basal level gene expression of thymidine phosphorylase (platelet- derived endothelial cell growth factor) in colorectal tumors is associated with nonresponse to 5-fluorouracil. Clin Cancer Res 4:2371–2376

Korrespondenzadresse: Dr. med. Hendrik Seeliger, Chirurgische Klinik und Poliklinik, Klinikum Großhadern der Universität München, Marchioninistr. 15, 81377 München, Telefon 089-7095-0, Telefax 089-7095-8893, E-mail: hendrik.seeliger@gch.med.uni-muenchen.de

Einfluß der Redifferenzierungstherapie mit Retinoiden auf Tumorwachstum und Tumorangiogenese bei Schilddrüsenkarzinomzellinien in vitro und in vivo

Tumor growth and tumorangiogenesis of thyroid cancer cell lines in vitro and in vivo is influenced by retinoic acid redifferentiation therapy

S. Hoffmann[1], A. Rockenstein[1], A. Ramaswamy[2], I. Celik[3], M. Rothmund[1], A. Zielke[1]

[1] Klinik für Viszeral-, Thorax- und Gefässchirurgie der Philipps-Universität Marburg
[2] Institut für Pathologie der Philipps-Universität Marburg
[3] Institut für theoretische Chirurgie der Philipps-Universität Marburg

Abstract

Aim: An antiproliferative effect of retinoids has repeatedly been shown for a variety of tumors including thyroid cancer cell lines. A clinical pilot study on individuals with advanced and poorly differentiated thyroid cancer, revealed some 40% of the patiens to respond to retinoic acid application. The authors suggested the effects to be caused by mechanisms of redifferentiation. The aim of the current study was to evaluate, to what extent angiogenesis, required for the growth of malignant tumors, was altered by administration of retinoic acid. *Methods:* In vitro, the effect of 0.1 mM to 10 mM 13-cis retinoic acid therapy on proliferation and VEGF production was analysed in three thyroid cancer cell lines (follicular FTC133, Hurthle-cell XTC and anaplastic C634). In vivo, the growth and microvessel density of experimental tumors of xenotransplanted thyroid cancer cells to NCR nu/nu nude mice was addressed. In vitro proliferation was quantified by MTT assay, VEGF production by VEGF ELISA (R&D systems). VEGF expression and microvessel density of experimental tumors were quantified by morphometric analysis after immunohistocemical staining with anti VEGF and CD 31 antibodies. *Results:* An antiproliferative effect of retinoic acid could be confirmed in vitro in all thyroid cancer cell lines, with a reduction of proliferation between 26% and 34% after two weeks of treatment. Evaluation of in vitro VEGF production delivered inconsistent results. In vivo a decrease of microvessel density of experimental tumors was seen in FTC (25% reduction) and the C643 cells line (15% reduction), but no effect was observed in tumors of the XTC cell line. Here, a heterogenous immunohistochemical expression of VEGF was noted. In tumors of the FTC cell line, a consistent reduction of VEGF expression by 30% could be demonstrated. *Conclusion:* This study demonstrates an antiproliferative effect of retinoic acid in vitro in three thyroid cancer cell lines of different histologic background. A decrease of vascular surface density was shown in experimental tumors of two of these cell lines, suggesting that reduction of tumorangiogenesis may yet be another mechanism responsible for the therapeutic effect of retinoic acid in thyroid cancer.

Einleitung

Für die differenzierten Schilddrüsenkarzinome stehen standardisierte therapeutische Optionen zur Verfügung, die auf Operation, Radiojodtherapie und die TSH-suppressive Gabe von Schilddrüsenhormon fussen. Bei rezidivierender Erkrankung werden in etwa 30% Zeichen der Dedifferenzierung wie Verlust der Jodaufnahme oder der Expression des TSH-Rezeptors nachgewiesen, wodurch sich diese Tumoren einer weiteren Therapie mit den etablierten Methoden entziehen. Dies gilt auch für anaplastische Karzinome, bei denen sich bereits zum Zeitpunkt der Diagnosestellung häufig keine der nichtoperativen therapeutische Optionen mehr bietet und die in der Regel innerhalb weniger Monate zum Tode führen. Als ein vielversprechender neuer Therapieansatz bei undifferenzierten Schilddrüsenkarzinomen ist unlängst die Behandlung mit Vitamin A Derivaten, sogenannten Retinoiden, vorgestellt worden. In einer klinischen Pilotstudie an konventionell austherapierten Patienten mit malignen Schilddrüsentumoren zeigten 40% der mit Retinoiden behandelten Probanden ein Ansprechen auf die Behandlung (1). Dies bestätigte die zuvor in vitro gezeigte Wachstumshemmung follikulärer Tumorzellen unter Retinolbehandlung. Auch in der Therapie anderer solider Tumore zeigten sich Erfolge mit Retionoiden teils als Monotherapie, teils als Kombinationsbehandlung (2). Effekte der Retinoltherapie auf die Angiogenese, speziell dem zentral regulierenden »vascular endothelial growth factor« VEGF wurden in anderen Tumorentitäten bereits verschiedentlich aufgezeigt (3, 4). Da Gefäßneubildung eine essentielle Voraussetzung für das Tumorwachstum ist, war es das Ziel dieser Untersuchung, den möglichen Einfluß der Retinoidtherapie auf die Tumorneoangiogenese im Schilddrüsenkarzinom erstmalig zu erarbeiten.

Methodik

Die Untersuchung der Wirkung von 13-cis Retinol erfolgte an drei gut charakterisierten Schilddrüsenkarzinomzelllinien unterschiedlichen Histiotyps (follikulär-FTC133, oxyphil-XTC und anaplastisch-C643). In einem Proliferationsassay unter Standardbedingungen wurde das 13-cis Retinol in einer Konzentration von 0.1 mM bzw. 10 mM dem Zellmedium zugesetzt. Die Untersuchungen wurden als Dreifachbestimmungen von Triplikaten, die Zellzahlbestimmungen mittels kolorimetrischer Zellquantitation (MTT-Assay) durchgeführt. Die Bestimmung des VEGF im konditionierten Medium erfolgte mittels kommerziell erhältlichem ELISA (R&D Systems).

Die in vivo Untersuchungen erfolgten an Xenotransplantaten der genannten Zelllinien in NCR nu/nu Nacktmäusen. Dazu wurden 3×10^6 Tumorzellen in 250 μl Matrigel aufgenommen und den Mäusen subcutan injiziert. In der Therapiegruppe (n = 6 Mäuse) erfolgte eine tägliche i.p. Injektion von 1,5 mg 13-cis Retinol/kgKG über 14 Tage, zusätzlich zur Kontrollgruppe erfolgte eine Interventionskontrolle. Die morphometrische Analyse der Mikrogefäßdichte und VEGF-Expression wurde nach immunhistochemischer Markierung an Paraffinschnitten der Tumoren (anti-VEGF- und anti-CD31-Antikörper) mittels halbautomatischer, dioptaler Bildverarbeitung vorgenommen.

Ergebnisse

Eine proliferationshemmende Wirkung des 13-cis Retinols konnte in allen untersuchten Zelllinien in vitro erneut bestätigt werden. In der Dosierung 0.1 mM fand sich nach 14 Tagen eine Abnahme der Zellzahlen um 26% bis 34% im Vergleich zur Kontrolle. Die Hemmung der in vitro VEGF-Produktion war indes inkonstant. In vivo konnte bei experimentellen Tumoren der FTC Zellen eine Reduktion der Mikrogefäßdichte (MGD) gegenüber den unbehandelten Kontrollen um 25% und bei Tumoren der C643 Zelllinie um 15% gezeigt werden. Tumoren der XTC Zellen wiesen keine Reduktion der MGD auf. Eine sehr heterogene immunhistochemische Expression von VEGF in den experimentellen Tumoren erlaubte nur in denen der Zelllinie FTC eine sichere Aussage. Hier fand sich, verglichen mit der unbehandelten Kontrolle, eine Reduktion der VEGF-Expression um 30%.

Schlußfolgerung

Die proliferationshemmende Wirkung des Retinols konnte in vitro in den drei untersuchten Zelllinien humaner Schilddrüsenkarzinome erneut gezeigt werden. In experimentellen Tumoren dieser Zelllinien konnte erstmals eine zum Teil erhebliche, wenngleich unterschiedlich ausgeprägte Verminderung der Tumorneoangiogenese nachgewiesen werden. Die Hemmung der Gefässneubildung könnte, neben der bereits früher dokumentierten de novo Expression des Natrium-Jodid Symportes (2), eine weitere Ursache für das klinische Ansprechen von Schilddrüsentumoren auf eine Retinoltherapie darstellen. Gleichwohl zeigen sich in vitro wie in vivo uneinheitliche Effekte des Retinols auf die VEGF Expression der Tumorzellen, bzw. die Microgefässdichte der experimentellen Tumore. Aufgrund der Daten dieser Untersuchung kann dieses Phänomen nicht hinreichend mit Veränderungen der VEGF Expression allein erklärt werden.

Literatur

1. Simon D, Köhrle J, Reiners C, Boerner AR, Schmutzler C, Mainz K, Goretzki PE, Röher HD (1998) Redifferentiation therapy with retinoids: Therapeutic option for advanced follicular and papillary thyroid carcinoma. World J Surg 22:569–574
2. Van Herle AJ, Agatep ML, Padua III DN, Totanes TL, Canlapan DV, van Herle HML, Juillard GJF (1990) Effects of 13-cis retinoic acid on growth and differentiation of human follicular carcinoma cells (UCLA RO 82 W-1) in vitro. J Clin Endocrinol Metab 71:755–763
3. Diaz BV, Lenoir MC, Ladoux A, Frelin C, Demarchez M, Michel S (2000) Regulation of vascular endothelial growth factor expression in human keratinocytes by retinoids J Biol Chem 275:642–650
4. Pal S, Iruela-arispe ML, Harvey VS, Zeng H, Nagy JA, Dvorak HF, Mukhopadhyay D (2000) Retinoic acid selectively inhibits the vascular permeabilizing effect of VPF/VEGF, an early step in the angiogenic cascade Microvasc Res 60:112–120

Korrespondenzadresse: Dr. med. Sebastian Hoffmann, Zentrum für operative Medizin I der Philipps-Universität Marburg, Klinik für Viszeral-, Gefäß- und Thoraxchirurgie, Baldingerstraße, 35033 Marburg, Tel.: 06421/2866442, Fax: 06421/2868995, E-mail: hoffmans@mailer.uni-marburg.de

Dynamische Magnetresonanztomographie zum Monitoring der Effektivität einer antivaskulären Tumortherapie durch Paclitaxel enkapsuliert in kationische Lipidkomplexe

Dynamic magnet resonance tomography for monitoring the efficacy of an anti-vascular tumor therapy by paclitaxel encapsulating cationic lipid complexes

M. E. Eichhorn[1, 2], S. Becker[2], S. Strieth[3], A. Werner[4], U. Michaelis[4], H. Ruhstorfer[6], J. Griebel[5], G. Brix[5], K.-W. Jauch[1], M. Dellian[2, 3]

[1] Chirurgische Klinik, Klinikum Großhadern, LMU-München
[2] Institut für Chirurgische Forschung, LMU-München
[3] Klinik für Hals-Nasen-Ohrenheilkunde, Klinikum Großhadern, LMU-München
[4] Munich Biotech AG, Neuried
[5] Bundesamt für Strahlenschutz, Neuherberg
[6] GSF-Neuherberg

Abstract

Background: Systemically administrated cationic lipid complexes accumulate selectively in angiogenic tumor endothelium. The chemotherapeutic agent paclitaxel was encapsulated into these lipid complexes, providing an anti-neovascular targeting agent (MBT-0206). In the current study the effect of MBT-0206 on the tumor vasculature was investigated by dynamic magnetic resonance tomography (dMRT). *Material and methods:* On day 5, 6 and 7 after subcutaneous inoculation of A-MEL-3 tumor cells into Syrian golden hamsters, the animals were treated by i.v. injection of MBT-0206 followed by dMRT measurements at day 8. Untreated tumors were analyzed as a control. The intratumoral blood volume (BV) and the permeability-surface area product within the tumor were calculated from MRI data using a tracer kinetic model. *Results:* The treatment with MBT-0206 resulted in a significant inhibition of tumor growth compared to the control group. The intratumoral BV of MBT-0206 treated animals was significantly reduced by 34% compared to untreated controls. In addition, the permeability-surface area product in the MBT-0206 treated tumors was increased. Immunohistochemical analysis revealed a significant reduction of the microvascular density in the MBT-0206 treated tumors by 60%. *Conclusion:* The anti-vascular tumor therapy with MBT-0206 resulted in a functional impairment of the tumor vasculature. dMRT represents an useful approach to quantify the anti-vascular treatment effects, thus providing an attractive surrogate measure of the therapeutic effectiveness of MBT-0206 in clinical trials.

Einleitung

Nach systemischer Applikation reichern sich kationische Lipidkomplexe selektiv an angiogene Tumorendothel an [1, 2]. Wird ein Chemotherapeutikum wie Paclitaxel in derartige kationische Lipidkomplexe verkapselt (MBT-0206), ist seine therapeutische Effizienz maßgeblich gesteigert [3, 4]. Eine Schädigung des Tumorblutgefäßsystems mit nachfolgendem Absterben der Tumorzellen (»Vascular Targeting«) kann als zugrundeliegender Mechanismus vermutet werden. Ziel der Studie war es, mittels dynamischer Magnetresonanztomographie (dMRT), einem auch klinisch einsetzbaren Untersuchungsverfahren, die Wirkung von MBT-0206 auf das Tumorblutgefäßsystem nicht-invasiv zu charakterisieren.

Methodik

Die Untersuchungen wurden an Syrischen Goldhamstern mit subkutan implantierten A-MEL-3 Tumoren durchgeführt. An Tag 5, 6 und 7 nach Tumorzellinjektion wurden die Tiere der Therapiegruppe (n = 7) durch intravenöse Infusion von MBT-0206 über 90 Minuten entsprechend einer Paclitaxeldosis von 5mg/kg KG behandelt. Als Kontrollgruppe wurden nicht-therapierte Tumore (n = 7) gleicher Größe untersucht. Dynamische Magnetresonanzuntersuchungen wurden an Tag 8 durchgeführt. Vor und nach intravenöser Injektion des Kontrastmittels Gadolinium-DTPA erfolgten dynamische T_1-Messungen mit Snapshot FLASH-Sequenzen durch ein hochauflösendes MRT (9,4 Tesla; DMX 400; Bruker) über 60 Minuten. Anhand der quantifizierten Änderungen der T_1-Zeiten wurden zunächst Konzentrations-Zeit-Kurven des Kontrastmittels in Tumor und arteriellem Blut ermittelt und anschließend das intratumorale Blutvolumen (BV) und das Permeabilitäts-Oberflächenprodukt durch ein tracerkinetisches 2-Kompartmentmodell berechnet. Am Versuchende wurden die Tumore zur weiteren histologischen Untersuchung entnommen. Neben H&E Färbungen zur morphologischen Auswertung der Tumore wurde die mikrovaskuläre Gefäßdichte mittels CD31 Markierung und digitaler Bildverarbeitung quantifiziert. Alle Ergebnisse sind als Mittelwert ± SEM angegeben.

Ergebnisse

Die Behandlung mit MBT-0206 resultierte bereits nach 3-facher Applikation in einer deutlichen Verzögerung des Tumorwachstums um 2 Tage. Das intratumorale Blutvolumen der therapierten Tiere (13,8 ± 1,9 ml/100g) war hierbei signifikant um 34% reduziert (Kontrolle: 20,9 ± 2,1 ml/100g). Gleichzeitig war das Permeabilitäts-Oberflächenprodukt in den Tumoren der mit MBT-0206 behandelten Tiere ($0,133 \pm 0,067$ min^{-1}) im Vergleich zur Kontrollgruppe ($0,082 \pm 0,028$ min^{-1}) erhöht. Immunhistologische Untersuchungen konnten eine signifikante Reduktion der mikrovaskulären Gefäßdichte in den mit MBT-0206 therapierten Tumoren um 60% aufzeigen.

Disskussion/Schlussfolgerung

Die antivaskuläre Tumortherapie mit Paclitaxel beladenen kationischen Lipidkomplexen (MBT-0206) resultierte in einer effektiven Inhibition des Tumorwachstums sowie einer funktionellen Beeinträchtigung der Tumormikrozirkulation. Im Gegensatz zu konventionellen Chemotherapeutika, die primär gegen die Tumorzellen selbst gerichtet sind, erfolgt durch MBT-0206 eine selektive Destruktion des Tumorblutgefäßsystems. Dynamische Magnetresonanztomographie als nicht-invasives Verfahren ist geeignet, um diese antivaskulären Therapieeffekte zu quantifizieren und stellt deshalb ein attraktives Verfahren zur Untersuchung von Wirkmechanismus und therapeutischer Effizienz von MBT-0206 in klinischen Studien dar.

Literatur

1. Thurston G, McLean JW, Rizen M, Baluk P, Haskell A, Murphy TJ, Hanahan D, McDonald DM (1998) Cationic liposomes target angiogenic endothelial cells in tumors and chronic inflammation in mice. *J Clin Invest* 101:1401–1413
2. Krasnici S, Werner A, Eichhorn ME, Schmitt-Sody M, Pahernik SA, Sauer B, Schulze B, Teifel M, Michaelis U, Naujoks K, Dellian M (2003) Effect of the surface charge of liposomes on their uptake by angiogenic tumor vessels. *Int J Cancer* 105:561–567

3. Kunstfeld R, Wickenhauser G, Michaelis U, Teifel M, Umek W, Naujoks K, Wolff K, Petzelbauer P (2003) Paclitaxel encapsulated in cationic liposomes diminishes tumor angiogenesis and melanoma growth in a "humanized" SCID mouse model. *J Invest Dermatol* 120:476–482
4. Schmitt-Sody M, Strieth S, Krasnici S, Sauer B, Schulze B, Teifel M, Michaelis U, Naujoks K, Dellian M (2003) Neovascular targeting therapy: paclitaxel encapsulated in cationic liposomes improves antitumoral efficacy. *Clin Cancer Res* 9:2335–2341

Korrespondenzadresse: Dr. med. M. Eichhorn, Chirurgische Klinik, Klinikum Großhadern, Ludwig-Maximilians-Universität München, Marchioninistr. 15, 81377 München; Fax: 089/7095-4353, E-mail: martin.eichhorn@med.uni-muenchen.de

III. Molekulare Onkologie: Immunologie

Tumorspezifische zytotoxische T-Zellen im Knochenmark: therapeutisches Potential bei Pankreaskarzinompatienten?

An efficient immune response against pancreatic cancer through specifically stimulated bone marrow t-cells

F. H. Schmitz-Winnenthal[1,2], *C. Volk*[2], *P. Beckhove*[3], *V. Schirrmacher*[3], *M. W. Büchler*[2], *K. Z'graggen*[1]

[1] Universität Lausanne, Klinik für Allgemein-, Viszeral- und Transplantationschirurgie, Lausanne, Schweiz
[2] Universität Heidelberg, Klinik für Allgemein-, Viszeral- und Transplantationschirurgie, Heidelberg
[3] Deutsches Krebsforschungszentrum Heidelberg, Abteilung für Zelluläre Immunologie, Heidelberg

Abstract

Memory T-cells specifically reactive to tumor antigens should be an ideal source to generate therapeutic effector cells against pancreatic cancer.

Here we describe for the first time high frequencies of memory T cells specific against autologous tumor associated antigens (TAAs) in the bone marrow pancreatic cancer patients. These cells were capable of IFN-γ secretion upon stimulation by dendritic cells (DCs) presenting antigen from autologous tumor tissue and exerted cytotoxicity against autologus tumor cells. In contrast, bone marrow T cells from patients with chronic pancreatitis did not react to DCs presenting antigens derived from autologous, pancreatic tissue.Thus, generation of autoantigen reactive memory T cells was restricted to tumor patients.

Our data indicate that specific bone marrow derived T-cells stimulated by autologous tumor-pulsed dendritic cells can induce a specific functional immune response, including cytotoxicity, in pancreatic cancer. A novel effective therapy may be based on this principle of mobilization and restimulation of bone-marrow-derived memory T cells.

Einleitung

Pankreaskarzinompatienten haben bis heute, trotz moderner radikaler Resektion eine schlechte Prognose. Neue adjuvante Therapiekonzepte (z. B. Immuntherapien) sind dringend notwendig, um die Prognose dieser Patienten zu verbessern [1]. Das Immunsystem bildet bei Antigenkontakt spezifische Gedächtnis T-Zellen [2]. Diese können bei erneutem Antigenkontakt zu Effektor T-Zellen werden und haben, bei verschiedenen Karzinomen (z. B. Mammakarzinom), therapeutisches Potential [3]. In Patienten mit Pankreaskarzinom sind derartige Zellen bis heute nicht bekannt. In der vorliegenden Studie wurde die Existenz und Funktion solcher Zellen durch die Stimulation von T-Zellen aus dem Knochenmark mit autologen, tumorassoziierten Antigen-gepulsten dendritischen Zellen in Pankreaskarzinompatienten untersucht.

Material und Methoden

Bei 15 Pankreaskarzinompatienten wurde aus Knochenmarksaspirat die mononucleären Zellen (MC) isoliert und in einer 14-tägigen Kultur, Dendriten (DC) (GM-CSF-, IL-4-Stimulation) und T-Zellen (TC) (IL-2-, IL-4-, IL-7-Stimulation) aus CD 34+ Vorläuferzellen generiert. Anschließend wurden die DC mit autologem Proteinlysat des Tumorpräparates oder mit dem Proteinlysat von peripheren mononucleären Zellen (PBMC) (als Negativkontrolle) beladen und 48 Stunden auf einer IFN-γ gecoateten Elispot- Platte mit den generierten T-Zellen koinkubiert und die Anzahl der Spots (sezernierende Zellen) bestimmt. Die Funktionalität dieser Effektor T-Zellen wurde mit einem Zytotoxitätstest (^{51}Cr Release) evaluiert. Dabei wurde bestimmt in wieweit die entsprechenden stimulierten T-Zellen primärkultivierte autologe Tumorzellen abtöten können.

Ergebnisse

Die Stimulation von T-Zellen mit Tumorzelllysat- beladenen Dendriten führte im Elispot zu einer signifikant erhöhten Anzahl von IFN-γ sezernierenden Zellen im Vergleich zur Stimulation mit PBMC-Lysat gepulsten Dendriten ($p < 0{,}05$-$p < 0{,}01$). Die tumorspezifische T-Zellfrequenz im Knochenmark war bei allen Patienten signifikant erhöt (49/105 bis zu 109/105). Im Zytotoxitätstest wurde nach Inkubation der Tumorzellen mit autologen T-Zellen signifikant mehr ^{51}Cr im Überstand gemessen ($p < 0.05$), wenn diese T-Zellen mit Tumorzelllysat gepulsten Dendriten vorstimuliert wurden.

Schlussfolgerung

Diese Daten zeigen, daß tumorspezifische zytotoxische T-Zellen aus dem Knochenmark von Pankreaskarzinompatienten generiert werden können. Diese T-Zellen sind nach Stimulation mit Tumorzelllysat gepulsten Dendriten fähig, spezifisch autologe Tumorzellen der Patienten abzutöten. Anhand dieser Ergebnisse ist eine neues adjuvantes Therapiekonzept durch Transplantation autologer, in vitro vorstimulierter Knochenmarks T-Zellen denkbar.

Literatur

1. Neoptolemos JP, Cunningham D, Friess H, Bassi C, Stocken DD, Tait DM, Dunn JA, Dervenis C, Lacaine F, Hickey H, Raraty MG, Ghaneh P, Buchler MW (2003) Adjuvant therapy in pancreatic cancer: historical and current perspectives. Ann Oncol. 4:675–692
2. Feuerer M, Beckhove P, Garbi N, Mahnke Y, Limmer A, Hommel M, Hammerling GJ, Kyewski B, Hamann A, Umansky V, Schirrmacher V (2003) Bone marrow as a priming site for T-cell responses to blood-borne antigen. Nat Med. 9:1151–1157. Epub 2003 Aug 10.
3. Feuerer M, Beckhove P, Bai L, Solomayer EF, Bastert G, Diel IJ, Pedain C, Oberniedermayr M, Schirrmacher V, Umansky V (2001) Therapy of human tumors in NOD/SCID mice with patient-derived reactivated memory T cells from bone marrow. Nat Med. 7:452–458

Korrespondenzadresse: Friedrich Hubertus Schmitz-Winnenthal, Universität Heidelberg, Klinik für Allgemein-, Viszeral- und Transplantationschirurgie, Im Neuenheimer Feld 110, 69120 Heidelberg, Tel.: 06221/56 39491, Fax: 06221/56 4542, E-mail: hubertus_schmitz-winnenthal@med.uni-heidelberg.de

Die Chemokine RANTES, MIP-1α und MIP-1β spielen eine entscheidende Rolle bei T-Zell vermittelter Tumorregression

The chemokines RANTES, MIP-1α and MIP-1β play an important role in T-cell-mediated tumor regression

H. Winter[1], J. Schmidt[1], C. Pöhlein[2], N. K. van den Engel[1], T. Seher[1], H. M. Hu[2], B. A. Fox[2], K.-W. Jauch[1], R. A. Hatz[1]

[1] Chirurgische Klinik und Poliklinik, Klinikum Großhadern, Ludwig-Maximilian-Universität München
[2] E.A. Chiles Research Institute, R.W. Franz Cancer Center, Portland OR, USA

Abstract

Introduction: Understanding the mechanisms involved in T-cell-mediated tumor regression is critical to develop and improve immunotherapy trials. Recently we could show that mice could be cured of established pulmonary metastases of the murine melanoma B16BL6 (D5) by adoptively transferred tumor-specific effector T-cells (T_E) from wild-type (wt), perforin k/o (PKO), FasL mutant (*gld*) and IFN-γ k/o (GKO) mice. These observations question the importance of direct cytotoxicity or type-1 cytokines (IFN-γ) in T-cell-mediated tumor regression. Therefore, the aim of our present study was to identify factors, involved in tumor regression after adoptive transfer of tumor-specific T_E. *Methods:* For the induction of tumor-specific $T_{E,}$ wt and GKO mice were vaccinated s.c. with 10^6 D5-G6. D5-G6 is a stable GM-CSF-transduced clone of the murine melanoma D5. T-cells generated from the tumor vaccine draining lymph nodes (TVDLN) were stimulated *in vitro* with anti-CD3 and expanded in low doses of IL-2. T_E were adoptively transferred into wt and GKO mice with established pulmonary D5 metastases. 24- and 48 hours after adoptive transfer the lungs of the treated animals were examined immunohistochemically. The tumor-specific chemokine expression of T-cells and of D5 tumor cells were determined by RT-PCR and ELISA. Furthermore, the secretion of chemotactic factors by T_E was determined by investigating the migration of macrophages (DJ2pm) in transwell plates after stimulation of T_E with D5 or control tumor. *Results:* The lungs of treated wt and GKO animals show an infiltration of macrophages most pronounced around the metastases 24 hours after adoptive transfer of wt and GKO T-cells. T_E from wt and GKO mice secrete RANTES tumor specifically (p < 0,05). T_E express tumorspecifically the chemokines Rantes, MIP-1α and MIP-1β. After stimulation of T_E with D5 the migration of macrophages was significantly induced. *Summary:* Adoptive transfer of T_E induces the infiltration of macrophages into the lungs of animals with established pulmonary metastases. T_E secrete RANTES, MIP-1α and MIP-1β tumor-specifically, which are chemoattractive for macrophages. Thus, we believe that chemokines play an important and underestimated role in T-cell mediated tumor regression and may function as adapters inbetween the innate and adaptive anti-tumor immune response.

Einleitung

Seit langem wird vermutet, dass Makrophagen eine wichtige Rolle im Rahmen immunologisch induzierter Tumorregression spielen. Um zu prüfen, ob die Infiltration von Makrophagen durch tumorspezifische T-Zellen induziert wird, untersuchten wir die Expression und Freisetzung der inflammatorischen Typ-1 Chemokine RANTES, MIP-1α und MIP-1β aus T_E und D5-Melanomzellen, da diese Chemokine chemotaktisch für Makrophagen und Monozyten sind [4].

Methoden

C57BL/6 (wt) und GKO (C57BL/6-Ifng^{tm1Ts}) Mäuse (Jackson Laboratory Bar Harbor, USA). D5: murines Melanoms (B16BL6) D5-G6: GM-CSF transduzierter D5- Klon. Lymphozyten sowie Tumorzellen wurden in modifiziertem RPMI 1640 kultiviert [1]. D5-G6 (1×10^6) wurden s.c. in wt oder GKO-Mäuse injiziert. Die Vakzin drainierenden Lymphknoten wurden drei Tage später geerntet, 2 Tage mit α-CD3 und drei Tage mit 60 IU rhIL-2/ml stimuliert [1]. Pulmonale D5-Metastasen wurden durch i.v. Injektion von 2×10^5 D5 Tumorzellen in wt und GKO Mäusen induziert. Drei Tage nach der Inokulation wurden 35×10^6 GKO T-Zellen adoptiv übertragen und 90,000 IU IL-2/d für 3 Tage i.p. appliziert. Die Mäuse wurden durch CO_2 Narkose getötet und die Lungen in Feketes Lösung fixiert. RANTES wurde mittels ELISA bestimmt. RNA von T_E und Tumorzellen wurde isoliert und die spezifische mRNA von MIP-1α, MIP-1β und RANTES mittels RT-PCR bestimmt und densitometrisch ausgewertet. Die Anzahl pulmonaler Metastasen wurde geblindet von einem unabhängigen Mitarbeiter bestimmt. Die Unterschiede in der Anzahl pulmonaler Metastasen zwischen den einzelnen Gruppen wurde mittels Wilcoxon Rang Test bestimmt. Als statistisch signifikant wurden p Werte < 0.05 erachtet.

Ergebnisse/Diskussion

Der adoptive Transfer von wt und GKO T_E aus D5G6 drainierenden Lymphknoten führt zur Tumorregression etablierter pulmonaler D5 Metastasen in vivo und wurde begleitet von einer Makrophagen Infiltration welche 24 h nach dem adoptiven Immuntransfer auftrat. T_E exprimieren unstimuliert kein MIP-1α und nur geringe Mengen MIP-1β. Nach polyklonaler Stimulation von T_E mit anti-CD3 sowie tumorspezifischer Stimulation mit D5 werden die Chemokine RANTES, MIP-1α und MIP-1β exprimiert. Die Expression der Chemokine RANTES, MIP-1α und MIP-1β in D5 Tumorzellen konnte auch nach Stimulation mit IFN-γ oder TNF-α ausgeschlossen werden. Auch nach Stimulation der T_E mit dem syngenen Kontrolltumor MCA-310 fand sich keine Expression der Chemokine. Da für RANTES, MIP-1α und MIP-1β eine chemotaktische Wirkung auf Makrophagen beschrieben wurde, untersuchten wir in einem in vitro Migrations-Assay die chemotaktische Wirkung der von D5 stimulierten T_E freigesetzten Chemokine auf murine DJ2pm Makrophagen. Die Stimulation von T_E mit D5 induzierte signifikant die Migration von murinen DJ2pm Makrophagen (p < 0.05). Ob möglicherweise die von den T_E sezernierten Chemokine zu einer Aktivierung der Makrophagen beitragen ist Gegenstand derzeitiger Forschung. Somit scheint die Migration der Makrophagen tumorspezifisch von adoptiv transferierten T-Zellen induziert zu werden. Diese Beobachtungen deuten auf ein komplexes Zusammenspiel von T_E, Makrophagen und dem Tumor bei T-Zell vermittelter Tumorregression hin. Die Rolle der einzelnen Chemokine müssen weitere Untersuchungen ggf. mit Hilfe neutralisierender Antikörper klären.

Literatur

1. Winter H, Hu HM, Urba WJ, Fox BA (1991) Tumor regression after adoptive transfer of effector T cells is independent of perforin or Fas ligand (APO-1L/CD95L). J Immunol 163:4462–4472
2. Winter H, Hu HM, McClain K, Urba WJ, Fox BA (2001) Immunotherapy of melanoma: a dichotomy in the requirement for IFN-gamma in vaccine-induced antitumor immunity versus adoptive immunotherapy. J Immunol 166:7370–7380
3. Poehlein CH, Hu HM, Yamada J, Assmann I, Alvord WG, Urba WJ, Fox BA (2003) TNF plays an essential role in tumor regression after adoptive transfer of perforin/IFN-gamma double knockout effector T cells. J Immunol. 15;170:2004-2013
4. Panoskaltsis-Mortari A, Strieter RM, Hermanson JR et al. (2000) Induction of monocyte- and T-cell-attracting chemokines in the lung during the generation of idiopathic pneumonia syndrome following allogeneic murine bone marrow transplantation. Blood 96:834–839

Korrespondenzadresse: Dr. Hauke Winter, Chirurgische Klinik und Poliklinik, Klinikum Großhadern, LMU München, Marchioninistr. 15, 81377 München, Tel.: 089/7095-2663, Fax: 089/7095-5664, E-mail: hwinter@gch.med.uni-muenchen.de

Virosomen sind starke Adjuvanten bei der Induktion von zytotoxischen Lymphozyten gegen Tumor assozierte Antigene

Virosomes are powerful adjuvants in the induction of cytotoxic T cell responses against human tumor-associated antigens

M. Adamina[1], R. Schumacher[1], M. Bolli[2], G. C. Spagnoli[1], R. Zurbriggen[3], M. Heberer[1]

[1] Institut für Chirurgische Forschung & Spitalmanagement, Universitätsspital Basel, Hebelstrasse 20, 4031 Basel, Schweiz
[2] Allgemeinchirurgische Universitätsklinik, Universitätsspital Basel, Spitalstrasse 21, 4031 Basel, Schweiz
[3] Pevion Biotech, Rehaggstrasse 79, 3018 Bern, Schweiz

Abstract

Introduction: Tumor immunotherapy requires strong adjuvants capable of inducing CTL responses and of breaking tolerance towards tumor-associated antigens (TAA). Clinical studies with soluble peptide epitopes alone didn't prove efficiency so far. Immunopotentiating reconstituted influenza virosomes (IRIV) are one of the few adjuvants licensed for human use in Europe. We tested the capacity of IRIV to stimulate CTL responses against human TAA. *Methods:* IRIV were used as adjuvants for the in vitro induction of specific CTL without exogenous IL-2. PBMC of healthy donors were stimulated with IRIV and either influenza matrix 58 – 66 (IM) or melanoma associated Mart27-35 HLA-A2.1 restricted epitopes. Antigen recognizing cells were assessed by 51Cr release and tetramer staining. Cytokine gene expression and protein production were tested by RT-PCR and ELISA. *Results:* CTL specific for IM were inducible in PBMC following 1 week of culture in the presence of IM and IRIV at precursor frequencies higher than 1/30000 CD8+ T cells and tetramer staining exceeding 7% of CD8+ T cells, whereas IM alone or with control liposomes were inefficient. Induction cultures in PBMC with IRIV and the melanoma TAA Mart27 – 35 resulted in significantly (p < 0.01) higher effectiveness than with control liposomes and synthetic peptides, or peptides alone (11.3%, 1.5% and 1% Mart27 – 35 tetramer positive CD8+ cells, respectively). Remarkably, stimulation of PBMC with IRIV alone promoted the proliferation of CD4+ CD45RO+ T cells, as well as the gene expression and protein production of GM-CSF (> 1 ng/ml), TNF-α (> 5 ng/ml) and IFN-γ (> 200 pg/ml). Adjuvant effects on CTL induction were undetectable in cultures depleted of CD4+ lymphocytes. *Conclusion:* IRIV provide powerful CD4 dependent adjuvance in the induction of specific CTL responses of potential relevance in cancer immunotherapy.

Einleitung

Immundominante Epitope von Tumorantigenen werden zur Tumorvaccination bei soliden Neoplasien [1], insbesonders beim Melanom, eingesetzt. Allerdings ist die Stimulation zytotoxischer T-Zellen (CTL) durch solche lösliche Epitope unbefriedigend und wirksame Adjuvante werden dringend benötigt. Nur 2 Impfadjuvanten, Aluminiumsalze und IRIV (immunopotentiating reconstituted influenza virosomes) sind in Europa zugelassen. Bekanntlich sind Aluminiumsalze als CTL Adjuvans wirkungslos. Wir haben für ein typisches Melanom-Tumorantigen (Mart-1/ Melan-A) geprüft, ob die Stimulation spezifischer CTL durch IRIV verbessert werden kann.

Methodik

Periphere Leukozyten von gesunden Spendern wurden mit IRIV (Pevion Biotech, Bern) und entweder Influenza Matrix 58 – 66 (IM) oder Melanom-Tumorantigen Mart-1$_{27-35}$ (M27 – 35) HLA-A2.1 Epitopen stimuliert. Kurzfristige Kulturen wurden nach Epitopenspezifizität durch Zytotoxizitätsexperimente (51Cr release assay) und Tetramer Färbung untersucht. Zytokin Genexpression und Proteinproduktion wurden mit RT-PCR und Elisa nachgewiesen.

Ergebnisse

Nach 1 Kulturwoche waren CTL spezifisch für IM nur bei Stimulation mit IRIV + IM mit einer CTL Prekursorfrequenz von 1/30'000 CD8+ T Zellen nachweisbar. Zugleich zeigte sich eine spezifische Tetramerfärbung von über 7% der CD8+ T Zellen verglichen mit 0.4% bei einer Stimulation mit Kontroll-Liposomen + IM (p < 0.01). Stimulation mit IRIV und M27 – 35 zeigte ebenfalls eine signifikant (p < 0.01) höhere Wirksamkeit verglichen mit Kontroll-Liposomen und M27 – 35 (11.3% versus 1.5% M27 – 35 Tetramerfärbung). Bei Ausschluss von CD4+ Lymphozyten erloschen sämtliche adjuvanten Effekte auf die CTL Induktion von beiden Antigenen IM und M27 – 35. Ferner bewirkte die Stimulation von peripheren Leukozyten mit IRIV alleine – also ohne Antigene – die Proliferation von CD4 + , CD45RO+ T Zellen, sowie die Genexpression und Proteinproduktion von GM-CSF (> 1 ng/ml), TNF-α (> 5 ng/ml) und IFN-γ (200 pg/ml), welche alle mit einer Stimulation von CD4+ T helper 1 Zellen einhergehen.

Diskussion/Schlussfolgerung

IRIV bewirkt durch Aktivierung von CD4+ T Zellen eine verstärkte Induktion von Melanomantigen spezifischen CTL [2]. Demzufolge könnten IRIV wesentliche Vorteile in der Tumorvaccination anbieten. Zuletzt könnte die Enkapsulation in IRIV einen Schutz [3] gegen die Serum- und Zellenpeptidasen gewährleisten, welche mitverantwortlich für die schwache Immunogenität von löslichen Epitopen sind.

Literatur

1. Zajac P, Oertli D, Marti W, Adamina M, Bolli M, Guller U, Noppen C, Padovan E, Schultz-Thater E, Heberer M, Spagnoli G (2003) Phase I/II clinical trial of a non-replicative vaccinia virus expressing multiple HLA-A0201 restricted tumor associated epitopes and costimulatory molecules in metastatic melanoma patients. Hum Gene Ther 14:1497 – 1510
2. Schumacher R, Adamina M, Zurbriggen R, Bolli M, Padovan E, Zajac P, Heberer M, Spagnoli GC (2003) Influenza virosomes enhance class I restricted CTL induction through CD4+ T cell activation. JVAC: in press
3. Adamina M, Bolli M, Albo F, Cavazza A, Zajac P, Padovan E, Schumacher R, Feder C, Reschner A, Marti WR, Oertli D, Heberer M, Spagnoli GC (2003) Encapsulation into sterically stabilized liposomes enhances the immunogenicity of melanoma associated Melan-A/MART-1 epitopes. BJC: in press

Korrespondenzadresse: Dr. med. Michel Adamina, ICFS, Universitätsspital Basel, Hebelstrasse 20, 4031 Basel, Tel.: + 41 61 265 25 25, Fax: + 41 61 265 39 90, E-mail: madamina@uhbs.ch

Das Immunsuppressivum Sirolimus hemmt das Wachstum humaner Zellen hepatozellulärer Karzinome alleine oder in Kombination mit Tacrolimus, während Tacrolimus alleine das Zellwachstum steigert

The immunosuppressant sirolimus inhibits the growth of human hepatocellular carcinoma cells alone and combined with tacrolimus, while tacrolimus alone increases cell growth

M. Oidtmann, J. M. Langrehr, P. Neuhaus, G. Schumacher

Klinik für Allgemein-, Viszeral- und Transplantationschirurgie der Charité Campus Virchow Klinikum, Berlin

Abstract

After organ transplantation recurrence of hepatoma occurs in over 50% in patients with high tumor stage. Sirolimus has been shown to inhibit the cell cycle in various cell systems. We examined the effect on growth of the human hepatoma cell lines SK-Hep1 and Hep3B using sirolimus, tacrolimus, and a combination of both. FACS Analysis were done to reveal apoptotic cell death. There was a dose dependent growth inhibition of both cancer cell lines after treatment with sirolimus after 5 days ranging from 16% at 1 ng/ml in Hep3B cells to 74% at 100 ng/ml in SK-Hep1 and Hep3B cells. Treatment with tacrolimus showed a growth stimulating effect on both tumor cell lines. The combination of sirolimus and tacrolimus at equal doses resulted in growth inhibition of both cell lines. FACS analysis showed an increase of apoptotic Hep3B cells from 6 to 16% when sirolimus and tacrolimus were combined. In SK-Hep1 cells, we found a cell cycle arrest in this treatment group from 61 to 82%. No changes were seen in cells treated with tacrolimus alone. Western Blot analysis showed a down-regulation of bcl-2 in Hep3B by 80%, but not in SK-Hep1 cells when combined with tacrolimus. We conclude that sirolimus exerts strong inhibition of hepatoma cell growth in contrast to tacrolimus, which stimulates hepatoma cell growth. Sirolimus inhibits the tacrolimus-induced cell proliferation. Immunosuppression including sirolimus may reduce the incidence of tumor recurrence after liver transplantation for hepatoma.

Einleitung

Die Lebertransplantation ist eine Behandlungsform bei Patienten mit HCC mit einer Prognose von über 75% 5-Jahres-Überlebensrate bei Tumoren im Stadium T1 und T2. Bei T3 und T4 Tumoren sinkt die 5-Jahres-Überlebensrate auf unter 50%. Im Falle eines Rezidivs steht keine Behandlungsmöglichkeit zur Verfügung, so dass die Patienten rasch versterben. Sirolimus besitzt neben der immunsuppressiven Wirkung einen antiproliferativen und tumorhemmenden Effekt. Daher interessierten wir uns für die Untersuchung dieser Substanz zur Behandlung von Zellen humaner hepatozellulärer Karzinome (HCC) alleine und in Kombination mit dem Standard-Immunsuppressivum Tacrolimus, welches Tumorwachstum fördern kann.

Methodik

SK-Hep1 und Hep3B Zellen stammen von humanen HCCs und wurden eingesetzt. Proliferations-analysen nach Behandlung mit Sirolimus, Tacrolimus und der verschiedenen Kombinationen aus beiden Substanzen sollten eine Dosis-Wirkungs-Beziehung in Bezug auf das Zellwachstum aufzeigen. Hierzu wurden Zellen in 3-fachem Ansatz aufgesetzt und mit Dosen zwischen 1 ng/ml und 100 ng/ml behandelt und nach 5 Tagen ausgezählt.

FACS-Analysen der behandelten Zellen mit 25 ng/ml zeigten das Verhalten im Zellzyklus sowie die Induktion von Apoptose. Die Messungen erfolgten nach einem Standardprotokoll.

Western Blot Analysen maßen die Expression der apoptosebezogenen Proteine bcl-2 und p53.

Ergebnisse

Die Wachstumshemmung nach Behandlung mit Sirolimus alleine war signifikant mit einer Hemmung von 30% bei SK-Hep1 (p = 0.0105) bzw. 65% bei Hep3B (p < 0.0001) Zellen in einer Dosis von 25 ng/ml. Hingegen zeigte die Behandlung mit Tacrolimus alleine eine Wachstumsstei-gerung von 46% bei SK-Hep1 (p = 0.0156) und 15% bei Hep 3B Zellen (p = 0.0654). Die Kombina-tion aus Sirolimus und Tacrolimus ergab wie Sirolimus alleine eine Wachstumshemmung von 18% bei SK-Hep1 (p = 0.254) und 61% bei Hep3B Zellen (p = 0.0002). Beim Vergleich der Hemmung in der Kombinationsgruppe und der mit Tacrolimus alleine behandelten Zellen zeigte sich eine hoch-signifikante Wachstumshemmung bei beiden Zelllinien (SK-Hep1 Zellen: p = 0.0005 und Hep3B Zellen: p < 0.0001).

FACS Analysen zeigten eine diskrete Zunhame der Zellen in der G1-Phase des Zellzyklus nach Behandlung mit Sirolimus alleine sowie eine diskrete Abnahme der Zellen in der G1-Phase nach Behandlung mit Tacrolimus alleine. Die Kombination von Sirolimus und Tacrolimus zeigte einen Anstieg des G1-Arrests bei SK-Hep1 Zellen von 61 auf 82% und eine Induktion von Apoptose bei Hep3B Zellen von 6 auf 16%.

Western Blot Analysen zeigten eine Herunterregulation von bcl-2 bei Hep3B Zellen um 80% nach Kombination aus Sirolimus und Tacrolimus. Keine Veränderungen der Proteinexpressionen in den anderen Behandlungsgruppen waren beobachtet worden.

Diskussion

Wir konnten hier zeigen, daß Sirolimus das Wachstum von Zellen humaner hepatozellulärer Karzi-nome hemmt, hingegen Tacrolimus zu einer Wachstumsstimulation führt. In früheren Arbeiten wurde die hemmende Wirkung von Sirolimus bereits festgestellt wie beim Rhabdomyosarkom [1] oder bei Kolonkarzinomzellen in vitro und in vivo [2]. Eine Stimulation durch Tacrolimus konnte durch Induktion der cyklin abhängigen Kinasen cdk-4 erklärt werden [3]. Die Kombina-tionstherapie aus Sirolimus und Tacrolimus wird in der Klinik zur Immunsuppression nach Organtransplantation ebenfalls regelmäßig eingesetzt [4]. Unklar ist jedoch, ob sich die Rezidi-vrate von hepatozellulären Karzinomen mit dieser Kombination nach Lebertransplantation verringern lässt. Die hier vorgestellte Studie zeigt, daß diese Kombination eine ähnlich starke Wachstumshemmung von Tumorzellen bewirkt wie die Gabe von Sirolimus alleine. Somit scheint der Einsatz von Sirolimus und Tacrolimus in der Klinik bei Patienten mit hepatozellulären Karzi-nomen nach Lebertransplantation gerechtfertigt, zumal diese Patienten ohnehin eine Immunsup-pression brauchen.

Literatur

1. Hosoi H, Dilling MB, Shikata T, Liu LN, Shu L, Ashmun RA, Germain GS, Abraham RT, Houghton PJ (1999) Rapamycin causes poorly reversible inhibition of mTOR and induces p53-independent apoptosis in human rhabdomyosarcoma cells. Cancer Res. 59:886–894
2. Guba M, von Breitenbuch P, Steinbauer M, Koehl G, Flegel S, Hornung M, Bruns CJ, Zuelke C, Farkas S, Anthuber M, Jauch KW, Geissler EK (2002) Rapamycin inhibits primary and metastatic tumor growth by antiangiogenesis: involvement of vascular endothelial growth factor. Nat Med 8:128–135
3. Baksh S, DeCaprio JA, Burakoff SJ (2000) Calcineurin regulation of the mammalian G0/G1 checkpoint element, cyclin dependent kinase 4. Oncogene 19:2820–2827
4. Khanna AK (2000) Mechanism of the combination immunosuppressive effects of rapamycin with either cyclosporine or tacrolimus. Transplantation 70:690–694

Korrespondenzadresse: Dr. Guido Schumacher, Klinik für Allgemein-, Viszeral- und Transplantationschirurgie, Charité Campus Virchow Klinikum, Augustenburger Platz 1, 13353 Berlin, Fax: 030-450-552900, E-mail: guido.schumacher@charite.de

IV. Molekulare Onkologie: Genexpressionsanalyse

Genexpressionsanalysen beim kolorektalen Karzinom – Statistische Auswertung und potentielle prognostische Bedeutung

Gene expression profiling in colorectal cancer - Statistical approach and prognostic value

J. Gröne[1], B. Mann[1], E. Staub[2], M. Heinze, I. Klaman[2], A. v. Drygalski[2], K. Hermann[2], T. Brümmendorf[2], H. J. Buhr[1]

[1] Chirurgische Klinik I, UKBF, FU-Berlin
[2] metaGen, Pharmaceuticals GmbH, Berlin

Abstract

Classification of patient samples is an important aspect of cancer diagnosis and treatment. Recent microarray studies have shown that cancer classification by gene expression profiling is feasible and provides clinicians with additional information to choose the most appropriate forms of treatment. A „genetic algorithm", using K-Nearest Neighbour-Classification was used to identify diagnostically relevant probeset combinations (classifier) to classify patients with sporadic colorectal cancer into stages without nodal and distant metastasis (UICC I/II) and patients with nodal and distant metastasis (UICC III/IV). The algorithm was fed with the 5% top and 5% bottom probesets after statistical ranking (Golub, Wilcoxon, foldchange). Thus 2228 probesets have been used as a starting pool. Discriminating probeset combinations have been identified in a training data set and checked using a non-overlapping test set. Probesets classifying correctly in more than 99% could be identified for tumor vs. normal tissue distinction and for UICC I/II vs. III/IV distinction in the training set. In non-overlapping test-set tumor/normal classifier performed well (90%), whereas UICC classifier only reached 60% performance. In conclusion, most likely generalization properties of the signatures are poor because data representativity is not sufficient using this approach. Sample number is quite appropriate to identify differentially expressed genes between tumor and normal tissues but it is likely to be isufficient to reliably reveal differentially expressed genes between distinct prognostic stages based on UICC.

Einleitung

Microarray basierte Genexpressionsanalysen wurden experimentell bereits bei verschiedenen Tumorentitäten für die prognostische Klassifizierung erfolgreich eingesetzt [1, 2]. Die Verarbeitung der dabei anfallenden riesigen Datenmengen stellt immer noch eine große Herausforderung dar. Ursächlich hierfür ist zum einen die Diskrepanz zwischen der relativ geringen Anzahl der hybridisierten Patientenproben und der enormen Menge an Expressionsdaten. Zum anderen gilt es Gensignaturen zu identifizieren, die ein Merkmal im aktuellen Datensatzes und im zukünftigen »Test«-Datensatz korrekt klassifizieren. Bei einer Vielzahl von unterschiedlichen statistischen Ansätzen ist bislang kein Verfahren etabliert und somit sind die Ergebnisse der vorliegenden Studien häufig nur schwer vergleichbar. Ziel der Arbeit war die Identifikation und Validierung von potentiell prognostisch bedeutsamen Gensignaturen beim kolorektalen Karzinom und die Etablierung des verwendeten statistischen Ansatzes.

Methodik

Die Hybridisierung von 70 mikrodisseziierten (UV-Laser-gestützte Mikrodissektion) kolorektalen Karzinomen (UICC I n = 10, UICC II n = 25, UICC III n = 27, UICC IV n = 8) und 28 korrespondierenden Normalepithelproben in Affymetrix-Technologie auf U133A erfolgte nach linearer Amplifikation der mRNA über 3 Runden und Biotin-Markierung. Nach Verarbeitung der Expressionssignale wurden die Gene mit statistischen Tests (Golub, Wilcoxon, Foldchange) nach Rängen sortiert. Die Suche nach prognostisch relevanten Gensignaturen (Classifier) im Trainings-Set (n = 25) erfolgte mit den Top5% und Bottom5% der Genlisten durch Anwendung eines K-Nearest-Neighbour Klassifikations-Alghorithmus (KNN). Die Reproduzierbarkeit wurde mit Hilfe eines nicht überlappenden Test-Sets (n = 45) überprüft. Um die Signifikanz der Ergebnisse zu testen, wurden die Classifier zusätzlich an einem zufälligen, sog. *permutierten* Test-Set getestet.

Ergebnisse

2228 Gene bzw. Probesets wurden für die weitere Analyse eingesetzt. Es konnte eine schrittweise Verbesserung der Klassifizierung durch Kombinationen von maximal 6 Probesets erzielt werden. Die 250 besten Classifier zeigten im Trainings-Set (dunkle Kurven) sehr gute Klassifizierungen (99% korrekt) für die Unterscheidung von Normal- und Tumorgewebe (N/T-Classifier, ◘ Abbildung 1A), als auch für die Unterscheidung von Stadien ohne Lymphknoten- und Fernmetastasen (UICC I/II) und metastasierten Stadien (UICC I/II vs. III/IV-Classifier, ◘ Abbildung 1B). Im Test-Set (graue Kurven) zeigte der N/T-Classifier eine gute Reproduzierbarkeit (90%), wohingegen der UICC I/II vs. III/IV-Classifier nur 60% erreichte. Der UICC I/II vs. III/IV-Classifier zeigte gegenüber dem zufälligen Test-Set (weisse Kurven) keine signifikante Verbesserung der Reproduzierbarkeit (◘ Abbildung 1).

Schlußfolgerung

Durch Microarray basierte Genexpressionsanalysen können beim kolorektalen Karzinom reproduzierbare Gensignaturen identifiziert werden, die Normal- und Tumorgewebe verlässlich klassifizieren. Es ist jedoch mit dem hier gezeigten statistischen Ansatz nicht gelungen, hoch reproduzierbare Classifier für etablierte Prognoseparameter, wie den UICC-Stadien zu identifizieren.

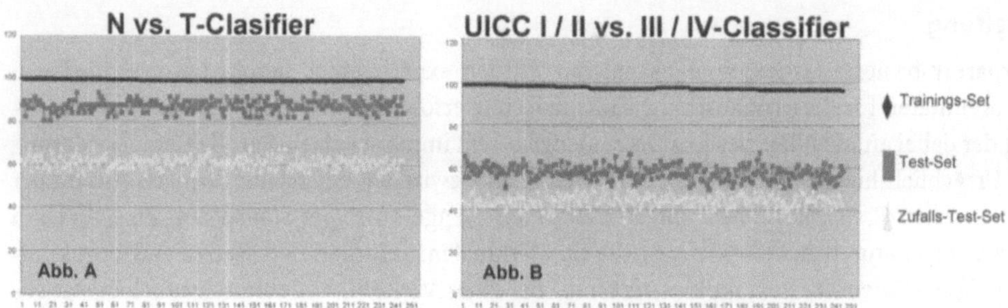

◘ **Abb. 1.** Dargestellt ist die Reproduzierbarkeit auf der Y-Achse (korrekte Klassifizierung in Prozent) der 250 besten Classifier (Ordinate) für das Trainings-Set (schwarze Kurven), das Test-Set (graue Kurven) und für das Zufalls-Test-Set (weisse Kurven).

Mögliche Ursachen liegen zum einen in dem Missverhältnis zwischen Expressionsdaten und der limitierten Anzahl an Experimenten und zum anderen in dem verwendeten statistischen Ansatz begründet.

Literatur

1. van de Vijver MJ, He YD, van't Veer LJ, Dai H, Hart AA, Voskuil DW, Schreiber GJ, Peterse JL, Roberts C, Marton MJ, Parrish M, Atsma D, Witteveen A, Glas A, Delahaye L, van der Velde T, Bartelink H, Rodenhuis S, Rutgers ET, Friend SH, Bernards R (2002) A gene-expression signature as a predictor of survival in breast cancer. N Engl J Med 19;347:1999–2009
2. Frederiksen CM, Knudsen S, Laurberg S, Orntoft T (2003) Classification of Dukes' B and C colorectal cancers using expression arrays. J Cancer Res Clin Oncol 129:263–271

Korrespondenzadresse: Dr. med. J. Gröne, Chirurgische Klinik I, Charité – Universitätsmedizin Berlin, Campus Benjamin Franklin, Freie- und Humboldt-Universität zu Berlin, Hindenburgdamm 30, 12200 Berlin, Tel.: 030 8445 2543, Fax: 030 8445 2740, E-mail: joern.groene@charite.de

Vergleichende Genexpressionsanalyse beim kolorektalen Karzinom

Comparative gene expression analysis of colorectal cancer

M. Krause[1], M. Morkel[2], J. Budczies[3], M. Mader[3], W. Birchmeier[2], P. M. Schlag[1]

[1] Klinik für Chirurgie und Chirurgische Onkologie, Charité – Universitätsmedizin Berlin, Campus Buch, Berlin
[2] Max-Delbrück-Centrum für Molekulare Medizin, Berlin
[3] GSF Institut für Bioinformatik, Neuherberg

Abstract

The progression and metastasis of malignant solid tumors is a multistep process, which is influenced by various genetic factors. In particular in colon adenocarcinomas, several genes and signaling pathways, which influence tumor progression, have been identified. Activating mutations of K-RAS or inactivating mutations of p53 represent key steps in colon cancer progression. However only a few genes responsible for the metastasis of colon carcinomas are known, while nothing is known about genes involved in the organ-specificity of metastasis. There are no reliable markers that predict a tumor's metastatic potential. We have performed a comparative gene expression analysis of 89 colorectal cancer samples, 39 primary tumors and 50 metastasis (lymph node, lung, liver). Tumor cells were isolated by laser capture microdissection. Dysregulated genes that differ significantly between primary tumors and specific sites of metastases were identified.

Furthermore a molecular profile can distinguish between primary tumors with high and low metastatic potential.

Einleitung

Metastasen bleiben trotz bedeutender Fortschritte in Diagnostik und Therapie die hauptsächliche Todesursache solider Tumorerkrankungen [1]. Die Akkumulation genetischer Veränderungen führt über Jahre zur Ausbildung invasiv wachsender Tumore. Etliche Signaltransduktionswege, Tumorsuppressor- und Oncogene, die für die maligne Transformation verantwortlich sind, konnten bereits identifiziert werden. Die bekanntesten sind APC, β-catenin, p53 und K-ras [2, 3]. Die molekularen Mechanismen der Metastasierung und jene Gene, die die Organspezifität der Metastasierung definieren, sind jedoch weiterhin unbekannt. Darüberhinaus sind solide Tumore wie das Kolonkarzinom biologisch heterogen und bestehen aus diversen Zellpopulationen mit unterschiedlichen angiogenen, invasiven und metastasierenden Eigenschaften [4]. Zum besseren Verständnis der molekularen Abläufe und zur Identifikation von pathways, die über das metastatische Potential von Kolonkarzinomzellen entscheiden, führten wir daher eine vergleichende Genexpressionsanalyse an den isolierten Karzinomzellen kolorektaler Primärtumore und ihrer Metastasen durch.

Methodik

Es wurden 89 Tumorproben analysiert. 39 Primärtumore, davon 13 von Patienten im Stadium T3/4 N0 M0 und einer tumorfreien Nachsorge von mindestens 4 Jahren. 26 lokal fortgeschrittene Primärtumore von Patienten mit synchronen oder metachronen Metastasen (T3/4 N+M+). 21 Lebermetastasen, 17 Lymphknotenmetastasen und 12 Lungenmetastasen. Die Tumorproben stammen aus Operationspräparaten und wurden unmittelbar nach der Entnahme bei $-80\,°C$ asserviert. Die Isolierung der Karzinomzellen erfolgte nach HE-Färbung an 7 µm dicken Kryoschnittpräparaten durch Laser gestützte Mikrodissektion. Die Probensynthese beinhaltet eine zweifache lineare Amplifikation der isolierten mRNA. Zur Genexpressionsanalyse werden die Affymetrix HG U95 A Chips (12.000 humane Transkripte) verwandt. Mit Hilfe des t-Tests oder Wilcoxon-Tests werden in Abhängigkeit von der Tumorlokalisation signifikant unterschiedlich expremierte Gene identifiziert. Die class prediction-Methode wurde angewandt, um zwischen metastasierenden und nicht metastasierenden Primärtumoren zu unterscheiden.

Ergebnisse

Im Vergleich der Primärtumoren mit Leber- und Lungenmetastasen lassen sich signifikant unterschiedlich expremierte Gene identifizieren. Neben einigen bekannten metastasierungs- und invasionsrelevanten Genen ist die Mehrzahl der Kandidatengene bisher noch nicht mit der Ausbildung von Metastasen in Verbindung gebracht worden. Genexpressionsprofile von Primärtumoren und Lymphknotenmetastasen weisen hingegen keinen signifikanten Unterschied auf. Die Primärtumore lassen sich auf Grund ihrer Genexpressionsprofile in eine Gruppe mit hohem und eine zweite mit niedrigem Metastasierungspotential unterteilen.

Schlussfolgerung

Mit Hife der vergleichenden Genexpressionsanalyse kolorektaler Karzinommanifestationen lassen sich signifikant dysregulierte Gene in Leber- und Lungenmetastasen nachweisen. Diese Gene sind potentiell für die spezifischen, adhäsiven, angiogenen und invasiven Eigenschaften der Karzinmomzellen verantwortlich, die über die Fähigkeit von Tumorzellen entscheiden, an spezifischen Orten Metastasen ausbilden zu können. Lymphogene Metastasierung zeigt hingegen kein spezifisches Genexpressionsmuster im Vergleich zu Primärtumoren. Dies impliziert entweder, dass sich die molekulare Abläufe in den Lymphknotenmetastasen von denen der Primärtumore nicht grundlegend unterscheiden, oder dass eine sehr große molekulare Varianz bei der lymphogenen Metastasierung existiert. Unsere Daten lassen eine Differenzierung der Primärtumoren auf Grund ihres Metastasierungspotentials zu. Dies könnte in Zukunft die Indikation zur adjuvanten Therapie bestimmen.

Literatur

1. Skibber J, Minsky B, Hoff P (2001) Cancer of the colon. In DeVita V, Hellman S, Rosenberg S (Hrsg). Cancer: Principles and Practice of Oncology. Philadelphia: Lippincott Williams and Wilkins S. 1216–1271
2. Markowitz S, Dawson D , Willis J, Willson J (2002) Focus on colon cancer. Cancer Cell 3:233–236
3. Kinzler K, Vogelstein B (1996) Lessons from hereditary colorectal cancer. Cell 87:159–170
4. Hanahan D, Weinberg R (2000) The hallmarks of cancer. Cell 1:57–70

Korrespondenzadresse: Dr. med. Matthias Krause, Klinik für Chirurgie und Chirurgische Onkologie, Charité – Universitätsmedizin Berlin, Campus Buch, Lindenberger Weg 80, 13125 Berlin, Fax: 0049 30 9417 1109, E-mail: krause_m@rrk.charite-buch.de

Chiparray basierte Identifikation von differentiell expremierten Genen beim kolorektalen Karzinom nach Laser-gestützter Mikrodissektion

Chiparray-based identification of differentially expressed genes in colorectal carcinoma after laser captured microdissection

M. Heinze[1], J. Gröne[1], E. Staub[2], B. Weber[2], I. Klaman[2], K. Hermann[2], A. v. Drygalski[2], T. Brümmendorf[2], B. Mann[1], H. J. Buhr[1]

[1] Chirurgische Klinik I, UKBF, FU-Berlin
[2] metaGen, Pharmaceuticals GmbH, Berlin

Abstract

Differential gene expression as a result of molocular alterations in cancer play an important role for defining new diagnostic biomarkers and treatment targets. Chiparray technology enabling expression analysis of thousands of genes simultaneously has already been successfully applied for the identification of differentially expressed genes (DEGs) in several tumor entities. The aim of this study was to identify DEGs in colorectal cancer by comparing chiparray-based expressiondata from normal and corresponding cancerous epithelium after laser microdissection. We used Affymetrix GeneChips to monitor the gene expression of about 33.000 known genes in 25 patients with colorectal cancer. By generating a rank for all detected genes based on statistical tests 2352 genes and expressed sequence tags (ESTs) were identified to be differentially expressed. Besides several DEGs which were already known to be associated with colorectal cancer or other tumor entities, genes like carbonic anhydrase IV, fatty acid binding protein 1 and hevin were found to be differentially downregulated whereas genes like melanoma growth stimulating activity (Onkogen), S-adenosylcystein-hydrolase, general transcription factor IIIa and transforming growth factor showed a significant upregulated expression in tumor. Validation of selected genes on RNA and protein-level showed good reproducibility. Whether the identified DEGs and ESTs presented in this study encode new potential tumor markers or potential novel therapeutic targets in colorectal cancer has to be further evaluated.

Einleitung

Die Chiparray-Technologie, die eine synchrone Expressionsanalyse tausender Gene ermöglicht, fand für die Entdeckung neuer therapeutisch und prognostisch relevanter Biomarker unterschiedlicher Tumorentitäten bereits erfolgreich Anwendung [1 – 3].

Ziel dieser Studie ist es, mittels der Chiparray-Technologie durch vergleichende Genexpressionsanalysen von korrespondierenden Tumor- und Normalgeweben differentiell exprimierte Gene (DEG) im kolorektalen Karzinom zu identifizieren. Da das in vielen Studien verwendete Bulkgewebe neben den Tumor- bzw. Normalgewebsepithelien verschiedenste andere Zellarten (Bindegewebs-, Muskel-, Nerven- und Endothelzellen) enthält, die Chiparray-basierte Genexpressionsanalysen beeinträchtigen [4], wurden dem kolorektalen Gewebe mittels Laser-gestützter Mikrodissektion die zu untersuchenden Zellverbände gezielt entnommen.

Methodik

Aus kryoasservierten Operationsresektaten von 25 Patienten mit kolorektalem Karzinom (UICC I – UICC IV) wurde durch UV-Laser gestützte Mikrodissektion korresponierendes Normal- und Tumorepithel isoliert. Nach Extraktion der mRNA und linearer Amplifikation über drei Runden (In Vitro Transkription) wurden mittels der Affymetrix Chiptechnologie (U133, ca. 33.000 Gene) Expressionsprofile erstellt. Die generierten Expressionssignale wurden normalisiert. Unter Verwendung eines Rankings basierend auf unidirektionalen statistischen Testverfahren (Wilcoxon, Golub) erfolgte die Identifikation von differentiell exprimierten Genen DEGs. Mittels RealTime-PCR (RT-PCR), Cancer Profiling Array (CPA) und Immunhistochemie (IHC) wurden selektierte Gene validiert.

Ergebnisse

Es wurden 2352 Gene und ESTs identifiziert, deren Expression sich zwischen Tumor- und Normalgewebe signifikant unterschied. Unter den hochregulierten 1064 Genen und 112 ESTs fanden sich zahlreiche bekannte Gene, die im Zusammenhang mit dem kolorektalen Karzinom beschrieben wurden (Melanoma Growth Stimulating Activity (Onkogen), S-Adenosylcystein-Hydrolase, General Transcription Factor IIIa, Transforming Growth Factor). Weitere hochregulierte Kandidatengene, wie z. B. Claudin 1 konnten mittels RT-PCR sowie IHC bestätigt werden. Unter den herunterregulierten 905 Genen und 271 ESTs befanden sich bekannte Gene, wie z. B. Hevin, Carbonic Anhydrase IV und Fatty Acid Binding Protein 1. Die im Vergleich zum Nomalgewebe signifikant niedrigere Expression von RAB27A (bei 19 der 25 Patienten Foldchange N/T < 0.5) wurde durch RT-PCR und CPA bestätigt.

Schlussfolgerung

Die mittels Chiparray-Technologie nominierten differentiell expremierten Gene können als potentielle Tumorsupressor- bzw. Onkogene zum weiteren Verständnis der Karzinogenese beitragen wie auch als potentielle »therapeutische Targets« und prognostische Marker für das kolorektale Karzinom dienen. Für die Evaluation der prognostischen und therapeutischen Relevanz der identifizierten DEG erfolgt neben der weiteren Validierung der Ergebnisse die Analyse und Korrelation von Überlebensdaten.

Literatur

1. Dhanasekaran SM, Barrette TR, Ghosh D, Shah R, Varambally S, Kurachi K, Pienta KJ, Rubin MA, Chinnaiyan AM (2001) Delineation of prognostic biomarkers in prostate. Nature 412:822–826
2. Sgroi DC, Teng S, Robinson G, Le Vangie R, Hudson JR Jr, Elkahloun AG (1999) In vivo gene expression profile analysis of human breast cancer progression. Cancer Res 59:5656–5661
3. Birkenkamp-Demtroder K, Christensen LL, Olesen SH, Frederiksen CM, Laiho P, Aaltonen LA, Laurberg S, Sørensen FB, Hagemann R, Ørntoft TF (2002) Gene expression in colorectal cancer. Cancer Res 1; 62:4352–4363
4. Sugiyama Y, Sugiyama K, Hirai Y, Akiyama F, Hasumi K (2002) Microdissection is essential for gene expression profiling of clinically resected cancer tissues. Am J Clin Pathol 117:109–1016

Korrespondenzadresse: cand. med. Maya Heinze, Chirurgische Klinik I, Charité – Universitätsmedizin Berlin, Campus Benjamin Franklin, Freie- und Humboldt-Universität zu Berlin, Hindenburgdamm 30, 12200 Berlin, Tel.: 030 8445 2543, Fax: 030 8445 2740, E-mail: maya.heinze@gmx.de

Vorhersage des Ansprechens von Rektumkarzinomen auf eine neoadjuvante Radiochemotherapie mit Hilfe von Genexpressionsanalysen

Gene expression profiling predicts response of rectal adenocarcinomas to neoadjuvant radiochemotherapy

B. M Ghadimi[1], M. Grade[1], R. Simon[2], T. Liersch[1], C. Langer[1], T. Ried[3], H. Becker[1]

[1] Klinik für Allgemeinchirurgie, Universitätsklinik Göttingen
[2] Biometrics Research Branch, National Cancer Institute, National Institutes of Health, Bethesda, USA
[3] Genetics Branch, Center for Cancer Research

Abstract

When preceding surgery, neoadjuvant radiochemotherapy can decrease local recurrence and has become standard treatment modality in specialized surgical centers. However, there is a wide spectrum of tumor responsiveness ranging from complete response to complete resistance. Pre-therapeutic predictors would therefore be of considerable clinical significance for stratification of patients into groups of responders or non-responders of radiochemotherapy. Pre-therapeutic biopsies from 23 locally advanced rectal carcinomas (determined by rectal ultrasound as uT3 and uT4) were analyzed for gene expression signatures using cDNA microarrays. All patients were participants of a phase III clinical trial (CAO/ARO/AIO-94, German Rectal Cancer Trial) and were randomized to receive a neoadjuvant 5-FU based radiochemotherapy. The clinical response has been defined as T-level down-sizing after neoadjuvant radiochemotherapy. A class comparison analysis revealed that responders and non-responders showed significantly different expression levels for 54 genes ($p < 0.001$). Employing Leave-One-Out-Cross-Validation (LOOCV), the expression data allowed prediction of therapy response in 83% of patients ($p = 0.03$). Sensitivity was 89% and specificity was 79% with a positive predictive value of 73% and negative predictive value of 92%. These results suggest that pre-therapeutical gene expression profiling can assist in the prediction of response of rectal carcinomas to radiochemotherapy. It is conceivable that it will be possible to stratify patients into responders or non-responders to 5-FU.

Einleitung

Adenokarzinome des Rektums zählen zu den häufigsten malignen Tumoren der westlichen Welt. In Kombination mit der Chirurgie kann die neoadjuvante Radiochemotherapie die lokale Rezidivrate reduzieren und gewinnt in spezialisierten chirurgischen Zentren zunehmend an Bedeutung. Allerdings reicht das Spektrum des Ansprechens auf neoadjuvante Therapien von kompletter Response bis zur kompletten Resistenz. Eine prätherapeutische Einschätzung der Response wäre daher wichtig für eine individuelle Therapieplanung. Daher wurde in vielen Studien nach prädiktiven Markern gesucht. Allerdings konnte bis jetzt kein klinisch akzeptierter Standard zur prätherapeutischen Stratifizierung in Responder oder Nicht-Responder auf eine neoadjuvante Radiochemotherapie etabliert werden (1, 2).

Methodik

Es wurden prätherapeutische Biopsien von 23 lokal fortgeschrittenen Rektumkarzinomen (determiniert mittels rektaler Endosonographie als uT3 oder uT4) untersucht. Alle Patienten waren Teilnehmer einer prospektiv randomisierten Phase III-Studie (CAO/ARO/AIO-94) und wurden aus dem neoadjuvanten Radiochemotherapie-Arm rekrutiert. Nach Entnahme wurden die Biopsien unmittelbar in RNAlater (Ambion, Austin, USA) fixiert und tiefgefroren. Nach Extraktion wurde die RNA amplifiziert (RiboAmp Amplification kit; Arcturus, Mountain View, USA) und zweifach auf NCI-cDNA-Arrays (9984 Gene) hybridisiert. Anschließend wurde nach Genen gesucht, deren prätherapeutische Expressionsmuster das Ansprechen auf eine neoadjuvante Radiochemotherapie vorhersagen könnten. Als Tumor-Response definierten wir ein downsizing der T-Kategorie (prätherapeutisch bestimmt mittels Endosonographie und postoperativ mittels histopathologischer Aufarbeitung). In früheren Untersuchungen konnten wir zeigen, dass die Einschätzung der T-Kategorie mittels rektaler Endosonographie mit der histomorphologischen Diagnose korreliert (3).

Ergebnisse

Eine Class-Comparison-Analyse (4) zeigte, dass Responder und Nicht-Responder signifikant unterschiedliche Expressionsmuster von 54 Genen aufwiesen (p < 0,001). Diese kodieren zum Beispiel für Proteine mit Funktion beim DNA-damage-repair und beim Rho-signaling, oder sind in der Mitoseregulation beteiligt. Interessanterweise konnten wir keine signifikanten Expressionsunterschiede von p53, DPYD, TYMS, Ku70780 und ERCC nachweisen. Unter Verwendung einer Leave-One-Out-Cross-Validation (5) erlaubten die Genexpressionsprofile eine Vorhersage der Therapie-Response für 83% der Patienten (p = 0,03). Die Sensitivität und Spezifität dieser Untersuchung betrug 89% bzw. 79%, und es resultierte ein positiver bzw. negativer prädiktiver Wert von 73% und 92%.

Schlussfolgerung

Die Ergebnisse unserer Genexpressionsanalysen deuten darauf hin, dass eine prätherapeutische Vorhersage des Ansprechens von Rektumkarzinomen auf eine neoadjuvante Radiochemotherapie möglich ist. Insbesondere Patienten mit resistenten Tumoren könnten dann alternativen Strategien, z. B. einer aggressiveren Chemotherapie, oder einer unmittelbaren chirurgischen Therapie zugeführt werden, und ihnen blieben damit die Nebenwirkungen der zytotoxischen Therapie erspart.

Literatur

1. Adlard JW, Richman SD, Seymour MT, Quirke P (2002) Prediction of the response of colorectal cancer to systemic therapy. Lancet Oncol 3:75–82
2. Pasche B, Mulcahy M, Benson AB 3rd (2002) Molecular markers in prognosis of colorectal cancer and prediction of response to treatment. Best Pract Res Clin Gastroenterol 16:331–345
3. Liersch T, Langer C, Jakob C, Müller D, Ghadimi BM, Siemer A, Markus PM, Fuzesi L, Becker H (2003) Präoperative Diagnostik beim lokal fortgeschrittenen Rektumkarzinom (≥ T3 oder N +): Was leistet die Endosonographie gegenüber der Computertomographie im Staging und Restaging (nach neoadjuvanter Radio-/Chemotherapie)? Chirurg 74:224–234
4. Wright G, Tan B, Rosenwald A, Hurt EH, Wiestner A, Staudt LM (2003) A gene expression-based method to diagnose clinically distinct subgroups of diffuse large B cell lymphoma. Proc Natl Acad Sci USA 100:9991–9996
5. Radmacher MD, McShane LM, Simon R (2002) A paradigm for class prediction using gene expression profiles. J Comput Biol 9:505–511

Korrespondenzadresse: Dr. med. B. Michael Ghadimi, Klinik für Allgemeinchirurgie, Universitätsklinik Göttingen, Robert-Koch-Straße 40, 37075 Göttingen, Fax: 0551/39-6106, E-mail: mghadimi@chirurgie-goettingen.de

V. Molekulare Onkologie: Genexpression und HNPCC

Bedeutung der Gewebeischämiezeit für die Gen- und Proteinexpressionsbestimmung mittels molekularer Screeningverfahren

Significance of tissue ischemia time on evaluation of gene and protein expression patterns by molecular screening tools

A. Sprüssel[1], G. Steimann[1], M. Jung[2], S. A. Lee[2], T. Carr[2], A.-K. Fentz[1], J. Spangenberg[1], C. Zornig[3], H. H. Juhl[1], K. A. David[1]

[1] Indivumed, Zentrum für Krebsforschung am Israelitischen Krankenhaus, Hamburg
[2] Lombardi Cancer Center, Georgetown University, Washington, DC
[3] Chirurgische Klinik des Israelitischen Krankenhauses, Hamburg

Abstract

In our study, gene- and protein expression in normal human colon tissue as well as in tumor tissue were determined by microarray (Affymetrix, chip HG-U133A), real-time RT-PCR, and SELDI-TOF MS technology (Ciphergen, CM10-, SAX2-, and IMAC3$_{Ni}$-chips), respectively. Initial changes of gene- and protein expression profiles were already observed 5 to 8 minutes after colon resection. After 30 minutes already 20% of all detectable genes differed significantly from the baseline values. As confirmed by real-time RT-PCR this included not only known hypoxia related molecules (hif, c-fos) but also cytoskeletal genes (e.g. ck20) and tumor associated antigens (e.g. cea). Control of preanalytical factors is mandatory to achieve reliable data in a cost-efficient manner.

Einleitung

Die Suche nach neuen molekularen Therapiezielen und die Identifikation diagnostisch nutzbarer Moleküle und Molekülmuster hat einen sehr hohen Stellenwert in der gegenwärtigen Krebsforschung. Moderne und hochsensitive Methoden stehen zur Verfügung, um Veränderungen im Expressionsmuster detektieren zu können [1, 2]. Um umfassende Informationen zu erhalten, werden in der Regel Tumor- und Normalgewebe sowohl auf Genebene (z.B. Microarray-Analysen) als auch auf Proteinebene (z. B. SELDI-TOF MS-Technologie) vergleichend analysiert. Die Genexpression einer Zelle ist sensibel reguliert und wird durch chemische und physikalische Parameter beeinflusst. Bei der Analyse von Expressionsmustern wird in der Regel jedoch nicht berücksichtigt, dass exogene Faktoren, wie z.B. die Gewebeischämiezeit, d.h. das Zeitintervall zwischen chirurgischer Gewebeentfernung und Fixierung der entnommenen Proben, einen erheblichen Einfluss auf die molekularen Profile ausüben können.

Eine systematische Analyse der Bedeutung der frühen Ischämiezeit auf die molekulare Homöostase wurde im Rahmen unserer Studien durchgeführt. Zu diesem Zweck wurde normale Kolonschleimhaut unterschiedlicher Patienten entnommen und zu definierten Zeitpunkten (3 bis 30 min) nach Resektion in flüssigem Stickstoff asserviert. Die Hypoxie-bedingte Veränderung der Gen- wie auch Proteinexpression wurde mit Mikroarray-und SELDI-TOF MS-Technologie, wie auch mit Real-time RT-PCR analysiert.

Methoden

Gewebeentnahme: Nach Einholen der Einwilligung der Patienten, erfolgte die Entnahme normaler Kolonschleimhaut wie auch korrespondierenden Tumorgewebes während der Operation unter standardisierten Bedingungen. Die entnommenen Gewebestücke wurden zu definierten Zeitpunkten (3 bis 30 Minuten) in flüssigem Stickstoff eingefroren.

Mikroarray Technologie: Für die Analyse der Genexpression wurde der HG-U133A GeneChip® von Affymetrix verwendet. Die Daten wurden mit Genespring Software analysiert.

Real-time RT-PCR: Real-time RT-PCR Analysen ausgewählter Gene (Hif-1α, c-fos, CK20, CEA) wurden zur Quantifizierung und Verifizierung durchgeführt. Die Messungen erfolgten an einem iCycler (BioRad) unter Verwendung von TaqMan^R-Proben. Die Referenzgene GAPDH und Cyclophilin A dienten der Normalisierung.

ProteinChip®-Technologie: Für die Gewebe-Analyse auf Proteinebene wurde die SELDI-TOF MS-Technik (surface-enhanced laser-desorption ionization time of flight mass spectrometry) von Ciphergen angewendet. Drei unterschiedliche Chip-Typen (CM10, SAX2 und IMAC3$_{Ni}$) dienten der Messung der Gewebelysate. Die nachfolgende Analyse der Proteinspektren wurde mit Hilfe der Ciphergen ProteinChip® 3.1 Software durchgeführt.

Ergebnisse

Microarray-Analysen von normaler Kolonschleimhaut zeigten bereits 5 bis 8 min nach Kolonresektion hochsignifikante Veränderungen der Genexpression. Wie in ◘ Abbildung 1 dargestellt, waren bereits 15 Minuten nach Resektion 10 – 15% der Moleküle und nach 30 min ca. 20% aller detektierbaren Gene signifikant ($\geq$ 2-fach, p $\leq$ 0,05) gegenüber dem Ausgangswert verändert.

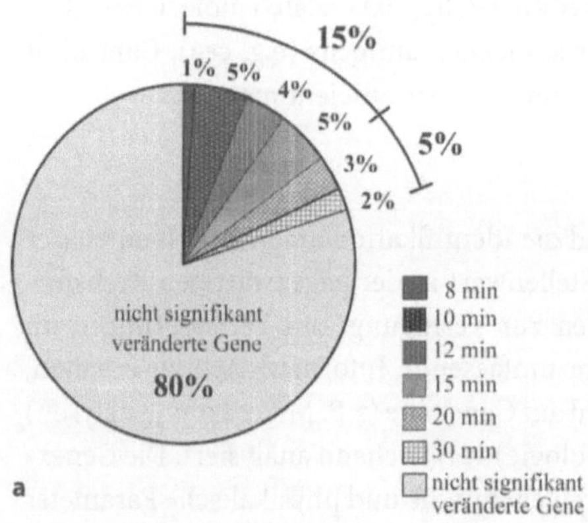

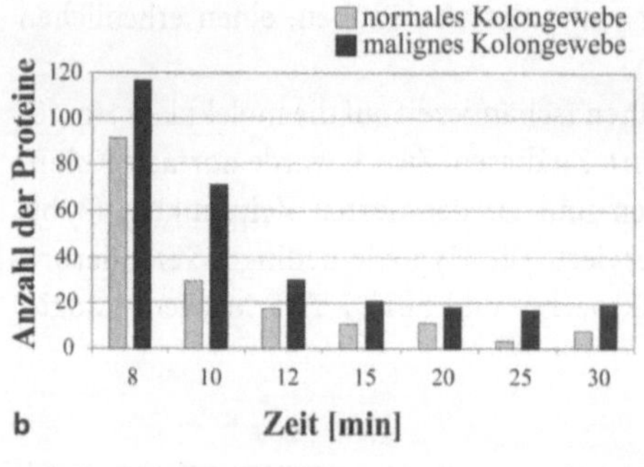

◘ **Abb. 1.** Ischämie-bedingte Veränderung der Gen- und Proteinexpression in humanem Kolongewebe.
a) Analyse von normalem Kolongewebe mittels Microarray-Technologie (Affymetrix, Chip HG-U133A). Dargestellt ist der Anteil der Gene, der zeitabhängig eine signifikante Änderung ($\geq$ 2-fach, p $\leq$ 0,05) im Vergleich zum Ausgangswert aufweist.
b) Analyse von normalem (graue Balken) und malignem Kolongewebe (schwarze Balken) mittels SELDI MS-Technologie (Ciphergen, Chips CM10, SAX2, IMAC3$_{Ni}$). Gezeigt sind alle Proteine, die sich mit zunehmender Ischämiezeit signifikant ($\geq$ 2-fach) verändert haben.

Detaillierte Untersuchungen machten deutlich, dass nicht nur Hypoxie-abhängige Moleküle (Hif-1α, c-fos), sondern auch Gene wie die des Zytoskeletts (z. B. CK20) und Tumor-assoziierte Antigene (z. B. CEA) in ihrem Expressionsmuster beeinflusst werden. Mittels Real-time RT-PCR konnten diese Ischämie-abhängigen Veränderungen einzelner Gene bestätigt werden. Des weiteren konnten wir mit SELDI-TOF MS-Untersuchungen zeigen, dass auch die Expression der Proteine einer erheblichen Hypoxie-abhängigen Varianz unterliegt. 30% aller Proteine wiesen innerhalb der ersten 30 min nach Resektion eine Veränderung der Expression auf.

Diskussion

Diese Arbeit zeigt, dass die Gewebeischämiezeit sowohl Genexpressionsmuster wie auch Protein-profile frühzeitig und signifikant beeinflusst. Man kann davon ausgehen, dass sich bereits in den ersten 10 Minuten nach Resektion das Expressionsmuster so stark verändert, dass der natürliche molekulare Zustand des Gewebes nicht mehr zu erfassen ist. Diese Daten bestätigen die Ergebnisse von Huang et al., die die Gewebeischämiezeit als kritischen Faktor beschreiben und eine Veränderung bestimmter Gene bereits wenige Minuten nach Resektion detektierten [3]. Die Kontrolle präanalytischer Faktoren ist somit von wesentlicher Bedeutung für die zuverlässige und kostengünstige Anwendung molekularer Screeningverfahren. Anhand unserer Daten muss in Betracht gezogen werden, dass auch andere Variablen wie z. B. die Verabreichung von Narkotika, anderen Medikamenten und die operative Durchführung das Expressionsmuster von Zellen entscheidend beeinflussen können. Eine exakte Dokumentation wie auch die Verwendung qualitativ hochwertiger Proben stellen einen essentiellen Faktor bei der weltweiten Suche nach neuen Diagnostika und Therapiezielen dar.

Zusammenfassung

Im Rahmen dieser Studie wurde die Ischämie-abhängige Gen- und Proteinexpression in normaler Kolonschleimhaut mit Hilfe von Mikroarray- (Affymetrix; Chip HG-U133A), Real-time RT-PCR- und SELDI-TOF MS-Technologie (Ciphergen, CM10, SAX2 und IMAC3$_{Ni}$-Chips) untersucht. Initiale Veränderungen der Gen- und Proteinexpression wurden bereits 5 bis 8 Minuten nach Kolonresektion beobachtet, wobei innerhalb der ersten 30 Minuten ca. 20% aller detektierbaren Gene signifikant gegenüber dem Ausgangswert verändert waren. Diese Varianz betraf nicht nur Hypoxie-abhängige Moleküle (Hif-1α, c-fos), sondern auch Gene wie die des Zytoskeletts (z. B. CK20) und der Tumor-assoziierten Antigene (z. B. CEA). Die Kontrolle präanalytischer Faktoren ist somit von wesentlicher Bedeutung für die zuverlässige und kostengünstige Anwendung molekularer Screeningverfahren.

Literatur

1. Kononen J, Bubendorf L, Kallioniemi A, Barlund M, Schraml P, Leighton S, Torhorst J, Mihatsch MJ, Sauter G, Kallioniemi OP (1998) Tissue microarrays for high-throughput molecular profiling of tumor specimens. Nat Med 7:844–847
2. Wulfkuhle JD, McLean KC, Paweletz CP, Sgroi DC, Trock BJ, Steeg PS, Petricoin EF 3rd. (2001) New approaches to proteomic analysis of breast cancer. Proteomics 10:1205–1215
3. Huang J, Qi R, Quackenbush J, Dauway E, Lazaridis E, Yeatman T. Effects of ischemia on gene expression (2001) J Surg Res 99:222–227

Korrespondenzadresse: Dipl. Biol. Annika Sprüssel, Indivumed, Zentrum für Krebsforschung am Israelitischen Krankenhaus, Orchideenstieg 14, 22297 Hamburg, Fax: 040/41 33 83-14, E-mail: spruessel@indivumed.com

Untersuchung der Genexpressionsprofile von adrenokortikalen Tumoren mit der cDNA-Microarray-Technik

Analysis of gene expression patterns of human adrenocortical tumors using cDNA microarrays

S. M. Diehl, P. Langer, D. K. Bartsch, M. Rothmund, E. P. Slater

Klinik für Viszeral-, Thorax-und Gefäßchirurgie der Philipps-Universität Marburg

Abstract

Adrenocortical carcinoma (ACC) is a rare neoplasm with extremely poor prognosis. The molecular mechanisms of adrenocortical tumorigenesis are still not well understood. The comparative analysis of gene-expression patterns of benign and malignant adrenocortical tumors with cDNA microarrays offers the possibility to identify new tumor-suppressor and proto-oncogenes and to establish reliable diagnostic and prognostic markers. Total RNA from frozen tissue from 10 ACC and 10 benign adrenocortical adenomas was isolated after initial histochemistry revealed a neoplastic cellularity of 95%. The reference contained pooled RNA of 10 normal adrenal cortex samples. Amplified RNA of tumor and reference was used to synthesize Cy3- and Cy5-fluorescently labeled cDNA in a flip-color technique. For hybridization we used D-Chips containing 11,500 unique genes. Chips were scanned using a GMS 418 fluorescent scanner and the images analyzed using IMAGENE 3.0 software. The comparative analysis of gene expression-patterns revealed many candidate genes. For example when comparing ACC to normal adrenal cortex, 42 genes showed a change in expression of greater than 4-fold. In the cases of adenoma vs. normal and ACC vs. adenoma, 11 genes and 21 genes, respectively, displayed changes in expression of greater than 4-fold. Comprehensive expression profiling of adrenocortical tumors using cDNA microarrays is a very powerful technique to elucidate the molecular steps of tumorigenesis and -progression of this ill-defined tumor entity. For establishing reliable diagnostic and prognostic markers to improve the management of patients with adrenocortical tumors, confirmation of the results based on further analysis and correlation with clinical data should be performed.

Einleitung

Das adrenokortikale Karzinom (ACC) ist mit einer 5-Jahres-Überlebensrate von nur 10% – 20% ein hochmaligner Tumor [1 – 3]. Die molekulargenetischen Pathomechanismen, die zur adrenokortikalen Karzinogenese beitragen sind noch weitgehend ungeklärt. Die vergleichende Analyse der Genexpressionsprofile von benignen und malignen adrenokortikalen Tumoren mit der cDNA-Microarraytechnik kann zur Identifikation von Tumorsuppressor- und Protoonkogenen und zur Etablierung von neuen diagnostischen und prognostischen Markern beitragen.

Methodik

Von schockgefrorenem Gewebe von 10 ACC und 10 benignen Nebennierenrindenadenomen wurde nach histologischer Überprüfung der neoplastischen Zellularität RNA extrahiert, für die Referenzprobe wurde die gepoolte RNA von 10 gesunden Nebennierenrinden verwendet. Die RNA wurde mit einer RT-PCR für β-Actin und 17 alpha-Hydroxylase kontrolliert. Nach Amplifizierung und Synthetisierung von Aminoallyl-cDNA erfolgte die Fluoreszenzmarkierung der Tumor- und Referenzproben mit Cy3 bzw. Cy5 in flip-colour-Technik. Für die Hybridisierung wurden D-Chips mit 11500 Genen verwendet (IMT, Philipps-Universität Marburg). Die Chips wurden mit dem GMS 418 Fluoreszenzscanner gescannt und mit der IMAGENE 3.0 Software analysiert und anschließend statistisch ausgewertet.

Ergebnisse

Bei der Analyse der Genexpressionsdaten konnten zahlreiche Kandidatengene identifiziert werden. Beispielsweise waren bei den ACC im Vergleich zur Referenzprobe 42 Gene mehr als 4-fach über- bzw. unter-exprimiert. Bei den Adenomen wurden 11 Gene im Vergleich zur Referenzprobe mehr als 4-fach differentiell exprimiert. Bei dem Vergleich der Genexpressionsprofile von ACC zu Adenomen waren 21 Gene mehr als 4-fach über- bzw. unter-exprimiert.

Schlussfolgerung

Die Analyse der Genexpressionsprofile von adrenokortikalen Tumoren kann durch die Identifikation von Onkogenen und Tumorsuppressorgenen einen wesentlichen Beitrag zum besseren Verständnis dieser molekularpathogenetisch noch weitgehend unverstandenen Tumorentität leisten. Die Validierung der Ergebnisse an größeren Fallzahlen und die Korrelation der Genexpressionsprofile mit den klinischen Daten sind weiterere wichtige Schritte zur Etablierung möglicher diagnostischer und prognostischer Marker, die künftig das Management von Patienten mit diesen Tumoren verbessern könnten.

Literatur

1. Wooten MD, King DK (1993) Adrenal cortical carcinoma. Cancer 72:3145–3155
2. Luton JP, Cerdas S, Billaud L, Thomas G, Guilhaume B, Bertagna X, Laudat MH, Louvel A, Chapus Y, Blondeau P, Bonnin A, Bricaire H (1990) Clinical Features of adrenocortical carcinoma, prognostic factors, and the effect of mitotane therapy. N Engl J Med 322:1195–1201
3. Soreide JA, Brabrand K, Thoresen SO (1992) Adrenal cortical carcinoma in Norway, 1970–1984. World J Surg 16:663–668

Korrespondenzadresse: Dr. med. Saskia Diehl, Klinik für Viszeral-, Thorax- und Gefäßchirurgie der Philipps-Universität Marburg (Leiter: Prof. Dr. M. Rothmund), Baldingerstraße, 35033 Marburg, Tel.: 06421/2862582; Fax: 06421/2863851, E-mail: diehls@med.uni-marburg.de

Quantitative Expressionsanalyse multipler Gene zur molekularen Charakterisierung des Plattenepithels des Ösophagus von gesunden Patienten und Patienten mit Barrett-Ösophagus oder Barrett-Carcinom

A multigene expression panel for the molecular diagnosis of normal esophagus tissues from patients with Barrett's esophagus and Barrett's cancers

J. Brabender[1], R. Metzger[1], P. V. Danenberg[2], A. H. Hölscher[1], P. M. Schneider[1]

[1] Klinik und Poliklinik für Visceral- und Gefässchirurgie der Universität zu Köln, Joseph-Stelzmann-Str. 9, 50931 Köln
[2] Department of Molecular Biology and Biochemistry Norris Comprehensive Cancer Center, Keck-School of Medicine, University of Southern California, 1441 East-Lake Avenue, Los Angeles, 90033 CA, USA

Abstract

Background: In order to identify genes or combination of genes that have the power to descriminate between patients with premalignant Barrett's esophagus and Barrett's-associated adenocarcinoma based on the molecular profile of the corresponding normal squamous esophagus tissues, we analyzed a panel of 23 genes using quantitative real-time RT-PCR (qRT-PCR, Taqman®) and bioinformatic tools. *Methods:* 48 histological normal squamous esophageal tissues collected from 19 patients with Barrett's esophagus (BE), 19 patients with Barrett's – associated esophageal adenocarcinoma (EA), and a healthy control group of 10 patients (CG) were studied. A quantitative real time RT-PCR method (TaqMan®) was used to measure, relative to the internal standard beta actin, the mRNA expression levels of the following 23 genes: c-Myb, ODC, CDX2, DNMT1, DNMT3a, DNMT3b, RXRalpha, RXRbeta, RXRgamma, RARalpha, RARgamma, BFT, GSTPI, COX1, COX2, DPD, SPARC, BCL2, TP. BAX, DAPK, TM4SF3, TSPAN. Triplicate analysis for the full 23 gene of interest panel was performed for all samples for a total of more than 3528 single PCR reactions. *Results:* Median mRNA gene expression levels were significantly different in normal squamous esophagus tissues from patients with Barrett's esophagus, Barrett's-associated adenocarcinoma and the healthy control group for the following genes: Bax ($P = 0.002$), BFT ($P = 0.001$), CDX2 ($P = 0.005$), COX2 ($P = 0.042$), DAPK ($P = 0.2$), DNMT1 ($P < 0.001$), GSTPI ($P = 0.003$), RARalpha ($P = 0.042$), RARgamma ($P < 0.001$), RXRalpha ($P = 0.002$), RXRbeta ($P = 0.008$), SPARC ($P = 0.039$), TSPAN ($P = 0.041$), VEGF ($P = 0.006$). A blinded linear discriminant analysis was able to distinguish three genetically different groups of normal squamous esophagus tissues. The three groups consisted solely of normal tissues from patients with EA, BE or CG. A cross-validation study revealed that molecular separation for the three groups could be achieved with an error-rate of 0.1. *Conclusion:* This study provides the first non-array parallel mRNA quantitation analysis of a panel of genes in normal squamous esophagus tissues in Barrett's esophagus disease. It shows substantial differences in gene expression levels in normal esophagus tissues of patients with EA, BE and CG. Our results suggest that mRNA expression quantitation of a panel of genes in combination with a linear discriminant analysis can discriminate between healthy patients, premalignant Barrett's patients, and malignant Barrett's cancer based on the molecular profile of corresponding histological normal squamous esophagus tissues. Further studies are warranted to determine the potential clinical value for the treatment of patients with this disease.

Einleitung

Die Inzidenz der Adenocarcinome des Ösophagus hat in the letzten Jahren rapide zugenommen. Die Prognose dieser Tumorentität ist mit einer 5-Jahres-Überlebensrate von 20 – 25% schlecht [1]. Die Identifikation von Biomarkern des malignen Potentials des Barrett-Ösophagus könnte zu einer Verbesserung bei der Diagnose und der Therapie dieser Erkrankung führen. Genetische Veränderungen im gesunden Plattenepithel des Ösophagus von Patienten mit Barrett-Ösophagus und Barrett-Carcinom wurden in den letzten Jahren beschrieben [2]. Eine vergleichende Genexpressionsanalyse mit normalem Plattenepithel des Ösophagus einer gesunden Kontrollgruppe ohne gastroösophagealen Reflux wurde bis dato nicht berichtet. Wir untersuchten deshalb, ob eindeutige Unterschiede in der Genexpression des histomorphologisch normalen Plattenepithels des Ösophagus von gesunden Patienten, Patienten mit Barrett-Ösophagus oder Barrett-Carcinom bestehen und ob damit eine molekulare Charakterisierung dieser Patientengruppen möglich ist.

Material und Methoden

Mittels quantitativer real-time RT-PCR [3] wurde die mRNA Expression von 23 Genen (*ODC, CDX2, DNMT1, DNMT3a, DNMT3b, RARalpha, RARgamma, RXRalpha, RXRbeta, RXRgamma, BFT, GSTPI, COX1, COX2, DPD, SPARC, BCL2, TP, BAX, DAPK, TM4SF3, TSPAN, VEGF*) in Relation zum internen Referenzgen β-Actin in insgesamt 49 Proben aus histomorphologisch normalem Plattenepithel des Ösophagus nachfolgender Patientengruppen untersucht: 19 Patienten mit Barrett-Ösophagus (BE-Gruppe), 20 Patienten mit Barrett-Carcinom (AC-Gruppe) und einer Kontrollgruppe (KG-Gruppe) gesunder Probanden. Für jede Probe wurde das gesamte Genspektrum dreifach analysiert, wozu 3528 PCR-Reaktionen notwendig waren. Die statistische Auswertung der unterschiedlichen Genexpressionen erfolgte mittels nicht-parametrischer Tests. Die Identifikation von Unterschieden in Genexpressionsprofilen zwischen den einzelnen Gruppen erfolgte durch logistische Regressionsanalyse und lineare Diskriminationsanalyse [4]. (◘ Tabelle 1)

◘ Tabelle 1. Lineare Diskriminanten Analyse (LDA)

Reale Histologie	Vorhergesagte Histologie			
	NE (BE)	NE (AC)	NE (KG)	Fehlerrate
NE (BE)	14	3	2	0.26
NE (AC)	1	18	1	0.1
NE (KG)	1	0	9	0.1
Gesamt				0.16

Die Tabelle zeigt mit welcher Frequenz eine Histologie korrekt vorhergesagt werden kann; *NE*: normales Plattenepithel des Ösophagus; *BE*: Barrett-Gruppe; *AC*: Adenocarcinom-Gruppe; *KG*: Kontrollgruppe.

Ergebnisse

Die mediane Genexpression war für folgende Gene signifikant unterschiedlich im histomorphologisch normalen Plattenepithel in den 3 Patientengruppen: Bax ($P = 0.002$), BFT ($P = 0.001$), CDX2 ($P = 0.005$), COX2 ($P = 0.042$), DAPK ($P = 0.2$), DNMT1 ($P < 0.001$), GSTPI ($P = 0.003$), RARalpha ($P = 0.042$), RARgamma ($P < 0.001$), RXRalpha ($P = 0.002$), RXRbeta ($P = 0.008$), SPARC ($P = 0.039$), TSPAN ($P = 0.041$), VEGF ($P = 0.006$). Die lineare Diskriminationsanalyse ergab einen Cluster von 3 genetisch verschiedenen Gruppen mit einer eindeutigen molekularen Differenzierung (Fehlerrate 0.1) zwischen normalen Plattenepithel der KG-Gruppe, der BE-Gruppe und der AC-Gruppe (Cross-Validierungs-Analyse).

Zusammenfassung

Diese Untersuchung berichtet erstmalig über eine parallele Analyse multipler Gene im histomorphologisch normalen Plattenepithel des Ösophagus von Patienten mit Barrett-Ösophagus, Barrett-Carcinom und einer gesunden Kontrollgruppe mittels quantitativer real-time RT-PCT. Unsere Ergebnisse verdeutlichen, dass signifikante mRNA Expressionsunterschiede einer Vielzahl von Genen in normalem Plattenepithel des Ösophagus zwischen den 3 Patientenkollektiven bestehen. Die Analyse der mRNA Expression multipler Gene in normalen Plattenepithel des Ösophagus erscheint ein vielversprechender Ansatz zur weiteren molekularen Charakterisierung von Barrett-Ösophagus und Barrett-Carcinom zu sein.

Literatur

1. Greenlee RT, Murray T, Bolden S, Wingo PA (2000) Cancer statistics 2000. CA Cancer J Clin 50:7–33
2. Braakhuis BJM, Tabor MP, Kummer JA, Leemans CR, Brakenhoff R (2003) A Genetic Explanation of Sloughter's Concept of Field Cancerization: Evidence and Clinical Implications. Cancer Res 63:1717–1730
3. Heid CA, Stevens J, Livak KJ, Williams PM (1996) Real-time quantitative RT-PCR. Genome Res 6:986–994
4. Dudoit S, Fiedlyand J, Speed T (2002) Comparison of discriminating methods for the classification of tumors using gene expression data. J American Statistical Ass 97:77–87

Korrespondenzadresse: Dr. med Jan Brabender, Klinik und Poliklinik für Visceral- und Gefässchirurgie, Universität zu Köln, Joseph-Stelzmann-Str. 9, 50931 Köln, Tel.: 0221-478-4803, Fax: 0212-67002, E-mail: jan.brabender@t-online.de

Beim Pankreaskarzinom wird die Entwicklung der Kachexie durch den Tumor getriggert

Cachexia in pancreatic cancer is triggered by the tumor itself

M. E. Martignoni, P. Kunze, N. Giese, B. Künzli, R. Henning, M. W. Büchler, H. Friess

Abteilung für Allgemein-, Viszeral- und Unfallchirurgie, Universität Heidelberg, Im Neuenheimer Feld 110

Abstract

Cachexia occurs in many end stage diseases like HIV, COPD, Crohn's disease and especially in cancer diseases. Especially in pancreatic cancer this life-threatening symptom is responsible for about 20% of the cancer death. It is a complex metabolic status with a progressive weight loss and depletion of host reserves of adipose tissue and skeletal muscle. Although a lot of research work is done in this subject, it is still unclear if the cachexia is an answer of the patient to the tumor or if the tumor itself produces cachexia.

In this study we examined the interaction between pancreatic cancer cell lines and mononuclear cells of non-cachectic and cachectic patients and of healthy donors. With a DNA gene chip and quantitative PCR we evaluated the cachexia-associated factors. IL-6 was the most interesting factor and we focused on this cytokine. In the serum of cachectic pancreatic cancer patients we found a significant increase of IL-6. In the cocultivation with an IL-6 producing cancer cell line we found a significant increase of IL-6 mRNA expression in the MNCs of cachectic patients. That led us to the conclusion that some cell clones might trigger the development of cachexia through activation of MNCs.

Einleitung

Das Wort Kachexie kommt aus dem Griechischen »kakos« sowie »hexis« und bedeutet wörtlich übersetzt »schlechter Zustand« [1]. Kachexie ist ein kataboler Stoffwechselstatus, bei dem der Patient Fett und Proteine verliert. Besonders die Skelettmuskulatur ist von diesem Proteinabbau betroffen. Der damit einher gehende Gewichtsverlust ist durch hochkalorische Ernährung nicht auszugleichen [2]. Ebenso wenig erfolgreich waren Versuche mit Steroiden und Megestrolacetat. Eine kurzzeitige Gewichtszunahme konnte zwar erreicht werden, jedoch war das auf die erhöhte Einlagerung von Wasser zurückzuführen [3].

Besonders bei soliden Tumoren des oberen Gastrointestinaltraktes kommt es häufig zur Kachexie. Unter diesen Tumoren nimmt das Pankreaskarzinom eine Sonderstellung ein, da sich bereits in einem frühen Stadium der Erkrankung rasch eine Kachexie entwickeln kann. Trotz intensiver Forschung ist noch immer nicht geklärt, ob die Tumorkachexie eine Reaktion des Patienten auf den Tumor ist, oder ob sie durch den Tumor selbst verursacht wird. In dieser Studie war es Ziel zu untersuchen, welche Faktoren bei der Entstehung der Kachexie beim Pankreaskarzinom eine Rolle spielen. Des Weiteren sollte untersucht werden, ob diese Faktoren vom Tumor oder vom Patienten als Antwort auf den Tumor produziert werden. Zusätzlich sollte evaluiert werden wie die Interaktion zwischen Patienten und Tumor im Zustand der Kachexie abläuft.

Um einen Überblick über die in der Kachexie wichtigen Faktoren zu bekommen, wurden nach einer Literatursuche 50 Faktoren, die im Zusammenhang mit Kachexie genannt wurden, ausgewählt. Mit Hilfe eines DNA Genechips der Firma Affymetrix Inc. (Santa Clara, Ca) wurden Gewebeproben von Karzinompatienten mit und ohne Kachexie, die ein histologisch gesichertes ductales Adenokarzinom hatten, gescreent. Wir sind von einer Kachexie ausgegangen, wenn beim Patienten in den letzten drei Monaten eine ungewollte Gewichtsabnahme von mehr als 10% vorlag. Als Kontrolle wurden Proben von normalem Pankreasgewebe und von Patienten mit histologisch gesicherter chronischer Pankreatitis gescreent. Von den 50 Faktoren sollten diejenigen für weitere Versuche verwendet werden, die einen signifikanten Unterschied zwischen Kachexie und keiner Kachexie bzw. den Kontrollen aufweisen. IL-6 entsprach diesen Vorraussetzungen und wir konzentrierten uns auf dieses Zytokin.

Die Ergebnisse der DNA Analyse wurden mittels quantitativer PCR bei einer größeren Zahl Patienten verifiziert.

Die Lokalisation der gefundenen Faktoren im Gewebe wurde durch immunhistochemisch gefärbte Gewebeschnitte von Karzinompatienten genauer analysiert. Im Serum wurde der IL-6 Serumspiegel bei Pankreaskarzinompatienten mit Kachexie mit dem Serumspiegel bei Pankreaskarzinompatienten ohne Kachexie verglichen.

Zur genaueren Untersuchung der Interaktion zwischen Tumor und Patient wurden Mononukleäre Zellen von gesunden Spendern sowie von Pankreaskarzinompatienten mit und ohne Kachexie mit Pankreas-Karzinomzellen cokultiviert. Die Mononukleären Zellen wurden aus dem peripheren Blut über einen Dichtegradienten (d = 1077; Histopaque 1077, Sigma) separiert. Die Zellen wurden in einer Boyden-Kammer durch eine Membran mit $1\mu m$ großen Poren getrennt und hatten so keinen direkten Kontakt, sondern konnten nur über das Medium miteinander kommunizieren. Nach 24 h wurden die Zellen mit einem, ein chaotropisches Salz und RNAse-Inhibitor enthaltenden Puffer lysiert und das Lysat anschließend mit real-time RT-PCR analysiert.

Ergebnisse

Das Screening mit dem DNA Genechip ergab eine signifikante Erhöhung bei 4 von 50 Genen. Davon war IL-6 in der Literatur als Kachexie assoziiert bekannt und wir konzentrierten unsere Arbeit auf diesen Faktor. Durch die quantitative PCR konnten die Ergebnisse des Screenings bestätigt werden und die immunhistochemische Färbung zeigte positive Ergebnisse für IL-6 fast ausschließlich in den Tumorzellen. Die Messung der Serumspiegel ergab ebenfalls eine signifikante Erhöhung der IL-6 Werte bei Kachexiepatienten gegenüber der Patientengruppe ohne Kachexie. Die mononukleären Zellen zeigten bei keiner der drei Gruppen im Bezug auf IL-6 eine Aktivierung. Wurden sie mit Panc1, eine Pankreaskarzinomzelllinie, die kein IL-6 produziert cokultiviert so zeigten alle drei Gruppen eine mäßige, unspezifische Aktivierung. Erst als sie mit T3M4 cokultiviert wurden, war eine signifikant Aktivierung, d.h. IL-6 mRNA Expression, der mononukleären Zellen (250fach) der Kachexiepatienten zu messen.

Schlussfolgerung

Obwohl IL-6 ein eher unspezifischer Entzündungsfaktor ist, spielt er bei der Entstehung der Kachexie eine entscheidende Rolle. Bei vielen Formen von Kachexie wie auch z. Bsp. bei chronisch-entzündlichen Erkrankungen, wird IL-6 direkt mit der Entstehung oder dem Fortschreiten der Kachexie assoziiert [4]. Im Gegensatz zu anderen Formen der Kachexie könnte bei der Entstehung der Tumorkachexie beim Pankreaskarzinom der Tumor als triggernder Faktor eine zentrale Rolle spielen. Dies könnte die rasche Entstehung und das fulminante Fortschreiten der Tumorkachexie beim Pankreaskarzinom unterstützen. In dieser Studie konnten wir zeigen, dass die mononukleären Zellen von Kachexiepatienten durch T3M4 spezifisch zur Produktion von IL-6 angeregt werden. Allerdings können nicht alle Karzinomzellen diese Aktivierung bewirken, Panc1 – eine IL-6 negative Zellinie – bewirkt lediglich eine unspezifische Aktivierung. Dies könnte bedeuten, dass der Typus der Zelle, welcher vorwiegend im Tumor zu finden ist, für die Entwicklung einer Kachexie prädisponiert. Möglicherweise kann eine fortschreitende Entdifferenzierung der Zellen eine zuerst nicht aktivierend wirkende Tumorzelle in eine aktivierende ändern.

Welche Faktoren der Karzinomzellen die mononukleären Zellen dazu bringen IL-6 zur exprimieren, ist noch nicht geklärt und sollte Ziel weiterführender Untersuchungen sein.

Literatur

1. Tisdale MJ (1997) "Biology of cachexia." J Natl Cancer Inst 89:1763–1773
2. Kotler DP (2000) "Cachexia." Ann Intern Med 17;133:622–634
3. Bruera E (1997) "ABC of palliative care. Anorexia, cachexia, and nutrition." BMJ 315;711 7 1219–1222
4. Trikha M, Corringham R, Klein B, Rossi JF (2003) "Targeted Anti-Interleukin-6 Monoclonal Antibody Therapy for Cancer: A Review of the Rationale and Clinical Evidence". Clin Can Res 9:4653–4663

Korrespondenzadresse: Dr. med. M. E. Martignoni, Abteilung für Allgemein- Viszeral- und Unfallchirurgie, Universität Heidelberg, Im Neuenheimer Feld 110, 69120 Heidelberg, Tel.: 06221/563 6503, Fax: 06221/561728, E-mail: marc.martignoni@med.uni-heidelberg.de

Problematik der Untersuchung von kolorektalen Adenomen für die Erkennung von HNPCC

Value and pitfalls in screening of colorectal adenomas for HNPCC

A. Müller[1], C. Beckmann[1], G. Guiseppe[2], J. Rüschoff[3]

[1] Department of General Surgery, University of Göttingen
[2] Department of Pathology, University of Messina, Italy
[3] Department of Pathology, Klinikum Kassel

Abstract

Hereditary non-polyposis colorectal cancer (HNPCC) accounts for approximately 2% of the total colorectal cancer burden and is the most common form of familial colorectal cancer. Diagnosis is confirmed by the detection of a germline mutation in a DNA mismatch repair gene. The use of well-defined microsatellite markers has established diagnostic microsatellite instability (MSI) analysis as a valuable tool. Tumors from HNPCC patients invariably display MSI. Immunohistochemical analysis can specify the mutated gene.

The role of the microsatellite instability in adenomas as the pre-malignant lesion has yet not been elucidated. As a potential source for the broad range of results in MSI testing in adenomas the significance of intralesional heterogeneity has to be determined. Therefore, the aim of the study was to demonstrate problems and pitfalls of the MSI analysis in HNPCC ademomas.

In summary 15 syn- or metachronous adenomas from proven HNPCC-patients have been evaluated. The MSI data were correlated to their immunhistochemical data. In 5/15 the precise MSI-result (MSI-H) could be observed only after laser microdissection, which allows the selective examination of adenomatous cells, compared to the crude manual microdissection recommended today. 3/15 adenomas revealed a MSS-status and a regular expression of the mismatch-repair proteins , so that these adenomas had to be classified as sporadic, although one patient had an additional ademoma, which was classified as MSI-H and revealed a loss of protein expression. To our knowledge this is the first study which shows, that the intralesional heterogenity in adenomas of HNPCC may lead to false negative MSI testing and, more important, that sporadic adenomas occur next to HNPCC-associated adenomas in HNPCC-patients.

Einleitung

Beim HNPCC-Syndrom handelt es sich um eine autosomal dominant vererbbare Erkrankung, die durch eine Keimbahnmutation in einem der bis heute 6 für die Erkrankung verantwortliche DNA-Mismatch-Repairgenen hervorgerufen wird.

Die Keimbahnanalyse gestaltet sich jedoch auf Grund der Vielzahl und Größe der betroffen Gene und dem Fehlen von sogenannten »Hotspot«-Mutationen schwierig. International wird daher ein diagnostischer Stufenplan zur Erfassung von HNPCC-Patienten empfohlen, der neben der Anamneseerhebung eine Mikrosatellitenanalyse (MSI) und den immunhistochemische Nachweis des Expressionsverlustes des mutierten Geneproduktes beinhaltet. Die Diagnostik wird in der Regel an einem bereits manifesten Karzinom durchgeführt. Wenig Daten existieren bisher für die HNPCC-Diagnostik an kolorektalen Adenomen. Als prä-maligne Vorstufe kommt ihnen jedoch eine große Bedeutung zu.

Material und Methode

Aus dem Gesamtkollektiv (n > 600) der in unserem Institut im Rahmen des Verbundprojektes »vererbbarer Krebs« auf ein HNPCC-Syndrom getesteten Patienten, wurden 15 Patienten selektiv herausgesucht, die ein meta- oder synchrones Adenom neben dem gesicherten HNPCC-Karzinom (8/15 *MSH2*, 7/15 *MLH1*) entwickelt hatten. Das Adenomgewebe wurde mit Hilfe der üblichen manuellen Mikrodissektion als auch mit Hilfe der Lasermikrodissektion disseziert und der Mikrosatellitenanalyse zugeführt. Für die Lasermikrodissektion wurde dabei verschiedene Dysplasiegrade (D1 – D3) zuvor markiert und mindestens 100 Zellen pro Areal untersucht.

Parallel dazu wurde eine immunhistochemische Untersuchung der Expression der Mismatch-Reparatur-Gene *MSH2*, *MLH1*, *MSH6* durchgeführt.

Ergebnisse

Bei 7/15 Patienten entsprach die Mikosatellitenuntersuchung sowie die immunhistochemische Untersuchung den Befunden, die auch am Karzinomgewebe erhoben worden waren, so dass die Diagnose HNPCC auch im Adenomgewebe gestellt werden konnte. In 5 Fällen konnte erst nach der technisch aufwendigeren Lasermikrodissektion eine Mikrosatelliteninstabilität im Adenomgewebe gezeigt werden. Das Ergebnis der Mikrosatellitenanalyse wurde in diesen Fällen durch einen nachgewiesenen Expressionsverlust bestätigt. In 3 Fällen konnte im Adenomgewebe weder in der Mikrosatellitenanalyse noch mittels Immunhistochemie ein Hinweis für das Vorliegen eines HNPCC-Syndroms gefunden werden. Interessanterweise war bei einem dieser drei Patienten ein weiteres Adenom in der Mikrosatellitenanalyse hoch instabil, so dass eine technischer Fehler bei diesen drei Patienten mit großer Wahrscheinlichkeit ausgeschlossen werden kann.

Schlussfolgerung

Für die Durchführung der Mikrosatellitenanalyse ist es notwendig gezielt Tumorzellen oder dysplastische Zellen zu analysieren. Es zeigt sich anhand unserer Daten, dass die Methode der Lasermikrodissektion der manuellen Mikrodissektion deutlich überlegen ist. Problematisch ist die Auswertung der MSI-Analyse nach Lasermikrodissekton nur in solchen Fällen, in denen zu wenig Zellen analysiert worden sind. Daher sollten mindestens 100 Zellen analysiert werden.

An unserem Kollektiv zeigt sich, dass die HNPCC-Diagnostik an kolorektalen Adenomen schwierig ist, da in immerhin 3 Fällen bei Vorliegen eines gesicherten HNPCC-Karzinoms ein sporadisches Adenom gefunden wurde. In einem Fall sogar ein sporadischen Adenom neben einem HNPCC-assoziierten Adenom.

Wird die Primärdiagnostik eines anamnestisch auffälligen Patienten nur anhand von Adenomgewebe durchgeführt, muss an die Möglichkeit von zusätzlichen aufgetretenen sporadischen Adenomen gedacht werden. In solchen Fällen ist es zwingend, Gewebe z. B. von anderen Familienmitgliedern zu untersuchen, damit der entsprechende Patient nicht fälschlicherweise aus dem notwendigen Vorsorgeprogramm entlassen wird.

Literatur

1. Boland CR, Thibodeau SN, Hamilton SR, Sidransky D, Eshlemann JR, Burt RW, Meltzer SJ, Rodriguez-Bias MA, Fodde R, Ranzani GN, Srivastava S (1998) A National Cancer Institute workshop on microsatellite instability for cancer detection and familial predisposition: development of international criteria for the determination of microsatellite instability in colorectal cancer. Cancer Res 58:5248–5257
2. Heinmöller E, Dietmaier W, Zirngibl H, Heinmoller P, Scaringe W, Jauch KW, Hofstädter F, Ruschoff J (2000) Molecular analysis of microdissected tumors and preneoplastic intraductal lesions in pancreatic carcinoma. Am J Pathol 157:83–92

3. Iino GH, Simms L, Young J, Arnold J, Winship IM, Webb SI, Furlong KL, Leggett B, Jass JR (2000) DNA microsatellite instability and mismatch repair protein loss in adenomas presenting in hereditary non-polyposis colorectal cancer. Gut 47:37–42

4. Loukola A, Salovaara R, Kristo P, Moisio AL, Kääriäinen H, Ahtola H, Eskelinen M, Harkonen N, Julkunen R, Kangas E, Ojala S, Tulikoura J, Valkamo E, Jarvinen H, Mecklin JP, de la Chapelle A, Aaltonen LA (1999) Microsatellite instability in adenomas as a marker for hereditary nonpolyposis colorectal cancer. Am J Pathol 155:1849–1853

5. Lynch HT, Chapelle de la A (2003) Hereditary Colorectal Cancer. N Engl J Med 348:919–932

Korrespondenzadresse: PD Dr. med. A. Müller, Abteilung Allgemeinchirurgie, Universitätsklinikum Göttingen, Robert-Koch-Str. 40, 37075 Göttingen, Tel.: 0551-69-6148, Fax: 0551-39-6106, E-mail: dramueller@aol.com

Die Bedeutung der Untersuchung von Glioblastomen im Rahmen des HNPCC-Screenings

Significance of screening in glioblastoma patients for the detection of HNPCC

S. Volker[1], W. Schulz-Schaeffer[2], B. Roggendorf[3], H. Becker[1], A. Müller[1]

[1] Department of General Surgery, University of Göttingen
[2] Department of Neuro-Pathology, University of Göttingen
[3] Department of Pathology, Klinikum Kassel

Abstract

Hereditary nonpolyposis colorectal cancer (HNPCC) is one of the most common forms of inherited colorectal cancer. Besides the clustering of colorectal carcinomas in one family, there is an excess of extracolonic cancer in the endometrium, ovary, stomach and urinary tract. Lacking of clinical features, diagnosis is based on family history, followed by microsatellite analysis. Furthermore the potential mutated genes can be revealed by immunohistochemical staining. Diagnosis is confirmed by the detection of a mutation in one of the known six DNA-Mismatch-Repair (MMR) genes (*MSH2, MHL1, MSH6, PMS1, PMS2 and MLH3*).

PMS1 and PMS2 interact as heterodimers with the MLH1 complex during the MMR cascade. Up to date only few mutations could be found in the *PMS2* gene, mostly in families addicted to the Turcot-Syndrome. The Turcot-Syndrome is a genetic disease, which is clinically characterized by the coincident occurrence of primary brain tumors and multiple colorectal adenomas. Most of the tumors are caused by a mutation in the *APC* (adenomatous polyposis gene) gene and only ten percent lead back to a mutation in MMR-genes. In these tumors (mainly glioblastoma) a status of high microsatellite instability (MSI-H) as well as a loss of protein expression in one of the responsible MMR-gene is found.

The aim of this study was to carry out, wether the screening of patients diagnosed with a glioblastoma at young age, in which a Turcot Syndrome was excluded, will discover additional HNPCC-families resulting in implications for the special care.

31 patients were analysed in a retrospective setting for MSI and loss of protein expression. On this purpose the immunohistochemical staining of PMS1 and PMS2 had to be established. In 4/31 patients a MSI-H status as well as a loss of expression in PMS1 could be detected, one of them also revealed a less intense staining in MLH1. In additional 4 patients a loss of PMS1 was found.

In summary four patients are most likely HNPCC-associated, further four patients have to be analysed in more detail. The detection of loss of PMS1 protein expression may be a hint for the development of glioblastoma in young patients differing from those having a Turcot Syndrome, who mostly showed mutations in PMS2. In conclusion, it is of great clinical importance to add the glioblastoma to the HNPCC-associated tumors.

Einleitung

Zu den HNPCC-assoziierten Karzinomen gehören Tumoren des Magens, Endometriums, Dünndarms, der oberen Harnwege sowie der Ovarien. Ein erhöhtes Risiko für Brustkrebs wurde teilweise beschrieben, wobei im Vergleich für Tumoren der Prostata und der Lunge in Assoziation mit HNPCC bis heute keine zunehmende Inzidenz beschrieben werden konnte. Ob das Glioblastom zu den HNPCC-assoziierten Tumoren zu rechnen ist, konnte bisher nicht eindeutig geklärt werden, obschon das vermehrte familiäre Auftreten von Hirntumoren, gemäß des Turcot-Syndroms molekulargenetisch in 10% der Fälle auf einen Defekt im DNA-Mismatch-Repairsystem zurückgeführt wird.

Da HNPCC-assoziierte Tumore in nahezu 100% eine hohe Instabilität sowie einen Expressionsverlust in einem der bekannten DNA-Mismach-Repairgene aufweisen, sollten ebenfalls die bisher nicht untersuchten Gene *PMS1* und *PMS2* analysiert werden, um eine etwaige Zugehörigkeit des Glioblastoms zu den HNPCC-assoziierten Tumoren zu prüfen. Bisher konnten insgesamt vier Mutationen in drei Familien gefunden werden, die jedoch alle ein Turcot-Syndrom vorwiesen.

Ob Glioblastome auch außerhalb des Turcot-Syndroms dem HNPCC-Syndrom zugerechnet werden müssen, sollte in dieser Studie evaluiert werden.

Material und Methode

Es wurden retrospektiv 31 Patienten untersucht, die bei einem frühen Manifestationsalter (< 50 Jahre) an einem Glioblastom erkrankten. Die Familienanamnese wurde gemäß der Bethesda- bzw. Amsterdamer-Kriterien erhoben. Des Weiteren wurde aufgrund der geringen DNA-Menge eine Mikrosatellitenanalysen nach Lasermikrodissektion -abweichend vom internationalen Standard- nur mit BAT 26 nach einer Studie von Loukoula et al. aussagekräftig durchgeführt. Eine immunhistochemische Untersuchungen der Proteinexpression der für das HNPCC-Syndrom verantwortlichen DNA-Mismatch-Repairproteine wurde angeschlossen, wobei die immuhisto-chemische Analyse der Expression von PMS1 und PMS2 erstmalig etabliert wurde.

Ergebnisse

Obwohl diese Patienten nur anhand des frühen Erkrankungsalters ausgewählt wurden, erfüllten 3/31 die Amsterdamer- und 5/31 die Bethesda-Kriterien. Die Mikrosatellitenanalyse zeigte in 4/31 Fällen eine Instabilität bei BAT 26, wobei 1 Patient den Amsterdamer und 3 den Bethesda Kriterien entsprachen. 3/4 Patienten wiesen einen Expressionsverlust in PMS1 auf, wobei 1 Patient zusätzlich einen Verlust der MLH1 Expression und die beiden weiteren eine verminderte Expression von MLH1 zeigten. Bei vier Patienten wies das Gewebe einen Expressionsverlust von PMS1 auf.

Schlussfolgerung

Die Ergebnisse der Studie geben Anlass zur kritischen Diskussion der HNPCC-Erfassungskriterien, die das Glioblastom bisher nicht eindeutig dem HNPCC-Syndrom zuordnen. Lediglich im Rahmen des Turcot-Syndroms wird eine Assoziation vermutet. Diese Studie zeigt jedoch, dass das Glioblastom dem HNPCC-Syndrom zugeordnet werden sollte. Der gezeigte Verlust der Proteinexpression nur des *PMS1* Gens mag ein Hinweis auf eine andere Pathogenese des Glioblastoms im jungen Alter als das des Turcot-Syndroms geben, bei dem überwiegend das *PMS2* Gen betroffen scheint. Für die Diagnostik schlagen wir aus Kosten- und Zeitgründen vor, dass abweichend vom üblichen Stufenschema, zunächst eine immunhistochemische Analyse durchgeführt werden sollte und nur im Falle eines Expressionsverlusts, unter zusätzlicher Prüfung von PMS1 und PMS2, eine weiterführende Mikrosatellitenanalyse notwendig erscheint.

Literatur

1. Hamilton SR, Liu B, Parson RE, Papadopolous NC, Jen J, Powell SM, Krush AJ, Berk T, Cchen Z, Tetu B (1995) The molecular basis of Turcot's syndrome. N Engl J Med 332:839–847

2. Loukola A, Eklin K, Laiho P, Salovaara R, Kristo P, Jarvinen H, Mecklin JP, Launonen V, Aaltonen LA (2001) Microsatellite marker analysis in screening for hereditary nonpolyposis colorectal cancer (HNPCC). Cancer Res 61:4545–4549
3. Lynch HT, Chapelle de la A (2003) Hereditary Colorectal Cancer. N Engl J Med 348:919–932
4. Turcot J, Despres JP, St Pierre F (1959) Malignant tumors of the central nervous system associated with familial polyposis of the colon: report of two cases. Dis Colon Rectum 2:465–468

Korrespondenzadresse: cand.med. Sandra Volker, Abteilung Allgemeinchirurgie – Chirurgisches Hormonlabor, Universitätsklinikum Göttingen, Robert-Koch-Str. 40, 37075 Göttingen, Tel.: 0551-392612, Fax: 0551-39-6106, E-mail: sandra-volker@web.de

VI. Molekulare Onkologie: Genomische Analyse

Chromosomale Profile synchron hepatisch metastasierter kolorektaler Karzinome

Chromosomal alterations of colorectal cancer with synchronous hepatic metastastis

C. Mönkemeyer[1], M. Grade[1], T. Liersch[1], C. Langer[1], H. Becker[1], B. M. Ghadimi[1]

[1] Klinik für Allgemeinchirurgie, Universitätsklinikum Göttingen, Robert-Koch-Str. 40, 37075 Göttingen

Abstract

Liver metastasis is a leading cause of poor prognosis for patients with colorectal cancer. Overall, patients with synchronous metastatic spread to the liver have the worst prognosis. Therefore, it is of high clinical interest to find biological markers to estimate the metastatic potential of colorectal cancers.

The purpose of our study was to determine the extent of genomic sequences in colorectal cancer which might be disposing for liver metastasis. This could clarify the biology of metastasis formation and could provide new biomarkers predictive for the individual patient's metastatic potential.

Einleitung

Die Lebermetastasierung kolorektaler Karzinome ist mit einer deutlichen Prognoseverschlechterung assoziiert. Dies betrifft insbesondere Patienten, die bereits synchron bei Diagnose des Primär-Tumors hepatische Filiae aufweisen. Daher werden nach wie vor Marker gesucht, welche die hämatogene metastastische Potenz kolorektaler Karzinome abschätzen lassen.

Die genomische Charakterisierung der Karzinogenese und Tumorprogression von kolorektalen Karzinomen hat in der Tat eine Sequenz chromosomaler Gewinne und Verluste ergeben (Ried et al. 1996). Ebenso konnte gezeigt werden, dass die lymphogene Metastasierung durch Gewinne des Chromosoms 8q23 – 24 bedingt sein könnte (Ghadimi et al. 2003). In dieser Studie wurde nach genomischen Alterationen gesucht, die die synchrone hepatischer Metastasierung charakterisieren.

Methode

Es wurden zwei Gruppen kolorektaler Karzinome (n = 36) auf chromosomale und subchromosomale Veränderungen untersucht. Gruppe I umfasste 18 kolorektale Karzinome ohne Lebermetastasen (Nachbeobachtungszeit 2 Jahre, T_{2-4}, N_{0-2}, M0), während Gruppe II aus 18 Primärtumore (T_{2-4}, N_{0-2}, M1) mit synchroner (bei Diagnose bzw. innerhalb von 6 Monaten) Lebermetastasierung bestand. Zur Detektion der chromosomalen Veränderungen benutzten wir die Vergleichende Genomische Hybridisierung (CGH), die durch eine 2-Farben-Fluoresenz-in-situ-Hybridisierung einen Überblick über genetische Gewinne sowie Verluste eines Tumors liefert. Durch Vergleich der beiden Kollektive untereinander wurde nach spezifischen Alterationsmustern gesucht, die bei hämatogener Metastasierung auftreten.

Ergebnisse

Die Tumore der Gruppe I zeigten mit einem ANCA-Wert (= Average Number of Copy Alterations) von 9,1 eine deutlich niedrigere chromosomale Instabilität als die Tumore der Gruppe II mit einem ANCA-Wert von 12,8. Beim Vergleich der gruppenspezifischen Alterationen zeigte sich in der synchron metastasierten Gruppe eine höhere Inzidenz an chromosomalen Verlusten auf Chromosomen 1p32-pter (72% Gruppe II versus 22% in Gruppe I), 9p33-pter (38% versus 11%), 16p (44% versus 5%) und 22 (50% versus 22%). Bei chromosomalen Gewinnen zeigten sich dagegen keine wesentlichen Unterschiede.

Diskussion

In den durchgeführten Experimente fanden sich häufige Verluste von 5q, 8p, 18q sowie Gewinne von 8q, 13q und 20q. Diese Alterationen wurden bereits als spezifisch für das kolorektale Karzinom beschrieben (Ried et al. 1996, Meijer et al 1998). Das Ausmaß chromosomaler Instabilität (ANCA) entsprach in unseren Experimenten dem anderer CGH-Studien.

Unsere Experimente weisen daraufhin, dass synchron hepatisch metastasierte Karzinome – im Vergleich zu nicht-metastasierten Karzinomen – auf den Chromosomen 1p32-pter, 9p33-pter, 16p, 22 deutlich mehr Verluste chromosomalen Materials aufwiesen. Es fanden sich bezüglich chromosomaler Gewinnen keine wesentlichen Unterschiede. Es erscheint daher naheliegend, dass bei der hämatogenen Metastasierung vor allem der Verlust von Tumorsuppressorgenen eine Rolle spielt. Speziell scheinen Gene auf den Chromosomen 1p, 9p, 16p, und 22 den aggressiven Phänotyp zu bestimmen.

Literatur

1. Ried T, Knutzen R, Steinbeck R, Blegen H, Schrock E, Heselmeyer K, du Manoir S, Auer G (1996 April) Comparative genomic hybridization reveals a specific pattern of chromosomal gains and losses during the genesis of colorectal tumors. Genes Chromosomes Cancer 15:234–245
2. Ghadimi BM, Grade M, Liersch T, Langer C, Siemer A, Fuzesi L, Becker H (2003 May) Gain of chromosome 8q23–24 is a predictive marker for lymph node positivity in colorectal cancer. Clin Cancer Res 9:1808–1814
3. Meijer GA, Hermsen MA, Baak JP, van Diest PJ, Meuwissen SG, Belien JA, Hoovers JM, Joenje H, Snijders PJ, Walboomers JM (1998 Dec) Progression from colorectal adenoma to carcinoma is associated with non-random chromosomal gains as detected by comparative genomic hybridisation. J Clin Pathol 51:901–909.

Korrespondenzadresse: Dr. med. B. Michael Ghadimi, Klinik für Allgemeinchirurgie, Universitätsklinikum Göttingen, Robert-Koch-Str. 40, 37075 Göttingen, E-mail: mghadimi@chirurgie-goettingen.de

Keimbahnmutationen des *RNASEL* Gens bei Patienten mit sporadischem und familiärem Pankreaskarzinom

Germline mutations of the RNASEL gene in patients with sporadic and familial pancreatic cancer

V. Fendrich[1], E. P. Slater[1], R. Kress[2], M. Sina-Frey[3], H. Rieder[3], B. Chaloupka[1], D. K. Bartsch[1]

[1] Klinik für Viszeral-, Thorax- und Gefäßchirurgie
[2] Institut für Medizinische Biometrie und Epidemiologie
[3] Institut für Humangenetik der Philipps-Universität Marburg, Baldingerstraße, 35043 Marburg

Abstract

RNASEL (encoding ribonuclease L) has been proposed as a candidate for the hereditary prostate cancer gene. Recent studies have shown that the *RNASEL* variant 1385 G → A (Arg462Gln) has three times less enzymatic activity than non-mutated RNASEL and is significant associated with prostate cancer risk. Here, for the first time, we screened for *RNASEL* mutations in patients with sporadic and familial pancreatic cancer. In patients with sporadic pancreatic cancer we found wild type in 22% (G/G), 66% were heterozygous (G/A) and 12% were homozygous (A/A). This was significant higher than in controls (45% G/G, 45% G/A and 10% A/A; p: 0,02). In patients with familial pancreatic cancer even 45% were heterozygous (G/A), 23% were homozygous (A/A), while in only 32% of the patients wild type was identified. These results suggest that germline mutations of RNASEL gene may be associated with sporadic and familial pancreatic cancer.

Einleitung

Das *RNASEL* (*encoding Ribonuclease L*) Gen, welches eine bedeutende Rolle in der Zellapoptose spielt, wurde kürzlich als Kandidatengen für das familiäre Prostatakarzinom identifiziert [1, 2]. Es konnte gezeigt werden, dass die *RNASEL* Mutation 1385 G → A (Arg462Gln), die zu einer Substitution von Arginin zu Glutamin führt, dreimal weniger Enzymaktivität aufweist, als dies beim Vorhandensein des Wildtyps der Fall ist und dabei signifikant mit Gefahr an Prostatakrebs zu erkranken assoziiert ist [3]. Männer, die heterozygot für das mutierte Allel (G/A) waren, hatten ein 50% höheres Risiko an Prostatakrebs zu erkranken, bei Männern mit homozygoter Mutation (A/A) verdoppelte sich sogar das Erkrankungsrisiko.

Das duktale Pankreaskarzinom ist der fünfthäufigste bösartige Tumor und die Inzidenz dieser Erkrankung deckt sich auch heute noch fast komplett mit der Letalität, was insbesondere auf die zu späte Entdeckung des Tumors zurückgeführt wird. Auch bei dieser Tumorentität ist neben der sporadischen eine familiäre Form bekannt. In dieser Arbeit wurde untersucht welche Rolle *RNASEL* in der Tumorgenese des sporadischen und familiären Pankreaskarzinom spielt.

Methodik

Bei 41 Patienten mit sporadischem Pankreaskarzinom, 22 Patienten mit familiärem Pankreaskarzinom (mindestens 2 erstgradige Verwandte) und 74 Kontrollpersonen wurden Mutationsanalysen beim *RNASEL* Gen durchgeführt. Dafür wurde DNA aus 10 ml EDTA-Blut der Patienten extrahiert. Alle Tumoren waren histologisch gesichert.

Ergebnisse

Bei den Patienten mit sporadischem Pankreaskarzinom trugen 22% den Wildtyp (G/G), 66% hatten ein mutiertes Allel (G/A) und bei 12% waren beide Allele mutiert (A/A). Dies war signifikant gegenüber den Kontrollpersonen (45% G/G, 45% G/A und 10% A/A; p: 0,02). Bei den Patienten mit familiärem Pankreaskarzinom trugen sogar nur 32% den Wildtyp (G/G), 45% trugen ein mutiertes Allel (G/A), während bei 23% beide Allele mutiert waren (A/A). Auf Grund der relativ kleinen Fallzahlen war dies statistisch nicht signifikant. Weiterhin fanden wir eine Nonsense-Keimbahnmutation (E265X) bei einem Patienten mit familiärem Pankreaskarzinom.

Schlussfolgerung

Diese Daten zeigen erstmals, dass Keimbahnalterationen des *RNASEL*-Gens zum sporadischen wie familiären Pankreaskarzinom prädisponieren können. Die genaue Bedeutung von *RNASEL* für die Tumorgenese des Pankreaskarzinoms muß an größeren Patientenzahlen weiter evaluiert werden.

Literatur

1. Rökman A, Ikonen T, Seppälä EH, Nupponen N, Autio V, Mononen N, Bailey-Wilson J, Trent J, Carpten J, Matikainen MP, Koivisto PA, Tammela TLJ, Kallioniemi OP, Schleutker J (2002) Germline Mutations of the *RNASEL* gene, a candidate *HPC1* gene at 1q25, in patients and families with prostate cancer. Am J Hum Genet 70:1299–1304

2. Carpten J, Nupponen N, Isaacs S, Sood R, Robbins C, Xu J, Faruque M, Moses T, Ewing C, Gillanders E, Hu P, Bujnovszky P, Makalowska I, Baffoe-Bonnie A, Faith D, Smith J, Stephan D, Wiley K, Brownstein M, Gildea D, Kelly B, Jenkins R, Hostetter G, Matikainen MP, Schleutker J, Klinger K, Connors T, Xiang Y, Wang Z, De Marzo A, Papadopoulos N, Kallioniemi OP, Burk R, Meyers D, Grönberg H, Meltzer P, Silverman R, Bailey-Wilson J, Walsh P, Isaacs W & Trent J (2002) Germline Mutations in the ribonuclease L gene in families showing linkage with HPC1. Nat Genet 30:181–184

3. Casey G, Neville PJ, Plummer SJ, Xiang J, Krumroy LM, Klein EA, Catalona WJ, Nupponen N, Carpten JD, Trent JM, Silverman R, Witte JS (2002) RNASEL Arg462Gln Variant is implicated in up to 13% of prostate cancer cases. Nat Genet 32:581–583

Korrespondenzadresse: Dr. med. Volker Fendrich, Klinik für Visceral-, Thorax- und Gefäßchirurgie, Philipps-Universität Marburg, Baldingerstraße, 35033 Marburg, Tel.: 06421/2866441, Fax: 06421/68995, E-mail: fendrich@med.uni-marburg.de

Prognostische Relevanz von Aberrationen des langen Armes von Chromosom 8 beim Adenokarzinom des Pankreas

Prognostic significance of aberrations of the long arm of chromosome 8 in adenocarcinoma of the pancreas

C. Schleicher[1], C. Poremba[2], H. H. Wolters[1], W. Böcker[3], N. Senninger[1], M. Colombo-Benkmann[1]

[1] Klinik und Poliklinik für Allgemeine Chirurgie, Universitätsklinikum Münster
[2] Institut für Pathologie, Heinrich Heine-Universität Düsseldorf
[3] Gerhard Domagk-Institut für Pathologie, Universitätsklinikum Münster

Abstract

The aim of the present study was to screen early and advanced pancreatic cancer (PC) for analogous and different cytogenetic changes and to correlate the detected aberrations with clinical outcome.

Paraffin-embedded specimen of 33 patients with PC were investigated for gains and losses of genetic material by comparative genomic hybridisation (CGH) after separation of PC from normal cells by microdissection. Aberrations were correlated with histopathological staging (UICC 2002) and clinical outcome using the Kaplan-Meier survival analysis and the log-rank test for univariate analysis.

28 (85%) PC showed chromosomal aberrations. Among these was an average of 4.7 total aberrations per tumor (2 – 13). Gains of chromosomal material were most frequently identified on chromosome 8q (50%), 13q (36%), 18p (25%) and 3q (21%). Genetic losses were frequently detected on chromosome 1p (54%), 22 (50%) and 19 (43%), 17p (32%), 18q and 8p (18% each). Losses of 8p (n = 5) and 3p (n = 4) were only detected in patients with advanced stage PC (p < 0,01). Median survival time of all patients was 13 months. Median survival time of patients with aberration of 8q (n = 14) was 8.5 months, while median survival time of patients without gain of 8q (n = 19) was 16 months (p < 0.001).

The chromosomal regions containing genetic alterations represent potential loci for new target genes in PC. The significant correlation of gain of genetic material located on the long arm of chromosome 8 with short survival time suggests that potential new prognostic markers could be located on this chromosomal region.

Einleitung

Voraussetzung für die Entwicklung neuer Strategien zur frühzeitigen Diagnosestellung und Therapie des Pankreaskarzinoms (PC) ist ein umfassendes Verständnis der an Genese und Progression des PC beteiligten genetischen Ereignisse. Ziel der vorliegenden Studie war es, frühe und fortgeschrittene Adenokarzinome des PC hinsichtlich genomischer Veränderungen auf chromosomaler Ebene zu untersuchen und die klinische und prognostische Relevanz der identifizierten Aberrationen zu überprüfen.

Material und Methoden

Untersucht wurden Formalin-fixierte, entparaffinierte Proben von 33 Patienten (62 Jahre ± 12 [31 – 82]) mit PC mittels Comparativer Genomischer Hybridisierung (CGH). Pro Gewebeprobe wurden 20 Hämatoxylin-Schnitte (10 µm) manuell mikrodisseziert. Es wurden nur Proben mit einem Tumorzellgehalt >70% zur anschließenden DNA-Extraktion verwendet. 900 ng FITC-markierte Tumor-DNA (grün) und 300 ng TRITC-markierte Referenz-DNA (rot) wurden auf Metaphasechromosomen gesunder Patienten hybridisiert. Der FITC/TRITC-Quotient wurde für jedes einzelne Chromosom mittels Fluoreszenzkamera-Aufnahmen von je 10 Metaphasen pro Probe und spezieller Analyse-Software errechnet. Veränderungen von mehr als 1,25 bzw. 0,75 wurden als DNA-Gewinn bzw. -Verlust klassifiziert und mit den Tumorstadien (UICC 2002) sowie den Überlebenszeiten (ÜLZ) korreliert. Die Berechnung der Überlebenswahrscheinlich-keiten erfolgte nach Kaplan-Meier, die univariate Analyse mittels Log-Rank Test.

Ergebnisse

Aberrationen lagen bei 28 (85%) Patienten mit PC vor. Die durchschnittliche Anzahl von Aberrationen pro Tumor betrug 4,7 (1 – 13). Die häufigsten Regionen mit chromosomalen Verlusten waren 1p (54%), Chromosom 22 (50%) und 19 (43%), 17p (32%), 18q und 8p (je 18%), diejenigen mit Zugewinnen 8q (50%), 13q (36%), 18p (25%) und 3q (21%). Verluste des kurzen Arms von Chromosom 8 (n = 5) sowie des kurzen Arms von Chromosom 3 (n = 4) kamen nur in fortge-schrittenen Tumorstadien (IIb/III) (p < 0,01) vor.

Die mediane ÜLZ aller Patienten betrug 13 Monate ± 15,5 (3 – 85), diejenige von Patienten mit genetischem Zugewinn auf Chromosom 8q (n = 14) 8,5 Monate ± 11 (4 – 50) und von Patienten ohne Aberration (n = 14) von 8q 16 Monate ± 17 (3 – 85; p < 0,01). Der Zugewinn von 8q konnte sowohl in frühen (I/IIa; n = 5) als auch späten (IIb/III; n = 9) Tumorstadien nachgewiesen werden und war weder mit Alter, Geschlecht noch Differenzierung korreliert. Die übrigen Aberrationen waren mit keinem der genannten Faktoren korreliert.

Diskussion

Die identifizierten Chromosomenabschnitte mit genetischen Alterationen stellen Loci für weitere Targetgene, die bei Initiation und Invasion des PC eine Rolle spielen könnten, dar. Hierbei entspre-chen die detektierten Aberrationen in weiten Teilen bereits bekannten chromosomalen Verände-rungen beim PC und korrelieren zum Teil mit Loci bekannter, beim PC mutierter Tumorsuppres-sorgene wie z. B. p53 auf 17p13, SMAD4 auf 18q21 oder ki-RAS auf 12p12 [1]. Die tumorbiologi-sche Bedeutung anderer Aberrationen hingegen ist noch unklar. Deletionen des kurzen Arms von Chromosom 3 und 8 sind für verschiedene solide Tumore beschrieben worden [2]. Das isolierte Auftreten von 3p- und 8p-Verlusten in fortgeschrittenen Tumorstadien des PC deuten auf das Vorhandensein von Tumorsuppressorgenen, die eine entscheidende Rolle bei der Progression und Invasion des PC spielen, in diesen Abschnitten hin.

Die signifikante Korrelation des 8q Zugewinns mit einem verkürzten Überleben ist am ehesten auf hier befindliche prognostisch relevante molekulare Marker zurückzuführen. Der Zugewinn von Chromosom 8q gehört zu den häufigsten Aberrationen in soliden Tumoren, wobei für einige Tumorentitäten bereits eine Assoziation mit einem aggressiven Phenotyp vermutet wird [3]. Das auf 8q24 lokalisierte c-MYC ist neben verschiedenen anderen Tumoren auch beim PC überexprimiert [4]. Darüber hinaus sind zahlreiche weitere Gene mit Bedeutung für Zellregulation und Tumorwachstum auf 8q lokalisiert. Das in die Kontrolle der Zellproliferation involvierte NOV sowie EBAG9 und FAK, deren vermehrte Expression bereits bei verschiedenen soliden Tumoren gezeigt werden konnte [5] sind hierfür Beispiele angeführt.

Diese und weitere auf Chromosom 8q lokalisierte Marker stellen potentielle Targetgene mit möglicherweise hohem onkogenen Potential dar, deren Amplifikation von entscheidender prognostischer Bedeutung beim PC sein könnte.

Literatur

1. Schleger C, Arens N, Zentgraf H, Bleyl U, Verbeke C (2000) Identification of frequent chromosomal aberrations in ductal adenocarcinoma of the pancreas by comparative genomic hybridization (CGH). J Pathol 191:27–32
2. Gebhart E, Liehr T (2000) Patterns of genomic imbalances in human solid tumors. Int J Oncol 16:383–399
3. Okamoto H, Yasui K, Zhao C, Arii S, Inazawa J (2003) PTK3 and EIF3S3 genes may be amplification targets at 8q23–q24 and are associated with large hepatocellular carcinomas. Hepatology 38:1242–1249
4. Schleger C, Verbeke C, Hildenbrand R, Zentgraf H, Bleyl U (2002) c-MYC activation in primary and metastatic ductal adenocarcinoma of the pancreas: Incidence, mechanisms and clinical significance. Mod Pathol 15:462–469
5. Garnis C, Coe B, Ishkanian A, Zhang L, Rosin M, Lam W (2004) Novel regions of amplification on 8q distinct from the MYC locus and frequently altered in oral dysplasia and cancer. Genes Chromosomes Cancer 39:93–98

Korrespondenzadresse: Dr. Christina Schleicher, Klinik und Poliklink für Allgemeine Chirurgie, Universitätsklinikum Münster, Waldeyerstrasse 1, 48149 Münster, Tel.: (0251)-83-56301/56302, Fax: 0251-83-56402, E-mail: cschlei@web.de

Genomische Analyse der Tissue Inhibitors of Metalloproteinases 1 und 2 (TIMP1 und TIMP2) als potentielle ätiologische Faktoren spontaner Aortenaneurysmen

Genomic analysis of the tissue inhibitors of metalloproteinase 1 and 2 (TIMP1 and TIMP2) as potential etiologic factors of spontaneous aortic aneurysms

I. Hinterseher[1], D. Krex[2], H. Bergert[1], E. Kuhlisch[3], H. D. Saeger[1]

[1] Klinik und Poliklinik für Viszeral-, Thorax- und Gefäßchirurgie, Universitätsklinikum Carl-Gustav-Carus, Technische Universität Dresden

[2] Klinik und Poliklinik für Neurochirurgie, Universitätsklinikum Carl-Gustav-Carus, Technische Universität Dresden

[3] Institut für Medizinische Informatik und Biometrie, Technische Universität Dresden

Abstract

Variable gene expression patterns of the tissue inhibitor of metallo-proteinase 1 and 2 (TIMP1 and TIMP2) in the wall of spontaneous aortic aneurysms suggest that the phenotype may be associated with functional genetic variants of those genes. Thus, we have analyzed the coding sequences of the TIMP1- and TIMP2-gene in a group of 50 patients with abdominal aortic aneurysm and in a control group of 48 healthy individuals. We have identified 3 new single nucleotide polymorphisms (SNP). An association described by Wang et al. [1] of the SNP TIMP2 nt 573 G/A with the phenotype could not be shown in our population.

Einleitung

Sporadische Aortenaneurysmen werden häufig im Zusammenhang mit einer Atherosklerose beobachtet, die durch exogene Faktoren wie Hypertonie, Nikotinabusus, Hypercholesterinämie begünstigt wird. Morphologische Studien zeigen jedoch auch einen verminderten Kollagengehalt in aneurysmatisch veränderten Aortenwänden [2], was auf endogene Ursachen hinweist. Veränderte Genexpressionsmuster von Metalloproteinasen und Inhibitoren von Metalloproteinasen in Aneurysmawänden von Betroffenen im Vergleich zu Normalgewebe [3] weisen auf ein Ungleichgewicht von Proteinasen und Proteinase-Inhibitoren hin. Es wird vermutet, dass daraus eine vermehrte Proteolyse resultiert in deren Folge die Gewebetextur geschwächt und das Aortenaneurysma ausgebildet wird. Die Genexpression wird auf genomischer Ebene über Promotorvarianten und Varianten in der codierenden und untranslatierten Gensequenz reguliert. So kann z. B. eine genetische Variante der Inhibitoren der Metalloproteinasen zu deren verminderten Expression führen und damit ein Überwiegen der proteolytischen Metalloproteinasen bewirken. Wang et al. [1] hat z. B. an einem kleinen Patientenkollektiv mit Aortenaneurysma bei der Sequenzierung der codierenden Sequenz der Inhibitors of Metalloproteinase 1 und 2 (TIMP1 und TIMP2) eine Assoziation der Variante TIMP2 nt 573 G/A zum Phänotyp Aortenaneurysma fest. Unser Ziel war es an unserer eigene Patientenpopulation auch diese Assoziation zu zeigen.

Methodik

Aus der DNA von 50 Patienten mit abdominalem Aortenaneurysma und 48 Patienten aus der Normalbevölkerung wurden systematisch die codierende Region und 2 ausgewählte Promotorabschnitte der TIMP1- und TIMP2-Gene sequenziert und miteinander verglichen. Dazu wurden 13 Primerpaare ausgewählt, jeder Genabschnitt wurde durch eine Polymerasekettenreaktion amplifiziert, und schließlich wurde ein DNA-Sequenzierung nach Sanger mit anschließender Detektion auf dem automatischen Laserfluoreszenzsequenzierer (A. L. F. express TM) durchgeführt. Jede erfolgte Sequenzierung wurde mit einer Referenzsequenz verglichen und ausgewertet. Beschriebene und neu identifizierte Genvarianten wurden in beiden Untersuchungsgruppen notiert. Die Auswertung der Allelfrequenzen erfolgte mittels Kreuztabellen und exaktem Fisher Test.

Ergebnisse

Neben den von Wang et al. [1] beschriebenen Sequenzvarianten konnten 3 weitere Sequenzvarianten detektiert werden. Die beschriebene Assoziation im Gen TIMP2 nt 573 G/A für den Phänotyp Aortenaneurysma konnte an unserem Patientenkollektiv nicht bestätigt werden.

Schlußfolgerung

Die von Wang et al. an einem kleinen Patientengut beschriebene Assoziation TIMP2 nt 573 G/A für den Phänotyp Aortenaneurysma konnte in unserem größeren Patientenkollektiv nicht reproduziert werden. Diese Beobachtung schließt jedoch nicht aus, dass assoziierte Haplotypen vorliegen. Wir werden deshalb auf der Basis dieses Datensatzes Haplotypen konstruieren und versuchen, die Funktionalität verschiedener Allele zu testen.

Literatur

1. Wang X, Tromp G, Cole W, Verloes A, Sakalihasan N, Yoon S, Kuivaniemi H (1999) Analysis of coding sequences for tissue inhibitor of metalloproteinases 1 (TIMP1) and 2 (TIMP2) in patients with aneurysms. Matrix Biol 18:121–124
2. Campa JS, Greenhalgh RM, Powell JT (1987) Elastin degradation in abdominal aortic aneurysms. Atherosclerosis 65:13–21
3. Annabi B, Shédid D, Ghosn P, Kenigsberg RL, Desrosiers RR, Bojanowski MW, Beaulieu E, Nassif E, Moumdjian R, Béliveau R (2002) Differential regulation of matrix metalloproteinase activities in abdominal aortic aneurysms. J Vasc Surg 35:539–546

Korrespondenzadresse: Dr. med. Irene Hinterseher, Klinik für Viszeral, Thorax- und Gefäßchirurgie des Universitätsklinikums Carl Gustav Carus der Technischen Universität Dresden, Fetscherstr. 74, 01307 Dresden, Fax: 0351/458-4395, E-mail: irene.hinterseher@web.de

VII. Molekulare Onkologie: Karzinogenese

Casein Kinase 1 delta und p53 modulieren Zentrosomen-spezifische Funktionen

Casein kinase 1 delta and p53 modulate centrosome-specific functions

M. Stöter[1], L. Behrend[3], W. Deppert[2], D. Henne-Bruns[1], U. Knippschild[1]

[1] Chirurgische Klinik der Universität Ulm
[2] Heinrich-Pette-Institut für Experimentelle Immunologie und Virologie, Universität Hamburg
[3] Sektion Gentherapie, IZKF, Universität Ulm

Abstract

Background: The stress induced casein kinase 1 delta (CK1δ) [1] phosphorylates p53, thereby modulating p53 functions [2]. Inhibition of CK1δ by IC261 mainly results in the disruption of centrosomal functions by inhibition of the activity of regulatory centrosomal proteins [3], e. g. p53 [4]. *Methods:* Colocalization of p53 and CK1δ were analyzed in interphase and mitotic CV1 cells by immunofluorescence. To analyse the phosphorylation status of p53 phosphospecifc anti p53 antibodies were used and two dimensional phosphopeptide analysis were performed. *Results:* We could show that CK1δ is localized at the centrosome in mitotic and in interphase cells. Our *in vitro* kinase assays and in ELISAs show that CK1δ phosphorylates the N-terminus of p53 at serine 6, 9, 15 and 20. A subfraction of p53 that is associated with the centrosome is phosphorylated at the CK1δ/ε-specific phosphorylation sites. *In vivo* ^{32}P labelling of p53 revealed that the phosphorylation status of N-terminal phosphorylation sites changes within the cell cycle. *Conclusion:* Our data indicate that CK1δ associates with p53 at the centrosome, thereby modulating the phosphorylation status of p53 N-terminal phosphorylation sites. These results indicate that CK1δ might have the ability to modulate centrosomal functions of p53 by site-directed phosphorylation *in vivo*. Further experiments are necessary to proof a correlation between the p53 phosphorylation status and centrosomal amplifications, which are frequently found in aggressive tumor cells.

Einleitung

Die in Stress-Situationen p53-abhängig induzierte Casein Kinase 1 delta (CK1δ) [1] kann durch Phosphorylierung die Funktionen von p53 beeinflussen [2]. Die Inhibition von CK1δ durch IC261 führt vornehmlich zu zentrosomalen Störungen [3], da die Aktivität regulatorischer zentrosomaler Proteine, u. a. auf diejenige von p53 [4], beeinflusst werden kann.

Material und Methoden

Die Kolokalisation von p53 und CK1δ wurde in Interphase- und mitotischen CV1-Zellen durch Immunfluoreszenzanalysen untersucht. Mit phosphospezifischen anti-p53 Antikörpern und durch zweidimensionale Phosphopeptidanalyse wurde der Phosphorylierungsstatus von p53 analysiert.

Ergebnisse

Unsere Analysen zeigen, dass CK1δ in Interphase- und mitotischen Zellen am Zentrosom lokalisiert ist. Durch *in vitro* Kinasierungsexperimente und ELISAs konnte gezeigt werden, dass CK1δ p53 an den N-terminalen Serinen 6, 9, 15 und 20 phosphoryliert. Es konnte nachgewiesen werden, dass die p53 Subfraktion, die spezifisch mit dem Zentrosom assoziiert, an allen CK1δ/ε-spezifischen Phosphorylierungsstellen phosphoryliert ist. Durch in vivo ^{32}P-Markierungen von Zellen konnte gezeigt werden, dass sich in Abhängigkeit von der Zellzyklusphase der Phosphorylierungsstatus einzelner N-terminaler Phosphorylierungsstellen von p53 ändert, die *in vitro* durch CK1δ phosphoryliert werden.

Schlußfolgerung

Diese Ergebnisse belegen, dass CK1δ und p53 zusammen am Zentrosomen lokalisiert sind. Zudem sind die CK1δ-spezifischen N-terminalen Serine von zentrosomalem p53 phosphoryliert. Daher kann eine funktionelle Bedeutung der Kolokalisation von p53 und CK1δ am Zentrosom postuliert werden. Weitere Experimente werden zeigen, ob eine Korrelation zwischen dem p53 Phosphorylierungsstatus und dem Auftreten von Zentrosomenamplifikationen, die häufig in Tumorzellen auftreten, bestehen.

Literatur

1. Knippschild U, Milne DM, Campbell L, DeMaggio T, Christenson E, Hoekstra MF, Meek, DW (1997) p53 is phosphorylated *in vitro* and *in vivo* by the delta and epsilon isoforms of the casein kinase 1 and enhances the level of casein kinase 1 delta in response to topoisomerase-directed drugs. Oncogene 15:1727–1737
2. Meek DW (2000) The role of p53 in the response to mitotic spindle damage. Pathol Biol 48:246–254
3. Behrend L, Milne D, Campbell L, Meek DW, Deppert W, Knippschild U (2000) Oncogene 19:5303–5313
4. Fukasawa K, Choi T, Kuriyama R, Rulong S, Vande Woude GF (1996) Abnormal centrosome amplification in the absence of p53. Science 271:1744–1747

Korrespondenzadresse: PD Dr. biol. hum. Uwe Knippschild, Abteilung für Viszeral- und Transplantationschirurgie, Chirurgische Universitätskliniken am Safranberg, Steinhövelstr. 9, 89075 Ulm, Tel.: 0731 500 27236, Fax: 0731 500 21593, E-mail: uwe.knippschild@medizin.uni-ulm.de

Quantifizierung und Charakterisierung zirkulierender Tumorzellen mittels eines neuen Tumor-Maus-Modells

Quantification and characterization of metastasizing tumor cells in a new tumor-mouse-model

M. Bockhorn[1,2], A. Frilling[1], S. Roberge[2], L. L. Munn[2], R. K. Jain[2], C. E. Broelsch[1]

[1] Klinik für Allgemein- und Transplantationschirurgie, Universität Essen
[2] Edwin L. Steele Laboratory, Department of Radiation Oncology, Massachusetts General Hospital and Harvard Medical School, Boston, Massachusetts, USA

Abstract

Introduction: Circulating tumor cells produce relatively few clinically-detectable metastases. The reason for this remains unclear. We have developed a novel orthotopic kidney tumor model that allowed us to 1) quantify viability and apoptosis in cells shed from primary tumors with low (SN12C) and high metastatic potential (SN12L1), 2) identify genes differentially expressed between the shed cells and the respective primary tumors and 3) assess the biological significance of the differentially expressed genes. *Methods:* 1×10^6 SN12C or SN12L1 cells were injected into the kidneys of SCID mice. After 2 – 3 weeks, the blood supply of the kidney was isolated, perfused in vivo and the metastasizing, shed cells were collected. The fraction of apoptotic and viable cells were determined and sorted via flow cytometer. RNA was extracted out of the viable cells and amplified. A genechip array was performed and selected genes confirmed via a real-Time PCR. Cell migration was assessed using Falcon HTS FluoroBlok 24 well inserts and antibodies against α3-integrin and CD44. *Results:* Cells shed by the higher metastatic SN12L1 tumors were more viable (25%) compared to those shed by the SN12C tumors (11%, $p < 0.05$). Gene array analysis of 23 genes involved in metastasis showed that CD44, α3-integrin and caveolin were downregulated in the shed tumor cells compared to their primary counterparts, and blocking α3-integrin or CD44 inhibited attachment and migration of both cell lines. *Conclusion:* Cohesion of the cells within the primary tumor mediated by CD44 and α3-integrin hinders metastasis. Shedding is a passive process not necessarily mediated by cell migration in these tumors. Furthermore, resistance to apoptosis may enhance metastasis in the higher metastatic tumor.

Einleitung

Obwohl Karzinome Millionen von Zellen pro Tag in die Zirkulation abstoßen, bilden diese Zellen nur in einem kleinen Prozentsatz klinisch erkennbare Metastasen. Aufgrund dieser Erkenntnis wurde die Hypothese aufgestellt, dass der Metastasierungsprozess ineffizient sein muss, wobei die Ursache hierfür nach wie vor ungeklärt scheint. In einer früheren Studie aus unserer Arbeitsgruppe, in der ein ektopes Tumormodell einer humanen Kolonkarzinom-Zellinie verwandt wurde, haben wir gezeigt, dass eine extrem niedrige Vitalität zirkulierender Zellen für die beobachtete Ineffizienz verantwortlich sein könnte [1].

Daneben scheinen genetische Veränderungen essentiell für die Metastasierungspotenz einzelner Zelllinien zu sein. Bernards und Weinberg gehen davon aus, dass die Metastasierungspotenz schon sehr früh innerhalb der Karzinogenese erworben wird [2] und Ramaswamy et al. haben in Primärtumoren sog. Expressionsmerkmale gefunden, die mit einer hohen Metastasierungsrate assoziiert werden konnten [3]. Welche genetischen Einflüsse auf zirkulierende Tumorzellen wirken und inwieweit diese Zellen zur Metastasierungspotenz beitragen ist bisher nicht untersucht.

Wir haben ein neuartiges, orthotopes Tumor-Maus-Model entwickelt, mit dessen Hilfe wir zirkulierende Tumorzellen eines niedrig- (SN12C) und eines hochmalignen (SN12L1) Nierenzellkarzinoms charakterisieren und mit den Zellen des Primärtumors vergleichen konnten.

Speziell haben wir 1) den Anteil apoptotischer und vitaler Zellen innerhalb zirkulierender Tumorzellen quantifiziert 2) verschiedenartig exprimierte Gene zwischen zirkulierenden und Primärtumorzellen identifiziert und 3) deren biologische Wirksamkeit untersucht.

Methodik

Zelllinien und Tumormodell

Die niedrig- (SN12C) und die hochmaligne (SN12L1) humane Nierenzellkarzinom-Zelllinien wurden uns freundlicherweise von Dr. Isiah J. Fidler überlassen.

1×10^6 SN12C- oder SN12L1-Zellen wurden in die Niere von SCID-Mäusen injiziert. Nach 2 – 3 Wochen erfolgte in tumortragenden Mäusen die Kannülierung der V. renalis und V. jugularis. Mittels artifiziellem Blut (Biopure, Cambridge, MA) wurde anschließend die Maus über ein druckadaptiertes Perfusionssystem perfundiert und die metastasierenden, zirkulierenden Tumorzellen gesammelt.

Quantifizierung zirkulierender Tumorzellen

Tumorzellen konnten anhand eines anti-HLA-Class-II-Antigen Antikörpers identifiziert und mittels eines FACScan Vantage SI-Durchflußzytometers (Becton-Dickinson, Franklin Lakes, NJ) quantifiziert werden. Die zirkulierenden Zellen von SN12C und SN12L1 wurden untereinander als auch mit ihren jeweiligen Primärtumoren verglichen. Um zwischen vitalen, apoptotischen und toten Zellen differenzieren zu können, wurden die Zellen zusätzlich mit Annexin (CALTAG, Burlingame, CA) and 7AAD (Calbiochem-Novabiochem Corp., San Diego, CA) markiert.

Genexpressionsanalyse

Lediglich die vitale Fraktion aller gesammelten Zellen wurde in RLT-Puffer (Quiagen, Germantown, MD) aufbewahrt und bei $-70\,°C$ eingefroren. Nach Kollektion einer genügend großen Anzahl vitaler Zellen wurde die RNA gemäß den Vorgaben des Herstellers extrahiert (Quiagen, Germantown, MD).

Aufgrund der geringen Anzahl zirkulierender Zellen pro Tumor ($\sim 3 – 5 \times 10^5$/Tumor), und der damit einhergehenden geringen Menge an gewonnener RNA, wurde die RNA mit dem RiboAmp RNA Amplification Kit amplifiziert (Arcturus, Mountain View, CA).

Für die Genexpressionsanalyse haben wir bestimmte in der Metastasierung involvierte Gene untersucht und dafür den »GEArray human metastasis specific expression arrays« von SuperArray verwendet (hGEA9905040, SuperArray Inc., Bethesda, MD). Für jeden Tumor bzw. Zellinie wurden 5 µg RNA in der cDNA Probensynthese mit ^{32}[P]-Cytidin-Triphosphat (dCTP 6,000CimM, NEN Life Science Products, Inc., Boston, MA) verwendet. Purifikation, Hybridisierung und Reinigung der Membranen erfolgte gemäß den Vorgaben des Herstellers (SuperArray Inc., Bethesda, MD). Jeder Genearray enthielt 23 in Quadrupletts aufgetragene cDNA Fragmente bestimmter in der Metastasierung involvierter Gene, die negative Kontrolle pUC18 DNA sowie die Beschickungskontrolle β-actin und GAPDH. Die Quantifizierung erfolgte mittels ScanAlyze 2.44

(http://rana.lbl.gov/EisenSoftware.htm) und der GEArray Software (SuperArray Inc., Bethesda, MD). Die relative Quantität eines bestimmten Gens wurde durch den Vergleich mit der Signalintensität von β-actin nach Subtraktion der Intensität von pUC18 DNA ermittelt.

Real-Time PCR

Die Signalintensität von CD44, Caveolin, α3-integrin und β-actin wurde mittels Taqman PCR Core Reagents (PE Applied Biosystems, Foster City, CA) auf dem ABi PRISM 7700 Sequence Detection System (PE Applied Biosystems, Foster City, CA) gemäß den Vorgaben des Herstellers überprüft.

Migrations-Assay

Um den Effekt blockierender Antikörper gegen anti-human α3-integrin (clone P1B5, Chemicon International Inc., Temecula, CA) und anti-human CD44 (clone DF1485, Santa Cruz Biotechnology Inc., Santa Cruz, CA) auf die Zellmigration von SN12C und SN12L1 zu überprüfen, wurden 8 µm große Falcon HTS FluoroBlok 24 Platten (Becton-Dickinson, Franklin Lakes, NJ) verwendet, über einen bestimmten Zeitraum durch ein Epifluoreszenzmikroskop beobachtet und die Migration mittels NIH Image 1.62 quantifiziert.

Ergebnisse

Die perfundierten Karzinome SN12C und SN12L1 stießen durchschnittlich $249 \pm 69 \times 10^3$ (Mean $\pm$ SD) bzw. $275 \pm 67 \times 10^3$ Tumorzellen/h/g in die Zirkulation ab, was einer Gesamtrate von 6.0 und 6.6×10^6 Tumorzellen/die/g entspricht. In den niedrigmalignen, zirkulierenden Tumorzellen SN12C waren $199 \pm 64 \times 10^3$ apoptotisch, $22 \pm 8 \times 10^3$ tot und $27 \pm 11 \times 10^3$ vital verglichen mit $186 \pm 68 \times 10^3$, $20 \pm 7 \times 10^3$ und $69 \pm 50 \times 10^3$ der hochmalignen Zelllinie SN12L1. Damit waren 75% der hochmalignen und 89% der niedrigmalignen zirkulierenden Zellen bei Eintritt in die Zirkulation bereits tot oder apoptotisch. Die Anzahl vitaler Zellen ist in den hochmalignen SN12L1-Tumoren jedoch statistisch signifikant höher (25%) im Vergleich zu den niedrig malignen SN12C-Tumoren (11%, $p < 0.05$).

Mittels Genexpressionsanalysen konnten wir zeigen, dass CD44, α3-integrin and Caveolin in den abgestoßenen, zirkulierenden Tumorzellen der SN12L1 Karzinome sowohl im Vergleich mit ihrem Primärtumor als auch im Vergleich mit den zirkulierenden Zellen des niedrigmalignen Karzinoms SN12C herunterreguliert sind. Diese Ergebnisse wurden mittels real-time PCR bestätigt.

Zu jeder Beobachtungszeit waren die SN12L1 Zellen sehr viel beweglicher als die SN12C Zellen. Die Blockade von α3-integrin führte zur Inhibierung der Migration beider Zelllinien, während die Blockade von CD44 nur die Aktivität von SN12L1 Zellen verhinderte ($p < 0.05$).

Schlussfolgerung

Durch unser Tumormodell haben wir bewiesen, dass die Anzahl vitaler Zellen, die vom Primärtumor in die Zirkulation abgestoßen werden, relativ gering ist. Unserer Meinung nach ist dies einer der Hauptgründe für die Ineffizienz des Metastasierungsprozess. Der geringere Anteil an apoptotischen Zellen und die größere Anzahl vitaler Zellen in den hochmalignen SN12L1 Karzinomen sind ein weiterer Grund für das höhere metastatische Potenzial. Unsere Hypothese unterstützend sind die Beobachtungen von Glinsky et al., die zeigen konnten, dass hochmaligne Zellen durch den Verlust bestimmter Apoptose-Exekutionsmechanismen weniger anfällig für die Apoptose sind [4].

Während des Metastasierungsprozess ist ein fein reguliertes Zusammenspiel zahlreicher Gene essentiell und bestimmte Gene sind hierbei überexprimiert [5]. In unseren Genexpressionsanalysen waren CD44, α3-integrin and Caveolin in den abgestoßenen, zirkulierenden Tumorzellen im Vergleich zu ihren Primärtumoren herunterreguliert. Die biologische Bedeutung der verminderten Expression dieser Gene konnten wir durch einen Migrationsassay beweisen, in dem die Blockade von CD44 und α3-integrin zu einem Verlust der Beweglichkeit vor allem der hochmalignen Tumorzellen führte. Wir folgern daraus, dass die Co-Adhäsion innerhalb des Primärtumors durch CD44 und α3-integrin aufrechterhalten wird. Ihre Aktivität verhindert ein Ablösen von Tumorzellen und damit eine Metastasierung. Wir konnten zeigen, dass das Ablösen von Tumorzellen ein passiver Prozess ist und hochmaligne Tumore eine höhere Widerstandsfähigkeit gegenüber Apoptose besitzen als niedrigmaligne.

Literatur

1. Swartz MA, Kristensen CA, Melder RJ, Roberge S, Calautti E, Fukumura D, Jain RK (1999) Cells shed from tumours show reduced clonogenicity, resistances to apoptosis, and in vivo tumorigenicity. Br J Cancer 81:756–759
2. Bernards R and Weinberg RA (2002) A progression puzzle.[comment]. Nature 418:823
3. Ramaswamy S, Ross KN, Lander ES, Golub TR (2002) A molecular signature of metastasis in primary solid tumors. Nat Genet 9:9
4. Glinsky GV and Glinsky VV (1996) Apoptosis and metastasis: a superior resistance of metastatic cancer cells to programmed cell death. Cancer Lett 101:43–51
5. Zetter B (1993) Adhesion molecules in tumor metastasis. Seminars in Cancer Biology 4:219–229

Korrespondenzadresse: Dr. M. Bockhorn, Klinik für Allgemein- und Transplantationschirurgie, Universität Essen, E-mail: maximilian.bockhorn@uni-essen.de

Phänotypische Charakterisierung von primärkultivierten Tumorstroma-Assoziierten Myofibroblasten bei Kolorektalen Lebermetastasen

Phenotypic characterisation of primary cultured myofibroblasts in colorectal hepatic metastases.

P. Kahl, L. Müller, M. Affeldt, F. Goumas, S. Herbst, X. Rogiers, D. C. Bröring

Klinik für Hepatobiliäre Chirurgie, Universität Hamburg

Abstract

Myofibroblasts, a mesenchymal cell type in hepatic parenchyma, have unique features with respect to their cellular origin, morphology and function. Myofibroblasts play an important role in pathological conditions such as liver fibrosis, cirrhosis and also in development of colorectal hepatic metastasis. Myofibroblasts are the predominant cell type producing extracellular matrix (ECM) components as well as ECM degrading metalloproteases in hepatic parenchyma, indicating that they play a pivotal role in ECM remodeling in both normal and pathological conditions.

The main goal was to investigate the origin and function of myofibroblasts in colorectal hepatic metastasis. We performed cell cultures from 7 normal liver specimen and 7 colorectal hepatic metastasis. Immunohistochemistry was performed with the Avidin-Biotin-Complex method with different antibodys: vimentin, desmin GFAP, alpha-smooth muscle actin, N-CAM, ICAM-1, CK-7, CK-19, CD90 and VEGF. We also stained cryo sections from these specimens with the same antibodies.

The expression of vimentin, alpha-SMA, ICAM-1 and CD90 was srong in the cultured myofibroblasts, whereas desmin and CK7 showed a moderate to strong positive reaction. GFAP, N-CAM, CK19 and VEGF were negative.

We found that that it is possible to culture myofibroblasts from colorectal hepatic metastasis and normal liver. The immunohistochemical correspondence between the cell culture and the cryo sections shows that the myofibroblasts of portal space and sinusoids probably originate the myofibroblasts of colorectal hepatic metastasis.

Einleitung

Fibroblastenartige Zellen spielen wahrscheinlich eine entscheidende Rolle für das Wachstum und die Neovaskularisation von Tumoren. Bislang ist der zelluläre Ursprung sowie die Eigenschaften und Funktionen von Tumorstroma-produzierenden fibroblastischen Zellen in der Leber ungeklärt. Ziel der Arbeit war die immunhistochemische Charakterisierung von Tumorassoziierten Myofibroblasten aus kolorektalen Lebermetastasen, welche im Rahmen von Leberresektionen gewonnen wurden und deren Charakterisierung in vitro und in situ.

Material und Methoden

Aus Leberresektaten wurde 7×gesundes Lebergewebe, 7×Gewebe aus dem Leber/Tumor Übergang und 7×reines Tumorgewebe gewonnen. Einerseits wurden von dem Gewebe Cryoschnitte angefertigt und immunhistochemisch gefärbt, andererseits wurden Myofibroblasten aus gesundem Lebergewebe und Tumorgewebe isoliert und in Zellkultur gebracht. Die Zellen der

2.–6. Passage wurden dann ebenfalls wie unten beschrieben immunhistochemisch gefärbt. Insgesamt konnten wir bisher Primärkulturen aus 5 verschiedenen kolorektalen Metastasen und aus 2 verschiedenen gesunden Lebern gewinnen, kultivieren und anfärben.

Die immunhistochemischen Färbungen wurden mit der Avidin-Biotin-Peroxidase Methode mit folgenden Markern durchgeführt:

Vimentin, Desmin, GFAP, alpha-smooth muscle actin, N-CAM, ICAM-1, CK7, CK19, CD90 und VEGF.

Ergebnisse

In der Zellkultur zeigte sich eine positive Anfärbung bei Vimentin, alpha-SMA, ICAM-1 und CD90. Eine schwache Anfärbung fand sich bei Desmin, CK7 und keine Anfärbung bei den Markern GFAP, N-CAM, CK19 und VEGF. In der Auswertung der Kryoschnitte zeigte sich, dass Stroma-assoziierte Myofibroblasten sich ebenfalls mit Vimentin, alpha-SMA, ICAM-1 und CD90 gut anfärben und sich keine Anfärbung für GFAP, N-CAM, CK19 und VEGF zeigte.

Schlussfolgerung

Wir konnten mit unseren Untersuchungen zeigen, dass sich Myofibroblasten aus normalem Lebergewebe und Tumor-assoziertem Stroma in Kultur anzüchten lassen. Weiterhin konnten wir durch die Übereinstimmung der immunhistochemischen Färbungen der Zellen in Kultur und den Gewebsschnitten aus einerseits Tumorgewebe und andererseits normalem Lebergewebe zeigen, dass es sich höchstwahrscheinlich um die selben Zellen handelt, d. h. Stromazellen des Portalfeldes und der Lebersinusoide wahrscheinlich die Ursprungszellen des Tumorstromas sind.

Es wäre sinnvoll weitere Untersuchungen der Tumor/Stroma Interaktionen durchzuführen, z. B. die Untersuchung der verschiedenen Wachstumsfaktor-Interaktionen zwischen Tumorzellen auf der einen und Myofibroblasten auf der anderen Seite, so dass sich hieraus unter Umständen weitere molekulare/pharmakologische Angriffspunkte gegen die Metastasierung kolorektaler Tumoren ergeben würden.

Korrespondenzadresse: Dr. med. Philip Kahl, Wellingsbütteler Landstrasse 155, 22337 Hamburg, E-mail: philipkahl@gmx.de

Molekulare Charakterisierung von »Tumor-Dormancy« beim Pankreaskarzinom

Molecular characterization of tumor dormancy in pancreatic carcinoma

M. Voss, H. Paulsen, J. von Boetticher, L. Lehnert, H. Kalthoff

Klinik für Allgemeine und Thoraxchirurgie, Universitätsklinikum Schleswig-Holstein, Campus Kiel, Forschungsgruppe Molekulare Onkologie

Abstract

Objective: A human pancreatic adenocarcinoma cell line (A818-6) – which shows all typical genetic alterations of malignant cells – develops single layer epithelial hollow spheres resembling normal pancreatic ductal structures *in vitro*. In this highly differentiation state of hollow sphere formation, A818-6 cells are showing growth arrest and a decrease of telomerase activity. This differentiation status of hollow sphere formation is reversible. *Material and methods:* A818-6 cells were cultivated as monolayer and under three-dimensional growth conditions. To examine how growth inhibition/reduction of telomerase activity was mediated in hollow spheres, we checked expression/phosphorylation of members of MAP-kinase pathway by western-blotting in hollow spheres in comparison to monolayer. The same experiments were carried out with hTERT (catalytic subunit of telomerase)-transduced A818-6 cells and constitutively active TGFβ-receptor I-transduced A818-6 cells. Additionally, relative telomerase activity (TRAP-assay) and expression/activity of members of MAP-kinase pathway (Western blot) were tested in constitutively active TGFβ-receptor I-transduced A818-6 cells. *Results:* A818-6, A818-6/hTERT and A818-6/constitutively active TGFβ-receptor I cells showed under three-dimensional growth conditions a strong decrease of phospho-ERK1 and phospho-ERK2-expression. Additionally we observed in A818-6 cells growing under three-dimensional growth conditions a decrease of c-myc and raf expression. A818-6 monolayer cells transduced with constitutively active TGFβ-receptor I showed a decrease of ERK1/2 phophorylation and a 4-fold reduction of telomerase activity. *Conclusions:* The structure of A818-6 hollow spheres dominates the genetic background: Under three-dimensional growth conditions A818-6 cells are able to bypass constitutively active ras on the level of raf, which implicates that alternative entrance possibilities into MAPK-kinase pathway must exist. Because a decrease of telomerase activity is combined with a decrease of ERK1/2 phosphorylation, it is likely that an interaction of MAP-kinases and SMAD proteins exist, which may present a new form of tumor dormancy.

Einleitung

Die humane Pankreasadenokarzinom-Zellinie A818-6 – mit allen typischen genetischen Alterationen maligner Zellen ausgestattet – bildet unter dreidimensionalen *in-vitro*-Zellkulturbedingungen einschichtige epitheliale Hohlkugeln, die normalen duktalen Pankreasstrukturen ähneln. In diesem hohen Differenzierungsstatus zeigen die A818-6 Zellen Wachstumsinhibition und eine Abnahme der Telomerase-Aktivität, zugleich ist dieses »Dormancy-Stadium« reversibel.

Material und Methoden

A818-6 Zellen wurden unter dreidimensionalen sowie unter zweidimensionalen Wachstumsbedingungen (Monolayer) kultiviert. Um zu untersuchen, wie die Wachstumsinhibition/Abnahme der Telomeraseaktivität in den epithelialen Hohlkugeln vermittelt wird, wurden Mitglieder des MAP-Kinase-Signalweges in den Hohlkugeln und im Monolayer auf ihre Expression/Aktivität (Phosphorylierung) im Western-Blot untersucht. Die gleichen Untersuchungen wurden mit hTERT (katalytische Untereinheit der Telomerase)-transduzierten A818-6 Zellen und konstitutiv aktivem TGFβ-Rezeptor I-transduzierten A818-6 Zellen durchgeführt. Die mit konstitutiv aktivem TGFβ-Rezeptor I-transduzierten A818-6 Zellen wurden im Monolayer außerdem mit Hilfe des TRAP-Assays auf ihre relative Telomeraseaktivität sowie im Western-Blot auf die Expression/Aktivität von Mitgliedern des MAP-Kinase-Signalweges untersucht.

Ergebnisse

A818-6-, A818-6/hTERT- und A818-6/konstitutiv aktiver TGFβ-Rezeptor I-Zellen zeigen unter dreidimensionalen Wachstumsbedingungen eine starke Abnahme der Phospho-ERK1- und Phospho-ERK2-Expression. In A818-6 wurde unter dreidimensionalen Wachstumsbedingungen außerdem eine Abnahme der c-myc- und raf-Expression beobachtet. A818-6/konstitutiv aktiver TGFβ-Rezeptor I-Zellen zeigen im Monolayer bei gleichzeitiger Abnahme der Phospho-Erk1/2 Expression eine 4fache Abnahme der Telomeraseaktivität.

Schlussfolgerung

Die Struktur von A818-6 Hohlkugeln dominiert den genetischen Hintergrund: Unter dreidimensionalen Wachstumsbedingungen sind die Zellen fähig, das konstitutiv aktive Ras zu umgehen und den MAP-Kinase-Signalweg auf der Ebene von raf zu blockieren, so dass hier noch alternative Eintrittsmöglichkeiten in den MAP-Kinase-Signalweg vorhanden sein müssen. Da die Telomerase-Aktivität in c.a.TGFβRI-transduzierten A818-6 Zellen auch mit einer Dephosphorylierung von Erk1/2 einhergeht, ist hier eine Interaktion von MAP-Kinasen und SMAD-Proteinen wahrscheinlich, die eine neue Form der Tumor-»Dormancy« darstellt.

Literatur

1. Kutz SM, Hordines J, McKeown-Longo PJ, Higgins PJ (2001) TGF-beta-induced PAI-1 gene expression requires MEK activity and cell-to-substrate adhesion. J Cell Sci 114:3906–3914
2. Smedberg JL, Smith ER, Capo-Chichi CD, Frolov A, Yang DH, Godwin AK, Xu XX (2002) Ras/MAPK pathway confers basement membrane dependence upon endoderm differentiation of embryonic carcinoma cells. J Biol Chem 277:40911–40918
3. Lehnert L, Lerch MM, Hirai Y, Kruse M-L, Schmiegel W, Kalthoff H: Autocrine Stimulation of Human Pancreatic Duct-like Development by soluble isoforms of Epimorphin in vitro. Cell Biol 152:911–921

Korrespondenzadresse: Martina Voss, Klinik für Allgemeine und Thoraxchirurgie, Abteilung Molekulare Onkologie, Arnold-Heller-Str. 7, 24105 Kiel, Tel.: 0431/597-2037, Fax: 0431/597-1939, E-mail: marvos@gmx.de

Der Transkriptionsfaktor Gata-3 reguliert die Dyssynchronie des TFG-β Signalweges beim Pankreaskarzinom

The transcription factor Gata-3 regulates the dyssynchronization of the TGF-β signal pathway in pancreatic cancer

P. O. Berberat[1], A. Gulbinas[1], Z. Dambrauskas[1], N. Giese[1], T. Giese[2], F. Autschbach[3], S. Meuer[2], M. W. Büchler[1], H. Friess[1]

[1] Abteilung für Allgemein-, Viszeral- und Unfallchirurgie, Universitätsklinikum Heidelberg
[2] Institut für Imunnologie und Sereologie, Universitätsklinikum Heidelberg
[3] Institut für Pathologie, Universitätsklinikum Heidelberg

Abstract

Introduction: Pancreatic cancer has redundant barriers to TGF-β signaling, which allow cancer cells to escape TGF-β-induced growth inhibition. However, other hypothesized functions of TGF-β, such as enhancement of the metastatic potential of cancer cells, stimulation of angiogenesis and suppression of cancer-directed immune-mechanisms, are still intact and promote cancer progression. This bifunctional phenomenon of TGF-β is still not understood. Recently, it has been shown that direct physical interaction between smad-3, the intracellular substrate of TGF-β signaling, and the transcription factor Gata-3 leads to cell-specific expression of specific target genes. Furthermore, altered Gata-3 expression patterns in several human cancers, such as esophageal, breast, cervical and gastric carcinoma, were recently reported. *Aims and Methods:* To determine the role Gata-3 in pancreatic cancer, 27 human pancreatic cancer samples were analyzed in comparison to normal pancreatic tissue by quantitative PCR, Western blot analysis and confocal microscopy. Furthermore, four different pancreatic cancer cell lines (BxPC-3, Colo 357, MiaPaCa-2, Panc-1) were studied. To evaluate the potential relationship to the TGF-β signaling pathway, we correlated the mRNA expression levels with the expression of TGF-βs, TGF-β receptors and smad-3. Finally we analyzed the influence of TGF-β on Gata-3 expression in vitro. *Results:* All of the pancreatic cancer samples demonstrated a marked over-expression of Gata-3 mRNA (69-fold, $p < 0.001$), whereas normal pancreas shows only very few or no Gata-3 mRNA copies. Similar results were shown on the protein level. The immunohistochemical staining revealed strong and persistent cytoplasmatic positivity for Gata-3 in the cancer cells. In contrast, some proliferating ducts and infiltrating mononuclear cells revealed also positive Gata-3 nuclear staining. All the cancer cell lines demonstrated strong cytoplasmatic Gata-3 staining. The expression of Gata-3 showed a significant correlation with the expression of TGF-βs, TGF-β receptors and smad-3 ($p < 0,05$, Rho). TGF-β responsive cell lines showed down-regulation of Gata-3 mRNA upon TGF-β exposure, whereas in TGF-β unresponsive cell lines Gata-3 mRNA expression persisted on high levels. *Conclusions:* The fulminate specific up-regulation of Gata-3 suggests a central role of this transcription factor in human pancreatic cancer. It seems that TGF-β inhibition of Gata-3 is blocked in pancreatic cancer and that persistent Gata-3 expression gives pancreatic cancer cells a distinct growth advantage.

Einleitung

Das duktale Pankreaskarzinom zeigt einen gestörten TGF-β Signalweg, was die Tumorzellen für TGF-β vermittelte Hemmung des Wachstums resistent macht [1]. Anderseits sind andere Wirkungen von TGF-β, wie Förderung der Metastasierung, Stimulation von Angiogenese und Suppression der immunologischen Tumorabwehr, weiterhin intakt [2]. Dieses für die Tumorprogression des Pankreaskarzinoms entscheidende bifunktionale Phänomen ist bis heute nicht verstanden.

Kürzlich konnte gezeigt werden, dass der bekannte lymphatische Transkriptionsfaktor Gata-3 durch eine direkte Interaktion mit smad-3, einem wichtigen intrazellulären Substrat des TGF-β Signalweges, für die Gewebe-spezifische Biologie von TGF-β verantwortlich ist [3]. Weiterhin wurden veränderte Expressionmuster von Gata-3 in verschiedenen humanen Tumoren beschrieben. Die Rolle von Gata-3 in der Karzinogenese ist weiterhin unklar [4].

Ziel dieser Studie war es die Bedeutung von Gata-3 im Pankreaskarzinom und die potentielle Verbindung zum TGF-β Signalweg zu ermitteln.

Methoden

Die Gata-3 mRNA Expression wurde mittels quantitativer PCR in humanen Pankreaskarzinomgeweben (n = 27) im Vergleich zu gesundem Pankreasgewebe (n = 20) untersucht. Die Resultate wurden mit der Expression der TGF-βs korreliert. Weiterhin wurde mittels Western Blot, Immunohistochemie und konfokaler Mikroskopie der Gata-3 Protein Gehalt und die entsprechende Lokalisation im Gewebe analysiert. In vier Pankreaskarzinomzelllinien (BxPC-3, Colo 357, MiaPaCa-2, Panc-1), welche unterschiedliche Veränderungen des TGF-β Signalweges besitzen, wurde schließlich der Einfluss von TGF-β auf die Gata-3 Expression getestet.

Ergebnisse

Alle Pankreaskarzinomgewebe zeigten eine deutliche Überexpression von Gata-3 mRNA (69-fach, p < 0.001) im Vergleich zum normalen Pankreasgewebe, mit einer kaum dedektierbaren Expression. In der Immunohistochemie war ein starkes zytoplasmatisches Signal in den Krebszellen ersichtlich, wobei proliferierende Ductuli und infiltrierende Entzündungszellen das zu erwartende nukleäre Signal zeigten. Auch alle Pankreaskarzinomzelllinien zeigten eine exquisite cytoplasmatische Färbung. Die Gata-3 Expression korreliert signifikant mit den TGF-β Liganden und Rezeptoren wie auch mit smad-3 (p < 0,05, Rho). TGF-β empfindliche Pankreaskarzinomzelllinien zeigten auf TGF-β eine deutliche Inhibition von Gata-3 mRNA Expression im Gegensatz zu den TGF-β resistenten Zelllinien, in welchen eine hohe Gata-3 Expresssion persisierte.

Schlussfolgerungen

Die fulminante spezifische Aufregulierung von Gata-3 unterstreicht seine zentrale Bedeutung im Pankreaskarzinom. Es scheint, dass die TGF-β vermittelte Hemmung von Gata-3 blockiert ist und damit eine persistierend hohe Expression dieses Transkriptionsfaktors die Tumorprogression nachhaltig fördert.

Literatur

1. Friess H, Yamanaka Y, Büchler M, Ebert M, Beger HG, Gold LI, Korc M (1993) Enhanced expression of transforming growth factor beta isoforms in pancreatic cancer correlates with decreased survival. Gastroenterology 105:1846–1856

2. Ellenrieder V, Buck A, Gress TM (2002) TGF-beta-regulated transcriptional mechanisms in cancer. Int J Gastrointest Cancer 31:61–69

3. Blokzijl A, ten Dijke P, Ibanez CF (2002) Physical and functional interaction between GATA-3 and Smad3 allows TGF-beta regulation of GATA target genes. Cur Biol 12:35–45
4. Hoch RV, Thompson DA, Baker RJ, Weigel RJ (1999) GATA-3 is expressed in association with estrogen receptor in breast cancer. Int J Cancer 84:122–128

Korrespondenzadresse: Dr. med. Pascal O. Berberat, Abteilung für Allgemein-, Viszeral- und Unfallchirurgie, Universitätsklinikum Heidelberg, Im Neuenheimer Feld 110, 69120 Heidelberg, Tel.: 06221 5639249, Fax: 06221 566903, E-mail: pascal.berberat@med.uni-heidelberg.de

Vermehrung von Insulinrezeptor-Substrat-1, Raf-1 und Mek-1 während der Hepatokarzinogenese nach Pankreasinseltransplanatation bei diabetischen Ratten

Increase of insulin receptor-substrate-1, raf-1 und mek-1 during hepatocarcinogenesis after pancreatic islet transplantation in diabetic rats

N. Slavova[1], H.-J. Buhr[1], F. Dombrowski[2]

[1] Chirurgische Klinik I, Charité, Campus Benjamin Franklin, Berlin
[2] Institut für Experimentelle Pathologie, Universität Magdeburg

Abstract

Introduction: Could be there a connection between increased level of insulin and carcinogenesis? Altered foci of hepatocytes were successfully induced in rat model of hepatocarcinogenesis due to intra-hepatic transplantation of isolated islets of Langerhans and were shown to proceed to hepatocellular adenomas (HCA) and carcinomas (HCC). The aim of this work was to evaluate the attendance of selected key proteins of the signal transduction pathway raf-1 and mek-1, and the insulin-receptor-substrate-1, known to mediate it. *Material and Methods:* Perfusion fixated and paraffin embedded liver tissue from high-hybrid male Lewis rats (n = 92, weight 250 – 300 g) was studied by the means of immunohistochemistry using specific polyclonal antibodies: anti-IRS-1 #A19: sc-560, anti-Raf-1 #C20:sc-227 und anti-MEK-1#C18 (Santa Cruz). The altered foci were split in different groups due to morphological and enzymatic criteria: glycogen storing foci (GSH), mixed cell foci (GMH), hepatocellular adenomas (HCA) and carcinomas (HCC). The specification of the antibodies reaction was confirmed by SDS-PAGE electrophoresis. *Results:* Irs-1 was found in 83% of the stained tissues to be increased, as well as raf-1 was in 78% and mek-1 in 80% also increased. *Conclusion:* The increased level of insulin might be responsible for the increased occurrence of irs-1 and the activated signal transduction pathway, playing an important role in the carcinogenesis in this model.

Einleitung

Bewirkt die Hyperinsulinämie eine Karzinogenese? Durch portal-embolische Transplantation isolierter Langerhansschen Pankreasinseln bei diabetischen Ratten konnten im Abstromgebiet präneoplastische Herde induziert werden, die sich schrittweise zu hepatozellulären Adenomen (HCA) und Karzinomen (HCC) weiterentwickeln. Ziel war das Vorkommen des spezifischen Insulin-Rezeptor-Substrat-1 und die Schlüsselproteine der Signaltransduktionskaskade Raf-1 und Mek-1 auf Proteinebene in den pathologischen Herden zu untersuchen.

Material und Methoden

Es wurde perfusionsfixiertes (0.2% Glutaraldehyd und 3% Paraformaldehyd), in Paraffin eingebettetes Lebergewebe von hoch hybriden männlichen diabetischen Lewis Ratten untersucht (n = 92, Gewicht 250 – 300 g). Nach morphologischen und enzymatischen Kriterien wurden Glykogenspeicherherde (GSH), gemischtzellige Herde (GMH), hepatozelluläre Adenome (HCA) und hepatozelluläre Karzinome (HCC) in Gruppen getrennt und mittels polyklonale Antikörper

Anti-IRS-1 #A19:sc-560, Anti-Raf-1 #C20:sc-227 und Anti-MEK-1 #C18 (Santa Cruz) untersucht und semiquantitativ ausgewertet. Die Spezifität der Antikörper wurde im SDS-PAGE Elektrophorese nachgewiesen.

Ergebnisse

IRS-1 fand sich in 83%, Raf-1 in 78% und MEK-1 entsprechend in 80% vermehrt in den veränderten Hepatozyten nachzuweisen. Die Korrelation des Auftretens von IRS-1 und Raf-1 und MEK-1 in den histologischen Gruppen ist hoch. (◘ Tabelle 1)

Schlussfolgerungen

Die Hyperinsulinämie könnte durch Hochregulation des IRS-1 für die Aktivierung der Signaltransduktionskaskade verantwortlich sein und somit eine Bedeutung bei der Hepatokarzinogenese in diesem Modell haben.

Literatur

1. Dombrowski F (2000) Tumorigenesis after intra-portal pancreatic islet transplantation in diabetic rats. Verh Dtsch Ges Pathol 84:136–150.
2. Dombrowski F, Bannasch P, Pfeifer U (1997) Hepatocellular neoplasms induced by low-number pancreatic islet transplants in streptozotocin diabetic rats. Am J Pathol 150:1071–1087
3. Dombrowski F, Filsinger E, Bannasch P, Pfeifer U (1996) Altered liver acini induced in diabetic rats by portal vein islet isografts resemble preneoplastic hepatic foci in their enzymic pattern. Am J Pathol 148:1249–1256
4. Bannasch P. (1996) Pathogenesis of hepatocellular carcinoma: sequential cellular, molecular, and metabolic changes. Prog Liver Dis 14:161–197.

◘ Tabelle 1.

GSH n = 50	Vermehrt %	Unverändert %	Vermindert %
IRS-1	88	12	0
Raf-1	82	18	0
MEK-1	82	18	0
GMH n = 17			
IRS-1	88	12	0
Raf-1	94	6	0
MEK-1	94	6	0
HCA			
IRS-1 n = 15	73	7	20
Raf-1 n = 18	72	22	6
MEK-1 n = 15	67	27	6
HCC n = 10			
IRS-1	60	10	30
Raf-1	40	30	30
MEK-1	60	20	20

n – Zahl der untersuchten Gewebeschnitte pro Gruppe; **GSH** – glykogenspeichernde Herde; **GMH** – gemischtzellige Herde; **HCA** – hepatozelluläre Adenome; **HCC** – hepatozelluläre Karzinome; **IRS-1** – Insulin-Rezeptor-Substrat-1; **Raf-1** – Raf-1 Kinase; **Mek-1** – mitogen activitied kinase kinase; *Vermehrt* – vermehrte Anfärbung von veränderten Leberherde im Vergleich zu Normalgewebe; *unverändert* – kein Unterschied zwischen verändertem und Normalgewebe; *vermindert* – fehlende Anfärbung der veränderten Areale im Vergleich zu Normalgewebe.

Korrespondenzadresse: Nadia Slavova, Chirurgische Klinik und Poliklinik I, Charité, Campus Benjamin Franklin, Hindenburgdamm 30; 12200 Berlin, Fax: 030/8445-2743, E-mail: nadia.slavova@medizin.fu-berlin.de

VIII. Molekulare Onkologie: Pankreaskarzinom

Leukotriene B₄ Rezeptoren sind beim duktalen Pankreaskarzinom überexprimiert und stellen ein neues wertvolles Therapietarget dar

Leukotriene B₄ receptors are up-regulated in pancreatic adenocarcinoma and may be a new valuable therapeutic target

R. Hennig[1,2], X.-Z. Ding[2], T. Iwamura[5], S. M. Rao[3,4], R. H. Bell[2], M. W. Büchler[1], H. Friess[1], T. E. Adrian[2]

[1] Chirurgische Klinik der Universität Heidelberg

[2] Department of Surgery, Feinberg School of Medicine, Northwestern University, Chicago, IL, USA.

[3] Pathology, Feinberg School of Medicine, Northwestern University, Chicago, IL, USA.

[4] Preventive Medicine, Feinberg School of Medicine, Northwestern University, Chicago, IL, USA.

[5] Miyazaki Medical College, Miyazaki, Japan

Abstract

Introduction: Pancreatic cancer has an abysmal prognosis and incidence almost equals its mortality. New drugs are desperately needed for this devastating disease. The 5-lipoxygenase pathway plays a key role in the development and growth of pancreatic adenocarcinoma. We evaluated the role of the downstream metabolite leukotriene B₄ and expression of its receptors. The effectiveness of the LTB₄ receptor antagonist, LY293111 was tested in a fluorescent orthotopic tumor model that mimics the clinical behaviour of pancreatic cancer and allows monitoring of tumor growth and metastases. *Materials and Methods:* Western blot and immunohistochemistry for protein expression. Proliferation was studied by cell counting and thymidine-incorporation after treatment of tumor cells. For *in vivo* studies the orthotopic GFP-tumor model in nude mice was used. *Results:* Western blotting and immunohistochemistry showed that LTB₄ receptors were upregulated in human pancreatic cancer cells and tissues. LTB₄ stimulated pancreatic cancer cell proliferation, while the LTB₄ antagonist, LY293111 blocked growth and induced apoptosis. The effect of LY293111 was also tested in an orthotopic pancreatic cancer model in athymic mice. Tumor progression was monitored by stereo fluorescence microscopy and imaging through a reversible skin-flap and staged with the TMPN-classification. All animals developed cancer.

Controls developed end-stage disease with invasive cancer obstructing duodenum and bile duct, metastases in liver, lung, lymph nodes, peritoneal carcinomatosis, malignant ascites and cachexia within 4 weeks. LY293111 and gemcitabine significantly inhibited tumor growth and metastases. Combined treatment with gemcitabine & LY293111 was even more effective by staging, tumor size and prevention of metastases. *Conclusion:* LTB₄ receptors are a valuable and absolutely new target for the treatment of pancreatic cancer. In an appropriate model, the LTB₄ receptor antagonist LY293111 improved the efficacy of gemcitabine, markedly inhibiting cancer growth and preventing metastases. LY293111 may be valuable for therapy of pancreatic adenocarcinoma, especially since it can be administered orally and is well tolerated.

Einleitung

Das Pankreaskarzinom hat eine der schlechtesten Prognosen unter allen malignen Erkrankungen, da die mittlere Überlebenszeit lediglich 6 – 8 Monate beträgt. Die Inzidenz ist der Mortalität praktisch gleichzusetzen. Aufgrund des Fehlens effektiver Therapien werden neue therapeutische Ansätze dringendst benötigt. Der Arachidonsäure- und dabei insbesondere der 5-Lipoxygenase (5-LOX) Stoffwechsel spielen beim Adenokarzinom des Pankreas eine außerordentlich wichtige Rolle [1]. Wir haben die Bedeutung des 5-LOX Metaboliten Leukotriene B_4 (LTB_4) und die Expression seines Rezeptors evaluiert. Die Effektivität des LTB_4 Rezeptor Antagonisten LY293111 wurde in einem orthotopen GFP-Tumormodell in Nacktmäusen getestet, das die Klinik des Pankreaskarzinoms beim Menschen simuliert und ein Monitoring von Tumorwachstum und Metastasierung erlaubt.

Methodik

Western Blot und Immunhistochemie wurden zur Expressionsanalyse verwendet. Proliferationsstudien erfolgten mittels Zellzählung und Thymidine-Inkorporation nach entsprechender Behandlung der Tumorzellen mit LTB_4 oder LY293111. Für *in vivo* Studien wurde ein orthotopes GFP-Tumormodell in Nacktmäusen verwendet [2].

Ergebnisse

Western Blot und Immunhistochemie haben gezeigt, dass LTB_4 Rezeptoren in Pankreaskarzinomzellen und im Gewebe von Pankreaskarzinompatienten überexprimiert sind [3]. LTB_4 stimuliert das Wachstum von Pankreaskarzinomzellen, während der Rezeptorantagonist LY293111 das Wachstum hemmt und Apoptose induziert [4]. Der Effekt von LY293111 wurde auch in einem orthotopen Pankreaskarzinommodell in Nacktmäusen getestet. Mit Hilfe der stabilen Expression von GFP in den Tumorzellen konnten Tumorprogression und Metastasierung mit einem Stereo-Fluoreszenz-Mikroskop verfolgt werden. Die Qualität des Monitorings wurde durch die reversible Skin-Flap Technik und die Entwicklung des TMPN-Staging-Systems, entsprechend der TNM-Klassifikation, deutlich gesteigert. Alle Mäuse entwickelten ein Pankreaskarzinom. Die Kontrolltiere erreichten das Endstadium mit invasivem Tumorwachstum und Obstruktion von Duodenum und Gallenwegen, sowie der Entwicklung von Leber-, Lungen-, Lymphknotenmetastasen, peritonealer Karzinose mit malignem Aszitis und Kachexie innerhalb von 4 Wochen. LY293111 und Gemcitabine konnten Tumorwachstum und Metastasierung signifikant aufhalten. Die Kombinationstherapie mit LY293111 und Gemcitabine war dabei am effektivsten, bezüglich Staging, Tumorgröße und der Prävention von Fernmetastasen.

Diskussion

LTB_4 Rezeptoren sind ein wertvolles und völlig neues Therapietarget zur Behandlung von Patienten mit einem Pankreaskarzinom. In einem adäquaten Versuchsmodell konnte der LTB_4 Rezeptorantagonist LY293111 die Effektivität von Gemcitabine durch beeindruckende Hemmung des Tumorwachstums sowie der Metastasierung deutlich verbessern. Deshalb könnte LY293111 für die Therapie des Pankreaskarzinoms von großer Bedeutung sein, insbesondere auch aufgrund seiner guten Verträglichkeit und der oralen Applikationsmöglichkeit.

Literatur

1. Ding XZ, Hennig R, Adrian TE (2003) Lipoxygenase and cyclooxygenase metabolism: new insights in treatment and chemoprevention of pancreatic cancer. Mol Cancer 2:10
2. Bouvet M, Wang J, Nardin SR, Nassirpour R, Yang M, Baranov E, Jiang P, Moossa AR, Hoffman RM (2002) Real-time optical imaging of primary tumor growth and multiple metastatic events in a pancreatic cancer orthotopic model. Cancer Res 62:1534–1540
3. Hennig R, Ding XZ, Tong WG, Schneider MB, Standop J, Friess H, Büchler MW, Pour PM, Adrian TE (2002) 5-Lipoxygenase and leukotriene B(4) receptor are expressed in human pancreatic cancers but not in pancreatic ducts in normal tissue. Am J Pathol 161:421–428
4. Tong WG, Ding XZ, Hennig R, Witt RC, Standop J, Pour PM, Adrian TE (2002) Leukotriene B4 Receptor Antagonist LY293111 Inhibits Proliferation and Induces Apoptosis in Human Pancreatic Cancer Cells. Clin Cancer Res 8:3232–3242

Korrespondenzadresse: Dr. med. René Hennig, Theodor-Frey-Str. 4, 69412 Eberbach, Fax: 06221-561728, E-mail: rene_hennig@med.uni-heidelberg.de

CpG-Oligonukleotide hemmen das Wachstum orthotoper Pankreaskarzinome auch im immundefizienten Mausmodell

CpG-oligodeoxynucleotides show growth inhibitory effects on pancreatic carcinoma in immune deficient mouse models

J. Tepel[1], M.-L. Kruse[2], O. Dagvadorj[1], M. Kapischke[1], A. Leins[1], B. Sipos[3], B. Kremer[1], H. Kalthoff[1]

[1] Klinik für Allgemeine Chirurgie und Thoraxchirurgie
[2] I. Medizinische Klinik
[3] Institut für Pathologie, Universitätsklinikum Schleswig-Holstein, Campus Kiel

Abstract

Background/Aim: Significant inhibitory effects on tumor growth have been demonstrated for modified oligodeoxynucleotides (ODN) in preclinical systems. This was also shown for CpG-ODN in an immune competent subcutaneous tumor model. The object was now to investigate whether these effects were also reproducible for pancreatic cancer in an orthotopic immune deficient model. *Methodology:* For *in vitro* analysis in PancTu1 cells, DNA synthesis was assessed by [^{3}H]-thymidine-incorporation, a colorimetric cell viability assay (easy4you^{TM}-Assay) was employed, and DNA fragmentation as an indicator for cell death was analysed (JAM-[^{3}H]-thymidine-incorporation assay). Cell cycle analysis was carried out by PI-FACS-analysis. *In vivo* testing was done in an orthotopic pancreatic xenotransplantation model using SCID beige as well as nude mice. ODN employed were CpG-1826 and a random control ODN which were applied intraperitoneally. *Results:* In vitro, CpG-1826 and control-ODN induced an inhibition of DNA synthesis by about 40%, but did not alter cell viability in Panc-Tu1 cells. Incubation of tumor cells with conditioned medium from human dermal fibroblasts, treated with CpG-ODN lead to a further reduction of DNA-synthesis. In vivo CpG-1826 proved to have a significant growth inhibitory effect (up to 50%) when compared to controls treated by saline or control-ODN. This was accompanied with a seven fold splenomegaly and hepatomegaly of 50%. The reduction of tumor weight by CpG-1826 was only slightly more pronounced in nude compared to SCID beige mice. *Conclusion:* CpG-1826 induced significant growth inhibitory effects on orthotopic xenotransplanted pancreatic tumours in immune deficient mice. Since in vitro results indicate an effect of conditioned media of fibroblasts on tumor cells and since relevant immunological effector cells are lacking in the animal models employed, our data suggest that tumor-stroma-interactions might be involved in CpG-induced therapeutic effects on solid tumours in immune deficient mice.

Einleitung

Die hohe Rate an Lokalrezidiven nach Duodenopankreatektomie verlangt nach neuen adjuvanten Therapiekonzepten. Für modifizierte Oligodesoxynukleotide (ODN) konnte eine Inhibition des Tumorwachstums im präklinischen Modell gezeigt werden [1]. Die Wirksamkeit von ODN, welche unmethylierte Cytidin-Guanosin Dinukleotide (CpG-Motive) enthalten, die als Immunstimulatoren gelten, können im immunkompetenten Modell das Tumorwachstum signifikant hemmen [2, 3]. Ziel der hier vorgestellten Studie war es, diesen Effekt im immundefizienten Mausmodell an orthotopen Pankreastumoren zu untersuchen.

Methodik

In PancTu1-Zellen *in vitro* wurde nach Behandlung CpG-1826 die DNA-Synthese durch [³H]-Thymidin-Einbau gemessen. Die Zellvitalität im colorimetrischen Test bestimmt (easy4you™). Zur Analyse des Zelltodes wurde die DNA-Fragmentierung untersucht (JAM-[³H]-Thymidin-Inkorporationsassay). Zellzyklusanalyse wurde mittels PI-FACS durchgeführt. Die *in vivo* Testung erfolgte in einem orthotopen Pankreas-Xenotransplantionsmodel in SCID beige und Nackt-Mäusen mit einer Dosierung von 3 mg/kg bei 3-Tage-Intervallbehandlung. Die verwendeten Oligonukleotide waren CpG-1826 sowie ein Kontroll-ODN.

Ergebnisse

In vitro wurde sowohl für CpG-1826, als auch für das Kontroll-ODN eine Hemmung der DNA-Synthese um ca. 40% festgestellt, jedoch keine signifikante Inhibition der Zellvitalität (EZ4U) oder eine DNA-Fragmentierung (JAM-Assay). Das konditionierte Medium von CpG-1826- behandelten humanen Hautfibroblasten führte zu einer Steigerung der DNA-Synthesehemmung. *In vivo* zeigte CpG-1826 eine signifikante Hemmung des Tumorwachstums (bis 50%) verglichen mit der Kontrolle (Kontroll-ODN und NaCl). Die Hemmung des Tumorwachstums war in Nackt-Mäusen nur geringfügig stärker ausgeprägt als in SCID-beige-Tieren. Die Behandlung der Tiere mit CpG-1826 führte zur Ausbildung einer Splenomegalie (bis 700%) und Hepatomegalie (bis 50%) als unerwünschte (und unerwartete) Nebeneffekte.

Diskussion

CpG-ODN induzieren eine signifikante Wachstumshemmung in orthotop xenotransplantierten Pankreastumoren im Mausmodell. Da die verwendeten Mausstämme (Nacktmaus und SCID beige Maus) jeweils immundefizient sind, kann die hier beobachtete Hemmung des Tumorwachstums nicht allein mit dem bislang bekannten Modus der Immunstimulation [4, 5] durch CpG-ODN erklärt werden. Die Verstärkung der DNA-Synthese-Hemmung durch Fibroblasten-konditionierte Medien deutet auf eine Rolle von Stromazellen als Wirkprinzip der CpG-ODN hin.

Literatur

1. Tepel J, Kruse ML, March C, Fiedler A, Kapischke M, Ketterer T, Sipos B, Kremer B, Kalthoff H (2004) Terminally modified oligodeoxynucleotides directed against p53 in an orthotopic xenograft model: A novel adjuvant treatment strategy for pancreatic ductal carcinoma. Pancreas, Epub ahead of print
2. Heckelsmiller K, Beck S, Rall K, Sipos B, Schlamp A, Tuma E, Rothenfusser S, Endres S, Hartmann G (2002) Combined dendritic cell- and CpG oligunucleotide-based therapy cures large murine tumors that resist chemotherapy. Eur J Immunol 32:3235–3245
3. Leitner WW, Hammerl P, Thalhammer J (2001) Nucleic acid for the treatment of cancer: genetic vaccines and DNA adjuvants. Curr Pharm Des 7:1641–1667
4. Bauer S, Hacker CJ et al. (2001) Human TLR9 confers responsiveness to bacterial DNA via species-specific CpG motif recognition. PNAS 98:9237–9242
5. Krieg AM (2001) From bugs to drugs: therapeutic immunomodulation with oligodeoxynucleotides containing CpG sequences from bacterial DNA. Antisense Nucleic Acid Drug Dev 11:181–188

Korrespondenzadresse: Dr. med. Jürgen Tepel, Klinik für Allgemeine Chirurgie und Thoraxchirurgie, Universitätsklinikum Schleswig-Holstein, Campus Kiel, Arnold Heller Strasse 7, 24105 Kiel, Fax: 0431 597 1939, E-mail: jtepel@klinikum.uni-kiel.de

Tumorsuppression durch ein RGD modifiziertes, hTERT reguliertes, TRAIL exprimierendes Adenovirus in einem orthotopen Pankreas Tumormodell

Antitumor effect of an RGD-modified, hTERT-regulated, TRAIL-expressing adenovirus in an orthotopic pancreatic tumor model.

D. Jacob[1], G. Schumacher[1], M. Bahra[1], J. M. Langrehr[1], J. Davis[2], F. C. Marini III[3], P. Neuhaus[1], B. Fang[2]

[1] Klinik für Allgemein-, Viszeral- und Transplantationschirurgie, Charité, Campus Virchow, Augustenburger Platz 1, 13353 Berlin
[2] Department of Thoracic and Cardiovascular Surgery
[3] Department of Bone Marrow Transplantation, The University of Texas, M. D. Anderson Cancer Center, Houston, USA

Abstract

We recently demonstrated the antitumor activity of a recombinant, non-replicating adenovector expressing the green fluorescent protein (*GFP*)/tumor necrosis factor-related apoptosis-inducing ligand (*TRAIL*) fusion gene from the human telomerase reverse transcriptase (hTERT) promoter in various cancer cells and animal tumor models. Despite these promising results, adenovirus-mediated gene delivery is limited to cells with cell surface receptors for viral entry. However, modified adenoviruses containing an RGD motif in the HI loop of the fiber protein can be efficiently transferred into cell lines with little or no coxsackie-adenovirus receptor (CAR) expression. Therefore, fiber-modified adenovectors may have broad application for cancer therapy. We constructed an adenoviral vector with RGD-modified fibers and expressing the human *TRAIL* gene from the hTERT promoter (designated Ad/TRAIL-F/RGD). An *in vitro* study showed that treatment with Ad/TRAIL-F/RGD elicited high levels of transgene expression and a high rate of apoptosis in human pancreatic and colon cancer cell lines. An *vivo* study showed that direct administration of Ad/TRAIL-F/RGD to an orthotopic pancreatic tumor model significantly suppressed tumor growth: tumors in animals treated with Ad/TRAIL-F/RGD were about 7 times smaller than tumors in animals treated with a control vector. Our results suggest that Ad/TRAIL-F/RGD may be a potent therapeutic agent for the treatment of pancreatic cancer.

Einleitung

Die antitumoröse Aktivität eines rekombinierten, nicht replizierenden Adenovektors, der das green fluorescent protein (*GFP*)/tumor necrosis factor-related apoptosis-inducing ligand (*TRAIL*) Fusionsgen exprimiert und über einen human telomerase reverse transcriptase (hTERT) Promotor gesteuert wird, ist vor kurzem in verschiedenen malignen Zelllinien und *in vivo* beschrieben worden [1]. Trotz vielversprechender Ergebnisse, ist der adenovirale Gentransport wegen der Abhängigkeit von dem initialen Coxsackie-Adenovirus Rezeptor (CAR) limitiert. Neben Zelllinien mit einer primär geringen CAR Rezeptorendichte und dadurch verminderten Transduktionsrate, ist auch die Resistenzentwicklung von Zellen gegenüber der adenoviralen Therapie am ehesten auf eine reduzierte CAR Expression zurückzuführen [2]. Um die Transduktionsrate in diesen Zelllinien deutlich zu steigern, kann der virale Vektor durch die Insertion eines Arginin-Glycin-Aspartat (RGD)-Motivs modifiziert werden. Dadurch kann der Gentransfer in

Zelllinien mit geringer, aber auch normaler CAR Expression, signifikant erhöht werden [3]. In dieser Studie sollte der neue Vektor mit der RGD Modifikation *in vitro* und *in vivo* anhand seiner Proliferationshemmung untersucht werden.

Methodik

Wir konstruierten einen RGD modifizierten adenoviralen Vektor, der das humane *TRAIL* Gen, gesteuert über einen hTERT Promotor, exprimiert (bezeichnet als Ad/TRAIL-F/RGD). Humane Karzinom-Zelllinien vom Pankreas (Capan-1, AsPC-1 und MIA PaCa-2) und Kolon (DLD1-M) wurden mit verschiedenen multiplicities of infection (MOI) infiziert (500, 1000 und 2000 MOI) und der antitumoröse Effekt mit einem Proliferationsassays (XTT) gemessen. Als Kontrollen dienten phosphate saline buffer (PBS) und der Vektor Ad/CMV-GFP. Durchflusszytometrische Messungen (FACS) und Western-Blots bestätigten die Apoptose Induktion, beziehungsweise die Caspase-8 Aktivierung und TRAIL Expression. Für *in vivo* Untersuchungen etablierten wir ein orthotopes Pankreasmodell in nu/nu Nacktmäusen und behandelten die Tumore mit einer dreimaligen Ad/TRAIL-F/RGD (5×10^{10} Viruspartikel/Injektion) Direktinjektion.

Ergebnisse

Ad/TRAIL-F/RGD zeigte *in vitro* eine signifikante Hemmung der Tumorzellproliferation gegenüber den beiden Kontrollgruppen sowie eine starke Apoptose Induktion in der Durchflusszytometrie in den vier verwendeten Zelllinien (Capan-1, 48%; AsPC-1, 25%; MIA PaCa-2, 59%; DLD1-M; 62%). Interessanterweise zeigten die MIA PaCa-2 Zellen, mit einer geringen CAR-Rezeptor/dichte, gegenüber einem nicht RGD modifizierten Vektor (Ad/gTRAIL), eine um das Doppelte erhöhte Apoptoserate. Die Western-Blot Bestimmungen zeigten eine deutliche Caspase-8 Aktivierung und TRAIL Expression 24 h nach Therapiebeginn. *In vivo* führte die direkte Tumorinjektion mit Ad/TRAIL-F/RGD zu einem siebenfach verringerten Tumorwachstum ($P < 0.05$) gegenüber den mit Ad/CMV-GFP oder PBS behandelten Tieren.

Schlussfolgerung

Wir konstruierten und erprobten in dieser Studie den Effekt eines adenoviralen Vektors, der das wild-type *TRAIL* Gen von dem hTERT Promotor exprimiert und eine RGD Sequenz in der HI Schleife seines fiber Proteins beinhaltet (Ad/TRAIL-F/RGD). Unsere *in vitro* Experimente zeigten eine deutliche durch Ad/TRAIL-F/RGD verursachte Proliferationshemmung in allen untersuchten Tumorzelllinien und eine erhöhte Transduktion in einer CAR niedrigen Zelllinie (MIA PaCa-2). *In vivo* konnte die intratumorale Injektion des Ad/TRAIL-F/RGD in orthotop implantierte Pankreastumoren im Pankreasschwanz das Tumorwachstum signifikant supprimieren. Analysen der Transaminasen AST und ALT vor, während und drei Tage nach der Therapie zeigten keine Lebertoxizität, was die Sicherheit des hTERT Promotors bestätigte. Der Einsatz des adenoviralen Vektors Ad/TRAIL-F/RGD in der Behandlung des fortgeschrittenen Pankreaskarzinoms könnte wegen seiner geringen systemischen Toxiztät in Zukunft eine neue Therapieoption darstellen. Allerdings sind vergleichende *in vivo* Experimente zwischen RGD modifizierten und herkömmlichen Vektoren sowie Untersuchungen an adenoviral resistenten Zelllinien erforderlich, um die Überlegenheit dieser Vektoren zu bestätigen.

Literatur

1. Kagawa S, He C, Gu J, Koch P, Rha S, Roth JA, Curley SA, Stephens LC, Fang B (2001) Antitumor activity and bystander effects of the tumor necrosis factor-related apoptosis-inducing ligand (TRAIL) gene. Cancer Res 61:3330–3338

2. Zhang L, Gu J, Huang X, Roth JA, Fang B (2002) Mechanisms involved in development of resistance to adenovirus-mediated proapoptotic gene therapy in DLD1 human colon cancer cell line. Gene Ther 9:1262–1270
3. Lalonde ES, Beyer G, Friedlander PL, Kolls JK (2002) Efficacy of transfection rates on head and neck squamous cell cancer by a novel adenovirus: an in vivo and in vitro study. Head & Neck 12:1038–1046
4. Pearson AS, Koch PE, Atkinson N, Xiong M, Finberg RW, Roth JA, Fang B (1999) Factors limiting adenovirus-mediated gene transfer into human lung and pancreatic cancer cell lines. Clin Cancer Res 5:4208–4213

Korrespondenzadresse: Dr. med. Dietmar Jacob, Charité-Campus Virchow, Klinik für Allgemein-, Viszeral- und Transplantationschirurgie, Augustenburger Platz 1, 13353 Berlin, Fax: 030/450552930, E-mail: dietmar.jacob@charite.de

Effektivität eines src Kinase Inhibitors in Kombination mit Chemotherapie gegen das orthotop im Nacktmausmodell wachsende humane Pankreaskarzinom

Efficacy of a src kinase inhibitor in combination with gemcitabine on human pancreatic cancer growing orthotopically in nude mice

M. Yezhelyev[1], I. Ischenko[1], M. Guba[1], A. Ryan[2], A. Barge[2], K.-W. Jauch[1], C. J. Bruns[1]

[1] Chirurgische Klinik und Poliklinik-Großhadern, LMU München
[2] AstraZeneca, Alderley Parc, Macclesfield, UK

Abstract

The purpose of this study was to evaluate the efficacy of a novel src tyrosine kinase inhibitor AZM 475271 (AZM) in combination with chemotherapy (gemcitabine) on human pancreatic cancer growing orthotopically in nude mice.

Following injection of 1×10^6 L3.6pl human pancreatic cancer cells into the pancreas of nude mice, 7 days later groups of nude mice were treated with 25 and 50 mg/kg of src tyrosine kinase inhibitor by oral feeding alone and in combination with intraperitoneal injection of gemcitabine (50 mg/kg $2 \times$/week). All animals were sacrified on day 32. Primary pancreatic tumor samples were used for immunohistochemical analysis for proliferation (*Ki*67) and cell death (TUNEL). *In vitro*, FACS analysis was perfomed to quantify the amount of tumor cell death.

The average pancreatic tumor weight was 90 ± 49, 290 ± 160, 500 ± 50, 508 ± 205, 510 ± 117 and 1125 ± 460 mg following therapy with 50 and 25 mg/kg AZM in combination with gemcitabine, 50, 25 mg/kg AZM alone, gemcitabine alone and controls, respectively. No liver and lymph node metastases were detected following therapy with 50 mg/kg AZM alone or in combination with gemcitabine. The cytotoxic effect of gemcitabine on L3.6pl cells by inducing apoptosis was significantly potentiated in combination with AZM *in vitro* using fluorescence-activated cell sorting (FACS). Reduced numbers of proliferating cells were found in tumors treated with AZM 50 and 25 mg/kg alone or AZM 50 mg/kg in combination with gemcitabine. In summary, our experiments indicate that therapeutic strategies to inhibit src kinase activity in combination with gemcitabine reveal a significant anti-tumor effect on human L3.6pl pancreatic carcinoma growing in nude mice.

Einleitung

Obwohl eine Überexpression der src Tyrosinkinase im humanen Pankreaskarzinom beschrieben ist, existieren bislang keine weiteren experimentellen Untersuchungen, inwieweit die Inhibition der src Tyrosinkinase *in vivo* als Monotherapie oder in Kombination mit Chemotherapie einen anti-tumorigenen Effekt auf das Primärtumorwachstum oder die Metastasierung. In einem tier-experimentellen Ansatz haben wir daher die anti-tumorigene Effektivität des neuen src Tyrosin-kinase-Inhibitors (AZM) in Kombination mit Chemotherapie (Gemcitabine) beim humanen Pankreaskarzinom nach orthotoper Implantation in die Nacktmaus evaluiert.

Methodik

Sieben Tage nach Injektion von 1×10^6 L3.6pl humanen Pankreaskarzinomzellen in das Pankreas der Nacktmaus wurden die Behandlung der Tiere begonnen mit: tägliche orale Verabreichung von 25 oder 50 mg/kg src Tyrosinkinase Inhibitor als Monotherapie oder jeweils in Kombination mit $2 \times$ wöchentlicher intraperitonealer Injektion von 50 mg/kg Gemcitabine. Alle Tiere wurden am Tag 32 nach Tumorzellinjektion getötet. Die in Paraffin eingebetteten Primärtumore wurden immunhistochemisch analysiert hinsichtlich Proliferation (*Ki67*-Kernfärbung) und apoptotischen Zelluntergang (TUNEL-Färbung). Ergänzt wurden diese Untersuchungen durch *in vitro* FACS-Analysen (fluorescence-activated cell sorting) zur quantitativen Bestimmung apoptotischer Tumorzellen.

Ergebnisse

Das mittlere Pankreastumorgewicht lag bei 90 ± 49, 290 ± 160, 500 ± 50, 508 ± 205, 510 ± 117 und 1125 ± 460 mg nach Therapie mit 50 oder 25 mg/kg AZM in Kombination mit Gemcitabine, 50 oder 25 mg/kg AZM Monotherapie, Gemcitabine-Monotherapie bzw. Kontrolltieren.

Nach Monotherapie mit 50 mg/kg AZM bzw. auch in Kombination mit Gemcitabine waren makroskopisch keine Leber- oder Lymphknoten-Metastasen erkennbar. In der FACS-Analyse *in vitro* zeigte sich, dass der cytotoxische Effekt von Gemcitabine auf L3.6pl Tumorzellen signifikant verstärkt wurde durch die zusätzliche Gabe von AZM korrespondierend zu den Ergebnissen der TUNEL-Immunhistochemie aus Pankreastumor-Gewebe *in vivo*. Färbungen derselben Pankreastumorpräparate für *Ki-67* ergaben nach Auszählung eine deutlich niedrigere Anzahl proliferierender Tumorzellen nach Monotherapie mit AZM 50 und 25 mg/kg (275 ± 33, 178 ± 26) oder AZM 50 mg/kg in Kombination mit Gemcitabine (159 ± 28) im Vergleich zu unbehandelten Kontrolltumoren (480 ± 14).

Schlussfolgerung

Unsere *in vitro* und *in vivo* Experimente haben gezeigt, dass die Inhibition der src Tyrosinkinase insbesondere in Kombination mit Chemotherapie beim humanen Pankreaskarzinom nach orthotoper Implantation in die Nacktmaus tatsächlich einen signifikanten anti-tumorigenen Effekt sowohl auf das Primärtumorwachstum als auch auf die lymphogene und hämatogene Metastasierung hat. Der zugrundeliegende Wirkmechanismus beruht zum einen auf einer Hemmung der Tumorzellproliferation, zum anderen auf einer Verstärkung des zytotoxischen Effekts von Gemcitabine mit Induktion von Tumorzellapoptose *in vitro* und *in vivo*.

Korrespondenzadresse: Maksim Yezhelyev, Chirurgische Klinik und Poliklinik-Großhadern, LMU München, Marchioninistr. 15, 81377 München, Fax: 089-70955674, E-mail: CHJBRUNS@aol.com

Überexpression von Bid steigert den Therapieerfolg von Gemcitabin beim duktalen Pankreasadenokarzinom im orthotopen SCID-Maus Xenotransplantationsmodell

Overexpression of Bid increases the therapeutic effect of gemcitabine on ductal pancreatic adenocarcinoma in an orthotopic SCID mouse xenotransplantation model

A. Trauzold[1], M. Kapischke[2], D. Emme[1], B. Sipos[3], J. Tepel[2], C. Röder[1], B. Kremer[2], H. Kalthoff[1]

[1] Forschungsgruppe Molekulare Onkologie,
[2] Klinik für Allgemeine Chirurgie und Thoraxchirurgie und
[3] Institut für Pathologie, Universitätsklinikum Schleswig-Holstein, Campus Kiel

Abstract

Pancreatic adenocarcinoma is one of the most aggressive cancer types with an extremely poor prognosis. Inability to die by apoptosis is one of the reasons for the deregulated growth of tumor cells and the frequently observed failure of chemotherapy. Recently, we found several anti-apoptotic proteins being up-regulated in apoptosis-resistant pancreatic adenocarcinoma cell lines, whereas some pro-apoptotic proteins were clearly down-regulated. Among the pro-apoptotic proteins we found that the mitochondrial apoptosis pathway inducing protein, Bid, was strongly down-regulated in resistant PancTuI and Panc89 cells. In this study we investigated the role of Bid in the apoptotic pathway triggered by the chemotherapeutic agent gemcitabine. In order to construct an isogeneic cellular system for Bid investigation, we retrovirally transduced Panc89 and PancTuI cells with a Bid-expression vector and an empty vector, respectively, and determined the Bid expression by Western Blot. For quantification of the gemcitabine-mediated apoptotic cell death in vitro the JAM- and EZ4U-Assays were used. The effect of Bid-overexpression on gemcitabine therapeutic efficacy was tested in vivo using an orthotopic mouse xenotransplantation model in SCID-beige mice. The gemcitabine doses used were 2.5 or 20 mg/kg bodyweight/ day. The overexpression of Bid in both apoptosis resistant cell lines showed a strongly enhanced effect on the death receptor (CD95 and TRAILR) but not on the gemcitabine-mediated apoptosis in vitro. In the orthotopic tumor model the Bid overexpressing cells developed clearly smaller tumors under gemcitabine treatment compared to wild type cells or cells transfected with an empty vector. We could show that an overexpression of Bid led to an improvement of the gemcitabine therapy. Interestingly, we found significant discrepancies between the role of Bid in gemcitabine-mediated apoptosis in vitro and in vivo, a phenomenon that could possibly be explained by the role of the tumor stroma in the effectiveness of anti-cancer therapy.

Einleitung

Unkontrollierte Proliferation sowie Apoptoseresistenz sind die Hauptmerkmale von malignen Zellen. Diese Eigenschaften bewirken die Tumorentstehung sowie Progression und mindern auch den Therapieerfolg nach Radio- oder Chemotherapie. Für Pankreasadenokarzinome existieren derzeit keine lebensverlängernden adjuvanten und palliativen Therapieoptionen. Der breite Einsatz von Gemcitabin hat nicht zu einer Verbesserung dieser klinischen Situation geführt. Daher ist die Entwicklung und Validierung neuer adjuvanter und palliativer Therapiekonzepte dringend erforderlich. Hierzu ist das Verständnis von Mechanismen der Apoptoseresistenz bei

Pankreastumorzellen unerlässlich. Wir konnten zeigen, dass apoptoseresistente Tumorzelllinien eine Reihe anti-apoptotischer Proteine überexprimieren und pro-apoptotische Proteine herunterreguliert haben [1]. Dennoch verfügen sie über einen funktionstüchtigen Apoptoseapparat (z. B. Todesrezeptoren, Caspasen). Das pro-apoptotische Protein Bid, das verantwortlich für die Einschaltung des mitochondrialen Apoptoseweges ist, fanden wir bei den resistenten Pankreastumorzellen PancTuI und Panc89 deutlich weniger exprimiert als bei sensitiven Capan1-Zellen. Ziel dieser Arbeit war die Untersuchung der Rolle von Bid in der Gemcitabin-vermittelten Apoptose.

Methodik

Die kodierende (cDNA-) Sequenz des humanen Bid-Gens wurde in den retroviralen Vektor pBABE-puro kloniert und in der Zelllinie 293T produzierte rekombinante Retroviren wurden zur stabilen Transduktion von Panc89- und PancTuI-Zellen verwendet. Als Kontrolle wurden diese Zellen außerdem mit dem pBABE-puro-Vektor transduziert. Die Expression von Bid wurde mittels Western Blot analysiert. Für die Induktion der Apoptose wurden ein agonistischer anti-CD95-Antikörper (CH11; 100 ng/ml, 24 h), TRAIL (100 ng/ml, 24 h) bzw. Gemcitabin (10 µg/ml, 24 – 48 h) dem Kulturmedium zugefügt. Der apoptotische Zelltod wurde mittels JAM-Assay [2] bzw. EZ4U-Test quantifiziert. Der Einfluss von Bid auf den therapeutischen Effekt von Gemcitabin wurde in vivo in einem Pankreasxenotransplantationsmodell in SCID-beige-Mäusen [3] mit einer Gemcitabin-Dosis von 2,5 bzw. 20 mg/kgKG/d untersucht. Die Tiere wurden 8 Tage vor Therapiebeginn mit PancTuI bzw. Panc89 Zellen orthotop im Pankreas inokuliert.

Ergebnisse

Um den potentiellen Einfuß von Bid auf die Todesrezeptor- bzw. Gemcitabin-vermittelte Apoptose zu untersuchen, wurden apoptoseresistente, wenig Bid exprimierende PancTuI Zellen (3% bzw. 13% Apoptose nach CH11- bzw. TRAIL-Behandlung) sowie Panc89-Zellen (13% bzw. 36% Apoptose nach CH11- bzw. TRAIL-Behandlung) mit einem Expressionsvektor für Bid stabil transduziert. Die Transduktanten exprimierten deutlich höhere Mengen von Bid als untransduzierte Wildtyp-Zellen bzw. Kontrollzellen, die mit einem leeren Vektor transduziert wurden. Es zeigte sich, dass die Bid-überexprimierenden Zellen deutlich sensitiver auf die Behandlung mit anti-CD95 oder TRAIL reagierten (PancTuI/Bid-Zellen: 36% bzw. 46% Apoptose nach CH11 bzw. TRAIL-Behandlung; Panc89/Bid-Zellen: 74% bzw. 78% Apoptose nach CH11 bzw. TRAIL-Behandlung). Im Gegensatz dazu war auf die Gemcitabin-vermittelte Apoptose kein Einfluß von Bid unter in vitro Bedingungen zu beobachten.

Im orthotopen Tumormodell führte die Behandlung der Panc89/Wildtyp- sowie Panc89/Vektor-Tumoren mit Gemcitabin zu einer Vergrößerung des Tumorvolumens wohingegen die Panc89/Bid-Tumore eine 70%ige Reduktion des Volumens nach Gemcitabin-Therapie zeigten. Im Unterschied dazu zeigten bereits PancTuI/Wildtyp- und PancTuI/Vektor-Tumoren unter Gemcitabin eine Reduktion des Tumorvolumens bis zu 70%. Auch hier wurde eine deutliche Verstärkung der Wirkung von Gemcitabin bei Bid-überexprimierenden PancTuI-Zellen nachgewiesen (über 90% Reduktion des Tumorvolumens).

Diskussion und Schlussfolgerung

In dieser Studie konnten wir zeigen, dass die bei resistenten Pankreastumorzellen beobachtete Herunterregulation von Bid eine dramatische Desensitisierung gegenüber apoptotischen Stimuli zufolge hat. Eine Überexpression von Bid führte in vivo zu einer deutlichen Verbesserung des

Gemcitabin-Therapieerfolges. Darüber hinaus zeigen unsere Ergebnisse signifikante Unterschiede zwischen in vitro und in vivo Wirkung der Apoptoseinduktion, was auf den Einfluss des Tumorstromas in Bezug auf die Wirksamkeit der Therapie hinweist.

Literatur

1. Trauzold A, Schmiedel S, Röder C, Tams C, Christgen M, Oestern S, Arlt A, Westphal S, Kapischke M, Ungefroren H, Kalthoff H (2003) Multiple and synergistic deregulations of apoptosis-controlling genes in pancreatic carcinoma cells. Br J Cancer 89:1714–1721
2. Ungefroren H, Voss M, Jansen M, Röder C, Henne-Bruns D, Kremer B, Kalthoff H (1998) Human pancreatic adenocarcinomas express Fas and Fas Ligand yet are resistant to Fas-mediated apoptosis. Cancer Res 58:1741–1749
3. Schniewind B, Christgen M, Kurdow R, Haye S, Kremer B, Kalthoff H, Ungefroren H (2004) Resistance of Pancreatic cancer to gemcitabine treatment is dependent on mitochondria-mediated apoptosis. Int J Cancer 109:182–188

Korrespondenzadresse: Dr. A. Trauzold, Forschungsgruppe Molekulare Onkologie, Klinik f. Allgemeine Chirurgie und Thoraxchirurgie, Arnold-Heller-Str. 7, 24105 Kiel, Fax: 0431-5971939, E-mail: atrauzold@email.uni-kiel.de

Steigerung des anti-tumorigenen Effekts durch Kombination von MBT-0206 mit Standard-Chemotherapie in einem hoch metastatischen humanen Pankreaskarzinom-Mausmodell

Combination of standard chemotherapy with MBT-0206 enhances the anti-tumor efficacy in a highly metastatic human pancreatic cancer mouse model

A. Papyan[1], A. Werner[2], I. Ischenko[1], M. Teifel[2], U. Michaelis[2], K.-W. Jauch[1], C. J. Bruns[1]

[1] Chirurgische Klinik und Poliklinik-Großhadern, Ludwig-Maximilians-Universität München, Marchioninistr. 15, 81377 München

[2] Munich Biotech AG, Forstenriederstr. 10, 82061 Neuried

Abstract

In the current study we investigated the anti-cancer potential of a combination therapy of MBT-0206 with the standard chemotherapy gemcitabine against highly metastatic human pancreatic cancer (L3.6pl) growing orthotopically in nude mice.

Tumor bearing animals were treated for 19 days either by i.v. injected MBT-0206 (5 mg/kg) three times a week, by i.p. injected gemcitabine (100 mg/kg) two times a week or by combination of both treatments.

Application of MBT-0206 resulted in a strong growth inhibition of primary pancreatic tumors with a tumor size of 46% of the control size at the end of the treatment, which was similar to the efficacy of gemcitabine (47%). Combination therapy led to a strong enhancement of the anti-tumor activity, resulting in a tumor size of only 21% of untreated control tumors.

In summary, these data demonstrate a strong anti-tumor activity of the anti-neovascular targeting agent MBT-0206. Furthermore, the efficacy of MBT-0206 is enhanced when used in combination with gemcitabine.

Einleitung

Die Behandlung des Pankreaskarzinoms ist nach wie vor ein ungelöstes Problem bei bislang limitierten Erfolgen durch klassische Chemotherapie. MBT-0206 ist eine neue anti-neoplastisch wirksame Substanz, die sich gegen die Tumorgefäßneubildung richtet [1, 2]. MBT-0206 besteht aus Paclitaxel gebunden in einem Lipidkomplex (EndoTAG™), der bevorzugt an Endothelzellen von Pankreastumorgefässen bindet, wie im transgenen RIP-Tag2-Maus-Modell gezeigt werden konnte [3]. In dieser tierexperimentellen Studie untersuchten wir das anti-tumorigene Potential einer Kombinationstherapie aus MBT-0206 mit Standard-Chemotherapie gegen das hoch-metastatisch wachsende humane Pankreaskarzinom (L3.6pl) nach orthotoper Implantation in die Nacktmaus.

Methodik

Sieben Tage nach Injektion von 1×10^6 L3.6pl humanen Pankreaskarzinomzellen in das Pankreas der Nacktmaus wurden die Behandlung der Tiere begonnen mit: i.v. verabreichtem MBT-0206 (5 mg/kg) 3×/Woche, intraperitoneal injiziertem Gemcitabine (100 mg/kg) 2×/Woche oder einer Kombination beider Behandlungsregime. Alle Tiere wurden 19 Tage nach Therapiestart getötet.

Ergebnisse

In Voruntersuchungen am gleichen Modell konnte demonstriert werden, dass systemisch injiziertes floureszent-markiertes EndoTAG™ mit hoher Selektivität in den Tumorgefäßen das Pankreaskarzinoms im Vergleich zum normalen Pankreasgewebe akkumuliert. Die intravenöse Verabreichung von MBT-0206 resultierte in einer 46% Reduktion des Primärtumorwachstums im Vergleich zu Kontrolltumoren 19 Tage nach Therapiestart. Ein vergleichbares Resultat wurde mit Gemcitabine Monotherapie erzielt. Die Kombinationstherapie führte zu einer signifikanten Verstärkung des anti-tumorigenen Effektes auf das Primärtumorwachstum (79%-ige Reduktion des Primärtumorwachstums im Vergleich zu Kontrolltumoren) und zusätzlich zu einer deutlichen Reduktion der Leber- und Lymphknotenmetastasierung.

Eine Reduktion der Gemcitabine-Dosis um 50% (50 mg/kg) in der Kombinationstherapie führte interessanterweise zu vergleichbaren therapeutischen Effekten bei besserer Verträglichkeit.

Schlussfolgerung

Die erhobenen Daten demonstrieren, dass die anti-neovaskulär wirksame Substanz MBT-0206 eine deutliche anti-tumorigene Aktiviät beim Pankreaskarzinom aufweist. Die therapeutische Effektivität der Substanz wird verstärkt bei gemeinsamer Anwendung mit Gemcitabine. MBT-0206 stellt als anti-neovaskuläre Substanz eine vielversprechende Therapiestrategie in der Behandlung des Pankreaskarzinoms dar. Weitere in *vivo* und *in vitro* Untersuchungen sind erforderlich, um den Wirkmechanismus von MBT-0206 im Pankreaskarzinom insbesondere in Kombination mit Chemotherapie zu erarbeiten.

Literatur

1. Thurston et al. (1998) *J Clin Invest* 101:1401–1413
2. Kunstfeld R et al. (2003) J Invest Dermatol 120:476–482
3. Schmitt-Sody M et al. (2003) Clin Cancer Res 9:2335–2341

Korrespondenzadresse: Armine Papyan, Chirurgische Klinik und Poliklinik-Großhadern, LMU München, Station H7, Marchioninistr. 15, 81377 München, Fax: 089-70955674, E-mail: CHJBRUNS@aol.com

IX. Molekulare Onkologie: Therapie

Die Kombination aus systemisch verabreichtem adenoviralen p53 Gentransfer und 2-Methoxyestradiol führt zu additiver Tumorhemmung in vivo

The combination of systemically administered adenoviral p53 gene transfer and 2-methoxyestradiol results in tumor inhibition in vivo

G. Schumacher[1], M. Kataoka[2], T. Mukhopadhyay[3], P. Neuhaus[1], J. A. Roth[3]

[1] Klinik für Allgemein-, Viszeral- und Transplantationschirurgie, Charité Campus Virchow Klinikum, Berlin
[2] Dept of General Surgery, Okayama University, Japan
[3] Dept. Of Thoracic and Cardiovasc. Surgery, MD Anderson Cancer Center, Houston, TX, USA

Abstract

Inspite of high transduction efficiencies in vitro after adenoviral gene transfer, the number of viral particles remains low in the tumor after systemic administration, which results in low efficiency of this therapeutic approach. We investigated the combination of adenoviral gene transfer using wt-p53 (Ad-p53) with 2-methoxyestradiol (2-ME2), which has been shown to stabilize the p53 protein, increasing the rate of apoptosis. A small cell lung cancer cell line A549 has been injected in mice to induce lung metastases. Intravenous injection of Ad-p53 alone did not show any tumor inhibition. 2-ME2 alone resulted in a reduction of the lung colonies of 42.3% ($p < 0.0001$). The combination of 2-ME2 and Ad-p53 resulted in a more than additive reduction of lung colonies to 72.6% ($p < 0.05$ against 2-ME2 alone). The average diameter of the single tumor nodules was also reduced. In non-treated control mice, we found an average tumor size of 245 µm. After 2-ME2 alone, the size was reduced to 108 µm, and in the combination group it was further reduced to 54 µm ($p = 0.0001$). The total tumor burden was reduced by 336 fold compared to control non-treated mice. This is the first report, showing a significant tumor inhibition by systemically administered adenoviral gene transfer.

Einleitung

Grenzen der Gentherapie mit adenoviralen Vektoren sind die schlechte Genkonzentration am Wirkort nach systemischer Applikation trotz der sehr effizienten Transduktionseffizienz in vitro. Dadurch werden die Adenoviren überwiegend direkt in den Tumor injiziert. Um die Genkonzentration und die davon abgeschriebene Proteinmenge nach intravenöser Gabe des Adenovirus zu erhöhen, verwendeten wir eine Kombination aus einem wt-p53 exprimierenden Adenovirus (Ad-p53) und 2-Methoxyestradiol (2-ME2), einem Östrogenmetaboliten, der das p53 Protein stabilisieren kann [1]. Wir zeigen, daß mit dieser Kombination eine ausreichende Menge p53 in die Tumorzelle von Lungenmetastasen appliziert werden kann, um signifikante Tumorhemmung zu erreichen.

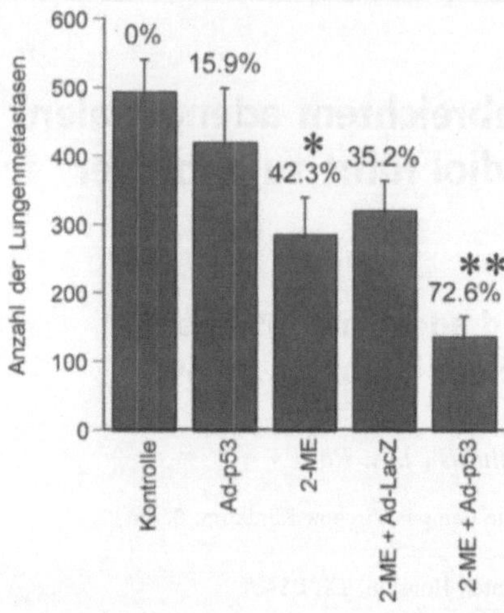

Abb. 1. Anzahl der Lungenmetastasen auf der Oberfläche aller 5 Lungenlappen pro Tier bei 10 Tieren pro Gruppe. Dargestellt sind Mittelwerte ± SD. * = signifikant weniger Kolonien als unbehandelte Kontrollen ($p < 0{,}0001$); ** = signifikant weniger Kolonien als 2-ME alleine ($p < 0{,}05$). Ad-p53 = p53 exprimierendes Adenovirus; 2-ME = 2-Methoxy-estradiol; Ad-LacZ = LacZ exprimierendes Adenovirus.

Methodik

Eine wt-p53 exprimierende Zelllinie eines Bronchialkarzinoms (A549) kam zum Einsatz. Um Lungenmetastasen zu induzieren, injizierten wir 2×10^6 Tumorzellen in die Schwanzvene von 10 Nacktmäusen pro Behandlungsgruppe. Nach 3 Tagen begannen wir die Therapie mit einer täglichen oralen Gabe von 1 mg 2-ME2 pro Tier für 3 Wochen. Die Adenoviren wurden intravenös über die Schwanzvene in einer Menge von 5×10^9 pfu (plaque forming units) an den Tagen 5, 7 und 9 nach Zellinjektion injiziert. Nach Beendigung des Versuchs nach 3 Wochen wurden die Tiere getötet und die Lungen auf Anzahl und Größe der Tumorknoten untersucht. Diese Versuche wurden dreimal durchgeführt. Die Zählung der Metastasen erfolgte durch zwei unabhängige Untersucher mit einer Abweichung der Zahlen, die unter 10% lagen.

Ergebnisse

Abbildung 1 zeigt die durchschnittlichen Metastasenzahlen der einzelnen Behandlungsgruppen. Mit Ad-p53 in der oben beschriebenen Menge konnte eine Hemmung des Metastasenwachstums um 15,9% beobachtet werden, die jedoch statistisch nicht signifikant war ($p = 0.12$). Hingegen führte die Monotherapie mit 2-ME2 in der Dosis von 75 mg/kg KG (ca. 1 mg pro Tier) zu einer Wachstumshemmung um 42,3% im Vergleich zu den unbehandelten Kontrolltieren ($p < 0{,}0001$). Die Kombination aus 2-ME2 und Ad-p53 konnte das Metastasenwachstum weiter bis zu einer 72,6%igen Hemmung senken ($p < 0{,}05$ gegen 2-ME2 alleine).

Diskussion

Die Versuche zeigen, daß kleine Mengen des p53 Gens nach intravenösem adenoviralen Gentransfer in die Tumorzellen gelangen. Durch Verlängerung der Halbwertszeit und Kumulation des p53 Proteins durch 2-ME2, was in vitro gezeigt werden konnte [1], kann offenbar eine ausreichend hohe Menge p53 Protein akkumuliert werden, was ausreicht, um Tumorzellen zu töten. Die Kombination aus 2-ME2 und Ad-p53 konnte in vitro ebenfalls zuvor einen additiven Effekt auf die Tumorhemmung bewirken [2]. Wir konnten hier zeigen, daß dieses Phänomen auch in vivo stattfindet. Ähnlich effektiv ist 2-ME2 alleine bei Pankreaskarzinomzellen [3]. Bei der Verwendung von Zellen mit einer p53 Mutation ergab die Kombination mit Ad-p53 keine zusätzliche Wachstumshemmung.

Literatur

1. Mukhopadhyay T, Roth JA (1997) Induction of apoptosis in human lung cancer cell after wild-type p53 activation by methoxyestradiol. Oncogene 14:379–384
2. Mukhopadhyay T, Roth JA (1998) Superinduction of wild-type p53 protein after 2-methoxyestradiol treatment of Ad5p53-transduced cells induces tumor cell apoptosis. Oncogene 17:241–246
3. Schumacher G, Kataoka M, Roth JA, Mukhopadhyay T (1999) Potent antitumor activity of 2-methoxyestradiol in human pancreatic cancer cell lines. Clin Cancer Res 5:493–499

Korrespondenzadresse: Dr. Guido Schumacher, Klinik für Allgemein-, Viszeral- und Transplantationschirurgie, Charité Campus Virchow Klinikum, Augustenburger Platz 1, 13353 Berlin, Fax: 030/450-552900, E-mail: guido.schumacher@charite.de

Vergleich der Apoptoseinduktion durch Gemcitabine und durch Todes-Rezeptor (CD95)-Aktivierung beim bronchialen Plattenepithelzellkarzinom *in vitro* und *in vivo*

Induction of apoptosis by gemcitabine and death receptor CD95 in the human squamous lung cancer cell line KNS62 *in vitro* and *in vivo*

R. Kurdow, B. Schniewind, B. Zöfelt, A.-S. Böhle, L. Bönicke, P. Dohrmann, H. Kalthoff

Klinik für Allgemeine Chirurgie und Thoraxchirurgie des Universitätsklinikums Schleswig-Holsteins, Campus Kiel

Abstract

Background: Apoptosis induced by chemotherapeutical agents can use different signaling pathways and can be suppressed by various mechanisms of resistance depending on individual tumor biology. Gemcitabine is used in palliative chemotherapeutical protocols in NSCLC therapy. Here we studied this drug in the human NSCLC cell line KNS62 with special regard to the CD95-induced apoptotic pathway and the role of Bcl-xL, an anti-apoptotic protein. *Material and methods:* Apoptosis in cell line KNS62 induced by gemcitabine or CD95-activating antibody CH11 was evaluated in JAM assay and Dapi-staining analysis. The impact of caspase inhibitor zVAD towards gemcitabine-induced apoptosis was quantified. In Bcl-xL over-expressing cells activation of caspase 3, and -8 by gemcitabine and CH11 was tested. For evaluation of the mitochondrial pathway of apoptosis, cleavage of BID, Caspase 9 as well as cytocrome-c delivery and mitochondrial transmembrane potential (MTP) were measured. In an orthotopic murine xenotransplant model tumor growth of KNS62-wt, -Bcl-xL, and -EGFP vector controls were evaluated after three weeks of i. p. gemcitabine therapy. *Results:* In JAM assays and Dapi staining analysis apoptosis induced by gemcitabine therapy as well as after CD95 activation by CH11 was confirmed. The cell death was found to be caspase dependent, since zVAD inhibited gemcitabine-triggered apoptosis. In KNS62-Bcl-xL clones, apoptosis after gemcitabine therapy as well as CD95-induced apoptosis was significantly inhibited. Interestingly, *in vitro* Bcl-xL mediated protection against apoptosis was significantly more effective in CD95 mediated than in gemcitabine induced apoptosis. Cleavage of caspase 8 was shown after CH11-, but almost not after gemcitabine application. Gemcitabine treatment, as well as stimulation of CD95, resulted in cleavage of effector-caspase 3 as well as its substrate PARP and caspase 9. Release of cytochrome C and loss of mitochondrial transmembrane potential were suppressed in Bcl-xL clones, in contrast to KNS62-wt variant and vector controls. *In vivo*, an orthotopic murine model of lung cancer confirmed a complete resistance of KNS62-Bcl-xL tumors against gemcitabine therapy. *Conclusion:* The current study reveals an activation of type II apoptosis by gemcitabine in NSCLC cell line KNS62. In contrast to CD95 induced apoptosis, activation of initiator caspases was not detectable upon gemcitabine treatment. Bcl-xL over-expression induced significant resistance against gemcitabine. The anti-apoptotic effect of Bcl-xL under gemcitabine treatment was higher *in vivo* than *in vitro*. The study may implicate further investigations on expression of pro- and anti-apoptotic factors in NSCLC tumors in correlation with their response on chemotherapeutical substances.

Einleitung

Unterschiedliche Resistenzmechanismen verhindern eine effektive Chemotherapie-induzierte Apoptose in Tumoren. Wir untersuchten in der bronchialen Plattenepithelkarzinomzelllinie KNS62 *in vitro* die Apoptoseinduktion durch das zur palliativen Therapie eingesetzte Gemcitabine und verglichen diese mit der CD95-induzierten Apoptose. Weiterhin wurde die Bedeutung des mitochondrialen Apoptoseweges durch Überexpression des anti-apoptotischen Proteins Bcl-xL untersucht und *in vivo* in einem orthotopen Xenotransplantationsmodell überprüft.

Methodik

Die Apoptoseraten der Zelllinie KNS62 durch Behandlung mit Gemcitabine bzw. durch Stimulation des CD95 Rezeptors (agonistischer CH11 Antikörper) wurde durch verschiedene Apoptose-Assays bestimmt (JAM Assay, Dapi-staining). Weiterhin wurde die Wirkung des Caspaseinhibitors zVAD auf die Apoptoseinduktion überprüft. Verwandt wurden jeweils die KNS62 Wildtyp-Zellen (wt), sowie Zellpools mit Überexpression (stabile retrovirale Transduktion) des anti-apoptotischen Proteins Bcl-xL und einer entsprechenden Vektorkontrolle. Die unterschiedlichen Zellpools wurden per FACS Analyse auf ihre CD95-Rezeptor Expression hin untersucht. Nach Behandlung mit Gemcitabine bzw. CH11 wurde die Spaltung der Caspasen-8, -3, sowie des Caspase-3-Substrates PARP mittels Western-Blot bestimmt. Zur Evaluation des mitochondrialen Apoptoseweges wurden die Spaltung von BID und Caspase-9, sowie die mitochondriale Cytochrom-C Freisetzung und das mitchondriale Transmembran Potential (MTP) gemessen. In einem orthotopen murinen Tumormodell wurden das Wachstum pulmonaler Tumoren der drei o. g. KNS 62 Varianten unter Gemcitabinebehandlung (i. p.) über einen Zeitraum von 3 Wochen evaluiert.

Ergebnisse

Die CD95 Oberflächen-Expression war bei den drei KNS62 Pools gleich. Im Jam-Assay konnte sowohl die CD95- als auch die Gemcitabine- induzierte Apoptose nachgewiesen werden. In den KNS62-Bcl-xL Zellen war sowohl die Gemcitabine induzierte- als auch die CD95 induzierte Apoptose signifikant gehemmt. Auffällig war hier, daß die anti-apoptotische Wirkung von Bcl-xL bei CD95 vermittelter Apoptose deutlich höher war, als bei Gemcitabine-induzierter Apoptose. Die Gemcitabine-induzierte Apoptose konnte durch zVAD signifikant inhibiert werden. Durch CH11, nicht jedoch durch Gemcitabine-Therapie ließ sich eine Spaltung von Caspase-8 und BID nachweisen. Die Effektor-Caspase-3 und deren Substrat PARP, sowie Caspase-9 wurden sowohl unter Gemcitabine als auch unter CH11 Behandlung gespalten. In den KNS62-Bcl-xL Zellen wurde die Freisetzung von Cytochrom-C und der Verlust des MTP im Vergleich zu den Wildtyp-Zellen und der Vektorkontrolle gehemmt. Im orthotopen Tiermodell zeigte sich das Tumorwachstum der KNS62-Bcl-xL Tumoren komplett resistent gegen Gemcitabinetherapie.

Schlussfolgerung

Die vorliegenden Ergebnisse zeigen eine Caspase 8 unabhängige Aktivierung des mitochondrialen Apoptoseweges durch Gemcitabine im bronchialen Plattenepithelzellkarzinom. Es konnte *in vitro* und im Tierversuch eine Gemcitabine-Resistenz durch Überexpression des anti-apoptotischen Gens Bcl-xL belegt werden, wobei diese *in vivo* deutlich ausgeprägter war. Insgesamt begründet dies begründet im Hinblick auf die Chemotherapie nichtkleinzelliger Bronchialkarzinome eine Analyse der Expression pro- und anti-apoptotischer Faktoren im Sinne einer Patientenstratefizierung.

Korrespondenzadresse: Dr. R. Kurdow, Klinik für Allgemein- und Thoraxchirurgie, Universitätskliniken Schleswig-Holstein, Campus Kiel, Arnold-Heller-Str. 7, 24105 Kiel, E-mail: rkurdow@ surgery.uni-kiel.de

Blockierung der spontanen Tumorgenese in p53-defizienten Mäusen nach wiederholter oraler Applikation von attenuierten *Salmonella typhimurium*-Bakterien

Inhibition of spontaneous tumorigenesis in p53-deficient mice upon repeated oral application of attenuated *Salmonella typhimurium* bacteria

H. P. Hahn, K. Reichenstein, Y. Li, U. T. Hopt

Abteilung für Allgemein- und Viszeralchirurgie, Chirurgische Klinik, Universität Freiburg

Abstract

Background: Mutations and aberrant expression of the p53 tumor suppressor protein are present in about 50% of human cancers, frequently accompanied by the triggering of autoimmune responses. Thus, the p53 tumor antigen provides a promising target for cancer immunotherapy. Progress on the development of p53-based tumor therapeutics however is hindered by the limited availability of purified p53. Due to the high spontaneous tumorigenesis frequency, $p53(-/-)$ mice provide an interesting model for evaluation of tumor therapeutics. Here, we investigate the antigenicity of human p53 in a $p53(-/-)$ mouse model, using live p53-expressing *Salmonella typhimurium* strains and an oral application route. *Material and Methods:* By standard recombinant DNA techniques bacterial expression plasmids encoding the *p53* gene and a truncated gene variant were constructed and introduced in *S. typhimurium* X4064. Recombinant p53-expressing bacteria along with a control strain were orally administered to $p53(-/-)$ C57BL/6 mice twice (5×10^9 per mouse and dose). Blood samples and isolated splenocytes were analyzed for specific antibody and cellular immune responses, respectively, by common immuno-analytical methods. Besides that, formation of tumors and survival rates were monitored. *Results:* $p53(-/-)$ mice developed antibody responses against *Salmonella* antigens indistinguishable from those of p53 wild-type mice with respect to intensity and Ig-subtype specificity. Salmonella-derived p53 proteins however were barely immunogenic in those mice. Independent of the expression of the p53 protein variants, *Salmonella* application significantly affected tumor formation and growth. Along with that, average survival times increased significantly. *Conclusions:* Data demonstrated that $p53(-/-)$ mice mount normal immune responses to *Salmonella* antigens, excluding a defect in their immune system. More importantly, *Salmonella* application had a significant impact on spontaneous tumorigenesis and survival time, suggesting that the immunogenicity triggered against *Salmonella* prevented tumor generation and growth.

Einleitung

Bei gut 50% aller menschlichen Tumore treten Mutationen, und damit einhergehend eine veränderte Expression und intrazelluläre Lokalisation im p53 Tumorsupressor-Protein auf [1], die häufig von der Ausbildung einer Autoimmunität gegen p53 begleitet wird. Damit stellt p53 ein interessantes Tumorantigen für die Krebsimmuntherapie dar. Aufgrund der komplexen Proteinstruktur ist die Bereitstellung ausreichender Mengen an p53 Protein jedoch problematisch. Eine Alternative ist der Einsatz von attenuierten Salmonellen-Stämmen, die p53 als rekombinantes Protein exprimieren und gleichzeitig als Carrier für eine orale Applikation fungieren [2]. Homozygote $p53(-/-)$ knockout-Mäuse entwickeln mit hoher Inzidenz im Alter zwischen 3 und 6

Monaten spontane Tumore, vorrangig maligne Lymphome des Thymus [3], und stellen somit ein ideales Modellsystem zur Evaluierung tumortherapeutischer Maßnahmen dar. Allerdings besitzen diese Tiere anscheinend ein eingeschränktes Immunsystem und zeigen daher eine erhöhte Anfälligkeit für Infektionen [4]. Ziel dieser Studie war einerseits, die Antigenität von rekombinantem, in Salmonellen-exprimiertem, humanem p53 Protein im p53(− / −) Mausmodell im Hinblick auf eine Nutzung als adjuvantes und präventives Tumorimmuntherapeutikum zu untersuchen. Anderseits sollte der Einfluss der oral applizierten Salmonellen auf die spontane Tumorentwicklung in dem Mausmodell analysiert werden.

Methodik

S. typhimurium X4064 [5] wurde mit den Expressionsplasmiden pHM-p53 (X4064p53), pHM-ΔNp53 (X4064Δp53) bzw. dem Plasmidvektor transformiert (X4064). pHM-p53 kodiert für das komplette humane p53; pHM-ΔNp53 vermittelt die Expression der verkürzten Proteinvariante p53(159 – 393). 21 überwiegend männliche p53(− / −) C57BL/6 Mäuse (10 bis 14 Wochen) aus eigener Zucht wurden auf 4 Gruppen (n = 5 bzw. 6) aufgeteilt. Die Salmonellen wurden in 2 Dosen zu je 5×10^9 Bakterien im Abstand von 2 Wochen oral appliziert [5]. Kontrolltiere erhielten lediglich $NaHCO_3$-Lösung. Antikörpertiter und zelluläre Immunantworten wurden mittels ELISA bzw. Lymphozyten-Stimulationsassay gemessen. Berücksichtigt wurden äußerlich sichtbare Tumore im Hals-Nacken-Bereich der Tiere deren Größen mit der Formel: Länge × Breite × Höhe × 0,5236 = Volumen (cm³) bestimmt wurden.

Ergebnisse

Die Tiere zeigten bereits nach der ersten Gabe der Salmonellen-Stämme deutliche Antikörpertiter gegen Salmonellen-Antigene, die nach der zweiten Salmonellen-Gabe sprunghaft anstiegen und letztendlich nicht signifikant unterschiedlich von denen von p53(+ / +) Wildtyp-Mäusen ($4.0 \pm 0,6 \times 10^5$ vs. $4.3 \pm 1,3 \times 10^5$ ELISA-Units) waren. Auch hinsichtlich der verschiedenen Ig-Isotypen gab es keine Unterschiede zwischen den p53(− / −) Mäusen und früheren experimentellen Daten mit p53(+ / +) Mäusen. Geringe Antikörpertiter gegen die rekombinant exprimierten p53 Proteine waren lediglich in einzelnen Tieren nach der zweiten Salmonellen-Gabe nachweisbar. Die fehlende p53-abhängige in vitro Stimulation von Lymphozyten deutete auf das Fehlen einer zellulären Immunität gegen p53 hin. Gemäß ◘ Tabelle 1 zeigten alle mit Salmonellen therapierten Tiere markante Unterschiede sowohl hinsichtlich dem Auftreten spontaner Tumore als auch der Tumorgröße im Vergleich zu den Kontrolltieren. Diese verminderte Tumor-

◘ **Tabelle 1.** Effekt der oralen Gabe verschiedener p53-exprimierender *S. typhimurium*-Stämme auf das spontane Tumorwachstum und die Tumorgröße in homozygoten p53(− / −) Mäusen

Gruppe	*S. typhimurium* Stamm	Tiere mit Tumoren	Tumorgröße ± SD [cm³]	Überlebenszeit ± SD [Tage]
I	Kontrolle	4/5	2,6 ± 0,8	164 ± 43
II	X4064	1/5*	1,2	253 ± 48**
III	X4064p53	0/5*	–	275 ± 52**
IV	X4064Δp53	2/6*	1,1/1,8	264 ± 55**

* p < 0,005 bzw. ** p < 0,01 im doppelt gepaarten Student *t* Test im Vergleich zur Kontrollgruppe

genese ging mit einer signifikant höheren mittleren Überlebensrate einher. Die vergleichbare geringere Zahl von Tieren mit Tumoren in der Gruppe II zeigte, daß das tumortherapeutische Potential von den applizierten Salmonellen selbst und nicht von p53 ausging.

Diskussion/Schlussfolgerung

Entgegen publizierter Daten entwickelten die p53(− / −) Mäuse nach oraler Gabe von Salmonellen eine mit der von Wildtyp-Mäusen vergleichbaren humoralen Immunantwort gegen Salmonellen-Antigene. Wahrscheinlich durch die intrazelluläre Lokalisation und die geringen rekombinanten Proteinmengen war das in den Salmonellen-Carriern exprimierte p53 nur schwach immunogen. Eine prädisponierte Immuntoleranz gegen das homologe humane p53 kann aufgrund der p53 Defizienz der Mäuse ausgeschlossen werden. Unerwartet führte die Salmonellen-Gabe unabhängig von exprimiertem p53 zu einem signifikanten Rückgang in der Tumorbildung und Tumorgröße. Dies hängt wahrscheinlich mit der Stimulierung des Immunsystems durch die Salmonellen zusammen. Möglicherweise spielt dabei die Präferenz der Salmonellen für lymphatische Organe und die daraus resultierende Präsenz der Bakterien am Ort der Tumorentstehung eine entscheidende Rolle, da es sich bei den Tumoren vorrangig um Lymphome handelte [3]. Langfristig könnten oral applizierte Salmonellen neue kostengünstige, nicht invasive Wege zur Krebsprophylaxe und Therapie für Patienten mit genetisch bedingtem erhöhtem Krebsrisiko auftun.

Literatur

1. Hollstein M, Sidranksy D, Vogelstein B, Harris CC (1991) *p53* mutations in human cancers. Science 253:49–53
2. Cardenas L, Clements J (1992) Oral immunization using live attenuated *Salmonella* ssp. as carriers of foreign antigens. Clin Microbiol Rev 5:328–342
3. Donehower LA, Harvey M, Slagle BL, McArthur MJ, Montgomery Jr. CA, Butel JS, Bradley A (1992) Mice deficient for p53 are developmentally normal but susceptible to spontaneous tumors. Nature 356:215–221
4. Jacks T, Remington L, Williams BO, Schmitt EM, Halachmi S, Bronson RT, Weinberg RA (1994) Tumor spectrum analysis in p53-mutant mice. Current Biol 4:1–7
5. Li Y, Reichenstein K, Ullrich R, Danner T, von Specht U, Hahn HP (2003) Effect of in situ expression of human interleukin-6 on antibody responses against *Salmonella typhimurium* antigens. FEMS Immunol Med Microbiol 37:135–145

Korrespondenzadresse: Dr. H. P. Hahn, Chirurgische Forschung, Abteilung für Allgemein und Viszeralchirurgie, Chirurgische Klinik, Universität Freiburg, Hugstetter Straße 55, Tel.: 0761/270-2743, Fax: 0761/270-2579, E-mail: hahn@ch11.ukl.uni-freiburg.de

Der Matrixmetalloproteinasen Inhibitor Actinonin hemmt die Tumorzellinvasion von CC531-Zellen ex vivo und reduziert die hepatische Metastasierung am Lebermetastasenmodell der Ratte in vivo

The matrix metalloproteinase inhibitor actinonin blocks the invasion of CC531 tumor cells ex vivo and reduces hepatic metastasis in a rat liver tumor model in vivo.

C. Isbert[1], R. Fenski[1], J.-P. Ritz[1], H. J. Buhr[1], D. Schuppan[2], C.-T. Germer[1]

[1] Chirurgische Klinik I, Charité, Universitätsmedizin Berlin, Campus Benjamin Franklin, Hindenburgdamm 30, 12200 Berlin

[2] Medizinische Klinik I, Universität Erlangen-Nürnberg, Ulmenweg 18, 91054 Erlangen

Abstract

The aim of the study was to examine the synthetic MMP inhibitor actinonin for its effect on the metastatic spread of CC531 tumor cells ex vivo and in vivo. *Materials and methods:* Ex vivo: Transwell filters (8 µm pore size, 6.5 mm Ø) were coated with 100 µl matrigel (B&D) and incubated up to gel formation. The matrigel-coated filters were each filled with 10^4 CC531 cells. Either actinonin in various concentrations or 10% ethanol/saline (controls) was added to both sides of the filter and incubated for 24 h at 37 °C. The MMP's – 2,3,9 and TIMP's – 1,2 were then detected by RT-PCR on c-DNA of CC531 cells. In vivo: WAG rats (n = 10) were injected with 10^6 CC531 cells via the intraportal vein. Five animals (group I) were treated with actinonin (5 mg/kg BW/day i. p.) and five animals (group II) with the vehicle (50% ethanol/saline) 0 – 5 days after the intervention. *Results:* Ex vivo: In the controls (10% ethanol/saline), the CC531 cells easily penetrated the matrigel. The number of invading cells/controls decreased with increasing actinonin concentrations in the medium and stagnated at 50 µg/ml with 28.4% and 100 µg/ml with 28.2%. Since cell vitality was consistently > 92%, a direct toxic effect of actinonin could be excluded. RT-PCR on c-DNA of CC531 cells showed a MMP-9 expression relevant for the breakdown of matrigels. In vivo: Hepatic tumor replacement was < 25% in group I and 50 – 75% in group II 14 days after the intervention. *Conclusions:* Actinonin reduced ex vivo tumor cell invasion of CC531 cells by inhibiting the enzymatic breakdown of the basal-membrane-like matrigel and significantly decreased in vivo hepatic metastasis manifestation in the liver. Since MMP-9 inhibition seems to be of quantitative importance, selective inhibitors may be suitable for use in human colorectal liver metastases.

Zielsetzung

Nach heutigem Kenntnisstand spielen Matrixmetalloproteinasen eine entscheidende Rolle bei der hepatischen Metastasierung maligner Tumore [1, 2, 3]. Beim kolorektalen Karzinom ist eine erhöhte Expression von MMP-2/MMP-9 im Primärtumor mit einer vermehrten Lebermetastasierung assoziiert [3]. Die Aktivität von MMP's lassen sich durch synthetische MMP-Inhibitoren hemmen [5]. Ziel der Studie war es, den synthetischen MMP-Inhibitor Actinonin in seiner Wirksamkeit auf die Metastasierung von CC531-Tumorzellen ex vivo (Matrigel Invasionsassay) und in vivo (Lebermetastasenmodell der Ratte) zu überprüfen.

Material und Methoden

Ex vivo: Transwell-Filter (8 µm Porengröße, 6,5 mm ∅) wurden mit 100 µl Matrigel (B&D) beschichtet und bis zur Gelbildung inkubiert. Die Matrigel beschichteten Filter wurden mit je 10^4 CC531-Zellen befüllt. Auf beiden Seiten des Filters wurde entweder Actinonin in unterschiedlichen Konzentrationen oder 10% Ethanol/Saline (Kontrolle) zugefügt und über 24 h bei 37 °C inkubiert. Nach PFA/PBS-Fixierung und Färbung mit Hämalaun wurden die Zellen quantifiziert. Eine Vitalitätsprüfung erfolgte durch Trypanblauausschluss. Es erfolgte der Nachweis der MMPs - 2,3,9 sowie der TIMPs -1,2 mittels RT-PCR auf c-DNA der CC531-Zellen. In vivo: WAG-Ratten (n = 10) wurden je 10^6 CC531-Zellen intraportalvenös injiziert. 0 – 5 Tage postinterventionell wurden n = 5 Tiere (Gruppe I) mit Actinonin (5 mg/kg KG, täglich i. p.) und n = 5 Tiere (Gruppe II) mit dem Vehikel (50% Ethanol/Saline) behandelt.

Ergebnisse

Ex vivo: Bei der Kontrolle (10% Ethanol/Saline) durchdrangen die CC531-Zellen ungehindert das Matrigel. Mit steigender Konzentration von Actinonin im Medium nahm die Zellzahl invasierender Zellen/Kontrolle ab und stagnierte bei 50 µg/ml und 100 µg/ml bei 28,4% resp. 28,2%. Die Zellvitalität betrug regelhaft > 92%, wodurch ein direkter toxischer Effekt von Actinonin ausgeschlossen werden konnte (■ Tabelle 1).

Die RT-PCR auf c-DNA von CC531-Zellen zeigte eine für den Abbau des Matrigels relevante Expression von MMP-9. In vivo: 14 Tage postinterventionell betrug das hepatische Tumorreplacement in der Gruppe I < 25% und in der Gruppe II 50 – 75%.

Schlussfolgerung

1. Actinonin reduziert ex vivo die Tumorzellinvasion von CC531-Zellen durch Inhibition des enzymatischen Abbaus des basalmembranähnlichen Matrigels und reduziert in vivo signifikant die hepatische Metastasenmanifestation in der Leber.
2. Die Inhibition von MMP-9 scheint quantitativ bedeutsam zu sein, weshalb selektive MMP-9 Inhibitoren für den Einsatz bei humanen kolorektalen Lebermetastasen potentiell geeignet erscheinen.

Literatur

1. Isbert C, Ritz JP, Thomsen-Mund K, Schuppan D, Buhr HJ, Germer CT (2002) Die in-situ-Ablation (LITT) experimenteller Lebermetastasen induziert im Vergleich zur chirurgischen Resektion eine erhöhte mRNA Expression von TIMP 1 in residualen unbehandeltem Tumor mit konsekutiv vermindertem Metastasenwachstum. Z Gastroenterol 40:670
2. Guenther U, Herbst H, Bauer M, Isbert C, Buhr HJ, Riecken EO, Schuppan D (2001) Collagen type XVIII/endostatin is differentially expressed in primary and metastatic colorectal cancers and ovarian carcinomas. Br J Cancer 85:1540 – 1545
3. Isbert C, Boerner A, Ritz JP, Schuppan D, Buhr HJ, Germer CT (2002) In situ ablation of experimental liver metastases delays and reduces residual intrahepatic tumour growth and peritoneal tumour spread compared with hepatic resection. Br J Surg 89:1252 – 1259

■ Tabelle 1.

Actinonin [µg/ml]	0	1	5	10	50	100
Zellzahl Actinonin/Kontrolle [%]	100	53.8	38.4	34	28.4	28.2
Zellvitalität [%]	99.4	99.4	96.9	96.6	92.2	92.7

4. Waas ET, Wobbes T, Lomme RM, DeGroot J, Ruers T, Hendriks T (2003) Matrix metalloproteinase 2 and 9 activity in patients with colorectal cancer liver metastasis. Br J Surg 90:1556–1564
5. Yamauchi T, Watanabe M, Hasegawa H, Nishibori H, Ishii Y, Tatematsu H, Yamamoto K, Kubota T, Kitajima M (2003) The potential for a selective cyclooxygenase-2 inhibitor in the prevention of liver metastasis in human colorectal cancer. Anticancer Res 23(1A):245–249

Korrespondenzadresse: Dr. med. Christoph Isbert, Chirurgische Klinik I, Charité, Universitätsmedizin Berlin, Campus Benjamin Franklin, Hindenburgdamm 30, 12200 Berlin, Tel.: 030-84452543, Fax: 030-84452740, E-mail: isbert@ukbf.fu-berlin.de

Das HER2 Onkogen ist eine geeignete Zielstruktur für die adjuvante Therapie disseminierter Ösophaguskarzinome

The HER2 Oncogene is a suitable target for adjuvant therapy of disseminated esophageal cancer

N. H. Stoecklein[1], S. B. Hosch[2,4], F. Stern[2], M. Petronio[1], R. Grau[3], P. Scheunemann[1,4], W. T. Knoefel[2,4], J. R. Izbicki[2], C. A. Klein[1]

[1] Institut für Immunologie, Ludwig-Maximilians-Universität München
[2] Klinik und Poliklinik für Allgemein-, Viszeral- und Thoraxchirurgie, Universitätsklinikum Hamburg-Eppendorf
[3] Micromet AG, München
[4] Jetzige Adresse: Klinik für Allgemein- und Viszeralchirurgie, Universitätsklinikum Düsseldorf

Abstract

Background: The prognosis of operable esophageal carcinoma patients remains poor and new adjuvant therapeutic concepts are needed. To identify relevant targets on disseminated tumor cells, the progenitors of later arising metastases, we analysed their genomes directly. *Methods:* We screened more than 70 bone marrow samples of operable esophageal carcinoma patients with an anti-cytokeratin antibody (A45/BB3) for disseminated tumor cells (positive patients: $n = 31$). The detected single cells were isolated by micromanipulation and their genomes were globally amplified using the Mse-adapter PCR method. Subsequently comparative genomic hybridization (CGH) was used for genome-wide screening of chromosomal aberrations. An additional series of 60 primary tumors with clinical follow-up data of patients with adenocarcinoma of the esophagus was tested with a FISH method for HER2 amplifications. Overexpression of the HER2 protein was investigated with the HercepTest. The cytotoxic activity of Herceptin on cell lines was testet with a FACS based cytotoxic assay. *Results:* Among several other aberrations, 30% of the investigated tumor cell genomes displayed an amplification of 17q12 – 21, making it to one of the most frequently affected chromosomal regions of single disseminated tumor cells in esophageal cancer. This region contains the HER2 gene and its gene product can be targeted by a therapeutic antibody (Herceptin®). In the investigated primary esophageal adenocarcinomas we found a highly significant correlation between HER2 gene-amplification and overexpression of the HER2 gene-product p185 ($p = 0.002$). The correlation with prospective clinical follow-up data revealed a reduced overall survival for patients with HER2 gene-amplification (median survival: 14 vs. 34 months, $p = 0.017$), reflecting the aggressiveness of cells with Her-2 gene-amplification. Finally, we tested Herceptin® activity on a tumor cell line (LN1590), recently established from a micrometastasis of an esophageal carcinoma patient, that displays a HER2 gene amplification. Herceptin® induced significant antibody-dependent cell lysis (ADCC) of LN1590 with human effector cells. *Conclusion:* Our results demonstrate that the HER2 oncogene should be a suitable adjuvant therapeutic target for operable esophageal carcinoma patients with a positive Her-2 status.

Einleitung

Angesichts der schlechten Prognose von Patienten mit operablen Ösophaguskarzinomen sind neue adjuvante therapeutische Konzepte dringend erforderlich. Um relevante therapeutische Zielstrukturen zu identifizieren, haben wir das Genom der Zielzellen einer adjuvanten Therapie, die bereits zum Operationszeitpunkt disseminierten Tumorzellen, untersucht.

Material und Methoden

Knochenmarkspräparate von über 70 Patienten mit operablen Ösophaguskarzinomen wurden mit einem anti-Zytokeratinantikörper (A45/BB3) auf disseminierte Tumorzellen hin untersucht (positive Patienten n = 31). Die detektierten Einzelzellen (n = 34) wurden mittels Mikromanipulation isoliert, das Genom der Zellen mit einer Adapter-Linker-PCR [1] global amplifiziert und anschließend mit komparativer genomischer Hybridisierung (CGH) analysiert. Die CGH erlaubt die Erfassung von DNA-Gewinnen (Amplifikationen) und -Verlusten (Deletionen) und deren chromosomale Zuordnung. Eine zusätzliche Serie von 60 Primärtumoren mit klinischen follow-up Daten von Patienten mit operablen Adenokarzinomen des Ösophagus wurde auf HER2 Amplifikationen mittels FISH untersucht, die Untersuchung der Überexpression des HER2 Proteins erfolgte mit dem HercepTest. Die Wirkung von Herceptin® auf Zelllinien wurde mittels eines FACS-basierten Zytotoxizitäts-Assay untersucht.

Ergebnisse

Neben verschiedenen anderen chromosomalen Aberrationen fand sich bei 30% der Zellen eine Amplifikation im Bereich 17q12 – 21, welche somit eine der häufigsten genomischen Veränderungen bei einzelnen disseminierten Tumorzellen darstellt. In diesem Bereich ist das Onkogen HER2 lokalisiert für dessen Genprodukt, p185, bereits ein therapeutische Antikörper (Herceptin®) erhältlich ist. Bei den untersuchten ösophagealen Adenokarzinomen zeigte sich, dass eine Amplifikation von HER2 (18%) signifikant mit einer Überexpression des Genprodukts p185 korreliert war (p = 0.002). Desweiteren fanden wir einen signifikanten negativen prognostischer Einfluß der HER2 Amplifikation auf das tumor-spezifische Überleben (medianes Überleben: 14 Monate vs. 34 Monate, p = 0.017). Schließlich testeten wir die Wirkung von Herceptin® an der ösophagealen Mikrometastasen-Zelllinie LN1590 [2], die eine HER2 Amplifikation, ähnlich den ex vivo isolierten Tumorzellen, aufweist. Herceptin® führte zu einer signifikanten Antigen-abhängigen Lyse (ADCC) von LN1590 durch humane Effektorzellen.

Schlussfolgerung

Das HER2 Onkogen scheint eine sehr geeignete Zielstruktur für eine adjuvante Immuntherapie von operablen Ösophaguskarzinompatienten mit positivem HER2 Status zu sein.

Literatur

1. Klein CA, Schmidt-Kittler O, Schardt JA, Pantel K, Speicher MR, Riethmuller G (1999) Comparative genomic hybridization, loss of heterozygosity, and DNA sequence analysis of single cells. Proc Natl Acad Sci USA 96:4494 – 4499
2. Scheunemann P, Izbicki JR, Pantel K (1999) Tumorigenic potential of apparently tumor-free lymph nodes. N Engl J Med 340:1687

Korrespondenzadresse: Dr. med. Nikolas H. Stoecklein, Institut für Immunologie, AG Klein, Goethestr. 31, 80336 München, Fax: 089/5996696, E-mail: Nikolas.Stoecklein@ifi.med.uni-muenchen.de

X. Molekulare Onkologie: Prognose

ADAM9 als prognostischer Marker beim humanen duktalen Pankreaskarzinom

ADAM9 is a prognostic marker in human ductal pancreatic cancer

R. Grützmann[1], J. Lüttges[2], I. Alldinger[1], S. Kersting[1], O. Ammerpohl[3], H. K. Schackert[4], H. D. Saeger[1], G. Klöppel[1], Ch. Pilarsky[1]

[1] Klinik für Viszeral-, Thorax- und Gefäßchirurgie der TU Dresden, Fetscherstraße 74, 01307 Dresden
[2] Institut für Pathologie, Universitätsklinikum Schleswig-Holstein, Campus Kiel
[3] Abteilung für Molekulare Onkologie, Klinik für Allgemeine und Thoraxchirurgie, Universitätsklinikum Schleswig-Holstein, Campus Kiel
[4] Abteilung Chirurgische Forschung, Universitätsklinik Carl-Gustav-Carus, Technische Universität Dresden

Abstract

Pancreatic ductal adenocarcinoma (PDAC) remains an important cause of malignancy related death. Despite recent progress in understanding the molecular basis of PDAC further studies are needed to find new molecular markers for diagnostic and therapeutic purposes. Gene expression profiling revealed ADAM9 to be distinctly over-expressed in pancreatic ductal adenocarcinoma (PDAC). We examined the relevance of ADAM9 expression in PDAC diagnosis and prognosis. 59 infiltrating primary PDACs, 32 specimens from patients with chronic pancreatitis, 11 endocrine tumours and 24 acinar cell carcinomas were immunohistochemically analysed for ADAM9 expression. Staining for ADAM9 was detected in 58/59 (98.3%) PDACs and in 2/24 (8.3%) acinar cell carcinomas, but not in endocrine tumours. In the non-neoplastic pancreas, whether normal or chronically inflamed, ADAM9 was expressed in centroacinar and intralobular duct cells, but not in interlobular duct cells and their hyperplastic lesions. PDACs showing cytoplasmic ADAM9 expression showed a lower degree of tumour differentiation and correlated with shorter overall survival than in cases with only an apical membranous staining pattern (p = 0.001). Multivariate analysis identified cytoplasmic ADAM9 expression as an independent marker of shortened survival in a set of 42 curatively (R0) resected PDACs (P < 0.05, hazard ratio 2.85, 95% confidence interval: 1.21 – 26.71). We conclude that ADAM9 expression distinguishes PDACs from other solid pancreatic tumours. In addition, cytoplasmic ADAM9 over-expression is associated with poor differentiation and shortened survival. Therefore, ADAM9 over-expression might contribute to the aggressiveness of PDACs. Moreover cytoplasmic expression seems be a novel prognostic marker for survival in PDAC.

Einleitung

Nach wie vor liegt die 5-Jahres-Überlebensrate von Patienten mit duktalem Pankreaskarzinom bei 5 – 10% nach der Operation, wobei nur etwa 20% dieser Karzinome überhaupt mit kurativem Ansatz resektabel sind. Trotz der rasanten Zunahme der Erkenntnisse auf dem Gebiet der Molekularbiologie des Pankreaskarzinoms ist es notwendig, neue molekulare Angriffspunkte zu finden, um die Diagnostik und Therapie zu verbessern. Mittels DNA-Chiptechnik fanden wir ein Set von 81 differentiell exprimierten Genen beim duktalen Pankreaskarzinom (PDAC).

Unter den im PDAC überexprimierten Genen befand sich ADAM9, ein Mitglied der ADAM-Genfamilie [1]. Diese sind transmembranöse Proteasen, welche unter anderem Domänen der Metalloproteinase und Disintegrin Proteinfamilien enthalten. Die ADAMs sind an der Modulation von Zell-Zell und Zell-Matrix Interaktionen beteiligt [2]. Die genauen molekularen und biologischen Funktionen von ADAM9 sind bisher noch ungeklärt. Allerdings legen die Ergebnisse anderer Gruppen bei verschiedenen Tumoren, wie z.B. beim Mammakarzinom [3] nahe, dass ADAM9 auch bei der Karzinogenese des PDAC beteiligt ist. Deshalb sollte die vermutete differentielle Genexpression auf Proteinebene bestätigt und eine mögliche prognostische Bedeutung untersucht werden.

Methodik

Die Genexpression von ADAM9 wurde immunhistochemisch mittels eines primären polyklonalen Ziegen Anti-Maus Antikörpers (AF949, R&D Systems, Wiesbaden), welcher mit humanem ADAM9 kreuzreagiert, untersucht. Es wurden 59 primäre PDAC, 32 Präparate von Patienten mit chronischer Pankreatitis, 11 endokrine Tumore und 24 Azinuszellkarzinome verwendet. Die Färbeintensität wurde semiquantitativ als negativ, schwach, moderat oder stark bestimmt. Die endgültigen Resultate wurden als positiv (schwach, moderat, stark) oder negativ für die statistischen Berechnungen verwendet. Die Beurteilung der Färbung wurde durch einen Pathologen (J. L.), welcher die klinischen Daten der Patienten nicht kannte, vorgenommen. Mittels Mantel-Haenszel Test wurde die Korrelation zwischen klinisch-pathologischen Daten und der ADAM9-Expression untersucht. Die univariate Überlebensanalyse erfolgte mittels Kaplan-Meier Methode. Histologisches Grading, pTNM und R-Stadium wurden multivariat mit dem Cox Proportional Regression Hazard Modell analysiert (SAS/STAT Software 8, SPSS Software 11.0.1).

Ergebnisse

ADAM9 Färbung wurde in 58/59 (98,3%) der PDACs und in 2/24 (8,3%) der Azinuszellkarzinome, aber nicht in endokrinen Tumoren gefunden. Im nicht neoplastischen Pankreas, normal oder chronisch entzündet, war ADAM9 in zentroazinären und intralobulären ductalen Zellen, aber nicht in interlobulären duktalen Zellen und hyperplastischen Läsionen exprimiert. Die zytoplasmatische ADAM9 Expression korrelierte mit Tumorentdifferenzierung und einem verkürzten Gesamtüberleben (p = 0,001). Die multivariate Analyse zeigte, dass die zytoplasmatische ADAM9 Expression einen unabhängigen prognostischen Marker für eine verkürzte Überlebenszeit bei kurativ resezierten PDACs darstellt (P < 0,05, Hazard Ratio 285; 95% Konfidenz Intervall: 1,21 – 26,71).

Diskussion

ADAM9, ein Mitglied der ADAM Genfamilie, ist an verschiedenen biologischen Prozessen beteiligt [4] und wurde im Prostata-, hepatozellulären und Mammakarzinomen als überexprimiert beschrieben. Die ADAM9 Überexpression in PDACs wurde durch uns [1] und andere [5] mittels Genexpressionsanalyse festgestellt. Die genaue Funktion von ADAM9 im Pankreas ist bisher ungeklärt. Die ADAMs verfügen über 2 extrazelluläre Proteindomainen, welche Disintegrin- und Metalloproteinasefunktion haben. Die Disintegrindomäne könnte Interaktionen auf Zell-Zell und Zell-Extrazellulärer Matrix Ebene vermitteln. Darüber hinaus wurden verschiedene Metalloproteinasen (MMP), wie MMP2 und MMP9, als überexprimiert beim PDAC beschrieben. Deren Bedeutung bei der Progression des PDAC wurde bei der klinischen Anwendung des Metalloproteinaseinhibitors Marimastat ausgenutzt. Interessant ist hierbei, dass Marimastat auch ein potenter Antagonist von ADAM9 ist, so dass spekuliert werden könnte, dass die Wirkung von Marimastat zum Teil auf der Hemmung von ADAM9 beruht.

Schlussfolgerung

Die Ergebnisse zeigen, dass die ADAM9 Expression PDACs von anderen soliden Pankreastumoren unterscheidet. Darüber hinaus ist die zytoplasmatische ADAM9 Expression mit geringer Differenzierung und verkürztem Überleben assoziiert. Die Beteiligung anderer Mitglieder der ADAM-Proteinfamilie an der Tumorprogression lassen die These zu, dass die ADAM9 Überexpression für die Aggressivität des PDAC mitverantwortlich ist. Die zytoplasmatische ADAM9 Expression könnte einen neuen prognostischen Marker beim PDAC darstellen.

Literatur

1. Grutzmann R, Foerder M, Alldinger I, Staub E, Brummendorf T, Ropcke S, Li X, Kristiansen G, Jesnowski R, Sipos B, Lohr M, Luttges J, Ockert D, Kloppel G, Saeger HD, Pilarsky C (2003) Gene expression profiles of microdissected pancreatic ductal adenocarcinoma. Virchows Arch 443:508–517
2. Amour A, Knight CG, English WR, Webster A, Slocombe PM, Knauper V, Docherty AJ, Becherer JD, Blobel CP, Murphy G (2002) The enzymatic activity of ADAM8 and ADAM9 is not regulated by TIMPs. FEBS Lett 524:154–158
3. O'Shea C, McKie N, Buggy Y, Duggan C, Hill AD, McDermott E, O'Higgins N, Duffy MJ (2003) Expression of ADAM-9 mRNA and protein in human breast cancer. Int J Cancer 105:754–761
4. Moss ML, White JM, Lambert MH, Andrews RC (2001) TACE and other ADAM proteases as targets for drug discovery. Drug Discov Today 6:417–426
5. Iacobuzio-Donahue CA, Maitra A, Olsen M, Lowe AW, Van Heek NT, Rosty C, Walter K, Sato N, Parker A, Ashfaq R, Jaffee E, Ryu B, Jones J, Eshleman JR, Yeo CJ, Cameron JL, Kern SE, Hruban RH, Brown PO, Goggins M (2003) Exploration of global gene expression patterns in pancreatic adenocarcinoma using cDNA microarrays. Am J Pathol 162:1151–1162

Korrespondenzadresse: Dr. Robert Grützmann, Universitätsklinik Carl Gustav Carus Dresden, Klinik für Viszeral-, Thorax- und Gefäßchirurgie, Fetscherstr. 74, 01307 Dresden, Tel.: 0351/4582742, Fax: 0351/4584395, E-mail: Robert.Gruetzmann@mailbox.tu-dresden.de

Diese Arbeit wurde durch die Deutsche Krebshilfe gefördert (70-2937-SaI).

Inzidenz und prognostische Bedeutung von okkult frühdisseminierten Tumorzellen in Lymphknoten bei Patienten mit resektablem Pankreaskarzinom

Frequency and prognostic relevance of occult disseminated tumor cells in lymph nodes of patients with resectable pancreatic cancer

P. Scheunemann[1], N. H. Stoecklein[3], A. Rehders[1], M. Bidde[2], M. Peiper[1], C. F. Eisenberger[1], W. T. Knoefel[1], S. B. Hosch[1]

[1] Klinik für Allgemein- und Viszeralchirurgie, Universitätsklinikum Düsseldorf
[2] Klinik für Allgemein-, Viszeral- und Thoraxchirurgie, Universitätsklinikum Hamburg-Eppendorf
[3] Institut für Immunologie, Ludwig-Maximillians-Universität, München

Abstract

Occurrence of tumor relapse is frequent in patients with pancreatic cancer despite the absence of residual tumor detectable at primary surgery [1 – 4]. Therefore it has to be assumed that current tumor staging procedures fail to identify minimal amounts of tumor cells disseminated to secondary organs, which might be precursors of subsequent metastatic relapse. In the present study we examined lymph nodes judged as „tumor-free" by routine histopathology from 85 pancreatic cancer patients without overt metastases (M0) who had undergone intentional curative tumor resection. Isolated tumor cells were detected by immunohistochemistry with the monoclonal anti-epithelial antibody Ber-EP4. In total 47 (55.3%) of these 85 patients displayed Ber-EP4+ cells in „tumor-free" lymph nodes. No significant correlations were found between immunohistochemical lymph node status and primary tumor status (pT), pathohistological lymph node status (pN) or tumor grading (G). Postoperative Kaplan-Meier survival analyses revealed that patients with Ber-EP4+ cells in „tumor-free" lymph nodes had both a significantly reduced relapse-free survival (p = 0.001) and overall survival (p = 0.002). Furthermore, multivariate Cox regression analysis confirmed the presence of Ber-EP4+ cells in „tumor-free" lymph nodes as an independent prognostic factor for a significantly reduced relapse-free survival (relative risk: 3,2; 95% CI: 1,561 – 566,699; p = 0,002) and overall survival (relative risk: 3,630; 95%CI 1,733 – 737,605; p = 0.001). The frequent occurrence and prognostic impact of early disseminated tumor cells in lymph nodes of patients with operable pancreatic cancer support the need for a refined staging system of excised lymph nodes, which should include immunohistochemical examination.

Einleitung

Pankreaskarzinome zählen zu den aggressivsten Tumoren überhaupt. Obwohl die Mortalität nach chirurgischer Therapie gesenkt und die Resektionsraten durch radikalere Operationstechniken verbesserte werden konnte, liegen die postoperativen 5-Jahresüberlebensraten unverändert zwischen 5% – 20% [1 – 4]. Ursächlich hierfür könnte eine mit herkömmlichen Untersuchungstechniken schwer zu verifizierende okkulte minimale Tumorzellaussaat sein, welche jedoch mit sensitiven immunhistochemischen Methoden nachweisbar ist.

Methodik

Von insgesamt 85 Patienten mit duktalen (n = 77) oder neuroendokrinen Karzinomen (n = 8) des Pankreaskopfes (n = 63) bzw. der periampullären Region (n = 22), die einer radikalen Tumorresektion mit tumorfreien Resektionsrändern (R0) unterzogen worden waren, wurden intraoperativ systematisch Lymphknotenproben von 5 verschiedenen Stationen gesammelt: dabei wurden Lymphknoten aus der *superioren* Station (Pankreasoberrand-Lymphknoten), der *inferioren* Station (Pankreasunterrand- und Mesenterica superior-Lymphknoten), der *anterioren* Station (anteriore pancreaticoduodenale Lymphknoten), der *posterioren* Station (posterior pancreaticoduodenale und juxtaaortale Lymphknoten, Truncus coeliacus-Lymphknoten) und der *hepatoduodenalen* Station (Lig. hepatoduodenale-Lymphknoten) asserviert. Alle Lymphknoten wurden geteilt: eine Hälfte gelangte zur routinemäßigen pathohistologischen Begutachtung, die andere Hälfte wurde in flüssigem Stickstoff schockgefroren und bis zur Weiterverarbeitung bei $-80\,°C$ gelagert. Lymphknoten, die konventionell pathohistologisch als »tumorfrei« klassifiziert wurden, wurden zusätzlich immunhistochemisch mittels Alkalische-Phosphatase-Anti-Alkalische Phosphatase-(APAAP-) Technik auf eine okkulte Tumorzelldissemination hin untersucht. Als Detektions-Antikörper diente hierbei der monoklonale anti-Epithelzell-Antikörper Ber-EP4 (IgG1; Dako, Hamburg). Isotypidentische, irrelevante murine monoklonale Antikörper (MOPC-21; Sigma) dienten dabei als Negativ-Kontroll-Antikörper.

Ergebnisse

45 Patienten (52,9%) waren Männer und 40 Patienten (47,1%) Frauen. Der Altersmedian der Patienten lag bei 60 Jahren (32 – 83 Jahre). Das pathohistologische Tumor-*staging* ergab 45 Patienten (52,9%) im Stadium pT1-2, 40 Patienten (47,1%) im Stadium pT3-4, 52 Patienten (61,2%) im Stadium pN0 und 33 Patienten im Stadium pN1 (38,8%). Bei insgesamt 47 der 85 Patienten (55,3%) wurden Ber-EP4 positive Zellen in histopathologisch tumorfreien Lymphknoten gefunden. Es fanden sich keine signifikanten Korrelation zwischen dem immunhistochemischen Lymphknotenstatus und dem Primärtumorstadium (pT), dem histopathologischen Lymphknotenstatus (pN) oder dem Tumordifferenzierungsgrad (G). Bei der postoperativen Überlebensanalyse mit einem medianen Beobachtungszeitraum von 67 Monaten (8 – 129 Monate), für die insgesamt 77 Patienten zur Verfügung standen, zeigte sich, dass Patienten mit Ber-EP4-positiven Zellen in Lymphknoten signifikant früher und häufiger Tumorrezidive entwickelten als Patienten ohne diese Zellen (Ber-EP4 pos. 20,9 Monate vs. Ber-EP4 neg. 73,5 Monate; p = 0,0011). Auch bei der Analyse des Gesamtüberlebens zeigte sich, dass Patienten mit Ber-EP4-positiven Zellen in Lymphknoten signifikant früher und häufiger verstarben als Ber-EP4-negative Patienten (Ber-EP4 pos. 22,7 Monate vs. Ber-EP4 neg. 72,7 Monate; p = 0,002). Die multivariate Cox-Regressionsanalyse bestätigte den unabhängigen prognostischen Einfluss der minimalen Tumorzellstreuung in Lymphknoten sowohl für das rezidivfreie Überleben (relative risk: 3,2; 95% CI: 1,561 – 566,699; p = 0,002) als auch für das Gesamtüberleben (relative risk: 3,630; 95% CI 1,733 – 737,605; p = 0.001).

Schlussfolgerung

Die hohe Inzidenz und prognostische Bedeutung einer okkulten minimalen Tumorzelldissemination in Lymphknoten bei Patienten mit Pankreaskarzinom unterstützt die Forderung nach einem verfeinerten Tumor*staging* resezierter Lymphknoten, welches eine immunhistochemische Analyse beinhalten sollte. Hierdurch könnten Subgruppen von Risikopatienten identifiziert werden, die von einer zusätzlichen adjuvanten Therapie – beispielsweise durch die Gabe von therapeutischen Antikörpern – profitieren könnten.

Literatur

1. Reinders ME, Allema JH, van Gulik TM, Karsten TM, de Witt LT, Verbeek PCM, Rauws EJ, Gouma DJ (1995) Outcome of microscopically nonradical, subtotal pancreaticoduodenectomy (Whipple's resection) for treatment of pancreatic head tumors. World J Surg 19:410–415
2. Zerbi A, Balzano G, Patuzzo R, Caroli G, Braga M, Di Carlo V (1995) Comparison between pylorus-preserving and Whipple pancreatoduodenectomy. Br J Surg 82:975–979
3. Gall FP, Kessler H, Hermanek P (1991) Surgical treatment of ductal pancreatic carcinoma. Eur J Surg Oncol 17:173–181
4. Gudjonsson B (1995) Carcinoma of the pancreas: critical analysis of costs, results of resection, and the need for standardized reporting. J Am Coll Surg 181:483–503

Korrespondenzadresse: Dr. med. Peter Scheunemann, Universitätsklinikum Düsseldorf, Klinik für Allgemein- und Viszeralchirurgie, Moorenstr. 5, 40225 Düsseldorf, E-mail: peterscheunemann@ web.de

Detektion und prognostische Relevanz des Nachweises disseminierter Tumorzellen bei Patienten mit duktalem Adenokarzinom des Pankreas

Detection and prognostic relevance of disseminated tumour cells detected in patients with ductal adenocarcinoma of the pancreas

I. Vogel, U. Grigoleit, H. Kalthoff, B. Kremer

Klinik für Allgemeine Chirurgie und Thoraxchirurgie, Universitätsklinikums Schleswig-Holstein, Campus Kiel

Abstract

Aim: The prognostic impact of disseminated tumour cells is controversially discussed. In our prospective analysis preoperatively taken blood and bone marrow samples of patients with ductal adenocarcinoma of the pancreas were evaluated for disseminated tumour cells by Cytokeratin 20 (CK 20) RT-PCR. *Material and methods:* 162 bone marrow and 184 blood samples were taken from 207 patients (1992 – 2002). According to the UICC-stages (1997) the distribution was: UICC stage I: 7 pat. (3.4%); II: 23 pat. (11%); III: 56 pat. (27%); IVa + b: 121 pat. (58,6%). Only 87 (42%) of the 207 patients were curatively (R0) resected. Patients follow up was between 3 and 69 months (mean: 19 months). *Results:* In both compartments detection of disseminated tumour cells increased with the UICC-stage (bone marrow: I: 0%, II: 13.3%, III: 38.1%, IV: 38.0%; blood: I: 14.3%, II: 25.0%, III: 26.3%, IV: 37.9%). In either one compartment or in both compartments we found cells in 14.3% of stage I, 26.1% of stage II, 48.2% of stage III and in 51.2% of stage IV. Univariate survival analysis of all patients according to Kaplan-Meier revealed no statistically significant differences between patients with or without detection in the bone marrow (p = 0.4095), blood (p = 0.2147) and bone marrow and/or blood (p = 0.288), although the survival times of patients without disseminated tumour cells were in each analysis longer than in patients with tumour cells. When only the 87 curatively resected patients were analyzed separately, no significant differences could be observed (bone marrow: p = 0.6207, blood: p = 0.9385, bone marrow and/or blood: 0.4917). *Summary:* Disseminated tumour cells can be detected in patients with ductal pancreatic adenocarcinoma by CK 20 RT- PCR. Detection rates are UICC stage dependent, but survival analyses failed to demonstrate prognostic significance so far.

Einleitung

Die prognostische Relevanz der Detektion disseminierter Tumorzellen bei Patienten mit gastrointestinalen Tumoren wird je nach Tumorart, Nachweismethode und untersuchten Kompartimenten kontrovers diskutiert. Die vorliegende prospektive Studie untersuchte präoperativ entnommene Blut- und Knochenmarkproben von Patienten mit duktalem Adenokarzinom des Pankreas mit der Cytokeratin 20 (CK 20) RT-PCR.

Methodik

Von insgesamt 207 Patienten (1992 – 2002) wurden 162 Knochenmarkproben (KM) und 184 Blutproben (BL) untersucht. Die UICC (1997)- Stadien verteilten sich wie folgt: Stadium I: 7 (3,4%), II: 23 (11%), III: 56 (27%), IV a + b: 121(58,6%). 87 der 207 (42%) Patienten konnten kurativ (R0) reseziert werden (66 KM, 77 BL).

Die Nachbeobachtungszeit der Patienten lag zwischen 3 und 69 Monaten (mittlere Nachbeobachtungszeit: 19 Monate).

Ergebnisse

In beiden Kompartimenten konnte dabei eine Abhängigkeit der Detektionsrate disseminierter Tumorzellen von Tumorstadium beobachtet werden. Knochenmark: I: 0%; II: 13,3%; III: 38,1%; IV: 38,0%; Blut: I: 14,3%; II: 25,0%; III: 26,3%; IV: 37,9%. In mindestens einem der Kompartimente wurden bei 14,3% der Patienten im Stadium I, 26,1% im Stadium II, 48,2% im Stadium III und bei 51,2% im Stadium IVa + b Tumorzellen durch die PCR detektiert.

In der Überlebenszeitberechnung nach Kaplan-Meier unter Einschluss aller Patienten zeigten sich keine statistisch signifikanten Unterschiede zwischen Patienten mit und ohne Zellnachweis im Knochenmark (p = 0,4095), Blut (p = 0,2147) und bei der Betrachtung beider Kompartimente (p = 0,2388), auch wenn die Überlebenszeiten der Patienten ohne Zellnachweis in allen Fällen über denen der Patienten mit Zellnachweis lagen. Auch bei isolierter Betrachtung der 87 kurativ resezierten Patienten konnten keine signifikanten Unterschiede (KM: p = 0,6207; BL: p = 0,9385, KM und/oder BL: p = 0,4917) nachgewiesen werden.

In der untersuchten Kontrollgruppe von 30 Patienten mit nicht malignen Erkrankungen, wurden bei einem Patienten mit chronischer Pankreatitis im Knochenmark Zellen mittels CK 20-RT-PCR nachgewiesen. Die korrespondierende Blutuntersuchung war negativ.

Diskussion

Untersuchungen zur Detektion disseminierter Tumorzellen bei Patienten mit Pankreaskarzinom sind mit unterschiedlichen Methoden in den verschiedenen Kompartimenten durchgeführt worden [1]. Für die Untersuchung der Peritoneallavage konnten wir in univariater Analyse eine prognostische Relevanz nachweisen [2]. Weitere Arbeiten [3, 4, 5] erfolgten an Knochenmark- und Blutproben mittels immunhistochemischer Detektion (verschiedene Cytokeratin-Marker). Roder et al. [3] konnten univariat eine prognostische Relevanz für die Detektion im Knochenmark (n = 48 Pat.) und van Heck et al. [4] für Patienten mit Zellnachweis im Knochenmark (Pankreas bzw. ampulläre Karzinome, n = 35) eine verkürzte Überlebenszeit beobachten. Hingegen konnten Z'graggen et al. [4] bei deutlich geringeren Gesamtdetektionsraten (26% im Blut, 24% im Knochenmark, R0 – R2 Patienten, n = 105 Pat.) im Blut eine UICC-stadienabhängige Detektion nachweisen, nicht aber im Knochenmark. Die Detektion im Blut und/oder Knochenmark war aber kein unabhängiger prognostischer Faktor für das Überleben der Patienten.

Problematisch bleiben außerdem vereinzelte falsch positive Ergebnisse von Patienten mit chronischer Pankreatitis sowohl bei der molekularbiologischen Analyse als auch bei der immunzytologischen Analyse mittels Cytokeratin-Markern [1, 4].

Schlussfolgerung

Disseminierte Tumorzellen lassen sich mit Hilfe der CK 20-RT- PCR bei Patienten mit duktalem Adenokarzinom des Pankreas detektieren. Dabei liegt die Detektionsrate zum Teil höher zum Teil im Bereich der immunhistochemischen Untersuchungen und zeigt eine deutliche Abhängigkeit vom Tumorstadium. Die univariaten Überlebenszeitanalysen in diesem großen Patientenkollektiv (nur duktale Adenokarzinome) mit relativ langer Nachbeobachtungszeit konnten aber die Detektion disseminierter Tumorzellen mittels CK 20 RT- PCR nicht als prognostischen Faktor bestätigen. Die Durchführung einer multivariaten Analyse an einem größeren Patientenkollektiv

von Patienten mit histologisch vergleichbaren Tumoren und mit einer für das jeweilige Kompartiment ausgewählten entsprechenden Methode ist nötig, um die prognostische Relevanz gesichert
zu untersuchen.

Literatur

1. Vogel I, Kalthoff H, Henne-Bruns D, Kremer B (2002) Detection and prognostic impact of disseminated tumor cells in pancreatic carcinoma. Pancreatology 2:79–88
2. Vogel I, Krüger U, Marxsen J, Soeth E, Kalthoff H, Henne-Bruns D, Kremer B, Juhl H (1999) Disseminated tumor cells in pancreatic cancer patients detected by immunocytology: A new prognostic factor. Clin Cancer Res 5:593–599
3. Roder JD, Thorban S, Pantel K, Siewert JR. (1999) Micrometastases in bone marrow: prognostic indicators for pancreatic cancer. World J Surg 23:888–891
4. Van Heek, NT, Tascilar M, van Beekveld JL, Drillenburg P, Offerhaus GJ, Gouma DJ (2001) Micrometastases in bone marrow of patients with suspected pancreatic and ampullary cancer. Eur J Surg Oncol 27:740–745
5. Z'graggen K, Centeno BA, Fernandez-del Castillo C, Jimenez RE, Werner J, Warshaw AL (2001) Biological implications of tumor cells in blood and bone marrow of pancreatic cancer patients. Surgery 129:537–546

Korrespondenzadresse: PD Dr. med. Ilka Vogel, Universitätsklinikum Schleswig-Holstein, Campus Kiel, Arnold-Heller-Str. 7, 24105 Kiel, Tel.: 0431/597-4481, Fax: 0431/597-1995, E-mail: ivogel@surgery.uni-kiel.de

Ermöglicht der Längenpolymorphismus am Promotor der Thymidylatsynthase eine Responseprädiktion beim neoadjuvant therapierten lokal fortgeschrittenen Magenkarzinom?

Do polymorphisms of the repeated sequences in the enhancer region of the thymidylate synthase gene promotor allow response prediction in neoadjuvant treated locally advanced gastric cancer?

K. Ott[1], G. Keller[2], C. Döring[1], H. Vogelsang[1], H. J. Stein[1], K. Becker[2], H. J. Dittler[1], H. Höfler[2], J. R. Siewert[1]

[1] Chirurgische Klinik und Poliklinik der Technischen Universität München
[2] Institut für Pathologie und Pathologische Anatomie der Technischen Universität, München

Abstract

Thymidylate synthase (TS) is an important target enzyme for the fluoropyrimidines. The TS gene promotor possesses regulatory repeated sequences that are polymorphic: homozygous with 2R/2R, homozygous with 3R/3R and heterozygous with both allels 2R/3R. This length polymophism has been reported to influence TS expression. High levels of TS expression have been associated with poor response to 5-FU based chemotherapy and poor survival in the literature. In the present study we investigated whether the TS genotype was associated with response or prognosis in locally advanced neoadjuvantly treated gastric carcinomas.

DNA isolated from blood lymphocytes or normal mucosa of 139 patients with locally advanced gastric carcinoma (uT3cN0/ + cM0) before treatment with neoadjuvant chemotherapy was used in this study. The TS polymorphism genotype was determined by a PCR of the corresponding TS promotor region and subsequent electrophoresis in a 2%-Agarose gel obtaining products of 144 bp, 116 bp or both. All TS genotypes were confirmed at least once by separate PCR reaction. 84% of the patients received chemotherapy with leucovorin, cisplatinum, and 5-FU, 16% other mostly 5-FU based regimens. The prognosis of clinical and histopathological responders is significantly improved compared to non-responders (p < 0,001).

63 patients were heterozygous (2R/3R), 35 homozygous for the double repeat (2R/2R), and 41 homozygous for the triple repeat. There was no correlation between clinical or histopathological response and TS polymorphism genotype (p = 0,56 and p = 0,96). Patients with the 2R/2R genotype showed a significantly improved survival (median: not reached) compared to the patients with 2R/3R (median: 87,9 months) and 3R/3R (median: 33,4 months) (p = 0,002). Patients with the 3R/3R polymorphism (RR = 2,27, 95% CI 1,26 – 24,10) compared to patients with the 2R/2R polymorphism (RR = 0,75, 95% CI 0,35 – 31,62) showed no significant survial benefit from this treatment concept. Multivariate analysis of the pretreatment factors including Lauren classification, localisation, grading, and TS polymorphisms revealed TS polymorphism and grading as statistically significant factors. Multivariate analysis of the postoperative factors including ypT, ypN, R-category, response, and TS polymorphism revealed ypN, TS polymorphism, and R-category as statistically significant.

Analysing only the postoperatively tumor free patients (n = 106) the overall survival of the three different genotypes remains statistically different (p = 0,007). Patients with the 2R/2R genotype (RR = 0,58, 95% CI 0,19 – 11,79) showed an improved survival compared to those with the 3R/3R genotype (RR = 2,50, 95% CI 1,14 – 15,50). In multivariate analysis of pre- and postoperative factors only for completely resected patients the TS polymorphism remained an independent prognostic factor.

TS polymorphism does not allow response prediction of neoadjuvantly treated locally advanced gastric cancer. However TS polymorphism is an independent prognostic factor for the neoadjuvantly treated patients with subsequent complete resection.

Einleitung

Die Thymidylatsynthase (TS) ist ein Schlüsselenzym des 5-FU Stoffwechsels. Die Expression der TS korreliert bei colorektalen Karzinomen und in einigen Studien auch bei Magenkarzinomen mit dem Ansprechen sowie dem Überleben auf 5-FU basierte Chemotherapien [1, 2]. Eine hohe Expression der TS ist mit schlechterem Ansprechen und verkürztem Überleben assoziiert. Im Promotorbereich der Thymidylatsynthase existiert ein Längenpolymorphismus mit drei Genotypen: homozygot als Dinukleotidrepeat (2R/2R), homozygot als Trinukleotidrepeat (3R/3R) und heterozygot (2R/3R). In der Literatur wird der 3R/3R Genotyp mit einer höheren TS-Expression assoziiert [3, 4]. Ziel unserer Studie war daher zu analysieren, ob der TS-Längenpolymorphismus beim lokal fortgeschrittenen, neoadjuvant therapierten Magenkarzinom für die Responseprädiktion geeignet bzw. mit der Prognose assoziiert ist.

Methodik

Bei 139 Patienten mit einem lokal fortgeschrittenen Magenkarzinom mit dem klinischen Staging uT3cN0/ + cM0 wird aus Blutlymphozyten mit einem Kit (Flexigene, Qiagen, Hilden) DNA isoliert. Die PCR Amplifikation der Promotorregion wird mit folgenden Primern durchgeführt [5]:

Vorwärts: 5′-AAAAGGCGCGCGGAAGGGGTCCT-3′
Rückwärts: 5′-TCCGAGCCGGCCACAGGCAT-3′

Der Nachweis des Längenpolymorphismus erfolgt direkt nach PCR durch Auftrennung der PCR-Produkte in einem 2%-igem Agarosegel (2R/2R: 116 bp, 3R/3R: 144 bp, 2R/3R). Alle Genotypen werden durch eine zweite unabhängige PCR bestätigt. 84% der Patienten haben Cisplatin, Leukovorin und 5-FU als Chemotherapie erhalten, 16% andere 5-FU basierte Schemata. Die Prognose der klinischen und histopathologischen Responder und Nonresponder unterscheidet sich jeweils hochsignifikant (p < 0,001).

Ergebnisse

63 Patienten haben den Genotyp 2R/3R, 35 den Genotyp 2R/2R und 41 den Genotyp 3R/3R. Es ergibt sich keine Korrelation zwischen klinischem oder histopathologischem Ansprechen und dem TS-Längenpolymorphismus (p = 0,56 bzw. p = 0,96).

Bezüglich des Gesamtüberleben ergibt sich ein signifikanter Unterschied zwischen den Genotypen (medianes Überleben: 2R/2R: nicht erreicht, 2R/3R: 88 Monate, 3R/3R: 33 Monate; p = 0,003). Das relative Risiko ist bei dem 2R/2R-Genotypen mit 0,75 (95% CI 0,35 – 31,62) erniedrigt, das bei dem 3R/3R-Genotypen mit 2,27 (95 CI 1,26 – 24,10) erhöht, nach neoadjuvanter Chemotherapie mit nachfolgender Resektion tumorbedingt zu versterben. In der multivariaten Analyse der präoperativen Faktoren für das Gesamtkollektiv mit Einschluss von Laurenklassifikation, Lokalisation, Grading und dem TS-Polymorphismus sind der TS-Polymorphismus und das Grading statistisch signifikant. In der Analyse der postoperativen Faktoren mit Einschluss von ypT, ypN, Ansprechen, Resektionsstatus und TS-Polymorphismus sind ypN, der TS-Polymorphismus und der Resektionsstatus statistisch signifikant.

Zur Überprüfung des TS-Längenpolymorphismus als unabhängiger Prognosefaktor werden die Analysen am komplett resezierten Kollektiv (n = 106) durchgeführt. Das Gesamtüberleben der unterschiedlichen Genotypen unterscheidet sich signifikant (p = 0,003). Das relative Risiko nach einer neoadjuvanten Chemotherapie mit erfolgter kompletter Resektion tumorbedingt zu versterben ist für Patienten mit dem 3R/3R-Genotyp (RR = 2,50, 95% CI 1,14 – 15,50) erhöht, für Patienten mit dem 2R/2R-Genotyp (RR = 0,58, 95% CI 0,19 – 11,79) gegenüber den Heterozygoten erniedrigt. Der TS-Längenpolymorphismus bleibt bei den komplett resezierten Patienten unabhängiger Prognosefaktor.

Schlussfolgerung

Der TS-Längenpolymorphismus erlaubt beim lokal fortgeschrittenen Magenkarzinom bei 5-FU haltigen Chemotherapieregimen keine Responseprädiktion. In diesem untersuchten Kollektiv ist der TS-Längenpolymorphismus ein unabhängiger Prognosefaktor. Patienten mit dem Trinukeotidrepeat scheinen von einer neoadjuvanten Chemotherapie mit nachfolgender Resektion nicht zu profitieren. Um definitive Aussagen machen zu können, müsste der Polymorphismus allerdings an einem randomisierten Kollektiv (primär operierte Patienten versus neoadjuvant therapierte Patienten mit nachfolgender Resektion) überprüft werden.

Literatur

1. Metzger R, Leichmann CG, Danenberg KD, Danenberg PV, Lenz HJ, Hayashi K, Groshen S, Salonga D, Cohen H, Laine L, Crookes P, Silberman H, Baranda J, Konda B, Leichman L (1998) ERCC1 mRNA Levels complement thymidylate synthase mRNA levels in predicting response and survival for gastric cancer patients receiving combination cisplatinum and fluorouracil chemotherapy. J Clin Oncol 16:309 – 316
2. Yeh KH, Shun CT, Chen CL, Lin JT, Lee WJ, Lee PH, Chen YC, Cheng AL (1998) High expression of thymidylate synthase is associated with the drug resistance of gastric carcinoma to high dose 5-fluorouracil-based systemic chemotherapy. Cancer 82:1626 – 1631
3. Kawakami K, Omura K, Kanehira E, Watanabe Y (1999) Polymorphic tandem repeats in the thymidylate synthase gene is associated with its protein expression in human gastrointestinal cancers. Anticancer Res 19:3249 – 3252
4. Kawakami K, Salonga D, Park JM, Danenberg KD, Uetake H, Brabender J, Omura K, Watanabe G, Danenberg PV (2001) Different lengths of a polymorphic repeat sequence in the thymidylate synthase gene affect translational efficiency but not its gene expression. Clin Cancer Res 7:4096 – 4101
5. Iacopetta B, Grieu F, Joseph D, Elsaleh (2001) A polymorphism in the enhancer region of the thymidylate synthase promotor influences the surivival of colorectal cancer patients treated with 5-fluorouracil. Br J Cancer 85:827 – 830

Korrespondenzadresse: Dr. Katja Ott, Chirurgische Klinik und Poliklinik, Klinikum rechts der Isar, Ismaningerstr. 22, 81675 München, Fax: 089/4140/4978, E-mail: Katja.Ott@lrz.tum.de

Immunzytochemische Detektion und prognostische Bedeutung isolierter Tumorzellen in der Peritoneallavage von 351 kurativ resezierten Magenkarzinomen

Immunocytochemical detection and prognostic impact of isolated tumor cells in the peritoneal lavage of 351 curatively resected gastric carcinomas

R. Rosenberg, H. Nekarda, P. Bauer, J. Friederichs, U. Schenk, J. R. Siewert

Chirurgische Klinik und Poliklinik, Institut für Pathologie und Pathologische Anatomie, Klinikum rechts der Isar der Technischen Universität München, Ismaningerstr. 22, 81675 München

Abstract

Introduction: We were able to show in a first study of 118 curatively resected patients with gastric carcinoma (1987 – 1990) that the detection of free peritoneal tumor cells represents an independant prognostic factor. The aim of the presented study was to validate the data and to enlarge the study group. *Methods:* 351 patients with gastric carcinoma underwent a peritoneal lavage before curative tumor resection between 1987 – 2001. Immunohistochemistry was performed using the monoclonal antibody Ber-Ep4 after centrifugation of the peritoneal lavage and preparation of cytospins. The median follow time of the study was 70 months. *Results:* 74 patients (21%) had immunocytochemically detected free peritoneal tumor cells in the examined peritoneal lavage. The detection of free peritoneal tumor eclls was significantly correlated with pT, pN, pMlymph and lymphangiosis (p < 0.0001). The 10-year overall survival of the patients with free peritoneal tumor cells was signifcantly worse than of the patients without free peritoneal tumor cells (p < 0.0001). 7 patients with free peritoneal tumor cells (7%) had an gastric early carcinoma. Patients with a gastric carcinoma at UICC stage I and free peritoneal tumor cells or patients with UICC stage II without free peritoneal tumor cells had identical 10-year overall survival rates of 58% and 59%, respectively. Multivariate analysis identified the presence of lymph node metastasis (pN), the detection of free peritoneal tumor cells, lymphangiosis and the pT-category as independent prognostic factors with a relative risk of 2.9, 2.2, 2.1 and 1.7. *Conclusion:* The immunocytochemically detection of free peritoneal tumor cell in the peritoneal lavage was correlated with prognosis in a large patient series. The detection of free peritoneal tumor cells in gastric carcinoma allows risk group stratification and should be recognized by the UICC.

Einleitung

Das Magenkarzinom stellt eines der häufigsten Krebstodesursachen in der westlichen Welt dar. Die Prognose ist jedoch in vielen Fällen trotz onkologischer R0-Resektion des Primärtumors und adäquater Lymphadenektomie limitiert. Eine mögliche Erklärung ist, dass sich einzelne Tumorzellen zum Operationszeitpunkt bereits in der Peritonealhöhle ausgebreitet haben. In einer ersten Studie aus unserer Klinik konnte gezeigt werden, dass die Detektion freier peritonealer Tumorzellen in 118 kurativ resezierten Patienten mit einem Magenkarzinom (1987 – 1990) einen unabhängigen Prognosefaktor darstellt. Zur Validierung der bekannten Daten erfolgte nun die Vergrößerung des Studienkollektivs.

Methodik

Im Zeitraum von 1987 – 2001 wurde prospektiv bei 351 Patienten mit einem Magenkarzinom vor der kurativen Resektion eine Peritoneallavage durchgeführt. Die Immunzytochemie erfolgte mit dem epithelialen, monoklonalen Antikörper Ber-Ep4 nach Zentrifugation der Peritoneallavage und Anfertigung von Zytospins. Das mediane Follow-up der Patienten betrug 70 Monate.

Ergebnisse

74 Patienten (21%) hatten immunzytochemisch detektierte, freie peritoneale Tumorzellen (FPTZ) in der untersuchten Peritoneallavage. Die Detektion von FPTZ war signifikant korreliert mit pT, pN, pMlymph und Lymphangiosis ($p < 0,0001$). Das 10-Jahresüberleben der Patienten mit FPTZ war mit 34,5% ± 7,1% signifikant schlechter als das der Patienten ohne Nachweis von FPTZ (67,5% ± 3,4%) ($p < 0,0001$). 7 Patienten mit FPTZ (7%) hatten ein Magenfrühkarzinom. Patienten mit einem Magenkarzinom im UICC Stadium I und FPTZ bzw. UICC Stadium II ohne FPTZ hatten fast identische 10-Jahresüberlebensraten mit 58% bzw. 59%. Die multivariate Analyse identifizierte den Lymphknotenstatus (pN), die Detektion von FPTZ, Lymphangiosis und die pT-Kategorie als unabhängige Prognoseparameter mit einem relativen Risiko von 2,9, 2,2, 2,1 und 1,7.

Diskussion/Schlussfolgerung

An einem der größten bisher untersuchten Patientenkollektive konnte die immunzytochemische Detektion freier Tumorzellen in der Peritoneallavage mit der Prognose korreliert werden. Der Nachweis von FPTZ beim Magenkarzinom erlaubt eine Risikogruppenstratifizierung und sollte von der UICC anerkannt werden.

Literatur

1. Bando E, Yonemura Y, Takeshita Y, Taniguchi K, Yasui T, Yoshimitsu Y, Fushida S, Fujimura T, Nishimura G, Miwa K (1999) Intraoperative Lavage for Cytological Examination in 1,297 Patients with Gastric Carcinoma. Am J Surg 178:256–262
2. Burke E, Karpeh M, Conlon K, Brennan M (1998) Peritoneal Lavage Cytology in Gastric Cancer: An Independent Predictor of Outcome. Ann Surg Oncol 5:411–415
3. Nekarda H, Geß C, Stark M, Mueller J, Fink U, Schenk U, Siewert JR (1999) Immunocytochemically detected free peritoneal tumour cells (FPTC) are a strong prognostic factor in gastric carcinoma. Br J Cancer 79:611–619
4. Schott A, Vogel I, Krueger U, Kalthoff H, Schreiber H-W, Schmiegel W, Henne-Bruns D, Kremer B, Juhl H(1998) Isolated Tumor Cells Are Frequently Detectable in the Peritoneal Cavity of Gastric and Colorectal Cancer Patients and Serve as a New Prognostic Marker. Ann Surg 227:372–379
5. Siewert JR, Bottcher K, Stein HJ, Roder JD (1998) Relevant prognostic factors in gastric cancer: ten-year results of the German Gastric Cancer Study. Ann Surg. 228:449–461

Korrespondenzadresse: Dr. med. Robert Rosenberg, Chirurgische Klinik und Poliklinik, Klinikum rechts der Isar der Technischen Universität München, Ismaningerstr. 22, 81675 München, Tel.: 089/4140-4086, Fax: 089/4140-4092, E-mail: Dr.Robert.Rosenberg@t-online.de

Primäre Magenkarzinome und ihre synchronen Metastasen unterscheiden sich im Expressionsprofil prognoserelevanter Antigene

Heterogeneous expression of prognostic antigens in primary and metastatic gastric cancer

B. Mayer[1], A. Parra[1], I. Funke[1], J. P. Johnson[2], K.-W. Jauch[1]

[1] Klinikum der Universität München, Chirurgische Klinik und Poliklinik-Großhadern, Ludwig-Maximilian-Universität München
[2] Institut für Immunologie, Ludwig-Maximilians-Universität München

Abstract

Metastasis is the principal event leading to death in cancer patients. However, expression of diagnostic and therapeutic molecules is determined in primary tumors, although they are often completely resectable. Therefore, the present study immunohistochemically compared the expression profile of various prognostic molecules in primary gastric tumors (n = 35) and their synchronous metastases (regional lymph nodes, n = 32, liver, n = 10, peritoneum, n = 17). Lewis X and ICAM-1 revealed a similar expression pattern in primary and metastatic lesions. Contrary, in comparison to the primary cancers, CD44 expression was upregulated in the metastatic tumors independently of their localisation (p = 0.009). E-cadherin and LFA-3 expression were preferentially increased in distant metastases, but not in locally advanced gastric tumors (liver: E-cadherin, p = 0.001; liver and peritoneum: LFA-3, p = 0.0067). These data suggest the consideration of the metastatic protein profile for the selection of cancer patients in new molecular therapeutic strategies.

Einleitung

Die Stratifizierung von Karzinompatienten für molekulare Therapiestrategien basiert derzeit ausschließlich auf dem Nachweis der entsprechenden Zielmoleküle im Primärtumor. Beispiele hierfür sind das Her2/neu beim metastasierenden Mammakarzinom oder der epidermal growth factor receptor (EGF-R) beim progredienten Kolonkarzinom [1]. Bei den meisten Patienten kann der Primärtumor jedoch R0-reseziert werden. Folglich hängt die Ansprechrate auf die Zielstruktur-spezifischen Wirkstoffe entscheidend von den molekularen Eigenschaften der metastatischen Läsionen ab. Trotzdem blieb die tumorbiologische Charakterisierung der Metastasen in den vorliegenden klinischen Studien bislang unberücksichtigt.

Methodik

Bei 35 Patienten mit einem metastasierten Magenkarzinom wurden der Primärtumor und die autologen Metastasen (regionale Lymphknoten, n = 32; Leber, n = 10; Peritoneum, n = 17) bezüglich der Expression der prognoserelevanten Antigene E-Cadherin, CD44s und CD44 v9, Lewis X, ICAM-1 und LFA-3 vergleichend untersucht. Mittels der indirekten Immunperoxidasefärbung wurden jeweils die Nachweishäufigkeit und das Expressionsmuster semiquantitativ erfasst. Der Zusammenhang zwischen dem prozentualen Anteil der positiven Karzinomzellen in den primären und autologen metastatischen Läsionen wurde mit Hilfe des Spearman Rank-Korrelationskoeffizienten (rS) überprüft [2].

Ergebnisse

Die Zelladhäsionsmoleküle Lewis X und ICAM-1 waren in den unterschiedlich lokalisierten Metastasen mit einer ähnlichen Frequenz nachweisbar wie in den autologen Primärtumoren (Lewis X: Primärtumor 58%, Metastasen 65%; ICAM-1: Primärtumor 38%, Metastasen 36%). Zusätzlich fand sich eine gute Übereinstimmung zwischen den primären und metastatischen Läsionen bezüglich des prozentualen Anteils der positiven Tumorzellen (Lewis X: $rS = 0,82$, $p = 0,0002$; ICAM-1: $rS = 0,87$, $p = 0,0001$). Im Gegensatz dazu war der Prognosefaktor CD44s in den Metastasen unabhängig von ihrer Lokalisation signifikant häufiger (76%) exprimiert als in den korrespondierenden Primärtumoren (49%, $p = 0,02$) und darüber hinaus in einer höheren Tumorzellpopulation detektierbar ($rS = 0,35$, $p = 0,009$). Dagegen zeigte das Expressionsprofil der Zelladhäsionsmoleküle E-Cadherin und LFA-3 eine auffällige Abhängigkeit von der Lokalisation der Metastasen. Alle untersuchten Lebermetastasen waren stark E-Cadherin-positiv ($>80\%$ positive Karzinomzellen, $p = 0.001$), während die Lymphknoten- und Peritonealmetastasen wesentlich seltener eine heterogene E-Cadherin-Expression aufwiesen (Lymphknotenmetastasen: 48%, Peritonealkarzinose: 35%). Die Untersuchungen zur LFA-3-Expression ergaben, dass neben den Lebermetastasen auch die meisten Peritonealmetastasen (89%) durch einen hohen Anteil ($>50\%$) LFA-3-positiver Tumorzellen charakterisiert waren ($p = 0.0067$) und keine Korrelation mit dem Ausmaß der LFA-3-Expression in den korrespondierenden regionalen Lymphknotenmetastasen bzw. im autologen Primärtumor bestand ($rS = 0,59$, $p = 1,3$).

Diskussion

Für verschiedene prognoserelevante Antigene besteht zwischen dem Primärtumor und seinen autologen Metastasen eine ausgeprägte molekulare Heterogenität, die sowohl auf einer organspezifische Selektion bestimmter Karzinomzellen, als auch auf einem modulierenden Einfluss des Organmikromilieus begründet sein könnte. Die Berücksichtigung der tumorbiologischen Eigenschaften der metastatischen Läsionen bei Antigen-spezifischen Therapieansätzen könnte wesentlich zur Selektion geeigneter Patienten beitragen [3].

Literatur

1. ASCO, Jahrestagung der American Society of Clinical Oncology (2003) Aktuelle Berichte: www.onkodin.de/zms/content/e905/e11589
2. Mayer B, Funke I, Johnson JP (1996) High expression of a Lewis[x] related epitope in gastric carcinomas indicates metastatic potential and poor prognosis. Gastroenterology 111:1433–1446
3. Ramaswamy S, Ross KN, Lander ES, Golub TR (2003) A molecular signature of metastasis in primary solid tumors. Nat Genet 33:49–54

Korrespondenzadresse: Dr. Barbara Mayer, Klinikum Großhadern, Chirurgische Klinik und Poliklinik, H02-312, Marchioninistr. 15, 81377 München, Fax: 089-7095-6263, E-mail: Barbara.Mayer@med.uni-muenchen.de

XI. Onkologie: Diagnose und Therapie

In-vivo-Evaluation der hepatischen Gefäßsegmentierung eines 3D-Planungssystems für die in-situ-Ablation von Lebertumoren

In-vivo evaluation of hepatic vessel segmentation of a 3D planning system for in-situ ablation of liver tumors

K. S. Lehmann[1], J. P. Ritz[1], B. Frericks[2], A. Schenk[3], V. Knappe[4], C. T. Germer[1], H. O. Peitgen[3], K. J. Wolf[2], H. J. Buhr[1]

[1] Chirurgische Klinik und Hochschulambulanz, Charité – Universitätsmedizin Berlin, Campus Benjamin Franklin, Freie- und Humboldt-Universität zu Berlin
[2] Klinik und Poliklinik für Radiologie und Nuklearmedizin, Charité – Universitätsmedizin Berlin, Campus Benjamin Franklin, Freie- und Humboldt-Universität zu Berlin
[3] MeVis gGmbH, Universität Bremen
[4] Institut für Biomedizinische Technik und Physik, Charité – Universitätsmedizin Berlin, Campus Benjamin Franklin, Freie- und Humboldt-Universität zu Berlin

Abstract

Objective: The oncologically safe application of thermal in-situ ablation techniques is limited by a lack of precise prediction and online monitoring of the resulting destruction. Knowledge about intrahepatic vessel structure is important for therapy planning. The aim of the current study was to validate *in-vivo* an interdisciplinarily developed 3D planning system for the in-situ ablation of liver tumors with regard to intrahepatic vessel segmentation. *Methods:* 10 domestic pigs were used (40 kg, endotracheal anaesthesia, cross-laparatomy). After surgical preparation of the extra-hepatic vessels, an angiographic catheter was implanted in the portal vein. A computed tomography (CT, Siemens Somatom16, 1 mm slices, DICOM2 data acquisition) was performed an each pig. The scans were carried out using a peripheral venous contrast medium (CM) and a selective CM-CT via the implanted portal vein catheter. After removal of the liver, a corrosion cast with acrylic resin via the portal vein catheter was prepared in-situ. The image data was transferred to the planning system and the vessel segmentation was carried out. The validation was performed by comparing the corrosion cast and the computed segmentation. *Results:* A segment classification of the pig liver was established. Standard CTs allowed for segmentation of the portal vein branches down to 3rd degree subsegment vessels. The comparison between the patterns of the corrosion cast and the peripheral veins and selective segmentation showed complete correlation to the 1st degree subsegment vessels and a correlation of 97% to the 2nd degree subsegment vessels. Incorrect segmentations, i.e. assignment of adjacent vessel systems, or aborts of segmentation were not abserved. *Conclusions:* 1.) A 3D computer planning system was developed for predicting thermal lesions resulting from in-situ ablation. 2.) The algorithms for vessel segmentation resulted in a precise depiction of the in-vivo intrahepatic vessel structure. 3.) This planning system facilitates the calculated use of thermal in-situ ablation techniques.

Einleitung

In-situ Ablationsverfahren wie die laserinduzierte Thermotherapie (LITT) und die Radiofrequenztherapie (RFITT) finden zunehmende Verbreitung in der minimal-invasiven Behandlung chirurgisch nicht resektabler Lebermetastasen [1]. Der onkologisch sichere Einsatz dieser Verfahren ist durch das Fehlen einer exakten Vorhersage und Online-Beurteilung des entstehenden Schädigungsvolumens eingeschränkt und birgt damit das Risiko lokaler Rezidive aufgrund unzureichender Überlappung von Destruktionsvolumen und Tumorvolumen [2]. In einer interdisziplinären universitären Arbeitsgruppe wurde ein Computersystem entwickelt, das die genaue dreidimensionale Planung der in-situ-Ablation erlaubt [3]. Zur Berechnung des Ablationsvolumens und der Sicherheit der Anwendung ist die Segmentierung des intrahepatischen Gefäßbaumes, also die rechnergesteuerte Identifizierung einzelner Gefäßsysteme, von besonderer Wichtigkeit. Die hierfür verwendeten Algorithmen unterliegen potentiell Fehlermechanismen. Ziel der vorliegenden Studie war es, das Planungssystem in Hinblick auf die Segmentierung des intrahepatischen Gefäßsystemes *in vivo* zu validieren.

Methodik

Die Darstellung des Gefäßbaumes erfolgte an 10 Hausschweinen (40 kg, Intubationsnarkose, Querlaparotomie). Nach operativer Darstellung der extrahepatischen Gefäßverläufe erfolgte die Implantation eines Angiographiekatheters in die Pfortader. Nach Verschluß des Abdomens erhielten alle Tiere eine Computertomographie (Somatom16, 1 mm-Schichtdicke, Datenaquise, im DICOM2-Format) mit periphervenösem Kontrastmittel (KM) sowie ein selektives portalvenöses KM-CT über den implantierten Katheter in Atemstillstand. Nach Euthanasie wurde ein Ausgusspräparat über den portalvenösen Katheter *in situ* hergestellt (Acrylharz Technovit 7143). Nach Korrosion der Leber wurden die Ausgußpräparate fotodokumentiert und es wurde von jedem Präparat ein Dünnschicht-CT in Negativkontrasttechnik angefertigt. Die Bilddaten wurden in das Planungssystem übernommen und der Gefäßbaum semiautomatisch segmentiert. Die Validierung erfolgte über einen Schablonenvergleich zwischen Ausgusspräparat und der vom Computer errechneten Segmentierung. Zur Beurteilung der Auflösungstiefe erfolgte ein Vergleich zwischen der Segmentierung des periphervenösen CT und den Datensätzen des Katheter-CT und des Ausgusspräparat-CT.

Ergebnisse

Anhand der Ausgusspräparate konnte eine Segmenteinteilung der Schweineleber erstellt werden. Standard-CT mit periphervenöser KM-Gabe erlaubten eine Segmentierung der portalen Segmentäste bis zu den Subsegmentgefäßen 3. Ordnung. CT über den portalvenösen Katheter zeigten eine selektive und weit in die Peripherie reichende Kontrastierung. Der Schablonenvergleich zwischen Ausgusspräparaten und periphervenöser bzw. selektiver portalvenöser Segmentierung zeigte eine vollständige Übereinstimmung bis zu den Subsegmenten 1. Ordnung und eine Korrelation von 97% bis zu den Subsegmenten 2. Ordnung. Fehlerhafte Segmentierungen im Sinne von Zuordnungen benachbarter Gefäßbäume sowie Abbrüche der Segmentierung wurden nicht beobachtet.

Schlussfolgerung

1. Zur Vorhersage von Thermoläsionen nach In-situ-Ablation wurde ein computergestütztes 3D-Planungssystem für den klinischen Einsatz entwickelt.
2. Die dem Planungssystem zugrunde liegenden Algorithmen zur Gefäßsegmentierung führten zu einer korrekten und exakten Darstellung des intrahepatischen Gefäßverlaufes in vivo.

3. Das hier vorgestellte Planungssystem bietet damit eine Möglichkeit zur optimierten Anwendung von thermischen Ablationsverfahren im klinischen Einsatz (gefördert durch die DFG, Ref. # GE 932/2-1).

Literatur

1. Germer CT, Isbert C, Albrecht D, Roggan A, Pelz J, Ritz JP, Muller G, Buhr HJ (1999) Laser-induced thermotherapy combined with hepatic arterial embolization in the treatment of liver tumors in a rat tumor model. Ann Surg 230:55–62
2. Isbert C, Roggan A, Ritz JP, Muller G, Buhr HJ, Lehmann KS, Germer CT (2001) Laser-induced thermotherapy: intra-and extralesionary recurrence after incomplete destruction of experimental liver metastasis. Surg Endosc 15:1320–1326
3. Selle D, Preim B, Schenk A, Peitgen HO (2002) Analysis of vasculature for liver surgical planning. IEEE Trans Med Imaging 21:1344–1357

Korrespondenzadresse: Dr. med. Kai S. Lehmann, Chirurgische Klinik I und Hochschulambulanz, Charité – Campus Benjamin Franklin, Freie- und Humboldt-Universität zu Berlin, Hindenburgdamm 30, 12200 Berlin, Tel.: (030)8445 2543, Fax: (030)8445 2740, E-mail: kai.lehmann@medizin.fu-berlin.de

Evaluation der Dosis-Wirkungsbeziehung eines neuen multipolaren Applikationssystems für die Radiofrequenztherapie von Lebermetastasen

Evaluation of the dose-response relationship of a novel multipolar application system for radiofrequency ablation of liver metastases

J.-P. Ritz[1], C. Isbert[1], A. Roggan[2], D. Fuchs, K. Lehmann[1], H. J. Buhr[1], C.-T. Germer[1]

[1] Chirurgische Klinik und Poliklinik I (Direktor: Prof. Dr. med. H. J. Buhr)
[2] Inst. f. Med.-techn. Physik und Lasermedizin (Direktor Prof. Dr. G. Müller)

Abstract

Introduction: Thermal ablation procedures like radiofrequency ablation (RFA) are becoming increasingly important in the treatment of liver tumors. Only monopolar application systems have thus far been available for RFA, restricting its application because of an incalculable energy flow, reduced electric tissue conductivity and limited lesion size. *Materials and Methods:* Thermal lesions were induced in healthy bovine liver by a multipolar RF application system. The system consisted of 3 bipolar coagulation electrodes (internal cooling, $\varnothing$ 1.8 mm, active length 40 mm). Our own specially developed software ensured that electric current always flowed between the two pairs of electrodes with the lowest tissue impedance. The distance between intrahepatic electrodes was 20, 30, 40 and 50 mm, and the initial power of 75 – 150 W was increased in 25-W steps. Five measurements n = 5 were performed for each test series. The lesions were measured and the volumes calculated after the intervention. *Results:* Greater lesion size was achieved by increasing the initial power up to 100 W. The energy supply was interrupted with higher initial powers. The greater the distance between the electrodes, the higher the applicable energy. This led to larger lesion volumes. The required application times were longer at 50 mm than in the other groups. *Conclusion:* The multipolar application system induces reproducible, clinically relevant, thermal lesions without the risk of aberrant energy flow. Increasing the initial applicator power and the distance between the electrodes leads to the formation of larger thermal lesions with a diameter of over 7 cm.

Einleitung

Thermische Ablationsverfahren wie die Radiofrequenztherapie (RFA) oder laserinduzierte Thermotherapie (LITT) gewinnen bei der Therapie von Lebertumoren zunehmend an Bedeutung. Für die RFA standen bisher ausschließlich monopolare Applikationssysteme zur Verfügung, deren Einsatz durch unkalkulierbare Energieflüsse, Reduktion elektrischer Gewebeleitfähigkeit und limitierte Läsionsgrößen eingeschränkt ist. Entsprechend haben wir ein neues multipolares RF-Applikationssystem für die Thermoablation von Lebertumoren entwickelt. Ziel dieser Studie war es, eine Dosis-Wirkungsbeziehung für das neue Verfahren zu evaluieren, um geeignete Applikationsparameter für die Thermoablation von Lebermetastasen zu erhalten.

Material und Methoden

An gesunder Rinderleber erfolgte die Induktion von Thermoläsionen durch ein multipolares RF-Applikationssystem. Das System bestand aus 3 bipolaren Koagulationselektroden (interne Kühlung, $\varnothing$ 1,8 mm, aktive Länge 40 mm). Durch eine eigens entwickelte Software wurde gewährleistet, dass der Stromfluss stets zwischen den beiden Elektrodenpaaren mit der geringsten Gewebeimpedanz floss. Die intrahepatischen Elektrodenabstände wurden zwischen 20, 30, 40 und 50 mm variiert und die Ausgangsleistung von 75 – 150 Watt in 25-Watt-Schritten gesteigert. Je Versuchsreihe wurden n = 5 Messungen durchgeführt. Postinterventionell wurden die Läsionen vermessen und die Volumina berechnet.

Ergebnisse

Die Applikationen führten zur Ausbildung konfluierender thermischer Läsionen. Durch die Steigerung der Ausgangsleistung bis 100 Watt kam es zur Vergrößerung der Läsionsgrößen. Bei größerer Ausgangsleistung trat ein Abbruch der Energiezufuhr auf. Die Vergrößerung des Elektrodenabstandes führte zu einem Anstieg der applizierbaren Energie und damit zur Vergrößerung der Läsionsvolumina. Bei 50 mm waren längere Applikationszeiten erforderlich als in den übrigen Gruppen (* = p < 0,05, Kruskal-Wallis-Test) ◘ Tabelle 1.

Schlußfolgerung

1) Durch das multipolare Applikationssystem lassen sich reproduzierbar klinisch relevante Thermoläsionen induzieren, ohne dass die Gefahr aberrierender Energieflüsse auftritt
2) Die Steigerung der Ausgangsleistung des Applikators und des Elektrodenabstandes führen bis zu einem Plateauwert zu einer signifikanten Erhöhung der applizierbaren Energie und damit zur Ausbildung größerer thermischer Läsionen bis zu einem Durchmesser von über 7 cm.
3) Die vorliegenden Daten bilden die Grundlage für den klinischen Einsatz des multipolaren Applikationssystems zur Behandlung von Lebermetastasen.

Literatur

1. Germer CT, Roggan A, Ritz JP, Isbert C, Müller G, Buhr HJ (1998) Optical properties of native and coagulated human liver tissue and liver metastases in the near infrared range. Lasers Surg Med 23:194 – 203
2. Ritz JP, Isbert C, Roggan A, Germer CT, Müller G, Buhr HJ (2000) Correlation of intrahepatic light and temperature distribution in laser-induced thermotherapy of liver tumors and liver tissue. Laser Med Surg 15:174 – 182
3. Roggan A, Ritz JP, Knappe V, Germer CT, Isbert C, Schädel D, Müller G (2001) Radiation planning for thermal laser treatment. Med Laser Application 16:65 – 72

◘ **Tabelle 1.** Applikationsleistungen und induzierte Läsionsgrößen in Abhängigkeit der aktiven Applikatorlänge

Elektrodenabstand	Applikator-Leistung (W)	Applizierte Energie [kJ]	Applikat.-dauer [Min.]	Läsionsdurchmesser [cm]	Volumen [cm³]
20 mm	100	86 ± 16	35 ± 7.2	5.8 ± 1.5	118 ± 12
30 mm	100	103 ± 18	25 ± 6.3	5.9 ± 1.2	112 ± 17
40 mm	100	125 ± 31*	30 ± 5.5	6.5 ± 1.7*	141 ± 21*
50 mm	100	175 ± 33*	43 ± 8.2*	7.8 ± 2.1*	252 ± 32*

4. Ritz JP, Isbert C, Roggan A, Müller G, Buhr HJ, Germer CT (2001) Optical properties of native and coagulated porcine liver tissue between 400 and 2400 nm. Lasers Surg Med 29:205–212
5. Isbert C, Ritz JP, Schilling A, Roggan A, Wolf KJ, Müller G, Buhr HJ, Germer CT (2002). Laserinduced thermotherapy (LITT) of experimental livermetastasis-detection of residual tumors using Gd-DTPA enhanced MRI. Lasers Surg Med 30:280–289

Korrespondenzadresse: Dr. med. Jörg-Peter Ritz, Chirurgische Klinik und Poliklinik I, Charité Universitätsmedizin Berlin, Campus Benjamin Franklin, Hindenburgdamm 30, 12200 Berlin, Fax: 030-8445-2740, E-mail: ritz@ukbf.fu-berlin.de

Aprotinin verbessert die Gewebedestruktion und verhindert die lokale Thrombozyten-Akkumulation nach Kryotherapie der Leber

Aprotinin improves tissue destruction and inhibits local platelet trapping in hepatic cryosurgery

O. Kollmar[1], S. Richter[1], M. D. Menger[2], J. Czyborra[3], C. M. Kirsch[3], M. K. Schilling[1], G. A. Pistorius[1]

[1] Abteilung für Allgemein-, Viszeral- und Gefäßchirurgie
[2] Institut für Klinisch-Experimentelle Chirurgie, und
[3] Abteilung für Nuklearmedizin, Universitätskliniken des Saarlandes, 66421 Homburg/Saar

Abstract

Background: Cryosurgery is an interesting alternative in the treatment of non-resectable liver tumors. The freeze-thaw procedure, however, may be associated with life-threatening thrombocytopenia due to local platelet trapping, and success of tumor ablation may be compromised by inadequate parenchymal cell destruction. *Methods:* Because aprotinin is capable to inhibit the initiation of both coagulation and fibrinolysis, we herein studied by whole body scintigraphy of Indium-111-labelled platelets and semi-quantitative histology in a porcine model of hepatic cryosurgery whether this serin protease inhibitor is effective to attenuate platelet trapping and to improve tissue destruction. *Results:* 15 minutes cryotherapy ($-168\,^{\circ}$C) induced a 31.7 ± 3.5 cm^3 cryolesion at the 7th POD, which presented with massive platelet trapping ($14.0 \pm 1.7\%$ cryolesion activity/whole body activity) and incomplete parenchymal cell destruction (0.9 ± 0.3; score of hepatocyte nuclear destruction within the margin of the cryolesion). Aprotinin treatment, i.e. 500,000 IU initial bolus injection and additional 500,000 IU infusion over 3 h, did not affect the size of the cryolesion (28.9 ± 3.1 cm^3), but was capable to significantly reduce local platelet activity ($1.9 \pm 1.9\%$; $p < 0.001$), and to completely induce hepatocyte nuclear destruction (3.0 ± 0.0; $p < 0.001$). *Conclusion:* Thus, our study indicates that aprotinin (i) inhibits cryoablation-associated platelet trapping and (ii) improves tissue destruction. The serine protease inhibitor may therefore represent a valuable adjunct in cryosurgery of hepatic tumors.

Einleitung

Für die Behandlung nicht-resektabler Lebertumoren wurden in den letzten Jahren lokal ablative Verfahren wie die Kryotherapie etabliert. Die lokale Ablation von Tumoren geht jedoch mit einer hohen Tumorrezidivrate einher. Ursächlich sind eine inkomplette Destruktion der Gefäße aufgrund der durch die Koagulationsnekrose induzierten Fibrinolyse sowie überlebende Tumorzellen bei erhaltener Blutversorgung [1]. Des weiteren kann die Kryotherapie der Leber durch eine lebensbedrohliche Thrombozytopenie den Erfolg der Therapie in Frage stellen [2, 3]. Da Aprotinin im Blut sowohl die Induktion der Koagulation als auch die Fibrinolyse hemmt, war Ziel der Studie zu klären, inwieweit Aprotinin nach Kryotherapie der Leber die lokale Thrombozyten-Akkumulation verhindern und die Gewebedestruktion verbessern kann.

Methodik

Bei 18 Schwäbisch-Halleschen Landschweinen (mittleres Körpergewicht 24.6 ± 0.6 kg) wurde in Vollnarkose eine mediane Laparotomie durchgeführt und die Tiere in 3 Versuchsgruppen (jeweils n = 6) eingeteilt: In Gruppe 1 wurden jeweils zwei Kryoläsionen (15 Minuten bei − 168 °C, gemessen an der Spitze der Kryosonde, CRYO 6, Erbe Elektromedizin, Tübingen) sequentiell in beiden linken Leberlappen induziert. Die Tiere der Gruppe 2 erhielten zusätzlich vor Induktion der in Gruppe 1 beschriebenen Kryoläsionen eine Behandlung mit Aprotinin, 500.000 KIU initialer Bolus und anschließend kontinuierliche Applikation von 500.000 KIU über 3 h. Die Tiere der Gruppe 3 erhielten keine Kryotherapie oder Aprotinin-Behandlung und dienten als Kontrolle. Nach 7 Tagen wurde mittels [111]Indium-markierter Thrombozyten (Gabe dieser nach Aufbereitung vor Induktion der 2. Kryoläsion) eine Ganzkörperszintigraphie durchgeführt und die Leber zur Bestimmung der Größenausdehnung der Kryonekrose und deren quantitativer histologischer Analyse (Formalinfixierung, H&E Färbung) entnommen. Statistik: Mittelwert ± SEM; Gruppenvergleich mittels one-way ANOVA und post-hoc Test.

Ergebnisse

Alle Tiere überlebten die Operation ohne Komplikationen. 15 Minuten Kryotherapie (Gruppe 1) erzeugte eine Kryoläsion von 31.7 ± 3.5 cm³, welche mit einer massiven Thrombozyten-Akkumulation (14.0 ± 1.7% Aktivität in der Kryoläsion / Ganzkörperaktivität) und einer lediglich inkompletten Zerstörung der hepatozellulären Strukturen im Randbereich der Kryoläsion (0.9 ± 0.3; Score hepatozelluläre Destruktion) einher ging. Die Behandlung mit Aprotinin (Gruppe 2) beeinflußte die Größe der Kryoläsion (28.9 ± 3.1 cm³) nicht, reduzierte jedoch signifikant die lokale Thrombozyten Aktivität in der Läsion (1.9 ± 1.9%; p < 0.001) und führte zu einer kompletten Zerstörung der hepatozellulären Strukturen (3.0 ± 0.0; p < 0.001). Im Vergleich zur Kontrollgruppe (Gruppe 3) war die mediane Thrombozyten-überlebenszeit in beiden Kryotherapiegruppen signifikant reduziert (p < 0.001).

Diskussion/Schlussfolgerung

Anhand dieser Studie konnte erstmals gezeigt werden, daß Aprotinin (i) die Kryotherapie-assoziierte Thrombozyten-Akkumulation verhindert und (ii) eine vollständige Gewebezerstörung im besonderen im Randbereich der Läsion bewirkt. Die Verwendung von Aprotinin könnte ein wertvoller Therapiezusatz zur Verbesserung lokalablativer Verfahren von Lebertumoren sein.

Literatur

1. Seifert JK, Morris DL (1999) Indicators of recurrence following cryotherapy for hepatic metastases from colorectal cancer. Br J Surg 86:234–240
2. Hamad GG, Neifeld JP (1998) Biochemical, hematologic, and immunologic alterations following hepatic cryotherapy. Semin Surg Oncol 14:122–128
3. Richter S, Kollmar O, Igna D, Menger MD, Schilling MK, Pistorius GA (2003) Impact of Pringle's manoeuvre during cryosurgery of porcine liver: strategy for reduction of cryotherapy-associated thrombocytopenia? Kongressband Chirurgisches Forum 32:175–177

Korrespondenzadresse: Dr. med. Otto Kollmar, Abteilung für Allgemein-, Viszeral- und Gefäßchirurgie, Universitätskliniken des Saarlandes, 66421 Homburg/Saar, Tel.: 06841-162-2611, Fax: 06841-162-2697, E-mail: chokol@uniklinik-saarland.de

Klastkintumor: Bedeutung der präoperativen Diagnostik

Preoperative imaging of hilar cholangiocarcinoma

A. Hadian[1], B. Romaneehse[2], A. W. Lohse[3], M. Thelen[2], G. Otto[1]

[1] Transplantationschirurgie/Chirurgie von Leber, Gallenwegen und Pankreas, Mainz
[2] Klinik für Radiologie, Mainz
[3] Medizinische Klinik I, Mainz

Abstract

It was the goal of this study to compare the results of the preoperative diagnostic workup (ERC, MRC, and PTC) with the tumor extent of the surgical specimen in patients with hilar cholangio-carcinoma (hilCC). *Patients and methods*: Between 9/97 and 12/02 82 patients with hilCC were treated at our institution. In 59 patients tumor resection was feasible. Preoperative ERC, MRC and PTC – blinded for the idendity of the patients – were analysed retrospectively and compared with the surgical specimen. *Results*: PTC resulted in significantly superior visualization of the bile ducts including the hilar lesion compared to ERC and MRC (p < 0.01). ERC, MRC and PTC were correct in predicting tumor extent in 29, 36 and 53% of cases, respectively. The extent of the tumor was overestimated in 42% (ERC), 41% (MRC) and 31% (PTC). Underestimation or wrong assessment occurred in less than 10% each. In 20 patients results of all three diagnostic methods were available allowing a statistical comparison regarding the resection to be performed. PTC was correct in 19/20 cases, MRC in 15/20 patients and ERC in 11/20. Correctness of PTC was superior to ERC (McNemar test: p < 0.01), but not to MRC. In the patients with overestimated tumor extent both the rate of curative resections and survival were similar to the other resected patients. *Discussion*: In contrast to most reports in the literature, ERC and MRC were found to be of limited reliability regarding the assessment of tumor extent. PTC proved to be the most reliable approach. Overestimation of the tumor extent, which may lead to exclude the patient from potentially curative surgery, was the most common mistake of preoperative ERC and/or MRC.

Einleitung

Trotz Einsatz hochentwickelter bildgebender Diagnostik bereitet die präoperative Diagnostik von Klatskintumoren hinsichtlich ihrer intraduktalen und periduktalen Infiltration nach wie vor Schwierigkeiten. Nur ein Drittel der Patienten sind bei der Diagnosestellung operabel. Sie weisen in mehr als 50% Fern- und Lymphknotenmetastasen auf. Bei der intraoperativen Explora-tion lässt sich insbesondere die intraduktale Tumorausdehnung schwer beurteilen. Eine exakte präoperative Diagnostik ist zur Vermeidung frustraner Laparotomien, zur präoperativen Festle-gung der therapeutischen Strategie (präoperative Pfortaderembolisation) und zur Erleichterung der intraoperativen Exploration von großer Bedeutung.

Material und Methoden

Zwischen September 1997 und Dezember 2002 wurden an unserer Abteilung 82 Patienten mit Klatskin-Tumoren behandelt. Die intraduktale Tumorausdehnung wurde durch präoperative Diagnostik abgeklärt: ERCP (n = 82), MRCP (n = 48) oder PTC (n = 53). Die in der Regel erforder-liche PTCD verblieb bis zur Operation in situ. Zum Ausschluss von intrahepatischen Metastasen und zur Beurteilung einer hilären vaskulären Infiltration wurden CT (n = 77) oder MRT (n = 45) durchgeführt. 3 der 82 Patienten wurden auf Grund des reduzierten Allgemeinzustandes von jedem operativen Vorgehen ausgeschlossen. Bei 20 Patienten erfolgte lediglich eine explorative Laparotomie, bei 59 Patienten die Tumorresektion. Durch den Operateur wurden die Tumoren nach Bismuth-Corlette klassifiziert und Korrekturen vorgenommen, falls sich Unterschiede in der pathomorphologischen Klassifizierung ergaben.

Ergebnisse

Die Resektionsrate betrug 75% (59 von 79). Bei 20 Patienten wurde die Operation als explorative Laparotomie beendet: lokal ausgedehnter Befund (n = 9), Lymphknotenmetastasen zentral der A. hepatica communis (n = 4), Fernmetastasen (n = 7). Von den 59 resezierten Patienten verstarben 4 im Krankenhaus (nach 9, 20, 27 und 133 Tagen) (Hospitalletalität 7%). Die intraduktale Ausdehnung wurde primär in 42%, 41% und 31% (ERCP, MRCP, PTC) über- und in 31, 23 und 16% unterschätzt oder falsch beurteilt.

Bei 20 Patienten lagen ERCP, MRCP und PTC zum Vergleich vor. Der Vergleich der bildgebenden präoperativen Diagnistik bezüglich der intraduktalen Tumorwachstum ergab, dass PTC (19/20) bessere Visualisierung von Gallengängen und Tumor im Vergleich zu MRCP (15/20) und ERCP (11/20) zeigte. Der Unterschied zwischen PTC und ERCP war signifikant (McNemar-Test: $p < 0{,}01$). Im Gegensatz zu einem Großteil der Literatur war die Exaktheit von ERCP und MRCP bei der Beurteilung der Klatskintumoren in unserem Patientengut begrenzt, die PTC ermöglichte eine ausreichende Beurteilung.

Das tatsächliche operative Vorgehen war anhand der Synopsis von ERCP, MRC und PTC bei den 59 resezierten Patienten 48mal präoperativ richtig eingeschätzt worden.

Die im Rahmen der ERCP durchgeführte Bürstenzytologie wurde ebenfalls in unserem Patientengut ausgewertet. Es wurden bei 31/82 eine Bürstenzytologie durchgeführt. Es wurden lediglich bei 10/31 Tumorzellen nachgewiesen, so dass die Bürstenzytologie in der präoperativen Diagnostik bedeutungslos erscheint.

Neben dem intraduktalen Tumorwachstum bzw. Tumorausdehnung spielt die Fernmetastasierung und die lokale Tumorausdehung (Lymphknotenmetastasierung, Peritonealkarzinose und bilaterlalen Lebermetastasen) eine wichtige Rolle. Retrospektiv betrachtet hätte man laparoskopisch in 11/20 Fällen die bilaterale Lebermetastasierung, eine Peritonealkarzinose oder lokal fortgeschrittenes Tumorwachstum erkennen und damit die Laparotomie vermeiden können.

Schlussfolgerung

Für die präoperative Diagnostik der Klatskintumoren sind die Berücksichtigung der Tumoreigenschaften erforderlich. Hier sind die Beurteilung des intraduktalen Tumorwachstums, periduktaktalen Tumorwachstums und Ausschluss der Fernmetastasierung unerlässlich. Die verschiedenen bildgebenden Diagnostik können sich nur gegenseitig ergänzen. Ein alleiniger Einsatz der bildgebenden Diagnostik ist aus unserer Sicht nicht gerechtfertig. Der sinnvolle Einsatz der präoperativen bildgebenden Diagnostik ermöglicht einerseits auf eine intraoperative Exploration des Tumors mit der Vermeidung der Tumorkontamination zu verzichten und andererseits die Patienten mit den fortgeschrittenen Tumorleiden auszuschliessen.

Literatur

1. Tsao JI, Nimura Y, Kamiya J et al. (2000) Management of hilar cholangiocarcinoma: comparison of an American and Japanese experience. Ann Surg 232:166–174
2. Neuhaus P, Jonas S, Bechstein WO et al. (1999) Extended resections for hilar cholangiocarcinoma. Ann Surg 230:808–818

3. Nimura Y, Kamiya J, Kondo S et al. (2000) Aggressive preoperative management and extended surgery for hilar cholangiocarcinoma: Nagoya experience. J Hepatobiliary Pancreat Surg 7:155–162
4. Guthrie JA, Ward J, Robinson PJ (1996) Hilar cholangiocarcinomas: T2-weighted spin-echo and gadolinium-enhanced FLASH MR imaging. Radiology 201:347–351
5. Lee SS, Kim MH, Lee SK et al. (2002) MR cholangiography versus cholangioscopy for evaluation of longitudinal extension of hilar cholangiocarcinoma. Gastrointenst Endosc 56:25–32

Korrespondenzadresse: Ali Hadian, Transplantationschirurgie, Chirurgie von Leber und Gallenwegen der Universitätsklinik Mainz, Langenbeck Str. 1, Gebäude 505, 6. OG, Station 6b, 55101 Mainz, Fax: 06131-175554, E-mail: hadian@gmx.de

Machbarkeit der einseitigen Lungen-Mikroembolisation am Schweinemodell

Feasibility of unilateral pulmonary microembolization in a porcine model

U. Pohlen[1], P. Schneider[1], A. Evers[1], T. Albrecht[2], H. J. Buhr[1]

[1] Charité, Universitätsmedizin Berlin, Campus Benjamin Franklin, Chirurgische Klinik I
[2] Charité, Universitätsmedizin Berlin, Campus Benjamin Franklin, Radiologische Klinik

Abstract

Only 30% of lung metastases are resectable. The majority of patient mainly receive palliative chemotherapy. Unilateral chemoembolization of the lung is a new treatment option. The feasibility of unilateral embolization was evaluated in a domestic pig model. Two catheters were inserted into the pulmonary artery via the right iliac vein, and selective embolization with degradable starch microspheres (DSM) was performed under angiographic monitoring. The DSM dose of 12 mg/kg was reduced to 6 mg/kg due to the passage of embolization and contrast media into the contralateral lung. The mean duration of embolization was 12 minutes. Reperfusion was angiographically documented in all animals.

Einleitung und Zielsetzung

Nur 30% der Lungenmetastasen sind kurrativ resektabel. Eine neue Möglichkeit der Therapie stellt die einseitige Chemoembolisation der Lunge dar. Nach erfolgreicher Anwendung der lokoregionären Chemotherapie plus temporärer Mikroembolisation mit degradierbaren Stärkemikrosphären (Chemoembolisation) am Rattenmodell sollte nun die Machbarkeit am Großtiermodell erprobt werden. Zielsetzung war die Ermittlung einer mikroembolisierenden Dosis degradierbarer Stärkemikrosphären (DSM) ohne Embolisation der kontralateralen Seite und Dokumentation der Embolisationsdauer sowie der Reperfusion.

Material und Methode

Bei 4 Hausschweinen wurde via re. V. iliaca com. zwei Katheter (5F-Pigtail, –Cobra) in die A. pulmonalis com. eingeschwemmt. Einer der Katheter (5F Cobra) wurde unter angiographischer Kontrolle vorgeschoben und in die re A. pulmonalis plaziert. Über diesen wurden DSM bis zur Mikroembolisation appliziert. Die komplette Embolisation ohne Mitbeteiligung der kontralateralen Seite sowie die Dauer und die Reperfusion der Embolisation wurden mittels Angiographie alle 2 Minuten dokumentiert. 20 Minuten nach erfolgter Reperfusion wurde die Mikroembolisation wiederholt. Pro Schwein erfolgte 1 Wiederholungen, ohne so daß 8 Mikroembolisationen resultierten. Die jeweils applizierte Dosis von degradierbaren Stärkemikrosphären wurde ebenfalls dokumentiert.

Ergebnisse

In unseren Vorversuchen am Rattenmodell hatten wir zur vollständigen Embolisation eine Dosis von 12 mg/kg DSM ermittelt. Am Schweinemodell kam es jedoch bei dieser Dosis zu einem Übertritt des Embolisats in die li. A. pulmonalis. Daher wurde die Dosis halbiert und in den darauffolgenden Embolisationen eine Dosis von 6 mg/kg verwandt. Daraufhin konnte eine komplette Embolisation der re. A. pulmonalis ohne Übertritt des Embolisats in die li. A. pulmonalis erreicht werden. Die mittlere Embolistionsdauer betrug 18 min. Die Reperfusion wurde bei allen 8 Embolisationen beobachtet und dokumentiert. Für DSM ergab sich eine Dosisempfehlung von 6 mg/kg Körpergewicht. Keines der Schweine verstarb.

Diskussion

Nach den Vorversuchen am Rattenmodell [1, 2] erfolgte nun die Embolisation am Großtiermodell um diese dann auch am Menschen anzuwenden. In unseren Versuchen zeigte sich, daß die von den Ratten übernommene Dosis von 12 mg/kg zu hoch war und es zu einem Übertritt des Embolisats in die kontralaterale Lunge kam. Die Dosis wurde daraufhin halbiert und mit einer Dosis von 6 mg/kg eine suffiziente Embolisation dokumentiert. Die Embolisationszeit betrug im Mittel 18 Minuten. Dieses enspricht den Angaben der Literatur.

Schlussfolgerung

Erstmals wurde eine reversible Mikroembolisation der Lunge am Großtiermodell eingesetzt. Die Dosis und Dauer der Embolistion wurden ermittelt. Die Handhabung war ungefährlich und unkompliziert. Der Versuchsaufbau demonstrierte ebenfalls, dass eine Überprüfung von Ergebnissen aus Kleintierversuchen am Großtiermodell sinnvoll ist. Die Chemoembolisation inoperabler Lungentumoren am Menschen scheint somit möglich.

Literatur

1. Schneider P, Foitzik T, Pohlen U, Golder W, Buhr HJ (2002) Temporary unilateral microembolization of the lung – a new approach to regional chemotherapy for pulmonary metastases. J Surg Res 107:159–166
2. Schneider P, Kampfer S, Loddenkemper C, Foitzik T, Buhr HJ (2002) Chemoembolization of the lung improves tumor control in a rat model. Clin Cancer Res 8:2463–2568

Korrespondenzadresse: Dr. med. Uwe Pohlen, Charité Universitätsmedizin Berlin, Campus Benjamin Franklin, Chirurgische Klinik I, Hindenburgdamm 30, 12200 Berlin, Fax: 030/8445-2740, E-mail: uwe.pohlen@charite.de

XII. Pankreatitis und Pankreaskarzinom

Bedeutung der Thrombozyten für Mikrozirkulation und Gewebeschaden bei der experimentellen akuten Pankreatitis

Platelet function in acute experimental pancreatitis

T. Hackert, J. Werner, D. Pfeil, W. Hartwig, M. Gebhard[1], M. W. Büchler, W. Uhl

[1] Abt. für Allgemeine Chirurgie und Exp. Chirurgie, Universität Heidelberg

Abstract

Background: Acute pancreatitis (AP) is characterized by a disturbance of pancreatic microcirculation, leading to ischemia and consequently necrosis of pancreatic tissue. Leukocyte activation and erythrocyte flow patterns have been well investigated during these pathophysiological processes. In contrast, it remains unclear how platelets contribute to these perfusion disturbances. Aim of our study was to investigate platelet activation and function in experimental models of AP. *Methods:* AP of graded severity was induced in rats. 1) control animals (n = 6) Ringer's solution i.v.; 2) mild AP (n = 12) cerulein i.v.; 3) severe AP (n = 12) glycodeoxycholic acid 2,5 mM intraductal + cerulein i.v. 12 h after induction of AP intravital microscopy was performed in 6 animals of each group after separation and staining of platelets (1 ml blood, rhodamin 6G). Platelet velocity and adhesion to the endothelium was investigated in capillaries and venules. In addition, serum thromboxane B2 levels were measured. In the other 6 animals per group, histology was evaluated 24 h after induction of AP. *Results:* Histology after 24 h showed a mild AP in cerulein animals. In contrast, in animals with GDOC application, inflammation and necrosis were significantly more evident (inflammation $1,3 \pm 0,18$ vs. $1,9 \pm 0,21$, necrosis $1,20 \pm 0,11$ vs. $1,80 \pm 0,28$). Intravital microscopy showed significantly more platelet-endothelium interaction in animals with AP compared to control animals (◪ Tabelle 1).

◪ Tabelle 1.

	V kap [mm/s]	Roller ven	Sticker ven	TBXB2 [pg/50 µl]
Control	$0,95 \pm 0,23$	$3,2 \pm 0,9$	$0,9 \pm 0,5$	$15,3 \pm 10,3$
Mild AP	$0,78 \pm 0,31$	$9,2 \pm 1,7^*$	$1,2 \pm 0,4$	$47,8 \pm 12,1^*$
Severe AP	$0,28 \pm 0,12^*$	$11,0 \pm 1,8^*$	$3,5 \pm 0,6^*$	$61,9 \pm 15,8^*$

* p $< 0,05$ vs. control

Conclusion: Platelet activation plays an important role in the pathophysiology of acute, especially necrotizing pancreatitis. During mild AP mainly temporary platelet-endothelium interaction is observed, while severe AP is characterized by firm adhesion with consecutive coagulatory activation and perfusion failure.

Einleitung

Die akute Pankreatitis (AP) ist v. a. in der nekrotisierenden Verlaufsform gekennzeichnet durch eine ausgeprägte Mikrozirkulationsstörung mit der Entwicklung einer Ischämie und nachfolgendem Untergang des betroffenen Gewebes [1, 2]. Diese Mikrozirkulationsstörung wurde hinsichtlich der erythrozytären Flußveränderungen und der Leukozyten-Endothel-Interaktion bereits eingehend charakterisiert. Die Bedeutung der Thrombozyten für die Entwicklung einer Perfusionsstörung i. R. dieser Vorgänge ist dagegen bislang nicht untersucht.

Ziel unserer Studie war die Charakterisierung der Thrombozytenfunktion im experimentellen Modell der AP unterschiedlichen Schweregrades.

Methodik

Im Rattenmodell wurde über 12 h eine AP unterschiedlichen Schweregrades induziert: 1) Kontrollgruppe (n = 6) Ringer i.v.; 2) milde AP (n = 12) Cerulein i.v.; 3) schwere AP (n = 12) Glykodeoxycholsäure, 2,5 mM intraduktal + Cerulein i.v. Nach 12 h erfolgte in je 6 Tieren die Intravitalmikroskopie nach Thrombozytenseparation und -färbung (1 ml Vollblut, Rhodamin 6G). Dabei wurde die Thrombozytengeschwindigkeit, sowie die Zahl der temporär (Roller) und fest (Sticker) haftenden Thrombozyten in pankreatischen Kapillarfeldern und postkapillären Venolen gemessen. Daneben erfolgte die Serumabnahme zur Messung von Thromboxan B2. Nach 24 h wurde in den jeweils anderen 6 Tieren jeder Gruppe der Organschaden histologisch evaluiert (Ödem, Inflammation, Nekrose, Score 0-3).

Ergebnisse

Histologisch zeigte sich nach 24 h eine milde Pankreatitis in den Cerulein-Tieren; in den GDOC-Tieren waren die Veränderungen bzgl. Inflammation und Nekrose signifikant stärker ausgeprägt (Inflammation 1,3 ± 0,18 vs. 1,9 ± 0,21, Nekrose 1,20 ± 0,11 vs. 1,80 ± 0,28). Intravitalmikroskopisch zeigte sich eine signifikante Reduktion der thrombozytären Flußgeschwindigkeit bei der nekrotisierenden AP im Vergleich zu den beiden anderen Gruppen (Kontrolle 0,95 ± 0,23 mm/s vs. Cerulein 0,78 ± 0,31 mm/s vs. GDOC 0,28 ± 0,12 mm/s). Daneben bestand eine signifikant höhere Thrombozyten-Endothel-Interaktion in den AP-Tieren, die mit dem Schweregrad zunahm (Roller: Kontrolle 3,2 ± 0,9/0,1 mm; Cerulein 9,2 ± 1,7/0,1 mm; GDOC 11,0 ± 1,8/0,1 mm; Sticker: Kontrolle 0,9 ± 0,5/0,1 mm; Cerulein 1,1 ± 0,4/0,1 mm; GDOC 3,5 ± 0,6/0,1 mm). Zusätzlich zeigten sich dazu korrelierende Thromboxan B2-Werte (Kontrolle 15,3 ± 10,3 pg/50 µl vs. Cerulein 47,8 ± 12,1 pg/50 µl vs. GDOC 61,9 ± 15,8 pg/50 µl).

Diskussion

Die Aktivierung von Thrombozyten mit nachfolgender Gerinnungsaktivierung und Ausprägung von Perfusionsstörungen wurde bislang im Rahmen von Ischämie-Reperfusionsvorgängen der Leber in verschiedenen Studien untersucht [3, 4]. Hier konnte gezeigt werden, daß sowohl Fibrinogen als auch das Adhäsionsmolekül ICAM-1 bei diesen pathophysiologischen Prozessen eine zentrale Rolle spielen. In dem von uns gewählten Modell konnte erstmals die Funktion der Thrombozyten nach der von Massberg et al. [5] etablierten Methode der Thrombozytenseparation, Färbung und Reapplikation in vivo bei akuter Pankreatitis untersucht werden. Hierbei zeigte sich, daß die Aktivierung und nachfolgende endotheliale Adhäsion von Thrombozyten eine zentrale Rolle in der Pathophysiologie der AP spielt. Während bei der milden Form eine temporäre reversible Thrombozyten-Endothel-Interaktion im Vordergrund steht, findet bei der schweren Form zusätzlich eine irreversible Thrombozytenadhäsion statt. Neben der endothelialen Adhäsion können auch Interaktionen zwischen Thrombozyten und Leukozyten von Bedeutung sein, wobei für die Ausbildung einer Mikrozirkulationsstörung mit konsekutiver Mikrothrombenbildung und nachfolgender Nekrose des abhängigen Gewebes die Thrombozyten-Endothel-Interaktion wahrscheinlich größere Relevanz hat. Hier könnte auch ein therapeutischer Ansatz mit dem Ziel einer Verhinderung der Progression einer ödematösen AP zur nekrotisierenden Verlaufsform bestehen.

Literatur

1. Menger MD, Plusczyk, T, Vollmar B (2001) Microcirculatory derangements in acute pancreatitis. J Hepatobiliary Pancreat Surg 8:187–194
2. Klar E, Werner J (2000) New pathophysiologic knowledge about acute pancreatitis. Chirurg 71:253–264
3. Khandoga A, Biberthaler P, Enders G, Axmann S, Hutter J, Messmer K, Krombach F (2002) Platelet adhesion mediated by fibrinogen-intercellular adhesion molecule-1 binding induces tissue injury in the postischemic liver in vivo. Transplantation 74:681–688
4. Sindram D, Porte RJ, Hoffman MR, Bentley RC, Clavien PA (2000) Platelets induce sinusoidal endothelial cell apoptosis upon reperfusion of the cold ischemic rat liver. Gastroenterology 118:183–191
5. Massberg S, Enders G, Leiderer R, Eisenmenger S, Vestweber D, Krombach F, Messmer K (1998) Platelet-endothelial cell interactions during ischemia/reperfusion: the role of P-selectin. Blood 92:507–515

Korrespondenzadresse: Dr. Thilo Hackert, Abt. für Allgemeine, Viszerale, Unfallchirurgie und Poliklinik, Chirurgische Universitätsklinik, Im Neuenheimer Feld 110, 69120 Heidelberg, Tel.: 06221-566110, Fax: 06221-565450, E-mail: Thilo_Hackert@med.uni-heidelberg.de

Pankreatische Proteasen im Serum sind Induktoren der endothelialen Leukozytenadhäsion und pankreatischen Mikrozirkulationsstörung

Pancreatic proteases in serum are inductors of endothelial leukocyte adhesion and pancreatic microcirculatory failure

V. Friebe[1], T. Keck[1,2], E. v. Dobschütz[1], B. Antoniu[2], C. Fernandez-del Castillo[2], A. Warshaw[2], U. T. Hopt[1], S. Benz[1]

[1] Abteilung Allgemein- und Viszeralchirurgie mit Poliklinik, Chirurgische Universitätsklinik, Freiburg i. Br.
[2] Department of Surgery, Massachusetts General Hospital, Harvard Medical School, Boston, MA, USA

Abstract

Background: Neutrophil mediated tissue injury in acute pancreatitis includes a severe reduction of the functional microcirculation via interaction of adhesion molecules on leukocytes (Mac-1) and endothelium (ICAM-1). The aims of this study were (1.) to link the effect of trypsin and elastase to the expression of these complementary adhesion molecules (2.) to determine the effect on pancreatic microcirculation using intravital microscopy (3.) to evaluate the preventative benefit of protease inhibition on adhesion molecule up-regulation. *Methods: In vitro:* Cultured endothelial cells (HUVEC) and leukocytes (PMN) isolated from human whole blood were stimulated with increasing doses of trypsin and elastase. In addition pre-treatment of PMN or HUVEC was performed with the protease inhibitors nafamostat (FUT-175) and gabexate mesilate (FOY). The expression of ICAM-1 or Mac-1 was evaluated by flow cytometry. *In vivo:* Trypsin and elastase were infused to rats. Microcirculatory disturbances were evaluated by intravital microscopy (IVM) measuring sticking (adhesion > 30 sec) of PMN to the endothelium. *Results:* Mac-1 and ICAM-1 expression require co-stimulation with serum. The maximal increase of Mac-1 and ICAM-1 expression was found at concentrations of trypsin or elastase physiologic for acute pancreatitis. The inhibitors FUT-175 or FOY significantly reduced protease induced expression of Mac-1 and ICAM-1. Infusion of trypsin or elastase significantly increased adhesion of PMN to the endothelium (570.6 ± 16.5/mm^2 and 459.5 ± 15.4/mm^2) compared to controls (80.3 ± 9.8/mm^2, p < 0.01). *Conclusion:* Both trypsin and elastase up-regulate the expression of adhesion molecules on leukocytes and endothelial cells in the presence of serum. This effect can be abrogated by protease inhibitors, with FUT-175 being more powerful than FOY. As demonstrated by intravital microscopy, infusion of trypsin and elastase alone significantly increase PMN adhesion in vivo. These results confirm the role of adhesion molecules in microcirculatory disturbances and suggest a successive deleterious pathway of free circulating trypsin and elastase, adhesion molecule expression and pancreatic microcirculatory failure.

Einleitung

Die Mikrozirkulationsstörung der akuten Pankreatitis wurde in einer Vielzahl experimenteller Studien charakterisiert [1]. Lokale oder systemisch freigesetzte Faktoren, wie vasoaktive Mediatoren, proinflammatorische Zytokine und Sauerstoffradikale bewirken eine Veränderung der pankreatischen Mikroperfusion. Es kommt zu einem erhöhten Gefäßwiderstand, einer verminderten Kapillarperfusion und einer Hypoxie im Pankreasgewebe. Dieser Gewebeschaden wird durch die Interaktion von Leukozyten und Endothelzellen in postkapillären Venolen vermittelt, die wiederum von der Expression der leukozytären Adhäsionsmoleküle CD11b/CD18 (Mac-1), und des endothelialen CD54 (ICAM-1) abhängig ist. In dieser Studie haben wir in vitro und in vivo untersucht, ob die systemische Freisetzung der Proteasen Trypsin und Elastase unabhängig von Faktoren, wie Zytokinen oder Sauerstoffradikalen, eine Aktivierung von Leukozyten und Endothel bewirkt, und ob dieser Effekt durch eine Proteaseninhibition vermindert werden kann.

Methodik

In vitro: Polymorphkernige neutrophile Granulozyten (PMN) und isoliertes Serum wurden durch Gradientenzentrifugation mittels Histopaque1077/1119 (Sigma, St. Louis, USA) aus humanem Vollblut gewonnen. Wir lösten $5 - 10 \times 10^6$ PMN in Serum oder HBSS + Ca + Mg (Hank's balanced salt solution, Clonetics, Walkersville, USA) und inkubierten diese in steigenden Konzentrationen (2 nM, 2 µM, 20 µM) mit Trypsin oder Elastase (Sigma, St. Louis, USA). Die Stimulation durch 10 nM PMA (Phorbol myristate acetate, Sigma, St. Louis, USA) diente als Positivkontrolle. Die Expression von Mac-1 wurde nach 20 min, 30 min, 1 h, 3 h und 6 h bestimmt. Hierzu wurden die PMN mit einem PE-markierten Mac-1 Antikörper (R&D Systems, Minneapolis, USA) inkubiert und mittels FACS-Durchflusszytometrie nach Fluoreszenzprofilen identifiziert. HUVEC wurden aus humanen Nabelschnurvenen gewonnen und in Endothelzellmedium (EGM-2, Clonetics, Walkersville, USA) gezüchtet. Für den Versuch beimpften wir 6-Loch-Platten mit $1 - 2 \times 10^6$ Zellen und inkubierten sie bis zur Konfluenz. Die Stimulation mit Trypsin und Elastase sowie die durchflusszytometrische Identifikation der Zellpopulationen erfolgten analog dem oben genannten Vorgehen für PMN. Für die Inhibitionsversuche wurden PMN und HUVEC 30 min mit 100 µM Nafamostat (FUT-175, Torii Pharmaceuticals Co., Tokyo, Japan) oder Gabexate mesilate (FOY, Ono, Osaka, Japan) vorbehandelt.

In vivo: Männlichen Sprague-Dawley Ratten (n = 6 je Gruppe) wurde über 4 Stunden 3 mg/h/kg Trypsin oder Elastase in einer Infusionsgeschwindigkeit von 6 ml/h/kg intravenös infundiert. Wir verabreichten jeweils drei Fraktionen je Stunde, um eine Autodigestion der Proteasen zu vermeiden. Nach der Infusion bestimmten wir intravitalmikroskopisch in postkapillären Venolen (Durchmesser 20 – 40 µm) die > 30 sec permanent adhärenten Leukozyten in einem 100 µm langen Gefäßabschnitt.

Ergebnisse

In vitro: Die Expression von Mac-1 und ICAM-1 erfolgte nur in Anwesenheit von Serum. Das Maximum der Mac-1 Expression fand sich nach 20 min und nahm sukzessiv ab. Der maximale Effekt zeigte sich sowohl für Trypsin als auch für Elastase bei einer Konzentration von 20 µM (◨ Abbildung 1). Die ICAM-1 Expression war ebenfalls nach Stimulation in einer Konzentration von 20 µM am höchsten. Hier zeigte sich eine maximale Expression nach 6 h. Durch FUT-175 oder FOY wurde die Expression von Mac-1 und ICAM-1 jeweils signifikant (p < 0.05) vermindert.

In vivo: Die Leukozyten-Endothel Interaktion in den postkapillären Venolen war nach vierstündiger Infusion von Trypsin oder Elastase signifikant (p < 0.01) gegenüber den Kontrollen erhöht (◨ Abbildung 2).

Schlussfolgerung

Die Leukozytenaktivierung spielt eine wesentliche Rolle bei der Progression der akuten Pankreatitis. Voraussetzung für die Extravasation und Gewebeschädigung aktivierter Leukozyten ist die Interaktion der komplementären Adhäsionsmoleküle auf PMN (Mac-1) und Endothelzellen (ICAM-1) [2]. Verschiedene proinflammatorische Mediatoren, Zytokine und Komplementfaktoren sind in der Lage, eine Expression von Adhäsionsmolekülen zu induzieren [3]. Obwohl

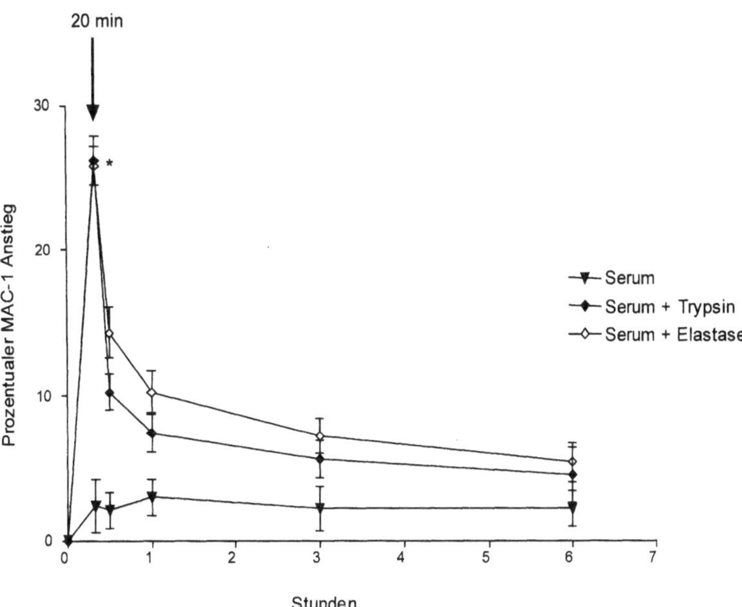

◧ Abb. 1. Zeitverlauf der Mac-1 Expression auf PMN nach Stimulation mit 20 µM Trypsin bzw. 20 µM Elastase. * = p < 0.01 vs. Serum; Mann-Whitney-U test

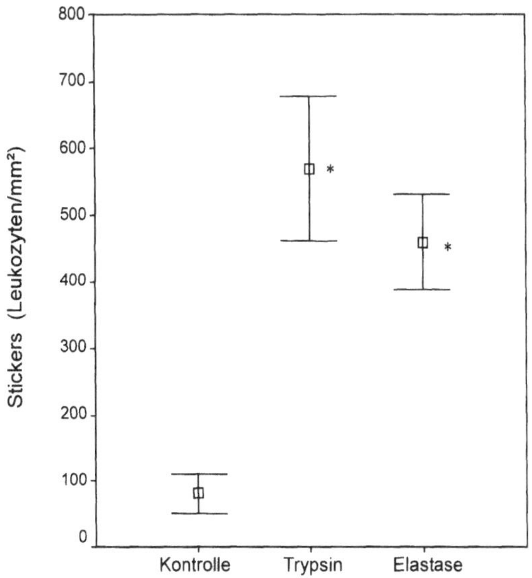

◧ Abb. 2. Stickers (> 30 sec permanent adhärente Leukozyten) je mm² endotheliale Fläche in den postkapillären Venolen nach vierstündiger Trypsin- bzw. Elastaseinfusion im Vergleich zu den Kontrollen. Mittelwerte +/− SEM. * = p < 0.01 vs. Kontrolle; Mann-Whitney-U test

Trypsin und Elastase bei der akuten Pankreatitis in beträchtlichen Konzentrationen im Serum vorhanden sind, wurden sie bisher noch nicht mit der Leukozyten- oder Endothelaktivierung in Verbindung gebracht. In dieser Studie konnten wir zeigen, dass Trypsin und Elastase in vitro eine gesteigerte Expression von Mac-1 und ICAM-1 induzieren. Die maximale Expression findet sich bei 20 µM, einer Konzentration wie sie auch im Tiermodell oder beim Menschen mit akuter Pankreatitis gemessen wurde [4]. In vivo zeigte sich nach einer vierstündigen Proteaseninfusion eine signifikant verstärkte Adhärenz von PMN in den postkapillären Venolen. Wir schließen daraus, dass die pankreatischen Proteasen Trypsin und Elastase direkt am Adhäsionsprozess beteiligt sind und zeigen eine mögliche Verbindung zwischen der frühen Proteasenfreisetzung und den folgenden mikrozirkulatorischen Veränderungen der akuten Pankreatitis auf.

Literatur

1. Menger MD, Plusczyk T, Vollmar B (2001) Microcirculatory derangements in acute pancreatitis. J Hepatobiliary Pancreat Surg 8:187–194
2. Panes J, Granger DN (1998) Leukocyte-endothelial cell interactions: molecular mechanisms and implications in gastrointestinal disease. Gastroenterology 114:1066–1090
3. Makhija R, Kingsnorth AN (2002) Cytokine storm in acute pancreatitis. J Hepatobiliary Pancreat Surg 9:401–410
4. Malfertheiner P, Büchler M, Stanescu A, Uhl W, Ditschuneit H (1987) Serum elastase 1 in inflammatory pancreatic and gastrointestinal diseases and in renal insufficiency. A comparison with other serum pancreatic enzymes. Int J Pancreatol 2:159–170

Korrespondenzadresse: Veronica Friebe, Abt. Allgemein- und Viszeralchirurgie, Chirurgische Universitätsklinik, Hugstetter Straße 55, 79106 Freiburg i. Br., Tel.: 0761-270 2806, Fax: 0761-270 2804, E-mail: friebe@chir.ukl.uni-freiburg.de

Isovolämische Hämodilution mit HAES und bovinem Hämoglobin verbessert die pankreatische Mikrozirkulation, den pankreatischen Gewebssauerstoffpartialdruck und bietet einen Überlebensvorteil bei schwerer akuter Pankreatitis im Schweinemodell

Isovolemic hemodilution with HES and bovine hemoglobin improves pancreatic microcirculation, tissue oxygenation and survival in a porcine model of severe acute pancreatitis

T. Strate[1], M. Freitag[2], C. Schneider[1], O. Mann[1], W. T. Knoefel[1], A. Gocht[3], E. Yekebas[1], J. R. Izbicki[1]

[1] Klinik und Poliklinik für Allgemein-, Viszeral-, und Thoraxchirurgie
[2] Klinik für Anästhesiologie und Intensivmedizin
[3] Institut für Pathologie, Universitätsklinikum Hamburg-Eppendorf, Martinistrasse 52, 20246 Hamburg

Abstract

To avoid the progression from mild edematous acute pancreatitis to the severe necrotising form, one therapeutic option is to improve pancreatic microcirculation. *The aim of the study* was to evaluate the influence of isovolemic hemodilution and additional oxygen supply (bovine hemoglobin) on pancreatic microcirculation, tissue oxygenation and survival in severe acute experimental (porcine) pancreatitis. *Methods:* 39 pigs (25 – 30 kg BW) were anesthetised and catheters were placed. After midline laparotomy severe acute pancreatitis was induced (intraducatal injection of glycodeoxycholic acid (0,4 ml/kg BW; 10 mmol/l) and cerulein i.v. (5 microg/kg BW/h)). After 75 minutes animals were randomised into three groups (each n = 13): 1: isovolemic hemodilution (IHD) with hydroxyethyl starch (HES) and additional bovine hemoglobin (Oxyglobin, Biopure, MD); 2: IHD with HES and 3: IHD with Ringer's solution. Then IHD was started until a hematocrit of 15% (50% of initial hematocrit) was reached. Pancreatic microcirculation was monitored using a laser-doppler scanner (Laser Perfusion Imager, Moor, Millway, UK) and tissue oxygenation of the pancreas (tpO2) was measured using a Licox catheter (GMS, Kiel, FRG). After 6 hours, catheters were removed, the abdomen was closed and animals were extubated. After 6 days, surviving animals were sacrificed. *Results:* In animals of group 1 pancreatic microcirculation improved over the observational period when compared to group 3 (mean difference of area under the curve: 510,8 (SE 111,5) (p < 0,001). Also, tpO2 improved in HBOC-200 treated animals (102,6 (SE 16,4) vs. group 3 and 76,7 (SE 15,9) vs. group 2; both p < 0,001). Ten animals survived in group 1, while 8 animals in group 2 and only 2 animals in group 3 were alive at the end of the observational period (p = 0,001 Kruskal-Wallis Test). *Conclusion:* Improved rheology and additional supply of oxygen lead to improved pancreatic microcirculation and better tissue oxygenation in severe acute porcine pancreatitis. This novel therapeutic strategy decreased animal mortality.

Einleitung

Die Letalität der schweren akuten Pankreatitis ist trotz großer intensivmedizinischer Fortschritte immer noch sehr hoch [1]. Um den Übergang der leichten ödematösen Form zur schweren akuten Pankreatitis zu verhindern, ist eine therapeutische Option die Verbesserung der pankreatischen

Mikrozirkulation [2]. In Vorversuchen konnte eine verbesserte pankreatische Mikrozirkulation und eine geringere Gewebeschädigung durch Gabe einer bovinen Hämoglobinlösung bei schwerer akuter Pankreatitis im Rattenmodell nachgewiesen werden [3]. Klar und Mitarbeiter konnten eine verbesserte pankreatische Mikrozirkulation durch isovolämische Hämodilution bei experimenteller schwerer akuter Pankreatitis im Kleintiermodell erreichen [4]. Eine Kombination beider Verfahren wurde bislang noch nicht untersucht.

Ziel der Untersuchung war es, durch Verbesserung der Rheologie (isovolämische Hämodilution) und zusätzliche Gabe einer bovinen Hämoglobinlösung (HBOC-200, Biopure MD) die Mikrozirkulation und Sauerstoffversorgung des Pankreas bei Schweinen mit schwerer akuter Pankreatitis zu verbessern.

Methodik

39 Schweine (25 – 30 kg KG) aus dem Deutschen Hybridprogramm wurden nüchtern anästhesiert (balancierte Narkose mit Isofluran, N2O und Fentanyl) und instrumentiert. Nach Laparotomie wurde eine schwere akute Pankreatitis mittels intraduktaler Injektion des milden Gallesalzes Glycodeoxycholsäure (0,4 ml/kg KG; 10 mmol/l) und pankreatischer Hyperstimulation mittels intravenöser Injektion von Cerulein (5 µg/kg KG/h) induziert. Nach 75 Minuten erfolgte die Randomisierung in 3 Gruppen (Gruppe 1: isovolämische Hämodilution (IHD) mit HAES und Gabe von HBOC-200; Gruppe 2: IHD mit HAES und Gruppe 3: IHD mit Ringerlösung). Danach erfolgte die IHD (gesteuert über pulmonal-kapillären Verschlußdruck) auf einen HKT von 15%. Die pankreatische Mikrozirkulation wurde über einen Laserdoppler Scanner (Laser Perfusion Imager, Moor, Millway, UK) und der Gewebssauerstoffpartialdruck (tpO2) mittels Licox Sonde (GMS, Kiel) direkt im Gewebe gemessen. Nach 6 Stunden und 6 Meßpunkten wurde das Abdomen nach Entfernung der Katheter verschlossen und die Tiere nach Extubation in die Beobachtungsställe verbracht. Für ausreichende Analgesie wurde gesorgt (22 mg Piritramid i.m. alle 6 h). Nach 6 Tagen wurden die überlebenden Tiere sakrifiziert.

Ergebnisse

Im Vergleich zu Gruppe 3 fand sich in der Gruppe 1 eine verbesserte pankreatische Mikrozirkulation über den Beobachtungszeitraum (mittlere Differenz der Fläche unter der Kurve 510,8 (SE 111,5); p < 0,001). Der tpO2 war im Mittel über den Beobachtungszeitraum ebenfalls in der HBOC-201 Gruppe erhöht (102,6 (SE 16,4 vs. Gruppe 3 bzw. 76,7 (SE 15,9); p < 0,001). Zwischen Gruppe 2 und 3 fand sich kein Unterschied. Zehn Tiere der HBOC-201 Gruppe überlebten den Beobachtungszeitraum, während 8 Tiere der Gruppe 2 und lediglich 2 Tiere der Gruppe 3 überlebten (p = 0,001 Kruskal-Wallis Test).

Disskussion/Schlussfolgerung

Die Verbesserung der Rheologie durch IHD und das zusätzliche Sauerstoffangebot durch HBOC-201 führen zu einer verbesserten pankreatischen Mikrozirkulation und einem höheren pankreatischen tpO2 bei schwerer akuter Pankreatitis im Schweinemodell. Diese Behandlungsmethode konnte die Sterblichkeit der Versuchstiere senken.

Literatur

1. Klar E, Werner J (2000) Neue pathophysiologische Kenntnisse der akuten Pankreatitis. Chirurg 71:253–264
2. Bloechle C, Kusterer K, Kuehn RM, Schneider C, Knoefel WT, Izbicki JR (1998) Inhibition of bradykinin B2 receptor preserves microcirculation in experimental pancreatitis in rats. Am J Physiol 274:G42–G51

3. Strate T, Mann O, Kleinhans H, Schneider C, Knoefel WT, Yekebas E, Standl T, Bloechle C, Izbicki JR (2003) Systemic intravenous infusion of bovine hemoglobin significantly reduces microcirculatory dysfunction in experimentally induced pancreatitis in the rat. Ann Surg 238:765–771
4. Klar E, Herfarth C, Messmer K (1990) Therapeutic effect of isovolemic hemodilution with dextran 60 on the impairment of pancreatic microcirculation in acute biliary pancreatitis. Ann Surg 211:346–353

Korrespondenzadresse: PD Dr. med. Tim Strate, Klinik und Poliklinik für Allgemein-, Viszeral-, und Thoraxchirurgie, Universitätsklinikum Hamburg-Eppendorf, Martinistrasse 52, 20246 Hamburg, Fax: 040-42803 8282, E-mail: strate@uke.uni-hamburg.de

Matrix Metalloproteinase-9 als Marker für den Verlauf und die Prädiktion von Komplikationen der akuten Pankreatitis in Tiermodell und klinischem Alltag

Matrix metalloproteinases as markers for the course and prediction of complications of acute pancreatitis in animal models and clinical routine

T. Keck, D. Jargon, S. Richter, V. Friebe, E. v. Dobschütz, U. T. Hopt, S. Benz

Abteilung für Allgemeine und Viszeralchirurgie mit Poliklinik, Chirurgische Universitätsklinik Freiburg, 79098 Freiburg

Abstract

Introduction: The prediction of the course of acute pancreatitis and its arising complications is of clinical importance. Matrix metalloproteinase-9 (MMP-9) plays a key role in the leukocyte mediated inflammation cascade and the development of pulmonary complications in acute pancreatitis. Aim of this study was to judge the predictive value of MMP-9 for evaluation of the progression of acute pancreatitis and the development of pulmonary complications in an animal model and patients. *Methods:* In an established animal model mild oedematous (n = 12) and severe necrotizing pancreatitis (n = 48) were induced by i.v.cerulein or i.v.cerulein and intraductal application of glycodesoxycholic acid (GDOC). 6, 12, 24 and 72 hours after induction serum MMP-9 was determined in ELISA and pulmonary injury and alveolar leakage were quantified by histology and extravasation of Evans blue. According to Altanta criteria and CT scan, 24 patients with necrotizing and 12 patients with edematous pancreatitis were included in the study. Pulmonary complications were classified as a decrease in $paO_2 < 60$ mm Hg and accompanying respiratory insufficiency. The correlation and predictive value of MMP-9 in serum were determined by an ELISA of the serum samples. *Results:* In the animal model MMP-9 in serum was permanently increased in the group with severe acute pancreatitis in comparison to mild edematous pancreatitis at each time point ($p < 0.05$ for 6, 12, 24 and 72 h). The maximal release of MMP-9 at 6 h preceded the development of pulmonary complications, verified by histology and extravasation of Evans blue, by 3 h. In patients we found a strong correlation between the development of pulmonary insufficiency ($r = 0.334$; $p < 0.01$), pancreatic necrosis ($r = 0.335$; $p < 0.01$) and mortality ($r = 0.312$; $p < 0.01$) from acute pancreatitis (cut off value for pulmonary complications; MMP > 2000 ng/ml). The negative predictive value was 96%. *Conclusion:* MMP-9 in serum allows a valid grouping to severe and mild courses of acute pancreatitis with a good predictive value for the development of pulmonary complications in the necrotizing disease. MMP-9 is a valid single marker for the evaluation of progression and the development of complications in acute pancreatitis.

Einleitung

Matrix Metalloproteinasen (MMPs) sind eine Gruppe von Zink Endopeptidasen mit verschiedener Spezifität für Bestandteile der extrazellulären Matrix und Substrate der Basalmembran Kollagen, Laminin, Stromelysin und Membran Typ Metalloproteinase. Andere Gruppen [1] und wir [2] konnten Vorfeld zeigen, daß MMP-9 bei der akuten Pankreatitis eine wesentliche Rolle bei der Entwicklung pulmonaler Komplikationen und der Entwicklung des alveolären Kapillarlecks spielt. Eine Antagonisierung von MMP-9 mit dem MMP-9 Inhibitor Batimastat (British Biotech,

Oxford, England) in verschiedenen Modellen der akuten Pankreatitis führte nicht nur zu einer Reduktion pulmonaler Komplikationen [2], sondern verbesserte auch das Überleben [1]. Bereits im Vorfeld konnten wir zeigen, daß die MMP-9 Werte im Lungengewebe im Tierversuch bei ödematöser und nekrotisierender Pankreatitis signifikant variieren und mit dem Aktivierungszustand der Leukozyten korrelieren [2]. Ziel der vorliegenden Studie war es nun, zunächst in einem tierexperimentellen Modell zu evaluieren, ob (1.) MMP-9 Werte im Serum im Zeitverlauf nach Induktion der akuten Pankreatitis eine Differenzierung zwischen ödematöser und schwerer Verlaufsform erlauben und (2.) MMP-9 Werte im Serum die Entwicklung pulmonaler Komplikationen vorhersagen können. Im nächsten Schritt (3.) sollte dann eine Übertragbarkeit der gewonnenen Ergebnisse hinsichtlich des prädiktiven Wertes von MMP-9 für den Verlauf und die Komplikationsentwicklung der akuten Pankreatitis auf den Menschen überprüft werden und ein Vergleich mit etablierten prädiktiven Markern erfolgen.

Methodik

Studien am Tiermodell

Wir induzierten bei männlichen Spraque Dawley Ratten ödematöse Pankreatitiden (n = 12) durch i.v. Gabe von Caerulein (Carlo Erba GmbH, Freiburg, Germany) über 6 h, schwere Pankreatitiden (n = 48) durch eine zusätzliche intraduktale Applikation von Glycodeoxycholsäure (Sigma, St. Louis, USA), wie im Vorfeld beschrieben [2]. Zum Ausgangszeitpunkt sowie zu 6, 12, 24 und 72 h nach Induktion der akuten Pankreatitis wurden Serumproben (n = 10 pro Zeitpunkt) entnommen. MMP-9 Werte wurden mittels eines ELISA (Calbiochem, California, USA) im Serum bestimmt. Die Tiere wurden zu den einzelnen Zeitpukten euthanasiert und pulmonalen Schäden wurden evaluiert. 1 h vor Versuchsende erfolgte hierzu die intravenöse Applikation von Evans Blue (Sigma, St. Louis, USA, 20 mg/kg KG). Evans Blue wurde dann nach Versuchsende in der bronchoalveolären Lavage bestimmt. Pulmonale Schäden wurden anhand der Infiltration von PMN in das interstitielle Lungengewebe und der Verbreiterung und Hyalinisierung der Alveolarsepten bestimmt.

Studien am Patienten

Einschlusskriterium war die akute Pankreatitis mit einer Erhöhung der Serumamylase über das Dreifache der Norm mit Oberbauchschmerzen, eine CT gestützte Diagnose der nekrotisierenden Pankreatitis sowie eine Serumprobe innerhalb von 72 h nach Symptombeginn. Als weitere prognostische Marker wurden Hämatokrit, CRP, Amylase und Lipase bestimmt und mit den MMP-9 Werten sowie der Entwicklung der systemischen Komplikationen sowie der Mortalität korreliert [3]. ROC Analysen dienten zur Bestimmung des prognostischen Cut-off Wertes von MMP-9 im Serum für die Entwicklung von pulmonalen Komplikationen.

Ergebnisse

Im Tiermodell war MMP-9 im gesamten Zeitverlauf in der Gruppe der GDOC Pankreatitis gegenüber der milden CAE Pankreatitis erhöht (◨ Abbildung 1; $p < 0.05$). Die maximale Freisetzung von MMP-9 zum Zeitpunkt 6 h (2999 ± 688 ng/ml) bei der nekrotisierenden Verlaufsform ging der Entwicklung pulmonaler Komplikationen 3 h voraus. Histologische Lungenschäden und alveoläres Kapillarleck im Tierversuch korrelierten eng mit gesteigerten MMP Werten (r = 0.45 bzw. 0.387; $p < 0.01$). In den humanen Serumproben korrelierte MMP-9 als Marker eng mit der Entwicklung von Mortalität, pulmonalen Komplikationen und der Entwicklung von Nekrosen und war in Letzterem dem CRP überlegen (◨ Abbildung 2).

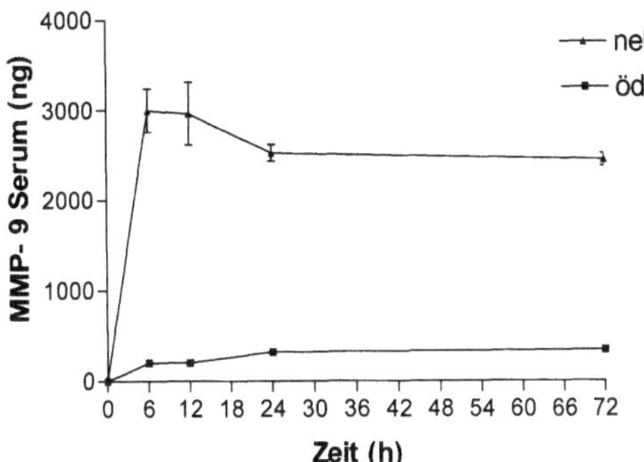

Abb. 1. Zeitverlauf von Matrix Metalloproteinase-9 (MMP-9) im Serum von Ratten nach Induktion ödematöser und nekrotisierender Pankreatitis. Zu allen Messzeitpunkten (6, 12, 25, 72 Stunden) sind die MMP-9 Werte bei der nekrotisierenden Pankreatitis im Serum signifikant erhöht

	Amylase	Lipase	Hkt	CRP	MMP-9
Tod	-0.059 p=0.563	-0.181 p=0.072	0.123 p=0.224	*0.310 p<0.002*	*0.312 p<0.002*
Pulmonale Insuffizienz	-0.199 p=0.047	-0.145 p=0.149	0.085 p=0.398	*0.309 p<0.002*	*0.334 p<0.002*
Nierenversagen	-0.201 p=0.045	-0.197 p=0.049	0.086 p=0.394	0.129 p=0.205	0.082 p=0.399
Kreislaufinsuffizienz	-0.098 p=0.332	-0.061 p=0.544	0.209 p=0.037	0.234 p=0.02	0.071 p=0.486
Metabolische Störungen	-0.028 p=0.783	-0.071 p=0.486	0.239 p=0.017	*0.311 p<0.002*	0.102 p=0.298
Nekrosen	-0.032 p=0.754	-0.077 p=0.488	0.116 p=0.250	0.206 p=0.041	*0.335 p<0.002*
Infizierte Nekrosen	0.209 p=0.037	0.177 p=0.078	*0.352 p<0.002*	0.122 p=0.227	0.177 p=0.078

Abb. 2. Korrelation (r) und Signifikanzen (p) zwischen Serummarkern der akuten Pankreatitis und der Entwicklung von Komplikationen und Mortalität bei Patienten. *Kursiv* gedruckte Werte geben eine signifikant hohe Korrelation wieder

Schlussfolgerung

Marker für den Verlauf der akuten Pankreatitis sind von großer klinischer Relevanz. Eine prognostische Beurteilung der akuten Pankreatitis zwischen der unkomplizierten ödematösen oder der komplizierten nekrotisierenden Verlauf ist aus mehreren Gründen schon früh im Verlauf der Erkrankung notwendig. Gelingt es einem Marker schon früh die Patienten zu definieren, die das Risiko tragen, eine schwere nekrotisierende Verlaufsform zu entwickeln, so könnten diese Patienten in die spezialisierte Zentren verlegt werden, adäquate antibiotische Therapie erhalten und die Komplikationen der akuten Pankreatitis vermieden werden. C-reaktives Protein (CRP), der »Goldstandard« unter den prognostischen Markern, vermag valide den Schweregrad der akuten Pankreatits 48 h nach dem Beginn der Symptome vorherzusagen [4]. In den ersten 48 h nach Symptombeginn jedoch ist CRP als prognostischer Marker nicht geeignet [4]. MMP-9 wird schon früh im Verlauf der akuten Pankreatitis von aktivierten Leukozyten freigesetzt und erlaubt somit bereits im Verlauf der Erkrankung Rückschlüsse auf den Aktivationszustand der PMN [2]. Im Tiermodell erlaubt MMP-9 zu sämtlichen Zeitpunkten eine exakte Differenzierung zwischen ödematöser und nekrotisierender Pankreatitis, wobei MMP-9 im Serum 3 h vor der Entwicklung pulmonaler Komplikationen ein Maximum erreicht. MMP-9 Werte im Serum korrelieren hierbei engmaschig mit der Entwicklung pulmonaler Komplikationen.

In unserer Pilotstudie korreliert MMP-9 auch beim Patienten signifikant mit der Entwicklung pulmonaler Komplikationen, der Mortalität und der Entwicklung von Nekrosen im Pankreas. MMP-9 ist ein günstiger und einfach zu bestimmender Einzelmarker, dessen prädiktiver Wert für die Entwicklung pulmonaler Komplikationen und infizierter Nekrosen bei der akuten Pankreatitis in multizentrischen prospektiven Studien überprüft werden sollte.

Literatur

1. Muhs BE, Patel S, Yee H, Marcus S, Shamamian P (2003) Inhibition of matrix metalloproteinases reduces local and distant organ injury following experimental acute pancreatitis. J Surg Res 109:110–117
2. Keck T, Balcom JH, Fernandez-del Castillo C, Antoniu B, Warshaw AL (2002) Matrix metalloproteinase-9 promotes neutrophil migration and alveolar capillary leakage in pancreatitis-associated lung injury in the rat. Gastroenterology 122:188–201
3. Büchler MW, Malferheiner P, Schoetensack C et al. (1986) Sensitivity of antiproteases, complement factors and C-reactive protein in detection of pancreatic necrosis: results of a prospective randomized trial. Int J Pancreatol 1:227–235
4. Werner J, Hartwig W, Uhl W, Müller C, Büchler MW (2003) Useful markers for predicting severity and monitoring progression of acute pancreatitis. Pancreatology 3:115–127

Korrespondenzadresse: Dr. med. Tobias Keck, Wiss. Mitarbeiter, Chirurgische Klinik, Abt. Allg.- und Viszeralchirurgie, Universitäts-Klinikum, Hugstetter Straße 55, 79106 Freiburg, E-mail: Keck@chir.ukl.uni-freiburg.de

Intravitalmikroskopische Charakterisierung der frühen Vaskularisierung und Angiogenese-Hemmung des Pankreaskarzinoms im Rückenhautkammer-Modell

Intravital microscopic characterization of early vascularization and angiogenesis inhibition of pancreatic cancer in a dorsal skin fold chamber model

S. D. Otto, B. Hotz, H. J. Buhr, H. G. Hotz

Chirurgische Klinik I, Charité, Universitätsmedizin Berlin, Campus Benjamin Franklin

Abstract

Objective: Vessel sprouting is a prerequisite for tumor growth. The aim of this study was to characterize the early vascularization of pancreatic cancer by intravital microscopy and to evaluate the effects of an angiogenesis inhibitor. *Materials and methods:* Donor tumors of the ductal pancreatic cancer cell line DSL-6A were implanted into a dorsal skin fold chamber of Lewis rats. The therapy group (n = 8) received TNP-470 and the controls (n = 8) a carrier solution. The animals were examined daily by intravital microscopy until day 7. *Results:* The number of newly formed tumor vessels in the therapy group on day 7 was 6.0, the vessel density 17.4/cm and the tumor size 0.79 qmm. In the control group the number of newly formed tumor vessels averaged 9.2, the vessel density 54.0/cm and the tumor size 1.43 qmm. *Conclusion:* The results show the effectiveness of an angiogenesis inhibitor in the early phase of tumor vascularization and the suitability of the dorsal skin fold chamber model for direct and continuous observation of tumor vascularization.

Einleitung

Das Pankreaskarzinom ist die vierthäufigste Todesursache durch maligne Tumoren in der westlichen Welt [1]. Ohne operative Therapie führt die Erkrankung innerhalb von wenigen Monaten zum Tod. Selbst nach erfolgreicher radikaler Operation liegt die 5-Jahres-Überlebenswahrscheinlichkeit bei nur 20 – 30% [2]. Für Wachstum und Metastasierung des Pankreaskarzinoms ist die Blutversorgung und damit das Einsprossen von Gefäßen von zentraler Bedeutung [3]. Daher stellt die Hemmung der Tumorangiogenese ein neues Therapiekonzept dar. Ziel dieser Studie war die intravitalmikroskopische Charakterisierung der frühen Vaskularisierung des duktalen Pankreaskarzinoms und die Evaluierung der Effekte eines Angiogenesehemmers (TNP-470) [4] auf die Ausbildung von Tumorblutgefäßen und das Tumorwachstum.

Methodik

Subkutane Donortumoren wurden durch Injektion von 10^6 Zellen der duktalen Pankreaskarzinom-Zellinie DSL-6A [5] in die Flanken von Lewis-Ratten induziert. Nach 6 Wochen wurden die Donortumoren exzidiert und in 1 cmm große Partikel geteilt. Jeweils ein Tumorpartikel wurde in die Rückenhautkammern von 16 Lewis-Ratten implantiert. Das Anbringen der Rückenhautkammer für eine kontinuierliche intravitalmikroskopische Beobachtung sowie das Legen eines Katheters in die rechte Vena jugularis erfolgte am Vortag. Nach Tumorimplantation wurden die Tiere in zwei Gruppen randomisiert: die Therpiegruppe (n = 8) erhielt das antiangiogene Fumagillin-Analogon TNP-470 (30 mg/kg, täglich subkutan), die Kontrollen (n = 8) die Trägerlösung. Ab dem 2. Tag nach Tumorimplantation wurden die sedierten Tiere täglich bis zum Tag 7 intravitalmikroskopiert und die Parameter Tumorgröße, Zeitverlauf der Vaskularisierung sowie Gefäßdichte nach Injektion des Plasmamarkers FITC-Dextran 150 bestimmt. Die Auswertung erfolgte computergestützt off-line.

Ergebnisse

In der Therapiegruppe erfolgte sowohl die erste Gefäßsprossung als auch die erste Gefäßperfusion später als in der Kontrollgruppe (◘ Tabelle 1). Am siebten Tag nach Tumorimplantation war die Zahl der neugebildeten Tumorgefäße, die Gefäßdichte und die Tumorgröße in der Therapiegruppe geringer als in der Kontrollgruppe. Alle Tumoren in der Kontrollgruppe waren binnen einer Woche komplett vaskularisiert, dagegen wurden 3 von 8 Implantaten in der Therapiegruppe nicht vaskularisiert und nekrotisch.

Diskussion/Schlussfolgerung

Die Therapie mit dem Angiogenesehemmer TNP-470 führt zu einer Verzögerung der Gefäßeinsprossung und -perfusion im duktalen Pankreaskarzinom und vermindert die Anzahl der neugebildeten Tumorgefäße, die Gefäßdichte und die Tumorgröße signifikant. Die Ergebnisse zeigen die Wirksamkeit des Angiogenesehemmers TNP-470 in der Frühphase der Tumorvaskularisierung. Sie demonstrieren darüber hinaus die Tauglichkeit des Rückhautkammer-Modells für die direkte und kontinuierliche Beobachtung der Tumorvaskularisation und für die Evaluierung der Therapieeffekte von Angiogenesehemmern.

Literatur

1. Jemal A, Thomas A, Murray T, Thun M (2002) Cancer statistics. CA Cancer J Clin 52:23–47
2. Beger HG, Rau B, Gansauge F, Poch B, Link KH (2003) Treatment of pancreatic cancer: Challenge of the facts. World J Surg 27:1075–1084
3. Ikeda N, Adachi M, Taki T, Huang C, Hashida H, Takabayashi A, Sho M, Nakajcina Y, Kanhiro H, Hisanaga M, Nakano H, Miyake M (1999) Prognostic significance of angiogenesis in human pancreatic cancer. Br J Cancer 79:1553–1563
4. Shepherd FA, Sridhar SS (2003) Angiogenesis inhibitors under study for the treatment of lung cancer. Lung cancer 41 Suppl 1:63–72
4. Pettengill OS, Faris RA, Bell RHJ (1993) Derivation of ductlike cell lines from a transplantable acinar cell carcinoma of the rat pancreas. Am J Pathol 143:292–303

Korrespondenzadresse: S. Otto, Charité, Universitätsmedizin Berlin, Campus Benjamin Franklin, Hindenburg Damm 30, 12200 Berlin, Fax: 030-84452740, E-mail: susanne.otto@medizin.fu-berlin.de

◘ **Tabelle 1.** Effekt der Angiogenesehemmung mit TNP-470 auf die frühe Vaskularisierung des Pankreaskarzinoms.

	Tag der 1. Gefäßsprossung	Zahl der neugebildeten Tumorgefäße (Tag 7)	Tag der ersten Gefäßperfusion	Gefäßdichte (/cm; Tag 7)	Tumorgröße (qmm; Tag 7)
Kontrolle	3	9.2 ± 0.7	4	54.0 ± 3.7	1.43 ± 0.2
TNP-470	5	6.0 ± 1.1*	6	17.4 ± 2.1*	0.79 ± 0.1*

Der Angiogenese-Inhibitor IM862 verbessert das Überleben beim experimentellen Pankreaskarzinom auch nach verzögertem Therapiebeginn

The angiogenesis inhibitor IM862 increases survival in pancreatic cancer despite delayed onset of therapy

H. G. Hotz[1], S. Bhargava[1], B. Hotz[1], R. Masood[2], P. S. Gill[2], H. J. Buhr[1]

[1] Chirurgische Klinik I, Campus Benjamin Franklin, Charité – Universitätsmedizin Berlin
[2] Dept. of Medicine and Pathology, University of Southern California, Los Angeles, USA

Abstract

IM862 is a dipeptide of L-glutamyl-L-tryptophan with antiangiogenic properties and potential anti-tumor activity. This study evaluated the effect of IM862 on human pancreatic cancer in vitro and in vivo. Proliferation of three pancreatic cancer cell lines (MIAPaCa-2, AsPC-1, HPAF-2) was significantly inhibited only at high concentrations of IM862 (> 100 µg/ml). In vivo, IM862 (100 mg/kg) reduced tumor size and metastasis in an orthotopic nude mouse model, thereby increasing survival, even after a delayed onset of therapy (6 weeks after tumor induction). In vitro data, reduced microvessel density in tumors, and diminished plasma concentration of the proangiogenic mediator VEGF indicate that IM862 inhibits tumor angiogenesis rather than proliferation of pancreatic cancer cells.

Einleitung

Das Pankreaskarzinom ist nach wie vor die Krebserkrankung mit der niedrigsten 5-Jahresüberlebensrate (unter 5%) und stellt mittlerweile die fünfthäufigste Krebs-Todesursache in der westlichen Welt dar. Diese Zahlen sowie das Fehlen effektiver adjuvanter wie palliativer Therapiekonzepte unterstreichen die Notwendigkeit für neue Therapiestrategien [1]. IM862 ist ein Dipeptid (L-Glutamyl-L-Tryptophan) mit antiangiogener Wirkung und potentieller antitumoraler Aktivität [2]. Das Ziel dieser Studie war die Evaluierung des Effektes von IM862 auf die Proliferation von humanen Pankreaskarzinom-Zellen in vitro und die Bestimmung der therapeutischen Aktivität in einem klinisch relevanten orthotopen Nacktmausmodell des Pankreaskarzinoms [3] nach verzögertem Therapiebeginn.

Methodik

In vitro: Drei humane Pankreaskarzinom-Zelllinien (MIAPaCa-2, undifferenziert; AsPC-1, schlecht differenziert; HPAF-2, mittelgradig differenziert) wurden steigenden Konzentrationen (1 µg/ml – 1000 µg/ml) von IM862 ausgesetzt. Die Zellproliferation wurde nach 72 Stunden durch Zellzählung und den MTT-Assay bestimmt. In vivo: 1 mm^3 Fragmente von subkutanen AsPC-1 Donor-Tumoren wurden orthotop in das Pankreas von Nacktmäusen implantiert, welche entweder IM862 (100 mg/kg) oder die Trägerlösung (PBS; Kontrolle) durch tägliche intraperitoneale Injektion erhielten. Die Behandlung begann 6 Wochen nach Tumorinduktion und wurde für maximal 8 Wochen durchgeführt. Das Volumen der Primärtumore, lokale und systemische Tumorausbreitung (Disseminierungsscore), Aszitesbildung und Körpergewicht wurden bei der Autopsie bestimmt. Die Plasmaspiegel des vaskulären Schlüsselfaktors Vascular Endothelial

Growth Factor (VEGF) [4] wurden mittels ELISA gemessen. Die mikrovaskuläre Gefäßdichte als Parameter der Tumorangiogenese wurde immunhistochemisch in CD-31-gefärbten Tumorschnitten bestimmt.

Ergebnisse

Die Proliferation aller drei Pankreaskarzinom-Zelllinien wurde in vitro nur durch hohe IM862-Konzentrationen (> 100 µg/ml) vermindert. IM862 verminderte im Tiermodell die Primärtumorgröße sowie die Tumordisseminierung, was sich in einer verbesserten 14-Wochen-Überlebensrate der behandelten Tiere niederschlug (◘ Tabelle 1). Die VEGF-Plasmaspiegel sowie die mikrovaskuläre Gefäßdichte der Primärtumoren waren in den therapierten Tieren signifikant niedriger, als in den Kontrollen. Diese Effekte wurden trotz verzögertem Therapiebeginn (6 Wochen nach Tumorinduktion) erreicht.

Diskussion/Schlußfolgerung

IM862 verbessert das Überleben in einem klinisch relevanten orthotopen Pankreaskarzinom-Modell selbst nach verzögertem Therapieeinsatz, hauptsächlich durch Reduktion der Tumordisseminierung. Die in vitro-Daten, ein verminderter VEGF-Plasmaspiegel sowie die reduzierte mikrovaskuläre Gefäßdichte weisen darauf hin, daß dieser Effekt eher durch eine Hemmung der Tumorangiogenese, als durch eine direkte Proliferationshemmung der Karzinomzellen bedingt ist. Die Therapie mit IM862 war nicht mit systemischen Nebenwirkungen wie Gewichtsverlust assoziiert.

Literatur

1. Lieberman SM, Horig H, Kaufman HL (2001) Innovative treatments for pancreatic cancer. Surg Clin North Am 81:715–739
2. Tulpule A, Scadden DT, Espina BM, Cabriales S, Howard W, Shea K, Gill PS (2000) Results of a randomized study of IM862 nasal solution in the treatment of AIDS-related Kaposi's sarcoma. J Clin Oncol 18:716–723
3. Hotz HG, Reber HA, Hotz B, Yu T, Foitzik T, Buhr HJ, Cortina G, Hines OJ (2003) An orthotopic nude mouse model for evaluation pathophysiology and therapy of pancreatic cancer. Pancreas 26:e89–e98
4. Ferrara N (2001) Role of vascular endothelial growth factor in regulation of physiological angiogenesis. Am J Physiol Cell Physiol 280:C1358–C1366

Korrespondenzadresse: Dr. H. G. Hotz, Chirurgische Klinik I, Campus Benjamin Franklin, Charité – Universitätsmedizin Berlin, Hindenburgdamm 30, 12200 Berlin, Tel.: 030-8445-2541, Fax: 030-8445-2740, E-mail: hotz@medizin.fu-berlin.de

◘ **Tabelle 1.** In vivo Effekte der Therapie des Angiogenesehemmers IM862 beim experimentellen Pankreaskarzinom (AsPC-1 Tumoren).

In vivo: (* = $p < 0.05$ vs. Kontrolle)	Kontrolle	IM862
Primärtumor-Volumen (mm³)	1550 ± 131	1113 ± 208
Disseminierungsscore (Pkt.)	17.8 ± 1.1	7.7 ± 2.0*
Aszites (n/n)	4/8	2/8
14-Wochen-Überleben (n/n)	1/8	6/8*
Körpergewicht (Gramm)	27.3 ± 0.6	29.4 ± 0.7*
VEGF-Plasmaspiegel (pg/ml)	59.5 ± 5.8	30.5 ± 1.6*
Mikrovaskuläre Gefäßdichte (/0.74 mm²)	70.9 ± 5.7	27.5 ± 2.6*

XIII. Ösophagus, Magen, Darm

Einfluss von niedrig-dosiertem Dopexamin auf die Gewebeperfusion im Magenschlauch des Schweines

Effect of low-dose dopexamine on tissue perfusion in the gastric tube of the pig

W. Schröder[1], K. T. E. Beckurts[1], D. Stähler[1], C. Gutschow[1], J. H. Fischer[2], A. H. Hölscher[1]

[1] Klinik für Viszeral- und Gefäßchirurgie und
[2] Institut für Experimentelle Medizin der Universität zu Köln

Abstract

This experimental setting investigates the influence of dopexamine-hydrochloride (DOPACARD®, Medeus Pharma GmbH, Deutschland) on tissue perfusion of the gastric tube. After laparotomy and formation of a gastric tube in 13 pigs dopexamine was continuously administered in increasing concentrations of 0.5, 1.0 and 2.0 µg/kg KG/min over 45 minutes each. Before (T_0) and during application (T_1: 20 min; T_2 40 min) tissue perfusion was measured in the fundus, corpus and antrum using a laser-doppler imager (in perfusion units, PU). 0.5 µg dopexamine/kg KG/min induced a significant increase of tissue perfusion in the gastric fundus (T_0: 226 PU $\pm$ 118; T_1: 319 PU $\pm$ 166; p $=$ 0.004). 1.0 µg dopexamine/kg KG/min significantly increased tissue perfusion of the entire gastric tube (T_0: 509 PU $\pm$ 177; T_1: 570 PU $\pm$ 190, p $=$ 0.035; T_2: 614 PU $\pm$ 159, p $=$ 0.003). This effect was not observed for 2.0 µg dopexamine/kg KG/min.

Einleitung

Bei der Bildung eines Magenschlauches als Standardrekonstruktion nach Ösophagektomie wird ein relevanter Anteil des Magens insbesondere die kleine Kurvatur devaskularisiert und hierdurch die Gewebeperfusion im Anastomosengebiet des Magenfundus reduziert. Folge hiervon sind Insuffizienzen der Ösophagogastrostomie, die mit einer relevanten Morbidität und Hospitalisierung verbunden sind. Ein möglicher Ansatz zur Steigerung der Gewebeperfusion in der Anastomosenregion ist die Applikation vasoaktiver Pharmaka. Dopexamin-Hydrochlorid (DOPACARD®, Medeus Pharma GmbH, Deutschland) ist ein synthetisches Katecholamin, welches durch seine Rezeptoreigenschaften zu einer Steigerung des intestinalen Blutflusses führt [1]. Das Ziel dieser tierexperimentellen Studie war, den Einfluss von Dopexamin auf die Gewebeperfusion im Magenschlauch zu untersuchen.

Methodik

Bei 13 Schweinen wurde nach Laparotomie der Magen an der kleinen Kurvatur devaskularisiert, am gastroösophagealen Übergang abgesetzt und ein Magenschlauch durch Linearstapler gebildet [2]. Dieser Magenschlauch wurde für die Messungen der Gewebeperfusion auf Tüchern im Abdomen belassen. Die Gewebeperfusion wurde an mit Markierungsfäden definierten Punkten im Fundus, Corpus und Antrum mittels Laser-Doppler Imager (Medizinelektronik Lawrence, Bad Soden) gemessen. Hierbei wurde ein Areal von 1.31 cm^2 mit einer Gesamtzahl von 4761

Pixel durch den Laserstrahl (2 mW Helium/Neon, $\lambda = 633$ nm) rasterförmig gescannt. Der Flux jeder Region war definiert als Fluss der Pixel und wurde in Perfusion Units (PU) umgerechnet. Nach Magenschlauchbildung wurden die Ausgangswerte (T_0) der Gewebeperfusion gemessen. Anschließend wurde Dopexamin in einer Dosierung von 0.5 µg/kg KG/min intravenös über 45 Minuten appliziert. Während dieses Intervalls wurde nach 20 und 40 Minuten erneut die Gewebeperfusion gemessen (T_1 und T_2). Eine letzte Messung (T_3) erfolgte 25 Minuten (> 3 Halbwertzeiten) nach Absetzten von Dopexamin. Dieser Messvorgang wurde für die Dosierungen von 1.0 und 2.0 µg/kg KG/min wiederholt. Die Messungen der hämodynamischen Parameter Herzfrequenz (HF), mittlerer arterieller Blutdruck (MAD), Herzzeitvolumen (HZV) und systemisch-vaskulärer Widerstand (SVR) erfolgte kontinuierlich mittels invasiver Druckmessung und Pulskonturanalyse (PICCO®, Pulsion Medical System, München). Das tierexperimentelle Modell wurde als Akutversuch beendet.

Als Maß der Streuung wurde die Standardabweichung berechnet. Unterschiede in der Gewebeperfusion bezüglich verschiedener Zeitpunkte und Lokalisationen wurden explorativ mittels t-Test für verbundene Stichproben ermittelt.

Ergebnisse

Als Folge von technischen Problemen und intraoperativen Rhythmusstörungen mit hämodynamischer Instabilität kamen von den insgesamt 13 operierten Tieren für die Konzentrationen 0.5, 1.0 und 2.0 µg/kg KG/min jeweils 9, 10 und 10 Tiere in die Auswertung.

Bezogen auf die Ausgangswerte T_0 wurde unter Applikation von Dopexamin (T_1 und T_2) ein Anstieg des HZV bei konstantem MAD und gleichzeitigem Abfall des SVR beobachtet. Dieser Effekt war dosisabhängig. Nach Absetzten von Dopexamin (T_3) fielen die hämodynamischen Messungen annähernd auf die Ausgangswerte zurück.

Nach Bildung des Magenschlauches war der Fundus signifikant schlechter perfundiert als das Antrum und der Corpus (Fundus T_0: 226 PU $\pm$ 118; Corpus T_0: 733 PU $\pm$ 126; Antrum T_0: 773 PU $\pm$ 164). Bei einer Dosierung von 0.5 µg/kg KG/min blieb die Gesamtperfusion im Magenschlauch statistisch unverändert (T_0: 563 PU $\pm$ 123; T_1: 577 PU $\pm$ 117; T_2: 516 PU $\pm$ 148), jedoch fand sich im Fundus ein signifikanter Anstieg der Perfusion (T_0: 226 PU $\pm$ 118; T_1: 319 PU $\pm$ 166; p $= 0.004$) bei gleichzeitiger Perfusionsreduktion im Corpus und Antrum. Unter einer Dopexamin-Dosierung von 1.0 µg/kg KG/min kam es nach 20 und 40 Minuten zu einer Verbesserung der Perfusion in allen drei Regionen des Schlauchmagens, jedoch wurde nur die Gesamtperfusion des Magenschlauches statistisch signifikant gesteigert (T_0: 509 PU $\pm$ 177; T_1: 570 PU $\pm$ 190, p $= 0.035$; T_2: 614 PU $\pm$ 159, p $= 0.003$). Für 1.0 µg Dopexamin/kg KG/min bestand eine lineare Korrelation zwischen den PU-Werten der Gesamtperfusion und dem SVR (T_1: $r^2 = 0.69$, p $= 0.041$; T_2: $r^2 = 0.65$, p $= 0.056$). Unter 2.0 µg Dopexamin/kg KG/min stieg das HZV nach 20 Minuten (T_1) um 47% und nach 40 Minuten (T_2) um 50% der Ausgangswerte; gleichzeitig fiel der SVR fiel um 31% (T_1) bzw. 33% (T_2) der Ausgangswerte. Bei dieser Konzentration wurden weder signifikante Veränderungen der Gesamtperfusion des Schlauchmagens noch der Perfusion in einzelnen Regionen beobachtet.

Diskussion

Ein wesentliches Ziel ist es, die Insuffizienzrate der Ösophagogastrostomie nach Ösophagektomie und somit die postoperative Morbidität zu reduzieren. Ein theoretischer Ansatz besteht in der perioperativen Applikation von vasoaktiven Substanzen, die die Gewebeperfusion in der Anastomosenregion verbessern. Hierzu wurde bisher nur eine Studie publiziert, die einen positiven Effekt für Prostaglandin E_1 nachweisen konnte [3]. In dieser tierexperimentellen Studie wurde der Einfluss des synthetischen Katecholamins Dopexamin auf die Gewebeperfusion im Fundus des Magenschlauches untersucht. Hierunter kam es zu einem dosisabhängigen Anstieg des HZV und gleichzeitigem Abfall des SVR. Ausgehend von dieser hämodynamischen Wirkung lassen sich die Veränderungen der Gewebeperfusion insbesondere im Magenfundus wie folgt bewerten. Für eine Dosierung von 0.5 µg Dopexamin/kg KG/min wurde ein Umverteilungseffekt beobachtet zugunsten des Magenfundus, der durch die Magenschlauchbildung selbst einen großen Teil seiner Perfusion verliert [2, 4]. Durch die nächst höhere Dosierung von 1.0 µg/kg KG/min wurden alle einzelnen Regionen und damit der gesamte Magenschlauch besser perfundiert. Dieser Effekt war für 2.0 µg Dopexamin/kg KG/min nicht mehr zu beobachten, möglicherweise bedingt durch einen zu starken Abfall des SVR, welcher auch durch den hohen Anstieg des HZV nicht mehr kompensiert werden konnte. Eine aussagekräftige Korrelationsanalyse zwischen Perfusionsdaten und diesen hämodynamischen Parametern ist jedoch anhand dieser Daten bei der geringen Fallzahl nicht möglich.

Schlussfolgerung

Der beobachtete positive Einfluss von niedrig-dosiertem Dopexamin auf die Perfusion im Fundus des Mageninterponates rechtfertigt weitere tierexperimetelle und klinische Untersuchungen dieser vasoaktiven Substanz.

Literatur

1. Smithies M, Yee TH, Jackson L, Beale R, Bihari D (1994) Protecting the gut and the liver in the critically ill: effects of dopexamine. Crit Care Med 22:789–795
2. Schröder W, Beckurts KTE, Stähler D, Stützer H, Fischer HJ, Hölscher AH (2002) Microcirulatory changes associated with gastric tube formation in the pig. Eur Surg Res 34:411–417
3. Matzuzaki Y, Edagawa M, Maeda M, Shimizu T, Sekiya R, Nakamura K, Onitsuka T (1999) Beneficial effect of prostaglandin E$_1$ on blood flow to the gastric tube after esophagectomy. Ann Thorac Surg 67:908–910
4. Schilling MK, Mettler D, Redaelli C, Büchler MW (1997) Circulatory and anatomic differences among experimental gastric tubes as esophageal replacement. World J Surg 21:992–997

Korrespondenzadresse: Dr. W. Schröder, Klinik und Poliklinik für Viszeral- und Gefäßchirurgie, Universität zu Köln, Joseph-Stelzmann Straße 9, 50931 Köln, E-mail: wolfgang.schroeder@uni-koeln.de

Lokal appliziertes IGF-I beschleunigt die Darmheilung bei Darmanastomosen im Rattenmodell

IGF-I coated suture material improves healing of colon anastomosis in rats

T. Fuchs[1], G. Schmidmaier[2], C. Surke[2], S. Quandte[2], W. Petersen[1], W. Düsel[3], P. Neuhaus[4], M. Raschke[1]

[1] Klinik für Unfall-, Hand- und Wiederherstellungschirurgie, Westfälische Universität Münster
[2] Klinik für Unfall- und Wiederherstellungschirurgie Charité, Campus Virchow, Humboldt-Universität zu Berlin
[3] Bundeswehrkrankenhaus Berlin
[4] Klinik für Allgemein-, Viszeral- und Transplantationschirurgie Charité, Campus Virchow, Humboldt-Universität zu Berlin

Abstract

Anastomotic insufficiency is one of the major complications after bowel surgery. Mortality rates up to 30 per cent after peritonitis, retroperitonitis, and multi-organ failure caused by anastomotic insufficiency are described in literature. One of the main reasons for insufficient anastomoses is a disturbance of blood circulation in the anastomosed region, this could be compensated by application of growth factors which stimulates vascularisation during healing. Therefore, a technique was developed which allows coating of suture materials with a biodegradabel poly(D,L-lactide) (PDLLA) coating. In this coating growth factors could be incorporated and after suturing the anastomosis, a continuous local release of growth factors within the anastomosed region could take place. 144 female 5 month old Sprague Dawley rats were operated under standardized, aseptic conditions. A dissection of the transverse colon was performed. The colon was adapted in standardized seromuscular monolayer continuous suturing technique. The animals were randomized into three groups: the control group (uncoated suture material, group I), PDLLA group (PDLLA coated suture material, group II) and IGF-I Group (PDLLA – IGF-I coated suture material, group III). After 1, 3 or 7 days the animals were killed either for biomechanical (n = 8 per group) or histological (n = 8 per group) examinations. For biomechanical examinations of the anastomosis an intraluminal pressure test was performed. For histologic examinations, HE stains, von Gieson stains and immunohistologic stains were done to evaluate the anastomotic healing. In the group III (PDLLA + IGF-I), we found in the biomechanical intraluminal pressure test a significantly higher stability of the anastomosed region as compared to the control groups three days after surgery. These results are supported by histological examinations. There, we saw a higher amount of fibroblasts and collagens bridging the anastomosed region.

Einleitung

Anastomoseninsuffizienzen stellen eine der Hauptkomplikationen in der gastrointestinalen Chirurgie dar. Mortalitätsraten bis zu 30%, verursacht durch Peritonitis, Retroperitonitis und Multiorganversagen, werden in der Literatur beschrieben [1] Eine der Hauptursachen für das Auftreten von Anastomoseninsuffizienzen ist eine durch die Operation hervorgerufene Störung der Durchblutung im anastomosierten Gebiet [4, 5]. Durch die Applikation von Wachstumsfaktoren könnte die Darmheilung stimuliert und Anastomoseninsuffizienzen vermieden werden. Systemische Applikation von Wachstumsfaktoren ist teuer, verursacht unerwünschte Nebenwirkungen und macht eine parenterale Ernährung notwenig [2]. Durch die lokale Applikation von Wachstumsfaktoren wie Insulin-like Growth Factor-I (IGF-I) könnte im Anastomosenbereich eine hohe Wirkstoffkonzentration erzielt werden, ohne den Organismus mit hohen systemischen Dosen zu belasten. Aus diesem Grund wurde ein Verfahren entwickelt mit dem die Beschichtung von Fadenmaterial mit einer biodegradierbaren Poly(D,L-Laktid) Beschichtung möglich ist. In diese Beschichtung können Wachstumsfaktoren eingearbeitet werden, die dann in vivo durch Hydrolyse der PDLLA-Beschichtung lokal freigesetzt werden [3].

Material und Methoden

45 cm lange, monofile, resorbierbare Fäden der Stärke 6/0 wurden unter sterilen Bedingungen mit bioresorbierbarem Poly(D,L-Laktid) [Böhringer Ingelheim, Deutschland] beschichtet. In diese Beschichtung wurde Insulin-like Growth Factor-I (IGF-I) in einer Konzentration von 2,5% eingearbeitet. Die Schichtdicke wurde rasterelektronenmikroskopisch bestimmt. Um die Bioaktivität der Wachstumsfaktoren zu erhalten, erfolgte die Beschichtung als kalte Beschichtungstechnik. Für den Elutionsversuch wurden 5 Fäden mit Aprotinin in einer Konzentration von 10% beschichtet. Diese wurden in Phosphatpuffer eluiert und nach 4, 6, 12 und 24 h sowie vom 2. bis zum 10. Tag die freigesetzte Proteinmenge durch Coomassie Protein-Kit bestimmt.

Bei 144 weiblichen, 5 Monate alten Sprague Dawley Ratten wurde nach Vollnarkose standardisiert das Colon transversum durchtrennt und mit unbeschichteten (Gruppe I), PDLLA beschichteten (Gruppe II) und PDLLA + IGF-I (Gruppe III) beschichteten 6/0 PDS Fäden (Ethicon, Deutschland) in seromuskulärer, einschichtiger, fortlaufender Nahttechnik anastomisiert. Nach 1, 3 und 7 Tagen wurden die Anastomosen histologisch und biomechanisch (jeweils n = 8 pro Gruppen) ausgewertet.

Für die biomechanische Evaluierung wurde ein intraluminaler Druckbelastungstest mit einem speziell konstruierten Versuchsaufbau durchgeführt. Die histologische und immunhistochemische Auswertung erfolgte mittels HE- und v. Gieson-Färbung. Zur Analyse und Entzündungsreaktionen wurden CD68 Antikörpern angefärbt. Die statistische Auswertung wurde mittels MANN-WHITNEY Test mit einem Signifikanzniveau von 0,05 durchgeführt.

Ergebnisse

Die Vorversuche zeigten in rasterelektronenmikroskopischen Untersuchungen eine gleichmäßige, 10 µm dicke PDLLA Schicht auf den Fäden. Der Elutionsversuch zeigte nach einem initialen Peak eine gleichmäßige Freisetzung der in die Beschichtung eingearbeiteten Proteine über 10 Tage. Im Tierversuch konnte 3 Tage nach der Operation in Gruppe III (PDLLA + IGF-I) eine signifikant höhere biomechanische Stabilität der Anastomose im Vergleich zu den Kontrollgruppen I und II gezeigt werden (◘ Abbildung 1). Diese Ergebnisse wurden durch die Auswertung der histologi-

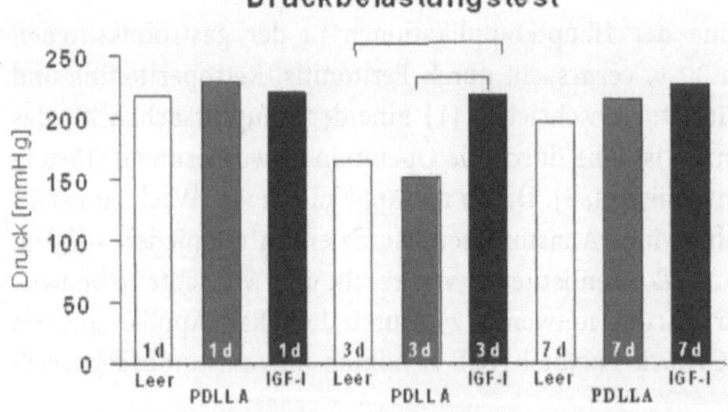

◘ **Abb. 1.** Intraluminale Druckbelastung nach 1, 3 und 7 Tagen. Die Druckwerte sind in mmHg angeben *p < 0,05

schen und immunshistochemischen Färbungen der Anastomosen unterstützt. Diese Untersuchungen zeigten eine gesteigerte Überbrückung des Anastomosenspaltes durch Kollagen und Fibroblasten.

Diskussion

In dieser Studie konnten gezeigt werden, dass die Beschichtung von Fadenmaterial mit Wachstumsfaktoren möglich ist. Die lokale Applikation von IGF-I kann die Heilung von Darmanastomosen im Rattenmodell signifikant steigern. Fadenmaterial sorgt so nicht nur für die mechanische Stabilität von Anastomosen, sondern dient gleichzeitig als drug-carrier. So könnten durch Anastomoseninsuffizienzen bedingte Komplikationen vermieden werden und dadurch Morbidität und Kosten gesenkt werden.

Literatur

1. Abete M, Ronchetti V, Casano A, Pescio G (2003) Anastomotic leakage after traditional surgery of the colon and rectum. Minerva Chir 58:167–174
2. Nakamura T, Hanada K, Tamura M, Shibanushi T (1995) Stimulation of endosteal bone formation by systemic injections of recombinant basic fibroblast growth factor in rats. Endocrinology 136:1276–1284
3. Schmidmaier G, Wildemann, B, Stemberger A, Haas NP, Raschke M (2001) Biodegradable Poly(D,L-lactide) coating implants for continuous release of growth factors. J Biomedl Mat Res 58:449–455
4. Sorensen LT, Jorgensen T, Kirkeby LT, Skovdal J, Vennits B, Wille-Jorgensen P (1999) Smoking and alcohol abuse are major risk factors for anastomotic leakage in colorectal surgery. Br J Surg 86:927–931
5. Testini M, Margari A, Amoruso M, Lissidini G, Bonomo GM (2000). The dehiscence of colorectal anastomoses: the risk factors. Ann Ital Chir 71:433–440

Korrespondenzadresse: Dr. med. Thomas Fuchs, Klinik für Unfall-, Hand- und Wiederherstellungschirugie, Westfälische-Wilhelms Universtität, Waldeyer Str. 1, 48149 Münster, Tel.: 02 51-83-5 63 37, Fax: 02 51-83-5 63 18, E-mail: fuchst@uni-muenster.de

Einfluss der hyperthermen intraperitonealen Chemoperfusion (HIPEC) auf die Heilung von gastrointestinalen Anastomosen im Rattenmodell

Influence of hyperthermic intraperitoneal chemoperfusion (HIPEC) on wound healing of colonic anastomoses in a rat model

J. Pelz, J. Dörfer, W. Hohenberger, T. Meyer

Department of Surgery, University of Erlangen-Nürnberg, Germany

Abstract

Objective: To determine if hyperthermic intraperitoneal chemoperfusion (HIPEC) of colonic anastomoses is detrimental to subsequent anastomotic healing. *Methods:* 24 Wag/Rija rats were randomized into four groups of six animals each: group 1: control (n = 6), group 2: HIP (n = 6), group 3: HIPEC with mitomycin C in a concentration of 30 mg/m^2 (n = 6), group 4: mitomycin i.p. in a concentration of 20 mg/m^2 (n = 6). In all animals colon anastomosis approximataly 3 cm proximal to the peritoneal reflection was performed. After 10 days, the anastomic breaking strength and the number of anastomic complications were observed. *Results:* No postoperative deaths were reported. The postoperative morbidity rate was 18,7%. No severe locoregional or systemic toxity was observed. In HIPEC treated animals bursting pressure of anastomoses was lower than in group I. No significant difference in bursting pressure were found in groups I, II and IV. In group III one animal had a covered perforation and one animal showed extensive adhesions. *Conclusion:* The healing of colonic anastomoses did not differ between group I, II and IV. In contrast, anastomotic complications were significantly more common in HIPEC animals.

Einleitung

Die intraperitoneale hypertherme Chemoperfusion (HIPEC) ist ein neues Verfahren in der Therapie der Peritonealkarzinose von gastrointestinalen Tumoren [1]. Oft wird die Resektion des Primärtumors, und eine damit verbundene Anastomose im Gastrointestinaltrakt, und die HIPEC synchron durchgeführt. Klinische Hinweise und Forschungsergebnisse verschiedener Arbeitsgruppen zeigen jedoch, dass die Kombination Hyperthermie mit einer zytostatischen Behandlung zu einer insuffizienten Heilung von Anastomosen führen kann. Ziel dieser Arbeit war es, den Einfluss der HIPEC auf die Anastomosenheilung und mögliche Konsequenzen zu erforschen.

Methoden

Bei 24 männlichen WAG Ratten wurde eine Segmentresektion und eine Anastomose im Colon descendens durchgeführt. Die Tiere wurden sodann in vier Gruppen randomisiert: Gruppe I: Kontrolle (n = 6) (Anastomose ohne weitere Therapie), Gruppe II (n = 6): Anastomose + hypertherme Perfusion, Gruppe III (n = 6): Anastomose + HIPEC (Mitomycin C (30 mg/m^2/KO), 41,5 °C über 90 min), Gruppe IV (n = 6): Anastomose + Mitomycin C i.p (20 mg/m^2/KO). Die jeweilige Intervention wurde unmittelbar nach der Anastomosennaht durchgeführt. 10 Tage postoperativ erfolgt die Tötung der Tiere und Auswertung der Anastomose. Es wurde der intraluminale Berstungsdruck in mm Hg gemessen und die histologische Aufarbeitung mittels AZAN-Färbung durchgeführt.

Ergebnisse

Alle Versuchstiere haben die Prozedur gut toleriert. Die Anastomosen der Gruppe I zeigten alle 10 Tage postoperativ eine regelrechte und abgeschlossene Wundheilung. Bei der intraluminalen Druckmessung kam es bei durchschnittlich 640 ± 32 mm Hg zu einer Leckage der Anastomose oder einer anderen Stelle des Colons. In den Gruppen II und III lagen die Werte bei 610 ± 12 mm Hg respektive 584 ± 24 mm Hg ohne eine signifikante Minderung der Anastomosenfestigkeit. In der Gruppe IV ist die Leckage bei einem durchschnittlichen Wert von 382 ± 46 mm Hg signifikant früher aufgetreten. In der Gruppe III kam es bei einem Tier zu einer Anastomoseninsuffizienz mit gedeckter Perforation zur Bauchhöhle sowie bei einem Tier zu einem mechanischen Ileus aufgrund von Verwachsungen im Anastomosenbereich. Histologisch konnte eine geringere bindegewebliche Durchbauung der Anastomosenregion in der Gruppe III beobachtet werden.

Diskussion/Schlussfolgerungen

Die eigenen experimentellen Beobachtungen zeigen lediglich in der Kombination Hyperthermie und Zytostatika eine verzögerte Wundheilung von gastrointestinalen Anastomosen im Tiermodell. Diese Ergebnisse unterscheiden sich von den Untersuchungen von Fumagalli et al, die auch bei der Mono-Applikation von Mitomycin C eine verminderte Heilung von Anastomosen feststellten [2].

Eine Behandlung mit Mitomycin C als Monotherapie sowie die alleinige hypertherme Einwirkung zeigten in unseren Versuchen keine signifikante Beeinfluss auf die Heilung von gastrointestinalen Anastomosen.

Auch klinisch werden bei der HIPEC die Anastomoseninsuffizienzen mit folgender Sepsis als die schwerwiegenste Komplikation beschrieben [3]. Sollte in klinischen Studien vermehrt Insuffizienzen nach HIPEC beobachtet werden, müsste über eine Protektion der Anastomosen diskutiert werden.

Literatur

1. Witkamp AJ, van Coevordon F, Kaag MM (1998) Dose findings study of hyperthermic intraperitoneal chemotherapy with mitomycin c in patients with carcinosis of colorectal origin. Eur J Surg Oncol 224:214 (abstr F74)
2. Fumagalli U, Trabucchi E, Soligo M, Rosati R, Rebuffat C, Tonelli C, Montorsi M (1991) Effects of intraperitoneal chemotherapy on anastomotic healing in the rat. J Surg Res 50:82–87
3. Verwaal VJ, van Ruth S, de Bree E, van Slooten G, van Tinteren H, Boot H, Zoetmulder FAN (2003) Randomized trial of cytoreduction and hyperthermic intra-peritoneal chemotherapy versus systemic chemotherapy and palliative surgery in patients with peritoneal carcinomatosis of colorectal cancer. J Clin Oncol 12:3737–3743

Korrespondenzadresse: Dr. med. Jörg Pelz, Department of Surgery, University of Erlangen-Nürnberg, Krankenhausstraße 12, 91054 Erlangen, Fon: 09131-853-3296, Fax: 09131-407894, E-mail: joerg.pelz@chir.imed.uni-erlangen.de

Reduktion der erhöhten bakteriellen Translokation bei simultaner Leberresektion und Kolonanastomose durch Probiotika im Rattenmodell

Probiotics reduce the increased bacterial translocation after simultaneous liver resection and colonic anastomosis in rats

D. Seehofer[1], N. Rayes[1], R. Schiller[2], M. Stockmann[1], F. Schäper[3], S. G. Tullius[1], A. R. Müller[1], P. Neuhaus[1]

[1] Klinik für Allgemein-, Viszeral- und Transplantationschirurgie
[2] Institut für Medizinische Mikrobiologie und
[3] Pathologie, Charité Campus Virchow, Humboldt-Universität, Berlin

Abstract

One important cause of postoperative nosocomial infections is bacterial translocation. Enteral administration of probiotics is thought to reduce translocation. *Methods:* 68 rats were randomized to 7 groups: 5 groups received standard rat chow and were subjected to either sham-operation, 70% liver resection, colonic anastomosis or a combination of 30%- or 70% liver resection with synchronous colonic anastomosis. Two additional groups with synchronous operation received a combination of four different lactic acid bacteria twice daily 48 h pre- and postoperatively. Bacterial concentrations in coecum, mesenteric lymph nodes (MLN), liver and spleen were analyzed 48 hours after operation. Furthermore, histological changes in the intestine, intestinal paracellular permeability (Ussing-chamber) and mitosis rate of the remnant liver were analyzed. *Results:* Bacterial translocation occurred in all rats, except in the sham group. Following liver resection, the highest bacterial concentration was found in liver and spleen, after colonic anastomosis in the MLN. Translocation was potentiated after combined operation, parallel to the extent of liver resection. Application of probiotics significantly reduced bacterial concentration in the MLN, especially in animals with a high coecal lactobacillus concentration. No histological changes were observed. Colonic paracellular permeability for ions, but not for larger molecules was increased after colonic anastomosis. 70% liver resection led to a high rate of hepatocyte mitosis, whereas combination with colon anastomosis impaired this regeneration process. *Conclusion:* Synchronous liver resection and colonic anastomosis induce increased bacterial translocation compared to the single operations. Translocation is diminished by oral probiotics in the rat model. Coecal bacterial overgrowth and impaired hepatic regeneration, but not histological changes or alterations of paracellular permeability are potential pathogenic mechanisms in this setting.

Einleitung

Die bakterielle Translokation ist eine wichtige Ursache postoperativer nosokomialer Infektionen. Sowohl im Tierversuch als auch beim Menschen lassen sich enterogene Bakterien, abhängig vom Ausmaß der Operation, über mehrere Tage in mesenterialen Lymphknoten (MLN) und in verschiedenen Organen nachweisen [1]. Die genauen Mechanismen sind nur partiell bekannt, eine Überwucherung mit pathogenen Keimen, eine reduzierte lokale Immunfunktion und eine erhöhte intestinale Permeabilität gelten jedoch als Hauptmechanismen. Die intestinale Barrierefunktion wird u. a. durch diätetische Modifikationen beeinflußt; so induziert z. B. parenterale Ernährung bakterielle Translokation. Neuere Konzepte versuchen, durch enterale Applikation von Probiotika die Translokation zu vermindern [2]. Probiotika sind Präparationen mit definierten Mikroorganismen, die die Mikroflora in einem Kompartiment des Wirts verändern und so die Gesundheit positiv beeinflussen. Oral applizierte Probiotika können das Wachstum potentiell pathogener Keime hemmen und die intestinale Immunfunktion stimulieren. Allerdings überstehen nicht alle Probiotika die Passage durch den Gastrointestinaltrakt und können an der Darmwand adhärieren. Im folgenden wurde eine Kombination von verschiedenen Probiotika verwendet, die aufgrund ihrer Bioaktivität aus insgesamt 355 in Vorversuchen getesteten Milchsäurebakterien ausgewählt wurden.

Methodik

Alle Versuche wurden unter sterilen Kautelen durchgeführt. Insgesamt 68 Sprague-Dawley Ratten wurden in 7 Gruppen randomisiert. 5 Gruppen erhielten Standard Rattenfutter und wurden wie folgt operiert: Sham-Operation (Gruppe S, n = 8), 70% Leberresektion (Gruppe L70, n = 8), Kolonanastomose (Gruppe KA, n = 8), 30% Leberresektion mit synchroner Kolonanastomose (Sy30, n = 11) sowie 70% Leberresektion mit synchroner Kolonanastomose (Sy70, n = 11). Zwei weitere Gruppen erhielten zwei Tage prä- und postoperativ eine Kombination aus 4 verschiedenen Probiotika (Synbiotics 2000). Bei ihnen wurde entweder eine 30% Leberresektion mit synchroner Kolonanastomose (Sy30-Pro, n = 11) oder eine 70% Leberresektion mit synchroner Kolonanastomose (Sy70-Pro, n = 11) durchgeführt. In der Kontrollgruppe (S) wurde eine mediane Laparotomie durchgeführt, die Leberresektionen erfolgten in etablierter Weise, das Kolon wurde im Ascendensbereich mittels einer einreihigen seromuskulären Einzelknopfnaht anastomosiert. Die Gruppen ohne Probiotika erhielten jeweils zweimal täglich 3 ml Trinkwasser per Gavage, die Gruppen mit Probiotika jeweils 10^9 KBE Pädiacoccus pentoseceus 5-33:3, Lactococcus raffinolactis 32-77:1, Lactobacillus paracasei 19 und Lactobacillus plantarum 2362 in 3 ml Trinkwasser. 48 Stunden nach Primäroperation wurden die Tiere relaparotomiert und (nach intraabdominellem Abstrich zum Ausschluß einer Kontamination) Blut- und Gewebeproben entnommen. Blutkulturen wurden angelegt, sowie die Bakterienkonzentrationen in den MLN, Leber, Milz und Coecum bestimmt. Hierzu wurden die Proben homogenisiert und eine definierte Menge auf McConkey-, Blut- und Natriumacid-Agar ausgestrichen. Nach 48 h wurden die Koloniebildenden Einheiten (KBE) ausgezählt und differenziert. Für die Histologie wurden ein Jejunumsegment, die Anastomose und ein Teil des rechten Leberlappens entnommen. Elektrophysiologische Messungen wurden an Jejunum- und Rektumsegmenten in einer kleinen Ussingkammer durchgeführt [3]. Hier wurden der transepitheliale Widerstand und der ^{3}H-Lactulose-Flux (größeres Molekül) als Parameter der parazellulären Permeabilität bestimmt.

Ergebnisse

In den Gruppen Sy70 und Sy70-Pro verstarben 3 bzw. 4 Tiere, alle anderen Tiere überlebten. Bei allen Tieren außer in Gr. S wurde eine bakterielle Translokation nachgewiesen. Beim translozierenden Keim handelte es sich in nahezu allen Fällen auch um den gram-negativen Hauptkeim des Coecalinhaltes (meist E. coli). Im Lebergewebe wurde bei keinem Tier der Gr. S Bakterien nachgewiesen, jedoch bei 3/8, 5/8, 7/11, 8/11, 7/7 und 7/8 Tieren der Gr. L70, KA, Sy30, Sy30-Pro, Sy70 und Sy70-Pro. Nach Leberresektion fand sich die höchste Bakterienkonzentration in Leber und Milz, nach KA in den MLN. Synchrone Leberresektion und KA führte zu einem überproportionalen Anstieg der Translokation abhängig vom Ausmaß der Leberresektion (❏ Abbildung 1). Bei allen Gruppen mit KA fand sich im Coecum eine signifikant höhere Konzentration an Enterobakterien. Die Applikation von Lactobazillen konnte die bakterielle Konzentration in den MLN (), Leber und Milz vermindern, insbesondere bei hoher enteraler Lactobazillenkonzen-

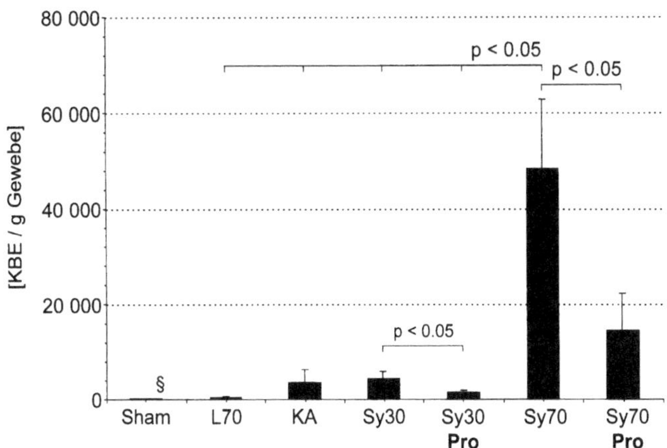

◧ Abb. 1. Enterobakterienkonzentration in den mesenterialen Lymphknoten (§: $p < 0.05$ vs. alle anderen Gruppen)

tration. Histologisch fanden sich im Darm keine Unterschiede zwischen den Gruppen. Die 70% Leberresektion induzierte die höchste Mitoserate der Restleber, durch synchrone KA wurde diese deutlich verringert. Die parazelluläre Permeabilität für Ionen, aber nicht für größere Moleküle war in allen Gruppen mit KA erhöht. Weitere elektrophysiologische Unterschiede fanden sich nicht.

Diskussion

Im vorliegenden Modell konnte gezeigt werden, daß die synchrone Leberresektion und Kolonanastomose in der Ratte zu einer Potenzierung der bakteriellen Translokation verglichen mit den Einzeloperationen führt. Auch beim Menschen sind nach synchroner Leber- und Kolonresektion Morbidität und Mortalität erhöht [4], vor allem aufgrund von Pneumonien und Sepsis [5]. Mögliche pathogenetische Mechanismen im vorliegenden Modell sind eine bakterielle Überwucherung des Kolons in Kombination mit einer verminderten Leberregeneration, nicht aber histologische Veränderungen des Dünn- und Dickdarms oder eine Veränderung der parazellulären Permeabilität. Die Applikation von Probiotika konnte die Translokation deutlich reduzieren, jedoch nicht verhindern. Ihre Wirkung beruht vermutlich auf der Hemmung der bakteriellen Überwucherung und auf immunologischen Faktoren, da keine histomorphologischen und elektrophysiologischen Unterschiede nachgewiesen wurden. Sollte sich die Wirksamkeit der verwendeten Probiotika klinisch bestätigen, wäre dies eine einfache Möglichkeit, die Rate an postoperativen Infektionen zu verringern.

Literatur

1. Wang X, Andersson R, Soltesz V, Bengmark S (1992) Bacterial translocation after major hepatectomy in patients and rats. Arch Surg 127:1101–1106
2. Bengmark S (1998) Ecological control of the gastrointestinal tract. The role of probiotic flora. Gut 42:2–7
3. Schulzke JD, Fromm M, Bentzel CJ, Zeitz M, Menge H, Riecken EO (1992) Ion transport in the experimental short bowel syndrome of the rat. Gastroenterology 102:497–504
4. Bolton JS, Fuhrman GM (2000) Survival after resection of multiple bilobar hepatic metastases from colorectal carcinoma. Ann Surg 231:743–751
5. Elias D, Detroz B, Lasser P, Plaud B, Jerbi G (1995) Is simultaneous hepatectomy and intestinal anastomosis safe? Am J Surg 169:254–260

Korrespondenzadresse: Dr. D. Seehofer, Klinik für Allgemein-, Viszeral- und Transplantationschirurgie, Charité Campus Virchow, Augustenburger Platz 1, 13353 Berlin, Fax: 030-450 552900, E-mail: daniel.seehofer@charite.de

German Artificial Sphincter System *GASS*

Ein neuer implantierbarer Schließmuskelersatz zur Therapie der hochgradigen Stuhlinkontinenz

Development and biomechanical evaluation of a novel and highly integrated sphincter prosthesis for therapy of major fecal incontinence

H.-J. Schrag[1], F. F. Padilla[1], F. Goldschmidtböing[2], P. Woias[2], J. Hutzenlaub[3], U. T. Hopt[1]

[1] Klinik für Allgemein- und Viszeralchirurgie mit Poliklinik, Universität Freiburg
[2] IMTEK, Lehrstuhl für Konstruktion von Mikrosystemen, Universität Freiburg
[3] MECORA Medizintechnik, Aachen

Abstract

No highly integrated sphincter prosthesis for therapy of anal incontinence exists. Therefore, this trial was performed to develop a novel artificial sphincter: the German Artificial Sphincter System „GASS". This device combine the fluid reservoir, the occlusion cuff and micropump to a highly integrated device. The GASS is completely manufactured of polyurethane. The micropump is based on piezo-technology. Threshold of continence and the pressure-volume relationship of the cuff prosthesis were evaluated in an in vitro simulator using isolated porcine bowel segments and isolated anal canals. Minimal filling volumes between 6.5 and 7 cc could maintain continence for liquids against high luminal pressures. The high pressure zone of the occlusion cuffs reached only intraluminal pressure values between 36-76 mm Hg, indicating a little risk of ischaemie injury of the bowel respectively the anal canal. In summery, an integrated, patented and functionable sphincter device, easy to implant, could be realized.

Einleitung

Die hochgradige Stuhlinkontinenz ist ein multifaktorielles Krankheitsbild und stellt aufgrund der Vielzahl an Betroffenen weltweit ein medizinisches Problem von enormer Tragweite sowie zunehmender klinischer und gesellschaftlicher Relevanz dar [1, 2]. Im Ergebnis ist der derzeitige Therapiestand für die verwendeten Sphinkterprothesen mit aufwendigen Implantationsverfahren, hohen Komplikationsraten und teuren Systemkosten verbunden [3, 4] und für den hochgradig inkontinenten Patienten insgesamt unbefriedigend.

An eine moderne und effiziente Schließmuskelprothese zur Therapie der hochgradigen Stuhlinkontinenz sind demnach folgende Anforderungen zu stellen:

- Vereinfachung der Implantationstechnik und Senkung der Infektionsraten,
- Komplexer Funktionsaufbau, d.h. eine wesentliche Reduktion separat zu implantierender Funktionsbausteine,
- Gewebeprotektive und effektive Gewebekompression sowie eine hohe Biokompatibilität,
- Hohe Patientensicherheit durch inhärente Sicherheitsfunktionen des Systems.

Wir berichten erstmals über das Konzept einer neuen und hochintegrativen Schließmuskelprothese, die alle relevanten Funktionsbausteine integriert und auf diese Weise eine einfache Implantationstechnik gewährleisten soll.

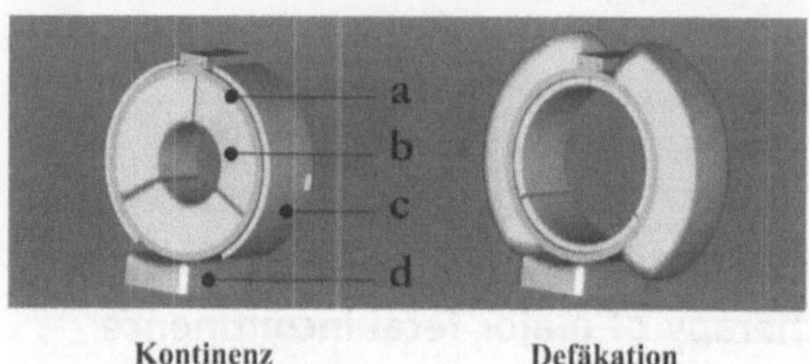

◘ Abb. 1. German Artificial Sphincter System »GASS«; a-Trägerring, b-Kompressionscuff, c-Flüssigkeitsreservoir, d-Mikropumpe

Methodik

Das komplett aus Polyurethan gefertigte GASS (◘ Abbildung 1) besteht aus 3 an der Innenseite eines flexiblen Trägerrings (a) befestigten Kompressionscuffs (b), die den Darm bzw. Analkanal symmetrisch umschließen. An der Außenseite des Trägerrings befinden sich die Flüssigkeitsreservoirs (c), die über eine integrierte und $30 \times 10 \times 2$ mm messende bidirektionale Förderpumpen/Ventileinheit (d) mit den Kompressionscuffs kommunizieren. Die biomechanische Evaluation und Ermittlung der Kontinenzschwelle erfolgte in vitro an isolierten Kolon- und Analkanalpräparaten gegen einen simulierbaren intraluminalen Wasserdruck (> 200 cm H_2O). Für die intraluminale (ΔpLu) bzw. intracuffale (ΔpC_{int}) Druckmessung wurde ein 8-Kanal Perfusionsmanometer (Medtronik, Denmark) bzw. eine Sirecust 404-1 (Siemens, USA) Monitor verwendet.

Ergebnisse

Zur Reduktion der Materialbeanspruchung und Minimierung des Dehnungswiderstandes der Kompressionscuffs, beruht die In-bzw. Deflation der GASS-Cuffs auf dem Prinzip der Deformierung vorgeformter PU-Körper. Hieraus resultiert bei dem gewählten Prototyp ein linearer Druckanstieg (ΔpC_{int}) erst ab 6,5 ccm, mit einem medianen Spitzendruck von 385 mm Hg (supramax. Volumen C_{int}: 8 ccm; Hysterese 1 – 6,5 ccm; n = 16). Die Kontinenzschwelle für Wasser wurde in Abhängigkeit der Präparatedurchmesser mit einem Kompressionsvolumen zwischen 6,5 und 7 ccm und einem medianen ΔpLu von 39 – 76 mm Hg erreicht. Die Förderleistung der Piezopumpe des Prototyps beträgt derzeit 1 ccm/min (Druckaufbau bis 150 mm Hg ΔpLu, Druckresistenz der Mikroventile bis 750 mm Hg).

Diskussion und Schlussfolgerung

Das neu entwickelte Cuffdesign in Kombination mit minimalen Kompressions- und Totraumvolumina ermöglicht den Einsatz einer mikrotechnisch konzipierten bidirektionalen Hochleistungspumpe. Mit dem hochintegrativen Funktionsprinzip des German Artificial Sphincter System »GASS« wurde der Prototyp einer neuen Schließmuskelprothese mit kleinstmöglicher Systemgröße entwickelt. Hieraus resultiert die Perspektive einer wesentlich vereinfachten Implantationstechnik und Reduktion der Komplikationsraten. Die in vitro erreichten intraluminalen Kompressionsdrücke sind denen des bislang klinisch relevanten Acticon-ABS vergleichbar [4, 5] und implizieren den gewebeprotektiven Einsatz am hochgradig inkontinenten Patienten in Kombination mit einer hohen Kontinenzleistung.

Literatur

1. Rothbarth J, Bemelmann WA, Meijerink WJHJ, Stiggelbout AM, Zwindermann AH, Buyze-Westerweel ME (2001) What is the impact of fecal incontinence on quality of life? Dis Colon Rectum 44:67 – 71
2. Mellgren A, Jensen LL, Zetterström JP, Wong WD, Hofmeister JH, Lowry AC (1999) Long term costs of fecal incontinence secondary to obstetric injuries. Dis Colon Rectum 42:857 – 867

3. O'Brien PE, Skinner S (2000) Restoring control: the Acticon Neosphincter artificial bowel sphincter in the treatment of anal incontinence. Dis Colon Rectum 43:1213–1216
4. Oritz H, Armendariz P, de Miguel M, Ruiz MD, Alos R, Roig JV (2002) Complications and functional outcome following artificial anal sphincter implantation. Br J Surg 89:877–881
5. Wong WD, Congliosi SM, Spencer MP, Corman ML, Tan P, Opelka FG (2003) The safety and efficacy of the artificial bowel sphincter for fecal incontinence. Dis Colon Rectum 45:1139–1153

Korrespondenzadresse: Dr. med. H.-J. Schrag, Artificial Sphincter Study Group, Albert-Ludwigs Universität Freiburg, Klinik für Allgemein- und Viszeralchirurgie mit Poliklinik, Hugstetter Str. 55, 79095 Freiburg, Tel.: 0761/270-2805, E-mail: h.j.schrag@t-online.de, schrag@chir.ukl.uni-freiburg.de

Die laterale Dissektion des Mesorektums –
Ein Risiko für den Plexus hypogastricus inferior

Lateral mesorectal dissection – a risk for the inferior hypogastric plexus

W. Kneist[1], H. Radner[2], B. Knerr[1], Th. Junginger[1]

[1] Klinik und Poliklinik für Allgemein- und Abdominalchirurgie (Direktor: Prof. Dr. Th. Junginger),
 Klinikum der Johannes Gutenberg-Universität Mainz
[2] Institut für Pathologie der Johannes Gutenberg-Universität Mainz

Abstract

Lateral mesorectal dissection may injure parasympathetic and sympathetic pelvic nerves and a partial or complete lesion of the autonomic pelvic nerves leads to urogenital dysfunctions affecting patient's quality of life after rectum resection for rectal carcinoma. The aim of the present prospective study was to clarify the significance for nerve damage during lateral dissection based on standardized assessment parameters. 15 Patients underwent total mesorectal excision for rectal carcinoma (UICC I/II/III/IV: 1/5/3/6). Within the scope of the stanardized intraoperative data collection it was demonstrated, whether a complete preservation of the autonomic pelvic nerves was successful. In 11 patients the so called lateral ligaments were resected and immunostained for the assessment of nerval structures and in four patients with multivisceral resection the lateral resection margins were evaluated. The results were linked to the results of pelvic autonomic nerve stimulation with intraoperative bladder monitoring and with postoperative bladder function. During lateral dissection rectal branches from the pelvic plexus were dissected (median 3, range 1 – 10 nerval fibers). In 5 of 11 patients ganglia cells were dissected (median 21, range 2 – 46 per cross section). In 4 patients with multivisceral resection up to 500 ganglionic cells per cross section were counted unilaterally. Patients without resection of parasympathetic tissue (ganglionic cells) during lateral dissection showed better functional results. The link of resection of parasympathetic tissue (ganglia cells) during lateral dissection showed poor results for intraoperative neuromonitoring and postoperative bladder function. To summarize our findings, lateral dissection is a zone of high-risk for autonomic nerve injury. Therfore dissection should be carried out immediately to the rectum to prevent nerve damage.

Einleitung

Bei der totalen mesorektalen Exzision (TME) kann es an vier Stellen (Unterbindung der A. und V. mesenterica inferior, posteriore-, laterale- und anteriore mesorektale Dissektion) zu einer Schädigung autonomer Beckennerven kommen [1, 2]. Trotz TME schwanken die Angaben zu postoperativen urogenitalen Funktionsstörungen in der Literatur (Blasenfunktionsstörungen 0 – 41%, sexuelle Funktionsstörungen des Mannes 13 – 74%) was auf ein unterschiedliches Ausmaß der Nervenschonung hinweist. Als besonders kritisch ist die laterale Dissektion zu betrachten. Daher war es Ziel einer prospektiven Studie, anhand chirurgischer, pathohistologischer und klinischer Parameter zu klären, in welchem Umfang es bei der lateralen mesorektalen Dissektion und insbesondere bei der Durchtrennung sogenannter lateraler Ligamente zur Läsion des Plexus hypogastricus inferior und zu Blasenfunktionsstörungen kommt.

Material und Methode

Bei 15 Patienten, 9 Männern und 6 Frauen mit Karzinom (UICC I/II/III/IV: 1/5/3/6) des unteren (n = 10) und mittleren (n = 5) Rektumdrittels, wurde eine TME vorgenommen. Eine tiefe anteriore Rektumresektion wurde bei fünf, eine abdominoperineale Exstirpation bei vier und eine Proktokolektomie bei einem Erkrankten durchgeführt. Im Rahmen standardisierter intraoperativer Datenerfassung wurde der Umfang der Darstellung und Schonung autonomer Beckennerven (Plexus hypogastricus sup., Nn. hypogastrici, Nn. splanchnici, Plexus hypogastrici inf. neurovasculäre Bündel) dokumentiert. Die laterale Dissektion erfolgte scharf ohne Diathermie. Bei 11 Patienten wurden die sogenannten lateralen Ligamente (n = 21) dargestellt und zur histologischen Untersuchung exzidiert. Dabei wurde ein Gewebsstreifen primär formalinfixiert. Paraffinschnitte des eingebetteten Materials wurden für die Darstellung und Quantifizierung von Nervenfaszikeln und parasympathischen Ganglienzellen neben *HE* mit Antikörpern gegen das S-100 Protein, Neuronenspezifische Enolase, Synaptophysin und Neurofilament gefärbt.

Bei 4 Patienten wurde die Operation im kleinen Becken erweitert (multiviscerale Resektion). Nach Tuschemarkierung der lateralen Resektionsränder in Höhe des Plexus hypogastricus inferior wurden die Präparate ebenfalls pathohistologisch und immunhistochemisch untersucht.

Die histologischen Befunde wurden den Ergebnissen des intraoperativen Neuromonitoring autonomer Beckennerven (Neurostimulation mit Blasendruckmessung) [3] gegenübergestellt. Weiterhin wurde der Zusammenhang zur postoperativen Blasenfunktion anhand standardisierter Parameter – Neurogene Blase, sonographisch bestimmtes Restharnvolumen, International Prostatic Symptom Score (IPSS) und dem auf die Blasenfunktion bezogenen Quality of Life Index (Qol) – untersucht.

Ergebnisse

Der laterale Sicherheitsabstand nach mesorektaler Exzision, definiert als minimaler Abstand des Karzinoms zum perirektalen Präparaterand, betrug im Median 5 mm (0 – 22). Bei 10 der 15 Patienten (67%) wurden die autonomen Beckennerven nach Einschätzung des Chirurgen dargestellt und erhalten.

In 21 der nach paramesorektaler Durchtrennung bei 11 Patienten exzidierten und im Querschnitt pathohistologisch und immunhistochemisch untersuchten Gewebepräparate (Paraproctium, laterales Ligament, Nerven-Gefäß-Leitplatte, plica latum) wurden pro kompletten Querschnitt im Median 3 (1 – 10) Nervenfaszikel gefunden. In den lateralen Ligamenten von 5 dieser Patienten wurden pro kompletten Querschnitt im Median 21 (2 – 46) und in denen der übrigen 6 Patienten keine Ganglienzellen gezählt. Zu den letztgenannten zählte ein Patienten bei dem nach präoperativer Strahlentherapie und unilateral schwieriger Präparation des Mesorektums Unsicherheit über den kompletten Nervenerhalt bestand. Die Untersuchung des nach der lateralen mesorektalen Dissektion separierten Gewebes (Ligg. lateralia) zeigte Nervenfaszikel (rechts 7 Anschnitte, links 5 Anschnitte) jedoch keine Ganglienzellen.

Bei 4 Patienten mit aus onkologischen Gründen erweiterter Operation wurden sympathische und parasympathische Nervenanteile im Bereich des Plexus hypogastricus inferior bilateral (n = 2) bzw. unilateral reseziert (n = 2). Nach pathohistologischer Aufarbeitung wurden nach bilateraler Resektion der Plexus hypogastrici inferiores bis zu 22 Ganglien mit je bis zu maximal 132 Ganglienzellen (Median 232 Ganglienzellen pro Seite) gezählt. Bei den beiden anderen Patienten mit unilateraler Resektion wurden 10 und mehr Ganglienzellen gefunden. Für Patienten bei denen nach Rektumresektion in den pathohistologisch und immunhistochemisch untersuchten Präparaten keine parasympathischen Ganglien (Anteilen des Plexus hypogastricus inferior) nachgewiesen wurden, zeigte sich intraoperativ die Intaktheit der autonomen Inervation des *M. detrusor vesicae* anhand des besseren Ergebnisses des Neuromonitoring (19 ± 5 cm H_2O vs. 5 ± 5 cm H_2O). Das postoperativ, vor der Entlassung sonographisch bestimmte Restharnvolumen lag für Patienten ohne Nachweis resezierter parasympathischer Anteile des Plexus bei 50 ml (0 – 190 ml) und damit deutlich unter den gemessenen Werten (160 ml; 0 – 1000 ml) für Patienten mit Nachweis von Ganglienzellen im Resektat.

In einer Nachuntersuchung anhand des validen International Prostatic Symptom Score (IPSS) und des auf die Blasenfunktion bezogenen Quality of Life Index (Qol) zeigte sich auch 3 – 9 Monate (Median: 3 Monate) postoperativ eine bessere Blasenfunktion bei Patienten mit geschonten Nervengeflechten (Median, Minimum, Maximum: IPSS 3,5; 0 – 10 vs. 6; 0 – 25; Qol 1; 0 – 3 vs. 3; 0 – 6). Bei Patienten mit Nachweis von mehr als 20 resezierten Ganglienzellen waren deutliche Funktionsstörungen zu erheben. Der Nachweis von mehr als 70 Ganglienzellen unilateral ist gleichzusetzen mit der Resektion des Plexus hypogastricus inferior. Erfolgte sie bilateral resultierte eine neurogene Blase (n = 2).

Diskussion/Schlussfolgerung

Die laterale mesorektale Dissektion beinhaltet das Risiko der Schädigung parasympathischer und sympathischer Nerven und damit das Risiko postoperativer urogenitaler Funktionsstörungen [1, 4]. Neben der vom Chirurgen angestrebten R0-Situation sind möglicherweise auch die Variabilität anatomischer Lagebeziehungen und Schwierigkeiten bei der Identifizierung des inferioren Nervengeflechtes als ursächlich anzusehen [5]. Aus den vorliegenden Ergebnissen lässt sich ableiten, dass bei der lateralen Präparation des Mesorektums ein hohes Risiko der Nervenverletzung besteht. Pathohistologisch ist das Ausmaß der Schädigung durch den Nachweis von Ganglienzellen quantifizierbar, welcher mit der Schwere der Blasenfunktionsstörung, nachgewiesen anhand standardisierter Untersuchungsmethoden, korreliert.

Als Konsequenz für die nervenerhaltende Operationstechnik ergibt sich eine möglichst nahe Präparation am Mesorektum. Besonders der Bereich der sogenannten lateralen Ligamente, auf deren Höhe die Nn. hypogastrici in den Plexus hypogastricus inferior übergehen, stellt eine Hochrisikozone dar, in der die Präparation bei fehlender Tumorinfiltration nicht nach lateral ausgedehnt werden sollte.

Literatur

1. Lindsey I, Guy RJ, Warren BF, Mortensen NJ (2000) Anatomy of Denonvillier's fascia and pelvic nerves, impotence, and implications for the colorectal surgeon. Br J Surg 87:1288–1299
2. Stelzner F, Fritsch H, Fleischhauer K (1989) Die chirurgische Anatomie der Genitalnerven des Mannes und ihre Schonung bei der Excision des Rektums. Chirurg 60:228–234
3. Kneist W, Heintz A, Junginger T (2004) Intraoperative identification and neurophysiologic parameters to verify pelvic autonomic nerve function during total mesorectal excision for rectal cancer. J Am Coll Surg 198:59–66.
4. Junginger T, Kneist W, Heintz A (2003) Influence of identification and preservation of pelvic autonomic nerves in rectal cancer surgery on bladder dysfunction after total mesorectal excision. Dis Colon Rectum 46:621–628
5. Baader B, Herrmann M (2003) Topography of pelvic autonomic nervous system and its potentional impact on surgical intervention in the pelvis. Clin Anat 16:119–130

Korrespondenzadresse: Dr. med. Werner Kneist, Klinik und Poliklinik für Allgemein- und Abdominalchirurgie, Klinikum der Johannes Gutenberg-Universität Mainz, Langenbeckstraße 1, 55131 Mainz, Tel.: 06131/177291, Fax: 06131/176630, E-mail: kneist@ach.klinik.uni-mainz.de

XIV. Kolitis und M. Crohn

Die Internalisierung von Tight-Junction Proteinen nach IFN-γ Inkubation erfolgt Endozytose abhängig durch Makropinozytose

Tight junction proteins are internalized by Interferon-γ: a role for macropinocytosis

M. Brüwer[1], M. Utech[2], A. M. Hopkins[2], A. Nusrat[2]

[1] Klinik und Poliklinik für Allgemeine Chirurgie, Universitätsklinikum Münster
[2] Department of Pathology and Laboratory Medicine, Emory University, Atlanta, Georgia, USA

Abstract

Tight junctions (TJ) in epithelial cells regulate paracellular permeability and maintain cell polarity. Intestinal inflammation such as inflammatory bowel disease influences epithelial TJ structure and function. These events can be modeled *in vitro* by incubating model epithelial cell lines such as T84 cells with the pro-inflammatory cytokine, interferon (IFN)-γ. We have shown previously that IFN-γ induces internalization of the TJ transmembrane proteins, occludin and JAM-1 in intestinal epithelial cells. Our aim was to dissect the internalization pathways utilized by these TJ proteins. Three major endocytic pathways involving clathrin-coated pits, caveolae and macropinocytosis were analyzed using pharmacological inhibitors and co-localization with markers of these pathways. Using this approach we could not identify significant association of occludin and JAM-1 with the clathrin and caveolar endocytic pathways. In contrast, inhibitors of macropinocytosis targeting either phosphatidylinositol-3-kinase (wortmannin) or Na^+/H^+ exchanger (5-(N-ethyl-N-isopropyl)-amiloride) blocked endocytosis of occludin and JAM-1. Furthermore, the internalized occludin and JAM-1 co-localized with the macropincytosis marker, dextran. We also co-localized the internalized TJ proteins with markers of early/recycling endosomes (EEA-1, Rab-4 and Rab-11) but not late endosomes and lysosome (Rab-9 and LAMP-1). Moreover, protein synthesis of occludin and JAM-1 was not increased following IFN-γ treatment. Our results support IFN-γ induced internalization of occludin and JAM-1 via a macropinocytosis-like process leading into early/recycling endosomes. Thus, effecting recycling of TJ proteins back to the membrane could occur without new protein synthesis, allowing faster re-establishment of barrier function in inflammatory disorders such as inflammatory bowel disease.

Einleitung

Die Darmschleimhaut dient als dynamische Barriere. Unter physiologischen Bedingungen gewährleistet sie eine regulierte Resorption von Nährstoffen und Wasser. Bei chronisch entzündlichen Darmerkrankungen (CED) ist die Barrierefunktion, welche durch tight junctions (TJ) reguliert wird, gestört [1]. *In vitro* kann eine Barrierestörung durch Inkubation von konfluenten intestinalen T84 Epithelzellen mit dem proinflammatorischen Zytokin Interferon-gamma (IFN)-γ, welches in der CED-Mukosa erhöht ist, ausgelöst werden. Mit dieser Methode konnten wir kürzlich *in vitro* zeigen, dass IFN-γ zu einer Internalisierung der TJ-Proteine Occludin, Junction Adhesion

Molecule (JAM)-1, Claudin-1 und -4 mit reversiblem Verlust der Barrierefunktion führt [2]. Die Mechanismen dieser Internalisierung sind dabei nicht bekannt. Ziel dieser Studie war es zu untersuchen, ob ein vermehrter Abbau/Neusynthese der TJ-Proteine Occludin und JAM-1 mit der IFN-γ bedingten Internalisierung vergesellschaftet ist oder, wie kürzlich *in vitro* durch Calciumdepletion induzierte Internalisierung von TJ Proteinen gezeigt [3], endozytotische Pathways – durch »Clathrin coated pits« bzw. Caveolae vermittelt oder durch Makropinozytose – darin involviert sind.

Methode

Nach Inkubation von konfluenten T 84-Epithelzellen mit 100 U/ml IFN-γ wurde der initiale Zeitpunkt der Internalisierung von Occludin und JAM-1 sowie im weiteren Zeitverlauf die zellulären Endozytose – Kompartimente (Clathrin coated pits, Caveolae, frühe, späte und Recycling-Endosomen, Golgi, endoplasmatisches Retikulum) sowie Dextran, einem Marker für Makropinozytose, mittels Immunfluoreszenz (IF) und konfokaler Mikroskopie bestimmt. Des Weiteren erfolgte eine Doppelmarkierung für TJ-Proteine und dem carcinoembryonalen Antigen (CEA). Durch pharmakologische Inhibitoren wurden die drei klassischen Endozytosewege Makropinozytose (5-(N-ethyl-N-isopropyl)-amiloride (EIPA), 5-(N,N-dimethyl) amiloride hydrochloride (DMA), Wortmannin), Caveolin (Cholesteroldepletion mitels Cholesteroloxidase bzw. Nystatin, Cholesterolextraktion mittels Methyl-β-cyclodextrin) bzw. Clathrin (hypertone Sucrose, zytosolische Ansäuerung) vermittelt – untersucht. Pulldown-Assays/Western-Blots für die GTPasen RhoA, Rac1 und Cdc42, welche eine wichtige Rolle in der Endozytose spielen (4), dienten zur Untersuchung des Aktivierungszustandes dieser Proteine. Western Blots für Occludin und JAM-1 im Gesamtzelllysat mit/ohne Ko-Inkubation durch den Proteinsynthesehemmer Cyclohexamid erfolgten zum Nachweis/Ausschluss eines vermehrten Proteinabbaus/Neusynthese. Immunprezipitationen von Occludin und JAM-1 und Western Blots für EEA-1, Rab – 4 und -11 sowie LAMP-1 dienten zum Nachweis einer gesteigerten Verbindung der TJ-Proteine mit diesen endosomalen Markern durch IFN-γ.

Ergebnisse

Nach 36 stündiger IFN-γ Inkubation kam es zur fokalen Internalisierung der TJ-Proteine Occludin und JAM-1, welche im weiteren Zeitverlauf zunahm und mit einer signifikanten Erhöhung der parazellulären Permeabilität als Indikator für eine gestörte Barrierefunktion einherging [2]. Mittels IF zeigte sich eine Umverteilung dieser TJ Proteine in ein intrazelluläres, unterhalb der durch CEA markierten apikalen Membran, gelegenes Kompartiment. Diese Internalisierung unter die apikale Membran war nicht durch einen IFN-γ bedingte(n) vermehrte(n) Proteinabbau/-neusynthese der TJ Proteine bedingt, da sich die Proteinkonzentrationen von Occludin und JAM-1 weder im Gesamtzelllysat noch nach Ko-Inkubation mit Cyclohexamid über eine Dauer von 48 bzw. 72 Stunden von Kontrollen unterschied. Eine Inhibierung der Clathrin bzw. Caveolae vermittelten Endozytosewege war ohne Einfluss auf die Internalisierung der TJ Proteine. Darüberhinaus fand sich zu keinem Zeitpunkt der IFN-γ Inkubation eine Ko-Lokalisation von Clathrin oder Caveolin-1 und Occludin bzw. JAM-1. Dagegen verhinderten alle Inhibitoren der Makropinozytose (EIPA, DMA, Wortmannin) eine Internalisierung von Occludin und JAM-1. Diese Ergebnisse wurden duch eine Ko-Lokalisation von internalisierten TJ Proteinen mit dem Makropinozytosemarker Dextran bestätigt. Desweiteren beobachteten wir eine signifikante Ko-Lokalisation der internalisierten TJ-Proteine mit frühen (EEA-1) und Recycling-Endosomen (Rab-4, -11) sowie eine vermehrte Assoziation dieser endosomalen Marker mit Occludin und JAM-1 durch IFN-γ. Dagegen fand sich keine Ko-Lokalisation bzw. Assoziation mit späten Endosomen (Rab-9), Lysosomen (LAMP-1) oder Markern des Golgi-Apparates (GM 130, TGN-38) bzw. des endoplasmatischen Retikulum (calnexin). Desweiteren induzierte IFN-γ eine vermehrte Aktivierung von RhoA, Rac 1 und Cdc42 gegenüber Kontrollen.

Schlussfolgerung

Unsere Ergebnisse unterstützen die These einer IFN-γ induzierten Internalisierung von transmembranösen TJ Proteinen in frühe und recycling Endosomen via Makropinozytose. Diese Internalisierung erfolgt ohne vermehre Neusynthese dieser TJ Proteine. Dagegen erfolgt durch IFN-γ eine Aktivierung der GTPasen RhoA, Rac1 und Cdc42, was charakteristisch bei durch Makropinozytose bedingten endozytotischen Vorgängen ist [5]. Somit könnte ein effizientes Recycling von TJ Proteinen zur apikalen Membran ohne Proteinneusynthese erfolgen und damit zur rascheren Wiederherstellung der Barrierefunktion, z. B. bei CED führen.

Literatur

1. Kucharzik T, Walsh SV, Chen J, Parkos CA, Nusrat A (2001) Neutrophil transmigration in inflammatory bowel disease is associated with differential expression of epithelial intercellular junction proteins. Am J Pathol 159:2001–2009
2. Bruewer M, Luegering A, Kucharzik T, Parkos CA, Madara JL, Hopkins AM, Nusrat A (2003) Proinflammatory cytokines disrupt epithelial barrier function by apoptosis-independent mechanisms. J Immunol 171:6164–6172
3. Ivanov AI, Parkos CA, Nusrat A (2004) Endocytosis of epithelial apical junctional proteins by a clathrin-mediated pathway into a unique storage compartment. Mol Biol Cell (in press)
4. Rojas R, Ruiz WG, Leung SM, Jou TS, Apodaca G (2001) Cdc42-dependent modulation of tight junctions and membrane protein traffic in polarized Madin-Darby canine kidney cells. Mol Biol Cell 12:2257–2274
5. Sun P, Yamamoto H, Suetsugu S, Miki H, Takenawa T, Endo T (2003) Small GTPase Rah/Rab34 is associated with membrane ruffles and macropinosomes and promotes macropinosome formation. J Biol Chem 278:4063–4071

Korrespondenzadresse: Dr. med. Matthias Brüwer, Klinik und Poliklinik für Allgemeine Chirurgie, Universitätsklinikum Münster, Waldeyerstr. 1, 48149 Münster, Tel.: 0251-83 56 301, Fax: 0251-83 56 414, E-mail: bruwer@uni-muenster.de

Der Einfluss des von *Bacteroides fragilis* gebildeten Toxins BFT auf die gesunde Darmschleimhaut

The effects of *Bacteroides fragilis* toxin on native human colonic mucosa in vitro

A. C. Schulz[1], A. J. Kroesen[1], S. Dullat[2], M. Fromm[2], H. J. Buhr[1]

[1] Charité, Campus Benjamin Franklin, Chirurgische Klinik I, Berlin
[2] Charité, Campus Benjamin Franklin, Institut für Klinische Physiologie, Berlin

Abstract

Enterotoxigenic strains of *Bacteroides fragilis* produce a 20-kDa metalloprotease toxin (BFT) which is associated with diarrheal disease in animals, children and adults. Experimental studies have suggested that the BFT alters the barrier function of the epithelial lining by degrading tight junction proteins like occludin, ZO-1, claudin and JAM. Destruction of this epithelial barrier causes bacterial translocation, inflammation and infection. Colonic mucosa mounted in Ussing chambers was investigated to characterize the effect of BFT on electrophysiological parameters and tight junction proteins. We investigated 32 individual specimens of healthy colonic mucosa from patients undergoing surgery because of carcinoma or diverticulitis. Also we tested specimen from patients with M. Crohn (n = 27) and Colitis ulcerosa (n = 20). Parameters we investigated are the chloride secretion in microA/cm^2 and the resistance R in Ohm/cm^2, differentiated in subepithelial (R_{sub}) and epithelial resistance (R_{epi}). To assess the effect of BFT on the tight junction proteins, a western blot was done to detect claudin 1 – 5, 15, 16, occludin and ZO-1. In normal mucosa BFT exposure decreases the resistance and the chloride secretion and increases the Isc. There is no difference in the subepithelial resistance. First investigation of tight junction proteins (n = 8) show less expression of occludin. In samples of the Crohn- and Colitis-patients we detected no change in electrophysiological parameters probably due to the preexistant damage of this special colonic mucosa.

Einleitung

Wir haben intraoperativ entnommene gesunde Kolonproben untersucht, um den Einfluss des *Bacteroides-fragilis*-Toxins BFT auf die intestinale Barrierefunktion zu charakterisieren. Bisherige Untersuchungen legen nahe, daß die Wirkung des BFT eine tight junction-spezifische ist (Einwirkungen auf Proteine wie Occludine, ZO-1, Claudine und JAM). Eine Zerstörung dieser komplexen epithelialen Barriere führt zu bakterieller Translokation, Inflammation und Infektion. Zur Klärung dieser Fragestellung haben wir elektrophysiologische (Ussing-Kammer) und proteinbiochemische Untersuchungsmethoden (Western-Blot) angewendet.

Methode

Die untersuchten gesunden Darmschleimhautproben sind im Rahmen von Hemikolektomien, Kolektomien oder Proktokolektomien gewonnen worden (n = 32). Außerdem haben wir Ileum- und Kolonproben von M. Crohn-Patienten (n = 27) und Colitis-ulcerosa-Patienten untersucht (n = 20). Mit Hilfe einer miniaturisierten Ussing-Kammer haben wir elektrophysiologische

Permeabilitätsparameter und Isotopenfluxe gemessen. Die erhobenen Parameter sind hierbei: der totale Widerstand (R), differenziert in epithelialen (R_{epi}) und subepithelialen Widerstand (R_{sub}), Strom und die elektrogene Chlorid-Sekretion.

Um Informationen über die Veränderungen in den tight junctions zu erhalten, führen wir außerdem den Nachweis spezifischer tight-junction-Proteine mittels Western Blot-Technik durch.

Ergebnisse

Erste Ergebnisse an BFT-exponierten gesunden Darmschleimhautproben zeigen eine Abnahme des totalen Widerstandes, dabei vor allem eine Abnahme des epithelialen Widerstandes. Der subepitheliale Widerstand bleibt annähernd gleich. Die Chlorid-Sekretion nimmt unter Toxineinwirkung ab. Es zeigt sich außerdem eine Zunahme des messbaren Stroms unter Toxinwirkung. In den bisher (n = 8) durchgeführten Western-Blots zeigt sich ein verminderter Nachweis des tight-junction-Proteins Occludin.

Bei den M. Crohn und Colitis ulcerosa-Proben zeigt sich keine signifikante Änderung der elektrophysiologischen Parameter, was durch die bereits erfolgte Vorschädigung der Darmschleimhaut erklärbar ist (◨ Tabelle 1).

◨ Tabelle 1.

Ergebnisse	Vor Toxin-Zugabe	Nach Toxin-Zugabe
Epithelialer Widerstand Ohm/cm²	102.8 ± 11.4	85.3 ± 11.7
Subepithel. Widerstand Ohm/cm²	11.3 ± 1.5	11.8 ± 0.9
Chlorid-Sekretion μA/cm²	126.0 ± 10.3	265.8 ± 10.7

Schlussfolgerung

Der Einfluss dieses Toxins auf die gesunde Darmschleimhaut zeigt eine eindeutige Störung der intestinalen Barrierefunktion. Bakterien und ihre Toxine sind an der Entstehung von entzündlichen Darmerkrankungen beteiligt. Untersuchungen zeigen ausserdem eine vermehrte Invasion von Bakterien in die Mukosa bei M. Crohn-Patienten. Es ist möglich, dass akute Entzündungsschübe beim M. Crohn durch bestimmte Toxine wie das BFT getriggert werden.

Literatur

1. Obiso RJ, Azghani AO, Wilkins T (1997) The *Bacteroides fragilis* Toxin Fragilysin disrupts the Paracellular Barrier of Epithelial Cells. Infect and Immun 65:1431–1439
2. Riegler M, Lotz M, Sears C, Pothoulakis C, Castagliuolo I, Wang CC, Sedivy R, Sogukoglu T, Cosentini E, Bischof G, Feil W, Teleky B, Hamilton G, LaMont JT, Wenzl E (1999) *Bacteroides fragilis* toxin 2 damages human colonic mucosa in vitro. Gut 44:504–510
3. Saidi RF, Sears CL (1996) *Bacteroides fragilis* Toxin Rapidly Intoxicates Human Intestinal Epithelial Cells (HT29/C1) In Vitro. Infect and Immun 64:5029-5034

Korrespondenzadresse: Alexandra Schulz, Charité, Campus Benjamin Franklin, Chirurgische Klinik I, Hindenburgdamm 30, 12200 Berlin, Fax: +49-30-84452740, E-mail: alexandra.schulz@charite.de

Transfer von Natürlichen Killer T-Zellen (NKT) verhindert die Ausbildung einer Kolitis in vivo

Transfer of natural killer T-cells (NKT) prevents onset of colitis in vivo

S. Farkas[1], C. Sattler[2], M. Janotta[1], K. Edtinger[2], H.-J. Schlitt[1], E. Geissler[2], M. Hornung[1]

[1] Klinik und Poliklinik für Chirurgie der Universität Regensburg
[2] Chirurgische Forschung der Universität Regensburg

Abstract

Background: Chronic inflammatory bowel disease (IBD) is induced by an inadequate reaction of the immune system to enteric antigens. By this pathological immune reaction T cells are stimulated, which leads to chronic inflammation of the bowel. Natural killer T (NKT) cells play a pivotal role in controlling the immune system. NKT cells co-express NK marker and a T cell receptor with an invariant α and a polymorphic β chain. By activation of NKT cells immune tolerance could be induced in a cornea transplant model and different autoimmune diseases [1; 3 – 5]. The aim of our study was to investigate the potential of NKT cells to regulate the immune system in experimental colitis. *Methods:* Experimental colitis was induced in SCID mice by CD4 + CD62L+ cells which were isolated of spleens of Balb/c mice with magnetic activated cell sorting (MACS). After control of cell viability Balb/c SCID mice were re-constituted with 500.000 CD62Lhigh cells or control cells (CD8) which were injected i. p.. On day 2, 14 and 28 either 500.000 NKT cells or 500.000 CD 8 control cells were injected (n = 8/group). The animal weight was controlled over 8 weeks. Finally, histologic specimens of the colon were scored after a standardized score [2] (0 = no inflammation, 4 = max inflammation). *Results:* 8 weeks after induction of colitis we found a significant difference between the animals receiving control cells or NKT cells (0,3 ± 0,2 NKT vs 3,2 ± 0,3 CD8 control cells; p < 0,0001). Having the same initial weight (19,5 ± 0,1 vs. 19,6 ± 0,2 g) mice of the therapy group gained significant more weight than animals of the control group after 8 weeks (23,5 ± 0,2 g NKT vs 21,3 ± 0,8 g control cells CD8; p < 0,05). This corresponds to a weight gain of 19,5% in the NKT vs 9,4% in the control group. *Conclusion:* Co-transfer of NKT cells prevented the onset of colitis in vivo in the CD4 + CD62L+ model. Only a mild inflammation was found in the therapy group, whereas colonic specimens of the control group showed severe inflammation. This was reflected by significant difference of the weight gain. As a conclusion we can say that transfer of NKT cells prevents onset of experimental colitis. This leads to new therapeutic strategies for cellular immune regulation, which have to be confirmed in other models.

Hintergrund

Chronisch entzündlichen Darmerkrankungen werden durch überschießende Immunreaktionen auf luminale Antigene induziert. Durch eine pathologische Immunregulation werden T-Zellen aktiviert und somit die chronische Entzündung aufrechterhalten und verstärkt. NKT Zellen spielen eine wichtige Rolle bei der Kontrolle von Immunreaktionen. NKT Zellen exprimieren sowohl den NK Zellmarker als auch einen semiinvariaten T-Zellrezeptor. Durch Aktivierung von NKT Zellen konnte bei unterschiedlichen Autoimmunkrankheiten und im Corneatransplant-modell eine Immuntoleranz induziert werden. Ziel unserer Studie war es, die immunregulative Wirkung von NKT Zellen bei experimenteller Kolitis zu untersuchen.

Material und Methoden

Zur Induktion der Kolitis wurden CD4 + CD62L + Zellen aus der Milz von Balb/c-Mäusen mit magnetic activated cell sorting (MACS) aufgereinigt. Nach Kontrolle der Zellvitalität im FACS wurden Balb/c SCID-Mäuse mit 500.000 CD62Lhigh Zellen i.p. oder Kontrollzellen (CD8) rekonstituiert. Nach 2 Tagen sowie nach 2 und 4 Wochen wurden entweder 500.000 NKT Zellen oder 500.000 Kontrollzellen CD8, welche ebenfalls aus der Milz von Balb/c-Mäusen gewonnen wurden, i.p. injiziert (je 8 Tiere/Gruppe). Über 8 Wochen wurde das Gewicht kontrolliert. Abschließend wurde das Kolon histologisch von einem geblindeten und unabhängigen Untersucher nach einem standardisiertem Score nach Kojouharoff et al. [2] beurteilt: 0 = keine Entzündung, 4 = max. Entzündung.

Ergebnisse

8 Wochen nach Induktion der Kolitis fand sich im histologischen Kolitisscore ein signifikanter Unterschied zwischen den Tieren die NKT-Zellen und Kontrollzellen erhielten (0,3 ± 0,2 NKT vs 3,2 ± 0,3 CD8 Kontrolle; p < 0,0001). Bei gleichem Ausgangsgewicht der Tiere (19,5 ± 0,1 vs 19,6 ± 0,2 g) zeigte sich ein signifikant höheres Endgewicht in der Therapiegruppe (23,5 ± 0,2 g NKT vs 21,3 ± 0,8 g Kontrolle CD8; p < 0,05). Dies entspricht einer Gewichtszunahme von 19,5% in der NKT- vs 9,4% in der Kontrollgruppe

Zusammenfassung und Schlussfolgerung

Durch Kotransfer von syngenen NKT Zellen konnte die Ausbildung einer Kolitis in vivo im CD4 + CD62L+ Kolitis Modell verhindert werden. In der Histologie zeigte sich nach NKT Transfer nur eine minimale Entzündung im Vergleich zur ausgeprägten Entzündung in der Kontrollgruppe. Dies spiegelt sich in der signifikant besseren Gewichtszunahme wider. Als Schlussfolgerung hieraus ergibt sich, dass der NKT Zelltransfer vor der Ausbildung einer experimentellen Kolitis schützt. Hieraus ergeben sich neue Ansätze für eine immunregulative Zelltherapie bei Kolitis, die in anderen Modellen noch bestätigt werden müssen.

Literatur

1. Kitamura H, Iwakabe K, Yahata T et al. (1999) The natural killer T (NKT) cell ligand alpha-galactosylceramide demonstrates its immunopotentiating effect by inducing interleukin (IL)-12 production by dendritic cells and IL-12 receptor expression on NKT cells. J Exp Med 189:1121–1128
2. Kojouharoff G, Hans W, Obermeier F et al. (1997) Neutralization of tumour necrosis factor (TNF) but not of IL-1 reduces inflammation in chronic dextran sulphate sodium-induced colitis in mice. Clin Exp Immunol 107:353–358
3. Powrie F (1995) T cells in inflammatory bowel disease: protective and pathogenic roles. Immunity 3:171–174
4. Saubermann LJ, Beck P, De Jong YP et al. (2000) Activation of natural killer T cells by alpha-galactosylceramide in the presence of CD1d provides protection against colitis in mice. Gastroenterology 119:119–128
5. Sonoda KH, Taniguchi M, and Stein-Streilein J (2002) Long-term survival of corneal allografts is dependent on intact CD1d – reactive NKT cells. J Immunol 168:2028-20-34

Korrespondenzadresse: Dr. med. Stefan Farkas, Klinik und Poliklinik für Chirurgie, Universität Regensburg, 93042 Regensburg, Tel.: 0941/944-6801, Fax: 0941/944-6802, E-mail: stefan.farkas@klinik.uni-regensburg.de

Dieses Projekt wird gefördert durch die Deutsche Forschungsgemeinschaft sowie durch das Bundesministerium für Bildung und Forschung im Rahmen des Kompetenznetz CED.

Die immunregulatorische Wirkung von Natürlichen Killer T- Zellen wird über den Oberflächenrezeptor CD1.1 vermittelt

Immune regulation of natural killer T cells (NKT) is transmitted by the CD1.1 receptor

M. Hornung[1], C. Sattler[2], K. Edtinger[2], E. Geissler[2], H.- J. Schlitt[1], S. Farkas[1]

[1] Klinik und Poliklinik für Chirurgie der Universität Regensburg
[2] Chirurgische Forschung der Universität Regensburg

Abstract

Introduction: Despite intensive research in the last years etiology and pathogeneses of inflammatory bowel disease is still not clear. Transferred CD4 + CD62L+ T cells induce in SCID mice chronic colitis [1]. After induction of colitis the expression of CD1.1 is upregulated in epithelial cells of the colon. Immune regulating NKT cells express on the surface NK marker and a semiinvariant T cell receptor [2, 3], which is activated by CD1.1 [4]. We could show that additional transfer of NKT cells reduces colitis in the CD4 + CD62L+ model. The aim of our study was to study the mechanism of NKT cell activation. *Methods:* CD4 + CD62L+ and NKT cells were isolated of spleens of Balb/c mice with magnetic activated cell sorting (MACS). 500 000 CD4 + CD62L + - and 500 000 NKT cells were i.p. injected in Balb/c SCID Mäuse. After 2 days and 2 and 4 weeks 500 000 NKT cells were i.p. transferred. In addition, one group was treated with 25 µg anti-CD1.1 (1B1) and the other with 25 µg of an isotype of IgG2b i.v.. Over 8 weeks the weight was controlled and the histologic specimens of the colon were scored after a standardized score (0 = no inflammation, 4 = maximal Inflammation) [5]. *Results:* Animals treated with anti-CD1.1 developed macroscopical and histological a severe colitis. In the group, which received the isotype anitbody, the colitis was obviously diminished in the histologic score compared to the first group (anti-CD1.1 $3,0 \pm 0,6$ versus isotype $1,3 \pm 0,3$ $p < 0,05$). *Conclusion:* Transfer of NKT cells reduces colitis induced by CD4 + CD62L+ cells. NKT cells are activated over CD1.1. In the CD4 + CD62L+ model we recently showed the upregulation of CD1.1 expression in epithelial cells of the colon. Blockade of CD1.1 diminishes die immune regulative function of NKT cells. Our results show that activation of NKT cells over CD1.1 is required for the immune regulation. This might contribute to the development of specific cellular therapy for inflammatory bowel disease.

Einleitung

Die Ätiologie und Pathogenese der chronisch entzündlichen Darmerkrankung sind trotz intensiver Forschung weiterhin unklar. Transferierte CD4 + CD62L+ T-Zellen induzieren in SCID Mäusen eine chronische Kolitis [1]. Nach der Kolitisinduktion ist die Expression des Oberflächenrezeptors CD1.1 auf dem Darmepithel vermehrt. Die bekannterweise immunregulatorischen NKT-Zellen exprimieren auf ihrer Oberfläche NK-Marker sowie einen semiinvarianten T-Zellrezeptor [2, 3], der über CD1.1 aktiviert wird [4]. Wir konnten zeigen, dass zusätzlicher Transfer von NKT-Zellen die Ausprägung der Kolitis im CD4 + CD62L+ Modell vermindert. Ziel dieser Studie war es, den Mechanismus der Aktivierung von NKT Zellen zu untersuchen.

Methoden

Zur Transplantation von CD4 + CD62L + -Zellen und NKT-Zellen in vivo wurden die Zellen mit magnetic activated cell sorting (MACS) aus der Milz von Balb/c-Mäusen aufgereinigt. 500 000 CD4 + CD62L± und 500 000 NKT-Zellen wurde in Balb/c SCID Mäuse i.p. injiziert. Nach 2 Tagen sowie nach 2 und 4 Wochen wurden 500 000 NKT-Zellen i.p. verabreicht. Zusätzlich erhielt eine Gruppe 25 µg anti-CD1.1 (Klon 1B1) und die andere 25 µg eines Isotyps IgG2b i.v.. Über 8 Wochen wurde das Gewicht kontrolliert und abschließend das Darmgewebe histologisch von einem geblindeten und unabhängigen Untersucher nach einem standardisierten Score beurteilt (0 = keine Entzündung, 4 = max. Entzündung) [5].

Ergebnisse

In den mit Anti-CD1.1 behandelten Tieren zeigte sich makroskopisch und histologisch eine deutliche Kolitis. In der Gruppe, die den Isotyp-Ak erhielt, war die Kolitis im Vergleich zu der ersten Gruppe im histologischen Score wesentlich geringer ausgeprägt (Anti-CD1.1 $3,0 \pm 0,6$ versus Isotyp $1,3 \pm 0,3$; $p < 0,05$).

Schlussfolgerung

Transfer von NKT-Zellen führt zu einer deutlichen Verminderung der durch CD4 + CD62L + -Zellen induzierten Kolitis. NKT-Zellen können über CD1.1 aktiviert werden. Im CD4 + CD62L + -Modell kommt es nach eigenen Untersuchungen zu einer vermehrten Expression von CD1.1 auf dem Kolonepithel. Die Blockade von CD1.1 verminderte die immunregulative Funktion von NKT-Zellen. Unsere Ergebnisse zeigen, dass die Aktivierung der NKT-Zellen über CD1.1 die Voraussetzung für die immunregulatorische Wirkung ist. Somit ergeben sich neue Erkenntnisse für eine spezifische zelluläre Therapie der Kolitis.

Literatur

1. Mudter J, Wirtz S, Galle PR, Neurath MF (2002) A new model of chronic colitis in SCID mice induced by adoptive transfer of CD62L+CD4+T cells: insights into the regulatory role of interleukin-6 on apoptosis. Pathobiology 70:170–176
2. Lantz O, Sharara LI, Tilloy F, Andersson A, DiSanto JP (1997) Lineage relationships and differentiation of natural killer (NK) T cells: intrathymic selection and interleukin (IL)-4 production in the absence of NKR-P1 and Ly49 molecules. J Exp Med 185:1395–1401
3. Exley M, Garcia J, Balk SP, Porcelli S (1997) Requirements for CD1d recognition by human invariant Valpha24+CD4-CD8- T cells. J Exp Med 186:109–120
4. Bendelac A, Rivera MN, Park SH, Roark JH (1997) Mouse CD1-specific NK1 T cells: development, specificity, and function. Annu Rev Immunol 15:535–562
5. Kojouharoff G, Hans W, Obermeier F, Mannel DN, Andus T, Scholmerich J, Gross V, Falk W (1997) Neutralization of tumour necrosis factor (TNF) but not of IL-1 reduces inflammation in chronic dextran sulphate sodium-induced colitis in mice. Clin Exp Immunol Feb 107:353–358

Korrespondenzadresse: Dr. med. Matthias Hornung, Klinik und Poliklinik für Chirurgie, Universität Regensburg, 93042 Regensburg, Tel.: 0941/944-6801, Fax: 0941/944-6802, E-mail: matthias.hornung@klinik.uni-regensburg.de

Lymphotoxin-β Rezeptoren Blockade reduziert Leukozyten-Endothelzellen-Interaktion in vivo durch Downregulation von MadCAM-1 bei experimenteller chronischer Kolitis

Blocking of lymphotoxin-β receptor pathway in chronic colitis causes downregulation of MadCAM-1 and reduced leucocyte-endothelial cell interaction

M. Janotta[1], P. Stopfer[2], D. N. Männel[2], T. Hehlgans[2], M. Hornung[1], E. Geissler[3], H. J. Schlitt[1], S. Farkas[1]

[1] Klinik und Poliklinik für Chirurgie der Universität Regensburg
[2] Institut für Pathologie/Tumorimmunologie der Universität Regensburg
[3] Chirurgische Forschung der Universität Regensburg

Abstract

Background: The lymphotoxin-β receptor (LTβR) pathway is critical for maintenance of organized lymphoid structures and involved in development of colitis as shown in different mouse colitis models. Thus, the mechanisms by which LTβR activation contributes to the pathology the chronic form of DSS-colitis was investigated. Moreover, it was demonstrated that mucosal addressin cell adhesion molecule-1 (MadCAM-1), which is strongly expressed in inflamed intestinal mucosa, plays a significant role in development of chronic DSS-colitis [1, 2]. *Material and Methods:* Acute colitis was induced in Balb/c mice (20 ± 0.4g; n $=$ 10 per group) by oral administration of 5% dextran sodium sulfate (DSS) dissolved in drinking water for 4 cycles of treatment [3]. Two weeks after completion of 4 cycles of DSS treatment, mice in the therapy group received 100 μg i.p. of a monoclonal antibody against LTβR for 6 days. Mice of the control group received 100μg of an isotyp antibody. To prepare mice for cell injection, a venous and arterial catheter was implanted in anaesthetized animals. The colon was then mobilized and extriorized for in vivo microscopy. Leukocyte-endothelium interaction in collecting and postcapillary venules was visualized and quantified by epiillumination at a 680-fold magnification. For in vivo microscopy of the mucosa the colon was incised and leukocyte extravasation was calculated. Then tissue was taken out for histological and immunohistochemical tests. *Results:* Treatment of chronic form of DSS-induced colitis with LTβR-Ig significantly attenuated the development and histological manifestation of the disease. The expression of the proinflammatory cytokines TNF, IL-1β and IL-6 was clearly reduced by LTβR-Ig treatment in the chronic form of colitis. Moreover LTβR-Ig treatment significantly downregulated MadCAM-1 expression, leading to reduced leucocyte endothelium interaction. Additionally, reduced extravasation of leucocytes to intestinal mucosa was observed. MadCAM expression was semi-quantitatively detected by immunhistochemistry. *Conclusions:* Our results show, that LTβR pathway inhibition leads to a downregulation of MadCAM-1 expression. This leads to a significant reduction of leucocyte-endothelium interaction, extravasation of lymphocytes and also to a better histological score. This study verifies the pathophyiological role of LTβR pathway inhibition in the rise of inflammatory bowel disease, that is mediated by MadCAM-1.

Einleitung

Die Lymphotoxin-β-Rezeptoren (LTβR) Kaskade ist in der Aktivierung von lymphatischen Gewebe maßgeblich beteiligt. Es konnte gezeigt werden, daß Sie auch bei chronisch entzündlichen Darmerkrankungen eine Rolle spielt. Darüber hinaus scheint in diesem Zusammenhang die selektive Expression von MadCAM-1 im Endothel des entzündeten Darms von Bedeutung zu sein [1, 2]. Ziel unserer Studie war es, die Wirkung einer Blockade der LTβR Kaskade auf die Expression von MadCAM-1 und nachfolgende Leukozytenadhäsion bei DSS-Kolitis in vivo zu untersuchen. Hiermit sollte der Mechanismus der Wirkung von LTβR geklärt werden.

Material und Methoden

$20 \pm 0{,}4$ g schweren Balb/c Mäusen wurde über 4 Zyklen 5% Dextransodiumsulfat (DSS) zur Induktion einer chronischen Kolitis im Trinkwasser verabreicht [3]. Zwei Wochen nach dem letzten Zyklus wurde den Tieren der Therapiegruppe (n = 10) innerhalb von 6 Tagen 100 μg eines monoklonalen Antikörpers gegen LTβR i.p. injiziert. Die Kontrollgruppe (n = 10) erhielt 100 μg eines entsprechenden Isotypen Antikörpers. Für die in vivo Mikroskopie wurde in Inhalationsnarkose ein arterieller und venöser Katheter implantiert, dann das Kolon mobilisiert und ausgelagert. Nach Leukozytenmarkierung erfolgte in Epiillumination (680facher Vergrößerung) die Quantifizierung der Leukozytenadhärenz in Sammelvenolen und postkapillären Venolen. Nach antimesenterieller Inzision des Kolons wurde die Anzahl der mukosal extravasierten Leukozyten bestimmt. Anschließend wurde Gewebe zur Histologie entnommen. Die MadCAM Expression wurde semiquantitativ immunhistochemisch bestimmt.

Ergebnisse

Die LTβR-Ig Behandlung von Mäusen mit DSS-Kolitis führte zu einer sinifikanten Verbesserung des histologischen Scores im Vergleich zur Kontrollgruppe. Die Expression der proinflammatorischen Zytokine TNF, IL-1β und IL-6 war in der Therapiegruppe ebenfalls deutlich vermindert. Darüber hinaus bewirkte eine LTβR-Ig-Behandlung eine deutlichen Downregulation der MadCAM-1 Expression und führte somit zu einer signifikanten Reduzierung der Leukozytenadhärenz, sowohl in den postkapillären Venolen, als auch in den Sammelvenolen. Zusätzlich wurde eine Verminderung der Leukozytenextravasation die Mukosa beobachtet.

Schlussfolgerung

Wir konnten erstmals in einem in vivo Modell zeigen, daß die Blockade der LTβR Kaskade durch LTβR-Ig zu einer Downregulation der MadCAM-1 Expression führt. Dies resultierte in einer signifikanten Reduktion der Leukozytenadhärenz und-extravasation und somit einer Verbesserung des histologischen Scores. Diese Ergebnisse belegen die pathophysiologische Bedeutung der LTβR Kaskade bei der Entstehung von chronisch entzündlichen Darmerkrankungen die über MadCAM-1 vermittelt wird.

Literatur

1. Connor EM, Eppihimer MJ, Morise Z, Granger DN, Grisham MB (1999) Expression of mucosal addressin cell adhesion molecule-1 (MadCAM-1) in acute and chronic inflammation. J Leukoc Biol 65:349–355
2. Kato S, Hokari R, Matsuzaki K, Iwai A, Kawaguchi A, Nagao S, Miyahara T, Itoh K, Ishii H, Miura S (2000) Amelioration of murine experimental colitis by inhibition of mucosal addressin cell adhesion molecule-1. J Pharmacol Exp Ther 295:183–189
3. Okayasu I, Hatakeyama S, Yamada M, Ohkusa T, Inagaki Y, Nakaya R (1990) A novel method in the induction of reliable experimental acute and chronic ulcerative colitis in mice. Gastroenterology 98:694–702

Korrespondenzadresse: Markus Janotta, Klinik und Poliklinik für Chirurgie, Universität Regensburg, 93042 Regensburg, Tel.: 0941/944-6801, Fax: 0941/9446802, E-mail: m.janotta@t-online.de

Erhöhtes Pouchitis-Risiko durch backwash-Ileitis bei Colitis ulcerosa

Increased pouchitis risk by backwash ileitis after ulcerative colitis

A. J. Kroesen[1], J. D. Schulzke[2], S. Dullat[1], M. Fromm[3], H. J. Buhr[1]

[1] Klinik für Viszeral-, Gefäß- und Thoraxchirurgie
[2] Klinik für Innere Medizin mit Schwerpunkt Gastroenterologie, Hepatologie und Rheumatologie
[3] Institut für Klinische Physiologie – Charité, Universitätsmedizin Berlin, Campus Benjamin Franklin

Abstract

Background and aim: The most important risk factor in chronic pouchitis beside primary sclerosing cholangitis is so-called backwash ileitis. It is known that pouchitis leads to a dramatic decrease of mucosal transport function. Hence the aim of this study was to examine the permeability of the ileoanal pouch and its influence on the further outcome and to identify possible risk factors. *Material and methods*: Biopsies were taken from 91 patients (m:f $= 28{:}15$; age $= 35.2 \pm 12.5$) with ulcerative colitis. Biopsies were taken as follows: a) intraoperatively prior to pouch creation (pre-IAP); b) a median of 14 months after ileostomy closure (pouch), and in case of pouchitis. The specimens were divided into 2 groups: backwash ileitis (BI), no backwash ileitis ($\varnothing$BI). BI was diagnosed histologically as being in the last 5 cm of the terminal ileum. Tissues were mounted in a miniaturized Ussing chamber. Epithelial and subepithelial resistance was determined by transmural impedance analysis. Active Na^+-glucose cotransport was measured as a change in short-circuit current after stepwise addition of glucose. Active Cl secretion was measured after stimulation with theophylline and PGE_2. *Results:* The number of patients examined was 13/21 (BI/$\varnothing$BI) prior to pre-IAP, 23/37 (BI/$\varnothing$BI) with an intact pouch, and 35/7 (BI/$\varnothing$BI) with pouchitis. Epithelial resistance in BI/$\varnothing$BI was $11.5 \pm 1.9/15.0 \pm 0.9$ [$\Omega \cdot cm^2$] for pre-IAP, $12.5 \pm 1.5/21.4 \pm 2.3$ [$\Omega \cdot cm^2$] for the intact pouch, and $13.2 \pm 1.4/15.1 \pm 1.0$ [$\Omega \cdot cm^2$] for pouchitis (p < 0.05 BI vs. $\varnothing$ BI with an intact pouch). Mannitol flux in BI/$\varnothing$BI was $309.7 \pm 62.4/236.3 \pm 48.5$ [$nmol \cdot h^{-1} \cdot cm^{-2}$] for pre-IAP, $437.2 \pm 47.2/313.3 \pm 39.3$ [$nmol \cdot h^{-1} \cdot cm^{-2}$] for intact pouch, and $313.3 \pm 34.9/313.3 \pm 34.9$ [$nmol \cdot h^{-1} \cdot cm^{-2}$] for pouchitis. Electrogenic chloride secretion flux in BI/$\varnothing$BI was $69.2 \pm 16.0/36.3 \pm 6.9$ [$\mu A\ cm^{-2}$] for pre-IAP, $99.8 \pm 13.8/133.9 \pm 19.6$ [$\mu A\ cm^{-2}$] for an intact pouch, and $37.6 \pm 6.3/25.5 \pm 10.6$ [$\mu A\ cm^{-2}$] for pouchitis. Pouchitis was more frequent in patients with backwash ileitis. *Conclusions*: Patients with backwash ileitis evidence diminished epithelial resistance and increased porosity in the further course. Transport function remain unchanged. Patients with a disturbed barrier can be identified much earlier by a decrease in epithelial resistance.

Einleitung

Die Begleitentzündung des terminalen Ileums (backwash-Ileitis) bei der Colitis ulcerosa wird neben der primär sklerosierenden Cholangitis als Risikofaktor für die Entstehung einer chronischen Pouchitis diskutiert. Das Vorhandensein einer backwash-Ileitis hingegen wurde in der vorhandenen Literatur bisher sehr kontrovers beschrieben. Daher stellt sich die Frage, ob unter Umständen die elektrophysiologische Analyse der Barrierefunktion einen zusätzlichen Risikofaktor für die Entstehung einer Pouchitis erkennen lässt. Bei der Pouchitis ist bekannt, dass es hinsichtlich der Permeabilität zu einer Reduktion der Transportfunktion kommt. Ziel dieser Studie war es daher, den Einfluß der Permeabilität auf die spätere Permeabilität des Pouches zu untersuchen und hierüber gegebenenfalls frühzeitig Risikopatienten zu identifizieren.

Patienten

Es wurden 91 Patienten (m:w = 28:15; Alter = 35,2 ± 12,5) mit Colitis ulcerosa longitudinal jeweils im Pouch-Corpus biopsiert. Die Zeitpunkte waren: a) intraoperativ unmittelbar vor Pouchanlage (prae IAP); b) im Median 14 Monate nach Ileostomarückverlagerung (Pouch) und bei Auftreten einer Pouchitis. Die Patienten wurden jeweils in zwei weitere Gruppen unterteilt: backwash-Ileitis (BI), keine backwash-Ileitis (ØBI). Die backwash-Ileitis wurde histologisch in den letzten 5 cm des terminalen Ileums diagnostiziert. backwash-Ileitis wurde anhand des histologischen Teils des PDAI am HE-Präparat des terminalen Ileum bei einem Score von 3 – 6 Punkten diagnostiziert [1]. Alle Patienten mit backwash-Ileitis hatten gleichzeitig eine praeoperative Pancolitis mit therapierefraktärem Verlauf. 2 Patienten wurden wegen eines toxischen Verlaufs colektomiert. Unter den 48 Patienten ohne backwash-Ileitis wurde die Proktomukosektomie mit ileoanaler Pouchanlage bei 32 Patienten wegen therapierefraktären Verlaufs/intraktablen Medikamentennebenwirkungen, bei 10 Patienten wegen eines Colitis ulcerosa assoziierten Karzinoms und bei 6 Patienten wegen Epitheldysplasien vorgenommen.

Methode

Mit Hilfe einer miniaturisierten Ussing-Kammer wurden an endoskopisch gewonnenen Ileum- und Ileum-Pouch-Biopsien elektrophysiologische Permeabiltätsparameter und resorptive Isotopenfluxe (Mannitol) von Permeabilitätsmarkern gemessen. Der totale Widerstand (R^t) wurde durch Wechselstrom-Impedanzanalyse in epithelialen (R^e) und subepithelialen Widerstand (R^{sub}) differenziert. Der aktive Na^+-Glucose-Cotransport wurde durch kinetische Messung der maximalen Kurzschlußstrom (I_{SC})-Steigerung (Glu-Kinetik; V_{max}) unter schrittweiser Glucose-Zugabe (nicht angeführt) und die aktive Chlorid-Sekretion durch Messung der Kurzschlußstromanstiegs (Cl-Sekretion; ΔI_{SC}) nach Theophillin- und PGE_2-Zugabe ermittelt.

Ergebnisse

Die Ergebnisse sind in der ◻ Tabelle 1 wiedergeben. In der Gruppe der Patienten mit backwash-Ileitis trat eine Pouchitis mit 35/7 Patienten deutlich häufiger auf.

Diskussion/Schlussfolgerungen

Erstmalig wurde diese Fragestellung von Gustavsson 1987 bearbeitet [2]. Diese Arbeitsgruppe stellte bei 131 Patienten 15 mal zum Zeitpunkt der Operation eine backwash-Ileitis fest. 20 der untersuchten Patienten entwickelten im weiteren Verlauf eine Pouchitis. Es konnte keine Korrelation zwischen Pouchitis und backwash-Ileitis festgestellt werden. Nur 2 der Pouchitis-Patienten hatten eine backwash-Ileitis. Hieraus wurde geschlossen, dass das Vorhandensein einer backwash-Ileitis nicht für eine Pouchitis praedisponiert. 10 Jahre später veröffentlichten Schmidt et al. eine Studie über den prädiktiven Wert des histopathologischen Befundes des Colons und des terminalen Ileum hinsichtlich des Pouchitisrisikos [3]. Es wurden 73 Patienten untersucht und die präoperative Ausdehnung und Schwere der Colitis ulcerosa, sowie das Vorhandensein einer backwash-Ileitis erfasst. Es konnte gezeigt werden, dass die Ausdehnung der Colitis, nicht aber die Schwere der Entzündung ein Prädiktor der Pouchinflammation waren. Zusätzlich erwies sich in dieser Studie das präoperative Vorhandensein einer backwash-Ileitis als signifikanter Prädiktor einer Pouchitis.

◻ Tabelle 1. Darstellung der Widerstandswerte (R^e-epithelialer Widerstand, R^{sub} subepithelialer Widerstand), der Mannitol-Fluxe und der elektrogenen Chloridsekretion der Ileum-Mucosa zu den verschiedenen Funktionszuständen.

| | n | R^e | | R^{sub} | |
| | | $[\Omega \cdot cm^2]$ | | $[\Omega \cdot cm^2]$ | |
	BI/ØBI	BI	ØBI	BI	ØBI
Prae IAP	13/21	$11,5 \pm 1,9$	$15,0 \pm 0,9$	$18,8 \pm 3,6$	$28,1 \pm 2,6$**
Pouch	23/37	$12,5 \pm 1,5$	$21,4 \pm 2,3$*	$16,6 \pm 1,5$	$16,9 \pm 1,6$
Pouchitis	35/7	$13,2 \pm 1,4$	$15,1 \pm 1,0$	$25,0 \pm 2,1$	$21,3 \pm 1,8$

| | n | Mannitol-Flux | | Cl-Sekretion | |
| | | $J\ [nmol \cdot h^{-1} \cdot cm^{-2}]$ | | $\Delta\ I_{SC}\ [\mu A\ cm^{-2}]$ | |
	BI/ØBI	ØBI	ØBI	BI	ØBI
Prae IAP	13/21	$309,7 \pm 62,4$	$236,3 \pm 48,5$	$69,2 \pm 16,0$	$36,3 \pm 6,9$
Pouch	23/37	$437,2 \pm 47,2$	$313,3 \pm 39,3$	$99,8 \pm 13,8$	$133,9 \pm 19,6$
Pouchitis	35/7	$313,3 \pm 34,9$	$498,2 \pm 177,5$	$37,6 \pm 6,3$***	$25,5 \pm 10,6$***

* $p < 0,05$ vs. intakter Pouch mit *BI*, Pouchitis mit und ohne *BI*.
** $p < 0,05$ vs. alle anderen Gruppen.
*** $p < 0,05$ vs. intakter Pouch, Kontrollen (je für mit und ohne *BI*)

1. Die backwash-Ileitis ist ein Prädiktor der Pouchitis.
2. Die Patienten mit backwash-Ileitis weisen im weiteren Verlauf einen geringeren epthelialen Widerstand und erhöhte Mannitolfluxe auf.
3. Die Transportfunktion hingegen bleibt unverändert.
4. Anhand der deutlichen Minderung des epithelialen Widerstandes können Patienten mit einer Barrierestöung früher erkannt werden und einer Therapie zur Pouchitis-Prophylaxe mit 5-ASA oder Probiotika [4] zugeführt werden.

Literatur

1. Sandborn WJ, Tremaine WJ, Batts KP, Pemberton JH, Phillips SF (1994) Pouchitis after ileal pouch-anal anastomosis: a Pouchitis Disease Activity Index. Mayo Clin Proc 69:409–415
2. Gustavsson S, Weiland LH, Kelly KA (1987) Relationship of backwash ileitis to ileal pouchitis after ileal pouch-anal anastomosis. Dis Colon Rectum 30:25–28
3. Schmidt CM, Lazenby AJ, Hendrickson RJ, Sitzmann JV (1998) Preoperative terminal ileal and colonic resection histopathology predicts risk of pouchitis in patients after ileoanal pull-through procedure. Ann Surg 227:654–662
4. Gionchetti P, Rizzello F, Venturi A, Brigidi P, Matteuzzi D, Bazzocchi G, Poggioli G, Miglioli M, Campieri M (2000) Oral bacteriotherapy as maintenance treatment in patients with chronic pouchitis: a double-blind, placebo-controlled trial. Gastroenterology 119:305–309

Korrespondenzadresse: Dr. Anton J. Kroesen, Chirurgische Klinik I, Charité, Universitätsmedizin Berlin, Campus Benjamin Franklin, Hindenburgdamm 30, 12200 Berlin, Tel.: 030/8445-2543, E-mail: kroesen@ukbf.fu-berlin.de

XV. Sepsis

STAT-3 reguliert die verminderte Apoptose neutrophiler Granulozyten beim Patienten mit Sepsis

STAT-3 regulates the reduced apoptosis in neutrophils from patients with sepsis

L. Mica, L. Härter, O. Trentz, M. Keel

Klinik für Unfallchirurgie, Universitätsspital Zürich, Rämistr. 100, 8091 Zürich, Schweiz

Abstract

The reduction of spontaneous apoptosis in neutrophil granulocytes (PMN) after trauma contributes to the pathogenesis of SIRS and sepsis. Endotoxins such as LPS bind to their receptors and activate protein kinases, which lead to activation of several transscription factors like NFkB and STAT-3. The aim of this study was to elucidate the involvement of STAT-3 in the regulation of PMN apoptosis in patients with sepsis.

PMN from patients with sepsis (n = 7) and healthy controls (n = 7) were isolated from heparinized blood by Ficoll density centrifugation. Cells (1×10^6/mL) were stimulated up to 16 hours with LPS (1 µg/mL). Inhibition of STAT-3 was accomplished by preincubating cells with curcumin (20 µM) one hour prior to stimulation with LPS. PMN apoptosis was measured in flow cytometry (FACS) after staining cells with FITC-Annexin and propidium iodide. The expression of STAT-3 mRNA was measured in RT-PCR and STAT-3 protein in western blot of whole cell lysates.

Inhibition of STAT-3 with curcumin (20 µM) abolished the LPS-induced reduction of spontaneous apoptosis in PMN from patients with sepsis ($23,5 \pm 2,6$ to $47,7 \pm 4,7$) as well as in PMN from healthy controls ($22,7 \pm 2,9$ to $55,1 \pm 1,0$). Expression of STAT-3 mRNA was found in PMN from healthy controls but not, or only rarely, in PMN from patients with sepsis. Similarly STAT-3 protein was reduced in cells from patients compared to controls. Incubation with LPS reduced STAT-3 mRNA expression in control cells but reduced apoptosis in cells from controls as well as from patients with sepsis.

Inhibition of LPS-induced reduction of apoptosis by the STAT-3 inhibitor curcumin indicates an involvement of STAT-3 in the regulation of neutrophil apoptosis. The reduced apoptosis seen in patients with sepsis could be due to previous contact with endotoxin, which leads to reduction of STAT-3 in these cells.

Einleitung

Die verminderte Apoptoserate neutrophiler Granulozyten (PMN) bei Patienten mit Sepsis trägt entscheidend zur Pathogenese des Multiorgandysfunktionssyndroms (MODS) und des Multiorganversagens (MOV) bei. Es konnte gezeigt werden, dass Stimulation von PMN mit Endotoxin (LPS) zur Aktivierung von NF-κB führt und zur Reduktion der Spontanapoptose. In neutrophilen Granulozyten konnte auch eine Beteiligung von STAT-3 (Signal transducer and activators of transcription) an der Reduktion der Apoptose durch die Wachstumsfaktoren GM-CSF [1] und G-CSF [2] gezeigt werden. In dieser Arbeit sollte die Beteiligung von STAT-3 an der Reduktion der Apoptose in PMN von Patienten mit Sepsis untersucht werden.

Methodik

PMN (1×10^6/ml) von septischen Patienten (n = 7) und von gesunden Probanden (n = 7) wurden mit einem STAT3-inhibitor (Curcumin 20 µM) oder mit Medium eine Stunde vorinkubiert und anschließend mit LPS (1 µg/ml) für 16 Stunden stimuliert. Die Apoptoserate wurde nach Färbung mit FITC-Annexin-V und Propidiumjodid im Durchflusszytometer (FACS Calibur, Becton Dickinson, Basel, Schweiz) bestimmt. Als rein apoptotische Zellen wurden nur die Annexin-V positiven, aber Propidiumjodid negativen Zellen erkannt, wohingegen die Annexin-V positiven und Propidiumjodid positiven Zellen als nekrotisch, bzw spätapoptotisch definiert wurden.

Die mRNA wurde aus den PMN (10×10^7) mittels TRIZOL Methode isoliert und nach DNAse Behandlung durch reverse Transskriptase (Superscript TM-II, Invitrogen) in cDNA transskribiert. Die Primer für STAT3 wurden mit Hilfe des Programms Primer Express (Applied Biosystems, Foster City, CA) und der STAT-3 mRNA Sequenz (NCBI: AJ012463) erstellt und die RT-PCR bei 56 °C annealing Temperatur und 38 Zyklen durchgeführt und nach Elektrophorese im Agarosegel mit Ethidiumbromid visualisiert. Die Isolation der mRNA wurde mittels β-Actin PCR kontrolliert. Die Auftrennung der Proteine erfolgte durch SDS-PAGE (Mini Protean II, BioRad, Hercules, CA) in Laemmli Puffer. Die getrennten Proteine wurden nach Immunoblotting auf PVDF Membran (BioRad) und Färbung mit spezifischen Antikörpern mittels ECL (Amersham Biosciences, Buckinghamshire, England) auf Röntgenfilm visualisiert (Kodak X-Omat AR Film, Kodak, Lausanne, Schweiz).

Ergebnisse

Inkubation von PMN mit LPS (1 µg/ml) führte bei Patienten mit Sepsis zu einer Reduktion der spontanen Apoptose ($43,2 \pm 5,3$ auf $23,5 \pm 2,6$), ebenso wie bei gesunden Kontrollen ($47,2 \pm 1,3$ auf $22,7 \pm 2,9$). Inhibition von STAT-3 durch Vorinkubation mit Curcumin (20 µM) für eine Stunde unterband das LPS-induzierte Überleben der Zellen. Im Gegensatz zu Kontrollzellen war eine Expression der STAT-3 mRNA nicht, oder nur sehr gering, in PMN von Patienten mit Sepsis nachweisbar. Ebenso war nur wenig STAT-3 Protein in PMN von Patienten mit Sepsis zu finden. In PMN von Kontrollen führte Inkubation mit LPS zu einer Reduktion der STAT-3 mRNA. Der Gehalt an STAT-3 Protein blieb unverändert.

Diskussion

Die Inhibition des LPS-induzierten Überlebens in PMN durch den STAT-3 Inhibitor Curcumin weist auf die Beteiligung von STAT-3 an der Regulation der Apoptose hin. Dies gilt sowohl für PMN von gesunden Probanden als auch von Patienten mit Sepsis. Die spontane Apoptose neutrophiler Granulozyten wird durch eine konstitutive Expression von anti-apoptotischen Proteinen z. B. Mcl-1 reguliert, wohingegen die Hemmung der spontanen Apoptose durch die Aktivität von STAT-3 mitbestimmt wird. Dies konnte für die beiden Zytokine G-CSF und GM-CSF gezeigt werden [3]. Die reduzierte Expression von STAT-3 mRNA und Protein weist ebenfalls auf STAT-3 als einem Regulationsfaktor bei der Apoptose hin. Aber auch in Tumorzellen (NHL, ML) konnte eine Beteiligung von STAT-3 an der Regulation der Apoptose gezeigt werden [4]. Die Regulationsmechanismen der PMN Apoptose sind jedoch weiterhin unklar.

Literatur

1. Epling-Burnette PK, Zhong B, Bai F, Jiang K, Bailey RD, Garcia R, Jove R, Djeu JY, Loughran TP Jr, Wei S (2001) Cooperative regulation of Mcl-1 by Janus kinase/stat and phosphatidylinositol 3-kinase contribute to granulocyte-macrophage-colony stimulating factor-delayed apoptosis in human neutrophils. J Immunol 166:7486–7495
2. Hasegawa T, Suzuki K, Sakamoto C, Ohta K, Nishiki S, Hino M, Tatsumi N, Kitagawa S (2003) Expression of the inhibitor of apoptosis (IAP) family members in human neutrophils. Blood 101:1164–1171
3. Sakamoto C, Suzuki K, Hato F, Akahori M, Hasegawa T, Hino M, Kitagawa S (2003) Antiapoptotic effect of granulocyte-colony stimulating factor, granulocyte-macrophage-colony stimulating factor, and cyclic AMP on human neutrophils. Int J Hepatol 77:60–70
4. Alas S, Bonavida B (2003) Inhibition of constitutive STAT3 activity sensitizes resistant non-Hodgkin's lymphoma and multiple myeloma to chemotherapeutic drug-mediated apoptosis Clin Cancer Res 9:316–926

Korrespondenzadresse: Dr. med. Ladislav Mica, Klinik für Unfallchirurgie, Universitätsspital Zürich, Rämistrasse 100, 8091 Zürich, Schweiz, E-mail: ladislav.mica@usz.ch

C5a induziert Immundysfunktion während experimenteller Sepsis

C5a – induced immune dysfunction during experimental sepsis

M. Huber-Lang[1,2], V. Sarma[2], S. McGuire[2], E. Younkin[2], F. Gebhard[1], P. A. Ward[2]

[1] Abteilung für Unfallchirurgie, Universitätsklinik Ulm, 89075 Ulm
[2] Department of Pathology, University of Michigan, Ann Arbor, MI 48109, USA

Abstract

Neutrophils (PMN) represent a first line of defense in innate immunity via their ability to generate H_2O_2, which is the main oxygen-dependent bactericidal pathway to clear bacteria. There is abundant evidence that sepsis causes alteration of PMN function and excessive activation of complement. In rats developing sepsis after cecal ligation/puncture (CLP), blood PMN demonstrated a reduced binding capacity for C5a, loss of chemotactic activity, impaired phagocytosis and defective respiratory burst, the latter being due to the inability to assemble NADPH-oxidase and generate H_2O_2. Defective assembly of NADPH oxidase was found in PMN obtained from CLP rats, as defined by an inability to translocate p47^{phox} from the cytosol of PMN to the cell membrane. When PMN were exposed to C5a (for in vitro simulation of complement activation during sepsis), a progressive C5a – induced (time- and dose-dependent) failure of PMN function (chemotaxis, phagocytosis, H_2O_2-generation) was found. The oxidative burst defects were associated with failure in phosphorylation of p47^{phox} as well as absence of phosphorylation of p42/p44 mitogen activated protein kinase (MAPK). Development of PMN dysfunction during sepsis was prevented by in vivo blockade of C5a in CLP rats, which was associated with a significantly improved survival rate. Thus, during CLP-induced sepsis at least two acquired defects in cell signalling occur, resulting in a key loss of innate immune function (bactericidal activity). These studies provide the molecular basis for the dysfunction of innate immunity during experimental sepsis and suggest a possible therapeutic approach for the treatment of sepsis.

Einleitung

Trotz entscheidender Fortschritte in der chirurgischen und intensivmedizinischen Versorgung nach schwerem Trauma oder ausgedehnten operativen Eingriffen stellt die Sepsis mit ihrer Immundysfunktion und oft fatalen Komplikationen immer noch klinisch sowie wissenschaftlich ein ernstes Problem dar. In der Sepsisentwicklung spielen verschiedene molekulare Pathogenmuster [1] sowie die Beeinträchtigung des angeborenen Immunsystems insbesondere mit unkontrollierter Complementaktivierung (exzessive Freisetzung von C5a) und Dysfunktion des zellulären Abwehrsystems (Neutrophilendysfunktion) eine entscheidende pathopyhsiologische Rolle [2]. Daher wurde im Sepsismodell die Wirkung von C5a auf die Neutrophilenfunktion und die zugrundeliegenden molekularen Mechanismen erforscht sowie die Wirksamkeit einer therapeutischen Immunmodulation mit anti-C5a untersucht.

Methodik

Die Sepsis wurde in Long Evans Ratten (250 – 300 g) durch Ligatur und Punktion des Cöcums (CLP) hervorgerufen, welches als etabliertes Sepsismodell die pathophysiologischen Bedingungen der menschlichen Sepsis realitätsnahe simuliert [3]. Anschließend wurde *in vivo* und *in vitro* die

Wirkung von C5a auf die Neutrophilenfunktion (Bindungsverhalten, Chemotaxis, Phagozytose, »Oxidative Burst«) und die zugrunde liegenden intrazellulären Mechanismen der NADPH-Oxidase Dysfunktion erforscht.

Ergebnisse

Neutrophile (PMN) von septischen Ratten (CLP) zeigten im Vergleich zu schein-operierten Ratten (nur mediane Laparatomie) einen nahezu vollständigen Verlust der Oberflächenbindung von ^{125}I-markiertem rekombinantem Ratten C5a. 12 h postoperativ fiel die C5a-Bindungskapazität der PMN auf 4% des Ausgangswertes und stieg im weiteren Zeitverlauf zögerlich auf ca. 40% (48 h post CLP). Wurden die Tiere dagegen intravenös mit anti-C5a Antikörper (400 ug/Tier) zum Zeitpunkt der Sepsis-Induktion behandelt, so zeigte sich über den gesamten Zeitverlauf (0 – 48 h) eine signifikant erhöhte Bindungskapazität mit einem Minimum von 41% (nach 12 h) bzw. 92% (nach 48 h) des Ausgangswertes. Funktionsanalysen der PMN von CLP-Ratten demonstrierten im Vergleich zu gesunden Kontrolltieren und schein-operierten Tieren bei Exposition mit fMLP (10^{-9} bis 10^{-3} M) einen vollständigen Verlust der chemotaktischen Aktivität. Erhielten die CLP-Tiere anti-C5a i.v. in o.g. Dosierung, so war die chemotaktische Aktivität der (24 h post CLP) isolierten PMN vergleichbar mit der chemotaktischen Antwort von PMN gesunder Tiere. Zusätzlich fand sich für PMN von septischen Tieren eine deutlich verminderte Phagozytose von Zymosan-Partikel, nicht jedoch nach C5a Blockade. Bei in vitro Simulation der exzessiven Complementaktivierung während der Sepsis konnte durch einstündige C5a Exposition (1 – 1 000 ng/ml) der PMN eine dosis-abhängige Reduktion der chemotaktischen und phagozytotischen Aktivität beobachtet werden, vergleichbar mit der CLP-induzierten PMN Dysfunktion während der in vivo Sepsis.

Des Weiteren zeigten PMN von septischen Tieren (24 h post CLP) einen nahezu erloschenen oxidative burst (H_2O_2-Produktion), das auf einen C5a – induzierte Störung des molekularen Zusammenbaus der NADPH-Oxidase zurückzuführen war. Dabei wurde das für die NADPH-Oxidase Aktivierung essentielle Schlüsselenzym p47^{phox} nicht phosphoryliert und translozierte während der Sepsis (oder unter Sepsis-Simulation mit C5a) nicht zur PMN Membran. Diese Veränderungen waren zusätzlich mit einer C5a – abhängigen Hemmung der Phosphorylierung von p42/p44 (MAPK) assoziiert. Die Sepsis/C5a – induzierten zellulären Defekte konnten allesamt durch eine in vivo Blockade von C5a (400 ug anti-C5a i.v. unmittelbar nach CLP) aufgehoben werden und waren mit einer beeindruckenden, signifikanten Verbesserung der Überlebensrate assoziiert (10 Tage Überleben von 20% bei Injektion eines unspezifischen Antikörpers (preimmune IgG) versus 60% bei Blockade von C5a (anti-C5a IgG) (n = 24).

Diskussion/Schlussfolgerung

Die an der Bakterienabtötung wesentlich beteiligte zelluläre Immunantwort ist während der schweren Sepsis, oder posttraumatisch nach einer initialen Hyperaktivierungsphase im Verlauf oft supprimiert [1]. Daneben kommt es im Sepsisverlauf zu einer unkontrollierten Aktivierung der Complementkaskade mit exzessiver Generierung von C3a und C5a, welche eine zentrale Rolle bei der Entwicklung der systemischen Entzündungsreaktion [4] sowie begleitenden Zell- und Organfunktionsstörungen [5] zu spielen scheinen. Die zugrunde liegenden Pathomechanismen der Sepsis- oder Trauma-induzierten Neutrophilendysfunktion im Zusammenspiel mit aktiviertem Complement sind bislang kaum erforscht. In dieser Studie zeigte sich während der fortgeschrittenen Sepsis eine ausgeprägte PMN Funktionsstörung mit reduzierter C5a-Bindungskapazität, Chemotaxis, Phagozytose und »oxidative burst«. Die zelluläre Dysfunktion zeigte sich in vitro Experimenten als C5a – abhängig, was im Einklang war mit einer signifikant verbesserten

PMN Funktion nach einer immunmodulatorischen C5a Blockade während der experimentellen Sepsis. Zusätzlich fand sich auf molekularer Ebene eine C5a – induzierte Hemmung wichtiger Signaltransduktionswege (MAPK-Pathway, p47phox Aktivierung) wodurch eine Funktionsstörung der NADPH-Oxidase hervorgerufen wurde. Folge der C5a – induzierten NADPH-Oxidase- und Neutrophilendysfunktion kann eine reduzierte »Bakterienclearance« sein, die wesentlich zur Progression der Sepsis und ihren Komplikationen beitragen kann [5].

Schlussfolgernd zeigt die vorliegende Studie molekulare Mechanismen für die Beeinträchtigung des angeborenen Immunsystems während der Sepsis und weist darüber hinaus auf eine möglicherweise wirksame therapeutische Immunmodulation (C5a-Blockade) gegen die Entwicklung einer Immundysfunktion während der Sepsis.

Literatur

1. Cohen J (2002) The immunopathogenesis of sepsis. Nature 420:885–891
2. Solomkin JS, Jenkins MK, Nelson RD, Chenoweth D, Simmons RL (1981) Neutrophil dysfunction in sepsis. II. Evidence for the role of complement activation products in cellular deactivation. Surgery 90:319–327
3. Deitch EA (1998) Animal models of sepsis and shock: a review and lessons learned. Shock 9:1–11
4. Gerard C (2003) Complement C5a in sepsis syndrome – too much of a good thing? New Engl J Med 348:167–169
5. Huber-Lang M, Sarma VJ, Lu KT, McGuire SR, Padgaonkar VA, Guo RF, Younkin EM, Kunkel RG, Ding J, Erickson R, Curnutte JT, Ward PA (2001) Role of C5a in multiorgan failure during sepsis. J Immunol 166:1193–1199

Korrespondenzadresse: Dr. med. Markus Huber-Lang, Abteilung für Unfallchirurgie, Hand- und Wiederherstellungschirurgie, Universitätsklinikum Ulm, Steinhövelstr. 9, 89075 Ulm, Tel.: 0731/500-27350, Fax: 0731/500-27349, E-mail: mshuberlang2000@aol.com

Postoperative milde Hypothermie induziert eine Hyperinflammation in septischen Ratten, die durch Prophylaxe mit dem Granulozyten-Kolonie stimulierendem Faktor (G-CSF) vermindert werden kann

Postoperative mild hypothermia induces hyper-inflammation in septic rats which is ameliorated by G-CSF prophylaxis

A. Bauhofer[1], S. Rühlmann[1], W. Lorenz[1], M. Middeke[2], H. Wulf[3], A. Torossian[3]

[1] Institut für Theoretische Chirurgie
[2] Marburger Interdisziplinäres Tumorzentrum
[3] Klinik für Anästhesie und Intensivtherapie, Philipps-Universität Marburg

Abstract

Introduction: Source control and antibiotic therapy are standards in the management of peritonitis [1]. Abdominal lavage is performed often in patients with peritonitis without evidence [2] and only limited care is taken on normothermia despite of clinical trials [3]. For this reason we analysed the effect of postoperative mild hypothermia (32 $^\circ$ C) in septic rats. In addition, we assessed in these rats the influence of a G-CSF prophylaxis on the survival rate, the cytokine release and the bacterial phagocytic activity of neutrophils (PMN). *Methods:* In a clinic modelling randomised trial (CMRT) [4] with 60 male Wistar rats, animals were anaesthetized with fentanyl/droperidol, i.v. antibiotic prophylaxis with cefuroxime/metronidazole (10/3.5 mg/kg) and laparotomy and peritoneal contamination and infection (PCI) with human stool bacteria. The rats were randomised to: 1) normothermia (38 °C), 2) hypothermia (32 °C) or 3) hypothermia and G-CSF prophylaxis (3×20 µg/kg filgrastim, 12 h before, 12 and 36 h after PCI). Primary endpoint was the 120-hour survival rate. Secondary endpoints were plasma cytokine levels of TNF-α, MIP-2 und IL-6 (ELISA) and the phagocytic activity of PMNs (flow cytometry). *Results:* With hypothermia 4/20 animals survived and in normothermia 10/20 animals. With an additional G-CSF prophylaxis the survival rate was increased to 12/20 rats (p $<$ 0.05). The postoperative TNF-α release was not different, but the MIP-2 levels were different with 67 ± 12 pg/ml in normothermia, 240 ± 43 pg/ml in hypothermia and 178 ± 21 pg/ml with G-CSF (p $<$ 0.001). The IL-6 levels were 100 ± 26 pg/ml in normothermia, 511 ± 104 pg/ml in hypothermia and 247 ± 52 pg/ml with G-CSF (p $<$ 0.001). The IL-6 levels were in the G-CSF group significant lower than in the group with hypothermia alone (post hoc test, p $<$ 0.05). The leukocyte count was increased by the G-CSF prophylaxis (p $<$ 0.01), but there was no significant difference of the phagocytic activity in the PMNs. *Conclusions:* Since postoperative hypothermia mortality increases and inflammation, patients with peritonitis should be kept perioperatively normothermic. If in single cases hypothermia is not preventable or planned, G-CSF prophylaxis can be considered for improvement of the immunological response. G-CSF prophylaxis in patients with hypothermia should be analysed in a randomised controlled clinical trial.

Einleitung

Konsens und ausreichende Evidenz besteht nur bei der Therapie der Peritonitis in der Durchführung einer Herdsanierung und einer Antibiotika Therapie [1]. Maßnahmen wie die Abdominallavage sind nicht ausreichend Evidenz basiert [2]. Auf supportive Maßnahmen wie eine ausreichende Wärmeerhaltung wird trotz Vorliegen von randomisierten, klinischen Studien [3] nur ungenügend beachtet. Wir untersuchten in der vorliegenden Studie die Effekte einer postoperativen Hypothermie (32 °C) auf den septischen Verlauf in Ratten und testeten in wieweit eine Prophylaxe mit G-CSF das Überleben und immunologische Parameter wie die Zytokinfreisetzung sowie die Phagozytoseaktivität von neutrophilen Granulozyten (PMN) verändert.

Methodik

Eine Klinik-modellierende, randomisierte Studie (CMRT) [4] wurde mit 60 männlichen Wistarratten durchgeführt. Nach Anästhesie mit Fentanyl/Droperidol, i.v. Antibiotikaprophylaxe (Cefuroxim/Metronidazol 10/3,5 mg/kg), Laparotomie und peritonealer Kontamination und Infektion mit humanen Stuhlbakterien (PCI) wurden die Ratten randomisiert zu: 1) Normothermie (38 °C), 2) Hypothermie (32 °C, 1 h, anschließend wiedererwärmt), oder 3) Hypothermie und G-CSF Prophylaxe (3×20 µg/kg Filgrastim, 12 Stunden vor OP, 12 und 36 Stunden nach OP). Primärer Endpunkt war die 120-Stunden-Überlebensrate, sekundäre Endpunkte waren die Plasma-Zytokinspiegel von TNF-α, MIP-2 und IL-6 (ELISA), die Leukozytenzahl (Blutanalyse Automat, Coulter Max-M®) sowie die Phagozytoseaktivität von PMNs (Flowzytometrie). Mortalitätsraten wurden mit dem Chi²-Test und die Überlebenszeiten mit dem Log-Rank Test analysiert. Ordinale Daten wurden mit dem Kruskal-Wallis Test analysiert. Ab $p < 0,05$ wurden signifikante Unterschiede angenommen.

Ergebnisse

Mit Hypothermie überlebten nur 4/20 Tieren, hingegen mit Normothermie 10/20 Tieren (◧ Abbildung 1). Mit einer G-CSF Prophylaxe konnte die Überlebensrate auf 12/20 Ratten erhöht werden (Chi²-Test, $p < 0,05$). Die postoperative TNF α-Freisetzung war nicht unterschiedlich. Hingegen waren die postoperativen MIP-2 Spiegel unterschiedlich mit 67 ± 12 pg/ml in Normothermie, 240 ± 43 pg/ml in Hypothermie und 178 ± 21 pg/ml mit G-CSF ($p < 0,001$). Die IL-6 Spiegel betrugen 100 ± 26 pg/ml in Normothermie, 511 ± 104 pg/ml in Hypothermie und 247 ± 52 pg/ml mit G-CSF ($p < 0,001$). Die IL-6 Spiegel waren mit G-CSF signifikant niedriger als in Hypothermie allein (post hoc, $p < 0,05$). Die Leukozytenzahl stieg nach G-CSF Stimulation signifikant an ($p < 0,01$). Die Phagozytoseaktivität der Granulozyten wurde durch G-CSF Prophylaxe nicht signifikant erhöht.

Schlussfolgerung

Aufgrund der deletären, hyperinflammatorischen Effekte einer postoperativen Hypothermie sollten Patienten mit Peritonitis und abdominalchirurgischen Eingriffen perioperativ normotherm gehalten werden. Ist im Einzelfall eine Hypothermie unvermeidlich oder gar geplant, so ist die Gabe von G-CSF zur Verbesserung der Immunantwort ein möglicher Ansatz. Erste Ergebnisse einer randomisierten, klinischen Studie [5] mit einer G-CSF Prophylaxe an normothermen Patienten mit einem kolorektalem Karzinom und erhöhtem Risiko (ASA 3 und 4) zeigten eine Verbesserung hinsichtlich der Lebensqualität und Anzahl an Komplikationen. Die Bedeutung einer G-CSF Prophylaxe bei hypothermen Patienten sollte daher auch in einer klinischen Studie untersucht werden. ◧ Abbildung 1

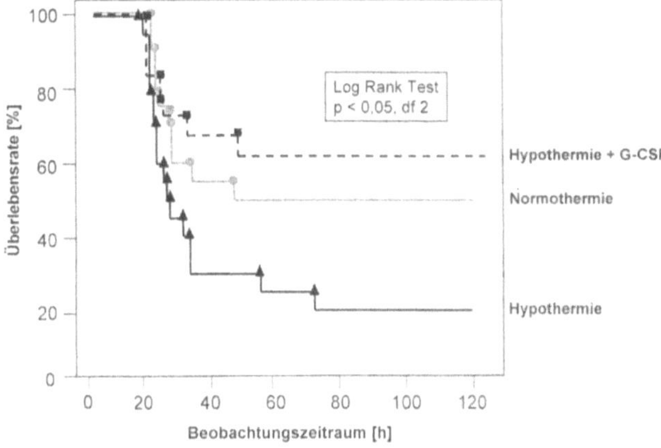

Abb. 1. 120 Stunden Kaplan-Meier Überlebensanalyse mit n = 20 Ratten pro Gruppe. Alle Tiere erhielten eine i.v. Antibiotika Prophylaxe eine Stunde vor und nach Laparotomie und abdomineller Kontamination und Infektion mit standardisierten humanen Stuhlbakterien (1,9 ml/kg Körpergewicht).

Literatur

1. Schein M, Marshall JC (2002) Source Control. Springer Verlag, Berlin. S. 1–456
2. Platell C, Papadimitriou JM, Hall JC (2000) The influence of lavage on peritonitis. J Am Coll Surg 191:672–680
3. Melling AC, Ali B, Scott EM, Leaper DJ (2001) Effects of preoperative warming on the incidence of wound infection after clean surgery: a randomised controlled trial. Lancet 358:876–880
4. Bauhofer A, Stinner B, Kohlert F et al. (2002) Granulocyte colony-stimulating factor but not peritoneal lavage increases survival rate after experimental abdominal contamination and infection. B J of Surg 89:1457–1463
5. Bauhofer A, Lorenz W, Stinner B et al. (2001) Granulocyte-colony stimulating factor in the prevention of postoperative infectious complications and sub-optimum recovery from operation in patients with colorectal cancer and increased preoperative risk (ASA 3 and 4). Protocol of a controlled clinical trial developed by consensus of an international study group. Part two: design of the study. Inflamm Res 50:187–205

Korrespondenzadresse: Dr. Artur Bauhofer, Institut für Theoretische Chirurgie, Philipps-Universität Marburg, Baldingerstraße, 35033 Marburg/Germany, Tel.: 06421-2862492, Fax: 06421-2868926, E-mail: bauhofer@mailer.uni-marburg.de

Hepatozelluläre Apoptose bewirkt eine erhöhte intrahepatische Leukozyten/Thrombozyten-Kolokalisation bei Endotoxinämie

Hepatocellular apoptosis results in an increased intrahepatic colocalisation of leukocytes with platelets during endotoxemia*

C. Eipel[1], R. Bordel[1], M. D. Menger[2], B. Vollmar[1]

[1] Abteilung für Experimentelle Chirurgie, Universität Rostock und
[2] Abteilung für Klinisch-Experimentelle Chirurgie, Universität des Saarlandes, Homburg/Saar

Abstract

Apoptotic hepatocytes have been demonstrated to function as chemotactic signal for the intrahepatic infiltration of leukocytes and platelets during endotoxemia. Using *in vivo* multifluorescence microscopy and a rat model of endotoxemia we examined the colocalisation of leukocytes and/or platelets with apoptotic hepatocytes and whether cellular colocalisation is cause or consequence of apoptosis. After 6 h, intraperitoneal exposure of rats with lipopolysaccharide (LPS: 10 mg/kg) caused liver injury with hepatocelluar apoptosis and increased intraheptic accumulation of both leukocytes and platelets. Detailed spatial analysis revealed colocalisation of leukocytes, but barely of platelets with apoptotic hepatocytes. Furthermore platelets were found at increased rates in colocalisation with leukocytes. Blockade of hepatocellular apoptosis by pretreatment of the LPS-exposed animals with the pan-caspase inhibitor z-VAD(OMe)-fmk significantly reduced adherence of both leukocytes and adherent platelets as well as leukocyte-platelet colocalisation. However the adherence of blood cells and their colocalisation among each other were still above those found in control animals without LPS exposure. These findings suggest that the colocalisation between leukocytes and platelets is – at least to some extent – the consequence of hepatocellular apoptosis. Thus apoptotic hepatocytes might sustain inflammatory liver injury through mediation of inflammatory cell adherence.

Einleitung

Tierexperimentelle Untersuchungen geben Hinweis, dass hepatozelluläre Apoptosen als chemotaktischer Stimulus die Infiltration entzündlicher Zellen vermitteln und damit entscheidend den Gewebeschaden triggern [1]. Die vorliegende Studie untersucht im Modell des Endotoxin-induzierten Leberschadens der Ratte, inwieweit Leukozyten und/oder Thrombozyten mit apoptotischen Hepatozyten kolokalisieren und diese Kolokalisation durch apoptotische Hepatozyten verursacht ist.

Material und Methoden

Zur Induktion der Endotoxinämie erhielten Sprague Dawley Ratten in Diethylether-Narkose E. coli Lipopolysaccharid (LPS; Serotyp O128:B12; 10 mg/kg ip). Mit Hilfe der hochauflösenden in vivo Multifluoreszenzmikroskopie untersuchten wir nach 6 h die hepatozelluläre Apoptose sowie die Kolokalisation von in vivo Rhodamin 6G-gefärbten Leukozyten und ex vivo BCECF-gefärbten Thrombozyten mit apoptotischen Hepatozyten. Während fünf Tiere mit dem pan-Caspase-Inhibitor zVAD (Ome)-FMK (3,3 mg/kg ip) und LPS behandelt wurden (LPS/zVAD), erhielten weitere fünf Tiere lediglich LPS (LPS). Tiere ohne Endotoxinämie dienten als Kontrolltiere (Kontrolle; $n = 5$). Angegeben sind Mittelwerte $\pm$ SEM. Die statistische Analyse erfolgte mittels ANOVA und Tukey-Test.

Ergebnisse

Im Vergleich zur gesunden Kontrollgruppe (n/mm^2: 3 ± 1) stieg die Zahl apoptotischer Hepatozyten nach 6-stündiger Endotoxinämie (LPS) auf 8 ± 2 Zellen/mm^2 ($p < 0.05$ vs Kontrolle) an. Gleichzeitig fand sich eine erhöhte Adhärenz von Leukozyten (n/mm^2 Lobulus: 155 ± 25 vs Kontrolle: 39 ± 3, $p < 0.05$) als auch von Thrombozyten (n/mm^2 Lobulus: 43 ± 18 vs Kontrolle: 7 ± 2, $p < 0.05$) in Sinusoiden. Die detaillierte räumliche Analyse ergab eine Kolokalisation adhärenter Leukozyten (LPS, %: 12 ± 3 vs Kontrolle: 0, $p < 0.05$) sowie adhärenter Thrombozyten (LPS, %: 6 ± 4 vs Kontrolle: 1 ± 1) mit apoptotischen Hepatozyten. Weiterhin war eine signifikant erhöhte Kolokalisation von Leukozyten mit Thrombozyten zu beobachten (LPS, %: 11 ± 4 vs Kontrolle: 4 ± 2). Behandlung der LPS-exponierten Tiere mit dem pan-Caspase-Inhibitor zVAD [2] konnte die Endotoxin-assoziierte Apoptose vollständig inhibieren (LPS/zVAD, n/mm^2: 1 ± 1, $p < 0.05$ vs LPS). Diese Inhibierung führte zu einer Abnahme der intrahepatischen Adhärenz von Leukozyten (LPS/zVAD, n/mm^2: 66 ± 9) als auch von Thrombozyten (LPS/zVAD, n/mm^2: 23 ± 3). Die Adhärenz blieb jedoch deutlich gegenüber Kontrolltieren erhöht. Darüber hinaus war eine deutlich verminderte Leukozyten/Thrombozyten-Kolokalisation (LPS/zVAD, %: 7 ± 2) zu beobachten.

Schlussfolgerung

Die vorliegende Untersuchung zeigt, dass der apoptotische Hepatozyt die Ursache einer erhöhten Leukozyten/Thrombozyten-Kolokalisation bei Endotoxinämie darstellt. Zusätzlich kommt der hepatozellulären Apoptose durch die Vermittlung intrahepatischer Adhärenz inflammatorisch wirksamer Leukozyten eine wesentliche Bedeutung für das Ausmaß des Endotoxin-induzierten Gewebeschadens zu.

Literatur

1. Lawson JA, Fisher MA, Simmons CA, Farhood A, Jaeschke H (1998) Parenchymal cell apoptosis as a signal for sinusoidal sequestration and transendothelial migration of neutrophils in murine models of endotoxin and Fas-antibody-induced liver injury. Hepatology 28:761–767
2. Yaoita H, Ogawa K, Maehara K, Maruyama Y (1998) Attenuation of ischemia/reperfusion injury in rats by a caspase inhibitor. Circulation 97:276–281

Korrespondenzadresse: Dr. rer. nat. Christian Eipel, Abteilung für Experimentelle Chirurgie, Universität Rostock, 18055 Rostock; Fax: 0381-4946222; E-mail: christian.eipel@medizin.uni-rostock.de

Unterstützt durch die Deutsche Forschungsgemeinschaft (DFG Vo 450/7-1 und 7-2)

Der Einfluss von Alveolarmakrophagen auf die Pathophysiologie des septischen Schocks im murinen Peritonitismodell CASP

Influence of alveolar macrophages on the pathophysiology of septic shock in the murine peritonitis-model CASP (colon-ascendens-stent-peritonitis)

M. Entleutner, T. Traeger, A. Hilpert, A. Westerholt, S. Maier, C.-D. Heidecke

Chirurgische Klinik und Poliklinik der Universität Greifswald, Friedrich-Löfflerstr. 23b, 17487 Greifswald

Abstract

Introduction: The pulmonal damage due to peritonitis following gastrointestinal anastomosal insufficiency is an important factor of multi-organ dysfunction syndrome [2]. Systemic release of proinflammatory cytokines leads to infiltration and inflammation of lung tissue (ARDS). The function of resident macrophages in this process remains unclear. In this study the role of alveolar macrophages (AM) for the development of septic shock was examined in the murine peritonitis-model CASP. *Material and methods:* For all experiments C57BL/6 mice were used. The depletion of alveolar macrophages was performed by a single intratracheal application of clodronate-liposomes [3, 4]. For control purposes PBS-filled liposomes were used. The depletion result was verified by immunofluorescence microscopy (α Mac-3 mAb) of the bronchoalveolar lavage. The damage of lung tissue was quantified by HSA-extravasation test (quantification of the capillary leakage). 48 hours after intratracheal application of clodronate a 18-G-Stent was implanted in the colon ascendens. This operation causes a leakage in the colon leading to bacterial peritonitis, generalized sepsis and in a certain percentage to death between 24 and 48 hours after surgery [1]. AM-depleted animals were compared to control animals regarding survival after CASP. Ex vivo the concentration of IL-6 and IL-10 in serum, bronchoalveolar and peritoneal lavage was measured by Elisa. *Results:* 24 hours after a single intratracheal application of 100 µl clodronate liposomes no alveolar macrophages could be detected in the bronchoalveolar lavage. This effect remained for 5 days. The application of PBS or PBS-filled liposomes did not lead to any alteration in the macrophage population. AM-depleted animals showed a significantly increased lethality in the CASP model (61% vs. 21% p $<$ 0,05). Septic animals developed a progredient lung damage. Serum cytokine levels of IL-6 and IL-10 were not significantly different between the groups 3 h after CASP. Serum cytokine levels in the bronchoalveolar lavage of AM-depleted animals showed an significantly reduced level for IL-10 and IL-6. In peritoneal lavage a reduced level for IL-6 was measured. After 12 hours no significant differences were seen between the groups. *Conclusion:* Alveolar macrophages have a protective function in the generalized polymicrobial sepsis in the murine system. The cytokine kinetics in different compartments show that alveolar macrophages have an immunoregulatory function. Further experiments have to characterize this role exactly.

Einleitung

Das pulmonale Organversagen ist einer der entscheidenden Faktoren für den schweren klinischen Verlauf einer generalisierten Sepsis bei Peritonitis nach gastrointestinaler Anastomoseninsuffizienz [2]. Im Verlauf kommt es durch die Wirkung von proinflammatorischen Zytokinen und Chemokinen zur Zellinfiltration und Inflammation verschiedenster Organe. In der Lunge tritt dies im klinischen Bild des ARDS in Erscheinung. Der Einfluss residenter Makrophagenpopulationen an diesem Prozess ist unklar. In vorliegender Studie wurde die Rolle von Alveolarmakrophagen (AM) bei der Entstehung des septischen Schocks im murinen Sepsismodell untersucht. Hierfür wurde das Colon-ascendens-stent-Peritonitis-Modell (CASP) verwendet. Durch Implantation eines Stents in das Colon ascendens wird ein Leck im Darm geschaffen. Dadurch kommt es zu einer kontinuierlichen Freisetzung von Darmkeimen in die Peritonealhöhle. Dies führt zu einem schweren septischen Krankheitsbild, welches in Abhängigkeit von der verwendeten Stentdicke zu einer definierten Letalität in der Versuchsgruppe führt, die nach 24 bis 48 Stunden eintritt [1]. Im vorliegenden Versuchssetting wurde der Einfluss einer selektiven Depletion der Alveolarmakrophagen durch intratracheale Instillation von Clodronat-Liposomen auf das septische Krankheitsbild untersucht.

Material und Methoden

Bei C57BL/6 Mäusen wurde durch eine einmalige intratracheale Applikation von Clodronat-Liposomen eine Elimination der Alveolarmakrophagen (AM) herbeigeführt [3, 4]. Die Depletion der AM wurde durch Immunfluoreszenzmikroskopie (α Mac-3 mAb) der Bronchiallavage verifiziert. Der entstandene Lungenschaden wurde mittels HSA-Extravasationsbestimmung (Quantifizierung des capillary leaks) ermittelt. In den Kontrollgruppen wurden PBS und PBS-beladene Liposomen verwendet. 48 Stunden nach der Gabe von Clodronat erfolgte die Implantation eines 18G-Stents in das Colon ascendens der Tiere (CASP-Operation). AM-depletierte Tiere wurden hinsichtlich ihres Überlebens der Sepsis mit Kontrolltieren verglichen. Ex vivo wurde die Konzentration der Zytokine IL-6 und IL-10 in der Bronchiallavage, Peritoneallavage und im Serum mittels ELISA gemessen.

Ergebnisse

24 Stunden nach einmaliger intratrachealer Gabe von 100 µl Clodronat konnten in der Bronchiallavage keine intakten Alveolarmakrophagen fluoreszenzmikroskopisch nachgewiesen werden. Dieser Effekt war über 5 Tage zu beobachten. Die Applikation von PBS oder PBS-Liposomen führte zu keiner Alteration der AM-Population. Tiere ohne funktionsfähige Alveolarmakrophagen zeigten gegenüber Kontrolltieren eine deutlich erhöhte Letalität im CASP Modell (61% vs. 21%, $p < 0.05$). Septische Tiere entwickelten einen im Verlauf progredienten Lungenschaden. Die Messung der Serumzytokinspiegel von IL-6 und IL-10 ergaben 3 h nach CASP Operation keine signifikanten Unterschiede zwischen den Gruppen. In der Bronchiallavage zeigten sich 3 Stunden nach CASP Operation in der AM-depletierten Gruppe deutlich geringere Konzentrationen für IL-10 und IL-6. Auch in der Peritoneallavage waren 3 h nach CASP Operation in der AM- depletierten Gruppe deutlich niedrigere Spiegel von IL-6 nachzuweisen als in der Kontrollgruppe. 12 Stunden nach CASP Operation waren keine signifikanten Unterschiede zwischen den Gruppen nachweisbar.

Schlussfolgerung

Alveolarmakrophagen haben in der polymikrobiellen Sepsis eine protektive Funktion im murinen CASP Modell. Die Zytokinetik in den verschiedenen Kompartimenten weist darauf hin, dass Alveolarmakrophagen eine immunregulatorische Funktion haben. Weitere Versuche müssen diese Rolle näher charakterisieren.

Literatur

1. Zantl N, Uebe A, Neumann B, Wagner H, Siewert JR, Holzmann B, Heidecke CD, Pfeffer K (1998) Essential role of gamma interferon in survival of colon ascendens stent peritonitis, a novel murine model of abdominal sepsis. Infect Immun 66:2300–2309
2. Neumann B, Zantl N, Veihelmann A, Emmanuilidis K, Pfeffer K, Heidecke CD, Holzmann B (1999) Mechanisms of acute inflammatory lung injury induced by abdominal sepsis. Int Immunol 11:217–227
3. Van Rooijen N (1996) Selective depletion of macrophages by liposome-encapsulated drugs. In: Handbook of Experimental Immunology 5e. Herzenberg L, Herzenberg L & Weir D, Eds. Blackwell Scientific Publications, Inc. USA pp 165.1–165.5 (Chapter 165)
4. Thepen T, Van Rooijen N, Kraal G (1989) Alveolar macrophage elimination in vivo is associated with an increase in pulmonary immune responses in mice. J Exp Med 170:499–509

Korrespondenzadresse: Dr. Markus Entleutner, Klinik und Poliklinik für Chirurgie, Universität Greifswald, Friedrich-Löfflerstr. 23b, 17487 Greifswald, Fax: 03834-866002, E-mail: entleut@uni-greifswald.de

Herpes simplex Virus Typ 1 Pneumonie bei Langzeitintubierten – Ein unterschätztes Problem?

Herpes simplex virus type 1 pneumonia in long term intubated patients

W. Lamadé[1], P. Schnitzler[2], S. Cox[3], J. Motsch[4], F. Martinez[3], J. Haas[3], U. Meyding-Lamadé[3]

[1] Robert-Bosch-Krankenhaus, Stuttgart
[2] Institut für medizinische Virologie, Universität Heidelberg
[3] Neurologische Universitätsklinik Heidelberg
[4] Anästhesiologische Klinik , Universität Heidelberg

Abstract

Objective: The aim of this study was to determine incidence and outcome of pulmonary manifestation of herpes simplex virus (HSV) infection in long-term intubated patients. *Design:* prospective cohort study of long-term intubated patients. *Interventions:* The detection of HSV in broncheoalveolar lavage (BAL) samples was performed consecutively in 81 long term and 15 short term intubated patients using a quantitative and qualitative polymerase chain reaction (PCR) on two gene loci. *Main results:* Thirtyeight percent of long term intubated patients were found to have HSV positive BALs. This was associated with an increased mortality of > 50% (Odds Ratio > 2). *Conclusion:* Nosocomial pneumonia is still a leading cause of death on intensive care units. Virus induced pneumonia may well have been underestimated.

Einleitung

Trotz antibiotischer und antimykotischer Therapie stellen Pneumonien noch immer eine häufige und vital bedrohliche Komplikation bei intubierten Patienten dar. Die Mortalität beträgt 20 – 50%. Ziel dieser Studie war es, die Häufigkeit und die Überlebensrate bei pulmonaler Manifestation einer Herpes simplex Virus Infektion von langzeitintubierten Patienten prospektiv zu bestimmen.

Methodik

Von 81 Patienten der chirurgischen Intensivstation mit einer Beatmungsdauer von mehr als 12 Stunden wurden Bronchiallavage-Proben gewonnen. 15 kurzzeitbeatmete Patienten stellten die Kontrollgruppe dar. Der HSV Nachweis gelang über eine quantitative und qualitative PCR auf zwei Genloci. Virustiter wurden durch Zellkulturtechnik bestimmt. Der Einfluss des Bronchialsekrets auf den kulturellen Virusnachweis wurde in Verdünnungsexperimenten getestet. Serologische Untersuchungen wurden zur Charakterisierung von Virusreaktivierungen benutzt.

Ergebnisse

Bei 38% der langzeitintubierten Patienten fand sich eine positive HSV-PCR in der BAL. Die Häufigkeit des positiven PCR-Befundes stieg innerhalb der ersten 14 Tage dramatisch an, um bei den Überlebenden danach kontinuierlich wieder abzufallen. In der Kontrollgruppe fand sich kein HSV-Genom Nachweis. Der HSV-Nachweis war assoziiert mit einer erhöhten Mortalität von über 50% (Odd's Ratio > 2). Die Todesursache war in überwiegender Zahl Lungenversagen mit dem Befund eines ARDS oder in Verbindung mit einem Multiorganversagen. Zellkulturtechniken zum Nachweis von HSV in Bronchialsekret erwiesen sich als ungeeignet, da ein bisher nicht identifizierter Faktor im Bronchialsekret den Virustiter über 10 000-fach verminderte und damit zu falsch niedrigen oder negativen Resultaten führte. Die serologischen Untersuchungen bestätigten die These einer Virus-Reaktivierung.

Diskussion/Schlussfolgerung

Bei langzeitintubierten Patienten findet sich eine, bisher massiv unterschätzte, hohe Inzidenz von HSV Infektionen des Bronchialsystems. Dies ist mit einer deutlich erhöhten Mortalität verbunden. Ob die HSV Infektion ursächlich oder nur Indikator für eine erhöhte Mortalität anzusehen ist, muss durch eine Interventionsstudie geklärt werden.

Literatur

1. Ramsey PG, Fife KH, Hackmann RC, Meyers JD, Corey L (1982) Herpes simplex virus pneumonia: clinical, virologic, and pathological features in 20 patients. Ann Int Med 97:813–820
2. Graham BS, Snell JD (1983) Herpes simplex virus infection of the adult lower respiratory tract. Medicine 62:384–393
3. Meyding-Lamadé U, Haas J, Lamadé W, Stingele K, Kehm R, Fäth A, Heinrich K, Storch Hagenlocher B, Wildemann B (1998) Herpes simplex virus encephalitis: long-term comparative study of viral load and the expression of immunologic nitric oxide synthase in mouse brain tissue. Neurosc Lett 244:9–12

Korrespondenzadresse: PD Dr. med. Wolfram Lamadé, Robert-Bosch-Krankenhaus, Abt. für Allgemein-, Viszeral- und Unfallchirurgie, Auerbachstraße 110, 70376 Stuttgart, Tel.: 0711/8101-3416, Fax: 0711/8101-3782 o. 3790, E-mail: wolfram.lamade@urz.uni-heidelberg.de

XVI. Sepsis und LPS-Toleranz

Analyse des protektiven Effekts der Endotoxinpräkonditionierung am Pankreas mittels DNA-Chiptechnologie

Protective effect of endotoxin preconditioning in the pancreas – analysis with DNA chip arrays

R. Obermaier[1], P. Michel[2], E. von Dobschütz[1], M. Löbler[1], H. J. Thiessen[3], D. Koczan[3], U. T. Hopt[1], S. Benz[1]

[1] Chirurgische Universitätsklinik Freiburg
[2] Chirurgische Universitätsklinik Rostock
[3] Institut für Immunologie, Universität Rostock

Abstract

Recently we demonstrated a protective effect of endotoxin preconditioning 24 h before pancreatic ischemia/reperfusion injury. In other organs the same effect has also been described. Mechanisms and responsible gene regulation are poorly investigated. We performed a study to investigate differential gene expression in the rat pancreas in the time course of endotoxin pre-treatment. Male wistar rats (5 groups, n = 5 animals/group) were pre-treated with 1 mg/kg KG endotoxin intraperitoneally. After 30 min, 3 h and 24 h, the pancreas was removed. Untreated animals and animals with injection of saline served as controls. After RNA isolation RNA was pooled and hybridised to Affymetrix chips to investigate 7 000 genes and 1 000 ESTs. 3 h after administration of endotoxin there was an activation of proinflammatory transcription factors and other proinflammatory genes. After 24 h there was a clear decrease of these proinflammatory genes but a remaining and increasing up-regulation of important anti-apoptotic genes, anti-proteases and other probably protective genes. There was also a significant up-regulation of complement factors. Surprisingly heat-shock proteins and other typical immediate early genes of the AP-1 complex were not up-regulated. Our data show, 24 h after endotoxin stress, there is a regulation of a network of genes which represents a multifaceted preconditioning. As most important factors inhibition of apoptosis and antiproteatic mechanisms are identified. Heat-shock proteins seem to play no important role in the mechanism of endotoxin preconditioning.

Einleitung

Der Ischämie/Reperfusionsschaden ist mitentscheidend in der Pathogenese der Pankreatitis nach Pankreastransplantation. Frühe Mikrozirkulationsstörungen scheinen hier eine ganz besondere Rolle zu spielen [1]. Verschiedene Präkonditionierungsformen (medikamentöse, Hitzeschock- und ischämische Präkonditionierung) können eine therapeutische Option zur Reduzierung des Ischämie/Reperfusionsschadens sein [2]. Wir konnten vor kurzem einen signifikanten protektiven Effekt (Verbesserung der Mikrozirkulation, Reduzierung der Leukozyten/Endothelinteraktion und des histologischen Schadens) einer Präkonditionierung mit Endotoxin 24 h vor einem Ischämie/Reperfusionsereignis am Pankreas zeigen [3]. Auch an anderen Organen (Leber, Herz,

Nieren, ZNS) wurde ein solcher Effekt beschrieben. Die Mechanismen und die verantwortliche Genregulation sind bisher nicht bekannt, sodass der Effekt derzeit noch nicht nutzbar gemacht werden kann. Zudem gibt es derzeit keine Möglichkeit eine schon bestehende Präkonditionierung z.B. durch eine Endotoxinämie zu erfassen. Wir führten eine differentielle Genexpressionsanalyse mittels DNA-Microarrays im Zeitverlauf einer Endotoxinapplikation durch.

Methodik

Männlichen Wistarratten (5 Gruppen; n = 5 Tiere) wurde 1 mg/kg KG Endotoxin (E. coli Serotyp Lipopolysaccharide 026:B6; Sigma Aldrich) i.p. appliziert. 30 min, 3 h, und 24 h danach wurde das Pankreas entnommen Als Kontrolle dienten unbehandelte Tiere und eine Gruppe mit i.p. Injektion von physiologischer Kochsalzlösung. Nach RNA-Extraktion mittels Phenolextraktion erfolgte die Überprüfung der Intaktheit der RNA anhand der beiden ribosomalen RNAs. Gleichzeitig wurde überprüft, ob die RNA frei von DNA ist, kontaminierte DNA wird durch DNase Verdauung entfernt. Nur intakte RNAs wurden für die weiteren Versuche genutzt. Jeweils 10 µg der gepoolten RNA wurden an T7-(dT)24 Primer mittels Superscript II (Gibco BRL Life Technologies) in Erststrang cDNA umgeschrieben. Die Zweitstrangsynthese erfolgt mit dem Superscript Choice System (Gibco BRL Life Technologies) mittels E. coli DNA-Polymerase I, E. coli Ligase and RNaseH. Die Enden werden mit T4-Polymerse poliert. In einer in vitro Transcription wird Biotin-11-CTP und Biotin-16-UTP in die entstehende cRNA inkorporiert (BioArray HighYield RNA Transcript Labeling Kit, Enzo). Fragmentierte cRNA wurde über Nacht bei 45 °C auf dem DNA Array hybridisiert. Um die Qualität der cRNA Sonde zu überprüfen wurden Spikes zur Hybridisierungslösung hinzugegeben und damit Test-2 arrays (Affymetrix) hybridisiert. Nach Hybridisierung werden die Chips in der GeneChip Fluidics Station (Affymetrix) gewaschen. Die Visualisierung erfolgt mit R-Phycoerythrin Streptavidin (Molecular Probes) gefolgt von einer Antikörper Verstärkung mit biotinyliertem anti-Streptavidin (Vector Laboratories) und Ziegen IgG. Die entwickelten Chips wurden mit einem GeneArray Scanner (Hewlett Packard) mit 3 µm Auflösung und einer Erregerwellenlänge von 488 nm und 570 nm Emmisonslicht vermessen. Die Daten werden mit GeneChip Suite 3.2 software (Affymetrix) analysiert. Ein Scalierungsalgorithmus sorgt dafür, dass eine bestimmte Intensität für alle Chips eingestellt wird. Der Anstieg (Abfall) der RNA Abundanz wird als relatives Expressionslevel über (unter) den Referenzdaten (Kontrollgewebe) angegeben, unabhängig vom absoluten Expressionslevel. Angegeben wird das Ausmaß der Genregulation als Vielfaches der Genexpression der Kontrolltiere, der Interner Cut-off Wert für regulierte Gene lag bei einer Veränderung der Genexpression um den Faktor 4.

Ergebnisse

3 h nach Endotoxinapplikation zeigte sich eine relevante Hochregulierung von 138 und einer Herunterregulierung von 77 Genen. Von Bedeutung war hierunter besonders die Aktivierung der proinflammatorischen Transkriptionsfaktoren NFkappaB (gemessen durch MOB-1 [×22,2 höher exprimiert im Vergleich zur Kontrollgruppe]), EGR-1 [×4,1] und eine deutliche Hochregulation proentzündlicher Gene wie Zytokine (IL-6 [×24,6], IL8 [×26,9]), Chemokine (Gro [×38,7], CX3C [×12,6]) Adhäsionsmoleküle (ICAM-1 [×10,4], Glycam [×6,1]). Nach 24 h waren diese Gene wieder deutlich schwächer exprimiert. Insgesamt zeigten sich 72 relevante Gene hoch reguliert, bei 33 Genen zeigte sich eine Herunterregulierung. Eine persistierende oder ansteigende Hochregulation zeigten wichtige anti-apoptotische Gene WAF1 [×6,6] sowie die ebenfalls anti-apoptotischen Pankreatitis-assoziierten Proteine (PAP1 [×14,9] und PAP3 [×28,5]). Darüber hinaus zeigten sich Antiproteasen (a-2 Makroglobulin [×31], Cpi-26 [×7,2]) und andere möglicherweise protektive Gene (salttolerant protein [×4,8], Leukotrien A4 Hydrolase [×12,1]) stärker

exprimiert. Allerdings zeigte sich auch eine erhebliche Induktion von verschiedenen Komplementfaktoren C3 [×12,6], CFB [×38,5]. Erstaunlicherweise waren die Hitzeschockproteine (HSP 70, HSP27, HSP90, HSP 86) und auch die klassischen immediate early genes des AP-1 Komplexes (c-foc, c-jun, JunD) nicht hochreguliert.

Diskussion/Schlussfolgerung

Die Daten zeigen, dass es nach EPC zu einer Regulation eines ganzen Netzwerkes von Genen und damit zu einer multifaktoriellen Präkonditionierung kommt. 3 h nach EPC findet sich vor allem eine Hochregulierung proinflammatorischer Gene als Ausdruck und Folge der akuten Entzündungsreaktion. Dies entspricht dem klinisch/experimentellen Bild eines SIRS welches unseren Beobachtungen im Tierversuch entspricht (nichtpublizierte eigene Daten). 6 h nach EPC zeigten sich während intravitalmikroskopischer Untersuchung hämodynamisch hoch instabile Tiere, was hier eine Standardisierung der Tierversuche sehr schwer machte. Diese Stressreaktion ähnelt auf Genebene den Veränderungen welche der Ischämie/Reperfusionsschaden alleine bereits im Pankreas auslöst. Hier fanden sich ebenfalls die verstärkte Expression von wichtigen proinflammatorischen Substanzen wie z.B. NFkappaB oder EGR-1 [4]. 24 h nach EPC lassen sich dann als wesentliche Komponenten des protektiven Effekts die Hemmung der Apoptose und ein Antiprotasenstrategie als Ursache der protektiven Präkonditionierung identifizieren. Der Zusammenhang zwischen Apoptose und dem Ausmaß des Ischämie/Reperfusionsschadens gemessen an initialen Mikrozirkulationsstörungen konnten wir kürzlich erstmals für die experimentelle Pankreastransplantation an der Ratte zeigen [5]. Hitzeschockprotinene scheinen dagegen in der Pathogenese der Endotoxinpräkonditionierung keine Rolle zu spielen. Zur Komplettierung der Untersuchung muss noch der Einzelgennachweis der relevanten regulierten Gene erfolgen. Unsere Daten legen nahe, dass Antiapoptose- und Antiproteasestrategien im Rahmen der Endotoxinpräkonditionierung eine wichtige Rolle spielen und somit auch ein klinischer Ansatzpunkt zur Reduzierung des pankreatischen Ischämie/Reperfusionsschadens sein könnten.

Literatur

1. Benz S, Bergt S, Obermaier R, Wiessner R, Pfeffer F, Schareck W, Hopt UT (2001) Impairment of microcirculation in the early reperfusion period predicts the degree of graft pancreatitis in clinical pancreas transplantation. Transplantation 27:759–763
2. Raeburn CD, Cleveland JC Jr, Zimmerman MA, Harken AH (2001) Organ preconditioning. Arch Surg 136:1263–1266
3. Obermaier R, Drognitz O, Grub A, Von Dobschuetz E, Schareck W, Hopt UT, Benz S (2003) Endotoxin preconditioning in pancreatic ischemia/reperfusion injury. Pancreas 27:E51–56
4. Benz S, Lobler M, Obermaier R, Kortmann B, Pfeffer F, Koczan D, Thiesen HJ, Hopt UT (2002) New possible target genes in pancreatic ischemia/reperfusion-injury identified by microarray analysis. Transplant Proc 34:2369–2371
5. Drognitz O, Liu X, Benz S, Obermaier R, Herb T, Schareck W, Hopt UT (2002) Ischemia/reperfusion injury induces acinar cell apoptosis in experimental pancreas transplantation. Transplant Proc 34:2361

Korrespondenzadresse: Dr. med. Robert Obermaier, Albert Ludwig Universität Freiburg, Chirurgische Universitätsklinik, Abteilung für Allgemein- und Viszeralchirurgie mit Poliklinik, Hugstetter Str. 55, 79106 Freiburg, Fax: 0761-270-2804, E-mail: robert.obermaier@web.de

LPS-Konditionierung limitiert den hepatischen Konservierungs- und Reperfusionsschaden

LPS-preconditioning limits hepatic preservation and reperfusion injury

M. Amon[1], A. M. El-Gibaly[1], B. Vollmar[2], M. D. Menger[1]

[1] Institut für Klinisch-Experimentelle Chirurgie; Universität des Saarlandes, Homburg/Saar
[2] Abteilung für Experimentelle Chirurgie, Universität Rostock, Rostock

Abstract

Decreasing numbers of organ donors lead to the use of critical organs in transplantation surgery with the consequence of an increased risk of primary graft failure or dysfunction. The improvement of organ preservation could result in amelioration of graft quality. As endotoxin pretreatment was reported to protect against hepatic warm ischemia-reperfusion injury, the aim of the present study was the to evaluate the effect of low dose LPS on liver cold preservation-reperfusion injury.

Male Sprague-Dawley rats were pretreated with 0.5 mg/kg bw LPS; after 24 h livers were harvested and subjected to 24 h of cold preservation in histidine-tryptophan-ketoglutarate (HTK) solution and *in vitro* reperfusion with Krebs-Henseleit buffer at 37 °C for 2 h in a non-recirculating fashion. Apoptotic cell death was evaluated by means of intravital fluorescence microscopy. Hepatocellular function, integrity and metabolism were assessed by determination of bile flow, oxygen consumption, carbon dioxide production, K^+-efflux and enzyme release. Trypan blue perfusion allowed for assessment of cell viability.

After LPS-preconditioning, oxygen consumption and carbon dioxide production were higher than in controls, indicating an improved metabolic status. Upon initial flushing with Ringer's lactate, lower K^+ levels and liver enzyme activity were attained in the effluent of LPS-treated livers, reflecting attenuation of cellular injury. After 2 h of normothermic reperfusion, livers of both LPS-pretreated animals and of controls showed distinct signs of reperfusion injury. Apoptotic cell death, however, was significantly reduced in LPS-treated livers before as well as after reperfusion.

In vivo, LPS-pretreatment reduced bile flow. In contrast, during reperfusion bile production was significantly improved in livers of LPS-treated animals compared to controls. Evaluation of tissue sections revealed a reduction of reperfusion injury with reduced cytoplasmic vacuolation, endothelial cell detachment and damage of cytoplasmic membranes.

These results indicate that preconditioning with low doses of LPS protects liver grafts against cold preservation-reperfusion injury and leads to improved graft function. Among the mechanisms contributing to this protection, the induction of cross-tolerance should be discussed.

Zielsetzung

Abnehmende Spenderzahlen zwingen zur Nutzung gegebenenfalls kritischer Organe zur Transplantation; damit geht ein erhöhtes Risiko für primäres Transplantatversagen bzw. -Dysfunktion einher. Durch weitere Verbesserungen der Konservierungstechnik könnte eine Optimierung der Transplantatqualität erzielt werden. Es ist bekannt, dass eine Vorbehandlung mit Endotoxin zu einer Verminderung des hepatischen Reperfusionsschadens nach warmer Ischämie führt [1, 2]. In der vorliegenden Studie untersuchten wir, inwieweit eine LPS-Vorbehandlung den hepatischen Konservierungs- und Reperfusionsschaden auch nach kalter Ischämie beeinflussen kann.

Material und Methoden

Männliche Sprague-Dawley-Ratten wurden mit niedrig dosiertem LPS (0,5 mg/kg Körpergewicht i.p.; 24 h vor Explantation) vorbehandelt. Die Leber wurde mit kalter (4 °C) HTK-Lösung perfundiert, explantiert und für 24 h ebenfalls bei 4 °C konserviert. Anschließend erfolgte im Modell der isoliert-perfundierten Leber eine 2-stündige Reperfusion mit Krebs-Henseleit-Puffer (37 °C). Der portalvenöse Druck wurde kontinuierlich aufgezeichnet. Mittels Fluoreszenz-Mikroskopie wurde das Ausmaß des apoptotischen Gewebeschadens evaluiert. Als Parameter für hepatozelluläre Funktion, Integrität und Metabolismus wurden Gallefluss, Sauerstoffverbrauch, CO_2-Produktion, K^+-Efflux und Leberenzym-Aktivität im Effluat bestimmt. MW ± SEM; ungepaarter Student's t-Test.

Ergebnisse

Der portalvenöse Druck verringerte sich während der Reperfusion ohne signifikanten Unterschied zwischen den beiden Versuchsgruppen (LPS: 4.7 ± 0.9 mmHg; Kontrolle (K): 4.7 ± 0.2 mmHg). Demgegenüber zeigten LPS-vorbehandelte Lebern im Vergleich zu Kontroll-Lebern einen höheren Sauerstoffverbrauch (LPS: 1.11 ± 0.10 µmol/min*g; K: 0.81 ± 0.07 µmol/min*g; p < 0.05) und eine gesteigerte CO_2-Produktion (LPS: 0.71 ± 0.15 mmHg/min*g; K: 0.56 ± 0.10 mmHg/min*g). Die K^+-Konzentration im Flushing-Effluat von LPS-behandelten Lebern war geringfügig erniedrigt (LPS: 0.83 ± 0.16 mmol/L; K: 1.01 ± 0.12 mmol/L). Nach 2-stündiger Reperfusion fanden sich in beiden Gruppen deutliche Zeichen eines Reperfusionsschadens. Mittels Fluoreszenzmikroskopie ließ sich jedoch nachweisen, dass LPS das Ausmass des apoptotischen Gewebeschadens sowohl vor als auch nach Reperfusion signifikant verringert (nach Reperfusion LPS: 7.7 ± 1.3%; K: 20% ± 1.4; p < 0.05). Obwohl die LPS-Vorbehandlung mit einer signifikanten Reduktion des basalen Gafllusses einher ging, war der Gallefluss während der Reperfusion im Vergleich zu unbehandelten Kontroll-Lebern signifikant erhöht (LPS: 0.39 + 0.03 µL/min*g; K: 0.21 ± 0.03 µL/min*g). Die Leberenzymaktivität war sowohl zu Beginn als auch am Ende der Reperfusion nach LPS-Vorbehandlung signifikant vermindert (AST im Flushing-Effluat: LPS: 40.2 ± 8.3 U/L; K: 96.8 ± 16.5 U/L). Histologisch zeigten die vorbehandelten Organe eine Reduktion des Gewebeschadens mit einer Verminderung der zytoplasmatischen Vakuolisierung, der Endothelzell-Ablösung vor und nach der Reperfusion, sowie der Plasmamembran-Schädigung, jedoch ohne statistisch signifikanten Unterschied.

Zusammenfassung

Unsere Ergebnisse deuten darauf hin, dass die Vorbehandlung mit niedrig dosiertem LPS die Leber vor kaltem Konservierungs- und Reperfusionsschaden schützt und zu einer verbesserten Transplantat-Qualität führt. Einen möglichen Mechanismus dieser Protektion könnte die Induktion einer Kreuz-Toleranz darstellen.

Literatur

1. Colletti LM, Remick DG, Campbell Jr DA (1994) LPS pretreatment protects from hepatic ischemia-reperfusion. J Surg Res 57:337–343
2. Fernandez D, Flohe S, Siemers F, Nau M, Ackermann M, Ruwe M, Schade FU (2000) Endotoxin tolerance protects against local hepatic ischemia/reperfusion in the rat. J Endotoxin Res 6:321–328

Korrespondenzadresse: Michaela Amon, Universität des Saarlandes, Abteilung für Klinisch-Experimentelle Chirurgie, Kirrbergerstraße, Gebäude 65, 66421 Homburg/Saar, Tel.: 06841/16-26561, Fax: 06841/16-26553, E-mail: micha99@hotmail.com

Toll-like vermittelte Expression von Chemokinen, Pro- und Antiinflammatorischen Zytokinen in der LPS-Toleranz und Kreuztoleranz innerhalb der Darmmuskularis

Toll-like-receptor-dependend expression of chemokines, pro- and antiinflammatory cytokines in lipopolysaccharide preconditioning and cross-tolerance within the intestinal muscularis

N. Speidel, B. Lüdenbach, A. Hirner, N. T. Schwarz

Klinik und Poliklinik für Allgemein-, Viszeral-, Thorax- und Gefäßchirurgie der Rheinischen Friedrich-Wilhelms-Universität Bonn

Abstract

Background and aims: Endotoxin (LPS) elicits an inflammatory response within the intestinal muscularis and causes muscle dysfunction. In endotoxin tolerant mice gastrointestinal motility is not significantly influenced by further LPS exposure. LPS preconditioning also induces cross-tolerance to a standard intestinal manipulation (IM). We investigated the molecular mechanisms that would underline endotoxin tolerance and cross-tolerance. *Methods:* Four groups of C57BL/6J mice were studied: single LPS injection (A), chronic LPS injection (B) intestinal manipulation (C) and IM mice after chronic LPS injection (D). Muscle function was measured in vivo and in vitro by transit and organ bath techniques. Nuclear factor kappa-B (NF-κB) and signal transducer and activator of transcription (STAT1 and 3) were quantified using electrophoretic mobility shift assay (EMSA). mRNA induction of Toll-like receptors, chemokines, adhesion molecules and cytokines was quantified by real-time PCR. Leukocyte recruitment into the muscularis was detected by myeloperoxidase histochemistry, and protein expression of chemokines and adhesion molecules was detected by immunhistochemistry in jejunal muscularis whole mounts and by western-blot. *Results:* In group A and C activation of transcription factors, upregulation of cytokine and chemokine mRNA, leukocyte and monocyte recruitment were significantly induced. Macrophages showed a strong staining for MCP-1 and endothelial cells and monocytes for ICAM-1. TLR-4 mRNA was significantly downregulated for 24 h, but protein-expression was unaffected. In vivo and in vitro muscle contractility was significantly suppressed. Molecular adaption to continuous LPS (B) was reflected in a significant blunting of transcription factor activation and inflammatory cytokine mRNA upregulation. Functional adaption was reflected in recovered muscle contractility after 7 days of continuous daily injection of LPS. Preconditioning of the muscularis showed cross-tolerance to the functional, molecular and leukocytic sequelae of intestinal manipulation (D). In endotoxin tolerized mice the anti-inflammatory cytokine IL-10 was significantly induced and the TLR-4 mRNA and protein was significantly upregulated and failed to be downregulated upon restimulation with LPS or IM. *Discussion:* The muscularis develops functional and molecular tolerance to endotoxin after 7 days, which confers cross-tolerance to intestinal manipulation. In tolerant mice we found an upregulation of IL-10 which has an inhibitory effect on chemokines and inflammatory cytokines in macrophages. We found a p50-p50 homodimerisation, which inhibits the transcriptional activity of the NF-κB DNA-binding motif on proinflammatory genes. The significantly upregulated TLR-4 expression could be responsible for optimizing LPS responsiveness and adaptive immune response.

Einleitung

Der TLR-4-Rezeptor spielt eine zentrale Rolle im LPS Signalweg. LPS führt zu einer Aktivierung von Transkriptionsfaktoren und dadurch zur Induktion von Zytokinen, Mediatoren, Adhäsionsmolekülen und Chemokinen. Diese Entzündungskaskade bildet einen Circulus vitiosus, der die Genese von SIRS und Sepsis unterstützt. Allerdings erzeugen repetitive Dosen von LPS eine Endotoxintoleranz, die durch Induktion von zytoprotektiven Mechanismen eine überschießende proinflammatorische Antwort verhindert und so vor einem Folgetrauma schützt. Die intraperitoneale Gabe von LPS führt zu einer Entzündungsreaktion innerhalb der intestinalen Muskularis und konsekutiv zu einer Herabsetzung der Darmmotilität um 58%. Nach Präkonditionierung mit repetitiven Dosen LPS über 7 Tage wird die Darmmotiliät nach erneuter LPS Gabe nicht mehr signifikant beeinträchtigt. Zudem induziert eine LPS-Präkonditionierung ein als Kreuztoleranz bezeichnetes Phänomen gegenüber einer intestinalen Manipulation, die als isolierter Stimulus eine signifikante Herabsetzung der Darmmotilität bewirkt.

Ziel der Studie war, die molekularen und funktionellen Mechanismen zu untersuchen, die der Endotoxintoleranz und Kreuztoleranz in der Darmmuskularis zugrunde liegen.

Methoden

Die Untersuchungen erfolgten an Dünndarmmuskularisproben von C57BL/6J Mäusen. Es wurden 4 Gruppen gebildet: einmalige LPS-Injektion (intraperitoneal 10 mg/kg) (A), LPS-Präkonditionierung über 7 Tage und erneutes LPS-Trauma (B), intestinale Manipulation (C), Präkonditionierung und anschließende IM (D). Mittels Real-Time PCR wurde die Expression von Zytokinen (IL-6, IL-1β, TNFα, IL-10, iNOS), TLR-4, Chemokinen (MCP-1) und Adhäsionsmolekülen (ICAM-1) quantifiziert. Die TLR-4 Proteinexpression wurde im Western-Blot untersucht. Die Aktivierung der Transkriptionsfaktoren (STAT1 und 3, NF-κB) wurde mit EMSA bestimmt. An wholemount-Präparaten wurde in der Myeloperoxidasefärbung die Leukozyten und Monozyten-Rekrutierung quantifiziert und in der Immunhistochemie die Proteinexpression von MCP-1 und ICAM-1 bestimmt. Die Muskelkontraktilität wurde indirekt in vivo durch Transitmessungen und in vitro durch Kontraktilitätsmessungen an isolierten Muskelstreifen validiert.

Ergebnisse

Nach Stimulation mit LPS (A) oder nach intestinaler Manipulation (C) zeigte sich eine signifikante Aufregulierung der proinflammatorischen Zytokine IL-6, IL-1β, TNF-α und iNOS. Ebenso zeigte sich eine Aktivierung von STAT 1, 3 und NF-κB und eine Induktion der mRNA von MCP-1 und ICAM-1, die auch auf Proteinebene in der Immunhistochemie an ortsständigen Makrophagen, Endothelzellen und rekrutierten Monozyten nachgewiesen werden konnte. Die Myeloperoxidasefärbung bestätigte eine signifikante Rekrutierung von polymorphkernigen Leukozyten und Monozyten. Die TLR-4-mRNA Expression wurde signifikant für 24 h herunterreguliert, während die Proteinexpression unverändert blieb. Die molekulare Adaptation in der Endotoxintoleranz war charakterisiert durch eine signifikante Unterdrückung der oben dargestellten proinflammatorischen Antwort. Die funktionelle Adaptation war gekennzeichnet durch eine Erholung der Muskelfunktion. Darüber hinaus zeigte die präkonditionierte Darmmuskularis eine Kreuztoleranz gegenüber den funktionellen, molekularen und leukozytären Folgeerscheinungen einer intestinalen Manipulation. In Endotoxin-toleranten Mäusen war die basale Expression des antiinflammatorischen Zytokins IL-10 signifikant erhöht und durch LPS oder IM weiter steigerbar. Ebenso zeigte sich eine erhöhte basale Expression der TLR-4 mRNA und Proteinexpression, die durch Restimulation mit LPS oder IM nicht mehr herunterreguliert werden konnte. Außerdem beobachteten wir, daß die herabgesetzte NF-κB-Aktivierung zu einer vorherrschenden Bildung von p50-p50 Homodimeren führte, anstatt zu den sonst üblichen p50-p65 Heterodimeren.

Diskussion und Schlussfolgerung

LPS und intestinale Manipulation führen zu einer ausgeprägten inflammatorischen Reaktion innerhalb der Darmmuskularis, die in der Endotoxintoleranz signifikant herabgesetzt ist. In der Endotoxintoleranz findet sich zugleich eine Kreuztoleranz gegenüber dem Trauma der intestinalen Manipulation. In unserem Modell konnten wir verschiedene Faktoren identifizieren, die zur in vivo Endotoxintoleranz beitragen:

1. Die Aufregulation von IL-10, dessen inhibitorischer Effekt auf die Expression von Chemokinen und inflammatorischen Zytokinen in Makrophagen bekannt ist.
2. Die überwiegende Bildung von p50-p50 Homodimeren im Rahmen einer verminderten NF-κB Aktivierung, die zu einer Herabsetzung der transkriptionellen Aktivität proinflammatorischer Gene führt.
3. Die erhöhte basale TLR-4 mRNA und Proteinexpression, die zu einer optimalen Erkennung von Endotoxinen und besseren Steuerung der adaptiven Immunantwort beitragen kann.

Literatur

1. Medvedev AE, Kopydlowski KM, Vogel SN (2000) Inhibition of Lipopolysaccharide-Induced Signal Transduction in Endotoxin-Tolerized Mouse Macrophages: Dysregulation of Cytokine, Chemokine and Toll-Like Receptor 2 and 4 Gene Expression. J Immunology 164:5564–5574
2. Kalff JC, Schraut WH, Billiar TR, Simmons RL, Bauer AJ (2000) Surgical manipulation of the gut elicits an intestinal muscularis inflammatory response resulting in postsurgical ileus. Ann Surg 228:652–663
3. Janeway CA, Medzhitov J, Medzhitov R (2002) Innate Immune Recognition. Annu Rev Immunol 20:197–216

Korrespondenzadresse: Dr. med. Nicola Speidel, Rheinische Friedrich-Wilhelms Universität, Abteilung für Chirurgie, Sigmund-Freud-Str. 25, 53105 Bonn, Fax: 0228/2874856, E-mail: nicolaspeidel@hotmail.com

Biliverdin schützt die intestinale Integrität in der Sepsis

Biliverdin protects the intestinal integrity during sepsis

M. Overhaus[1,2], *B. A. Moore*[1], *B. A. Flynn*[1], *A. J. Bauer*[1]

[1] Department of Medicine/Gastroenterology, University of Pittsburgh, Pittsburgh, PA, USA
[2] Allgemein-, Viszeral-, Thorax- und Gefäßchirurgie, Universität Bonn

Abstract

Introduction: Sepsis is an increasing clinical problem with mortality rates as high as 60%. The anti-inflammatory HO-1 pathway and its end-product carbon monoxide have already been demonstrated to be protective. This study investigates the protective potential of the other HO-1 heme degradative end-product, biliverdin, in ameliorating sepsis. *Methods:* Cecal ligation and puncture (CLP) in rats with/without biliverdin injection (5 mg/kg) was performed. Gastrointestinal transit and *in vitro* jejunal and colonic circular muscle contractility was analyzed after 24 h. Additionally, PMN infiltration into the intestinal muscularis were quantified. RT-PCR was performed 3 h after CLP for pro- and anti-inflammatory mRNAs (IL-6, MCP-1, IL-10 and HO-1) in the small bowel and colonic muscularis (N = 6/group; p < 0.05). *Results:* Biliverdin treatment significantly prevented the CLP sepsis-induced delay in transit (geometric center controls: 8.81 ± 0.17 sepsis: 5.87 ± 0.87; sepsis + biliverdin: 7.38 ± 0.73). CLP attenuated small bowel and colon muscle contractility by 43% and 36%, respectively (jejunum controls 100 µM bethanechol: 4.27 ± 0.47; sepsis: 2.42 ± 0.54; colon controls: 4.75 ± 0.35; sepsis: 3.03 ± 0.22 g/mm²/sec) and biliverdin injection significantly attenuated this suppression (jejunum: 4.1 ± 0.67; colon: 3.50 ± 0.33 g/mm²/sec). Additionally, biliverdin significantly inhibited the neutrophil infiltration into the intestinal muscularis during CLP induced sepsis (jejunum controls: 0.5 ± 0.2, sepsis: 47.5 ± 6.9, biliverdin: 22.4 ± 5.5; colon controls: 7.0 ± 1.3, sepsis: 38.8 ± 2.8, biliverdin: 13.7 ± 3.8 cells/field, ×200 magnification). The CLP sepsis-induced mRNA up-regulation of pro-inflammatory IL-6 and MCP-1 in the small bowel and colon muscularis was significantly reduced with biliverdin (small bowel: 46% and 38%; colon: 49% and 64%). Biliverdin treatment resulted in a significant increase of the anti-inflammatory mediators IL-10 and HO-1 in the small bowel and colon muscularis compared to untreated septic animals (small bowel: 189% and 24%; colon: 105% and 38%). *Conclusions:* During CLP-induced sepsis biliverdin treatment protected intestinal function in part via an augmentation of IL-10 and HO-1 expression. This beneficial effect resulted in decreased neutrophilic migration and suppression of the pro-inflammatory mediators. Hence, biliverdin prevented intestinal atony and inflammation and interrupted critical intestinal components of sepsis.

Einleitung

Trotz neuer Therapiemaßnahmen nimmt die Sepsisinzidenz weiterhin zu und Morbidität und Mortalität liegen bei 60%. Der Darm ist durch sein enges Netzwerk residenter Makrophagen mit hoher Immunkompetenz und seiner Barrierefunktion ein zentraler Bestandteil der Sepsistriggerung, -aufrechterhaltung und -exazerbation. Die regelmäßig beobachtete Darmatonie bei kritisch erkrankten Patienten führt über die gleichzeitige lokale Schädigung der intestinalen Integrität als auch der darausfolgenden bakteriellen Translokation zur systemischen Ausbreitung inflammatorischer Mediatoren und damit zur Schädigung anderer Organe. Die anti-oxidative, anti-apoptotische und anti-inflammatorische Wirksamkeit von wesentlichen Bestandteilen des Hämabbaus wie Kohlenmonoxid und Hämoxygenase-1 (HO-1) wurden bereits nachgewiesen

[1]. Dennoch wurde das Endprodukt dieses Zyklus, Biliverdin, bisher nur wenig beachtet. Biliverdin ist u.a. in der Lage die Leber vor Acetaminophen induzierter Toxizität und den Darm vor Ischämie/Reperfusions-Schäden zu schützen. Das Ziel dieser Studie ist es, einen protektiven Effekt von Biliverdin für die Darmintegrität in der Sepsis aufzuzeigen.

Methodik

Zökale Ligatur und Punktion an Ratten mit oder ohne gleichzeitiger intraperitonealer Biliverdin Injektion wurde durchgeführt. *In vivo* gastrointestinaler Transit wurde 24 h später mit Fluorescein markiertem Dextran gemessen. Die Kontraktilität der zirkulären Jejunum- und Kolonmuskulatur wurde *in vitro* im Organbad nach 24 h analysiert und eine Dosis-Wirkungskurve mit Bethanechol erstellt. Zusätzlich wurde die neutrophile Infiltration in die intestinale Muskularis quantifiziert. Die Dünndarm- und Kolonmuskulatur wurde 3 h nach Sepsisinduktion auf eine mRNA Ausschüttung verschiedener pro- und anti-inflammatorischer Entzündungsmediatoren (IL-6, MCP-1, IL-10 and HO-1) mit Real-Time RT-PCR untersucht. $N = 6$/Gruppe, Signifikanz: $p < 0{,}05$.

Ergebnisse

Die Biliverdinbehandlung verbesserte die Sepsis-induzierte signifikante Unterdrückung der Transitzeit *in vivo* (Geometrisches Center Kontrollen: $8{,}81 \pm 0{,}17$; Sepsis: $5{,}87 \pm 0{,}87$; Sepsis + Biliverdin: $7{,}38 \pm 0{,}73$). Durch die Sepsisinduktion wurde die *in vitro* gemessene Muskelkontraktilität im Jejunum um 43% und im Kolon um 36% abgeschwächt (Jejunum Kontrolle: $4{,}27 \pm 0{,}47$; Sepsis: $2{,}42 \pm 0{,}54$; Kolon Kontrolle: $4{,}75 \pm 0{,}35$; Sepsis: $3{,}03 \pm 0{,}22$ g/mm²/sec). Auch diese Abschwächung konnte durch eine gleichzeitige Biliverdingabe verbessert werden (Jejunum: $4{,}1 \pm 0{,}67$; Kolon: $3{,}50 \pm 0{,}33$ g/mm²/sec). Zusätzlich verhinderte Biliverdin die massive Infiltration von Neutrophilen in die intestinale Muskularis in septischen Tieren signifikant (Jejunum Kontrolle: $0{,}5 \pm 0{,}2$, Sepsis: $47{,}5 \pm 6{,}9$, Biliverdin: $22{,}4 \pm 5{,}5$; Kolon Kontrolle: $7{,}0 \pm 1{,}3$, Sepsis: $38{,}8 \pm 2{,}8$, Biliverdin: $13{,}7 \pm 3{,}8$ Zellen/Gesichtsfeld, x200 Vergrösserung). Die inflammatorische mRNA Expression von IL-6 und MCP-1 im Dünndarm und Kolon konnte unter Biliverdinbehandlung signifikant gesenkt werden (Dünndarm: 46% und respektive 38%; Kolon: 49% und respektive 64%). Ausserdem führte die Biliverdinbehandlung im Dünndarm und Kolon zu einer signifikanten Induktion der anti-inflammatorischen Zytokine IL-10 und HO-1 im Vergleich zu unbehandelten septischen Tieren (Dünndarm: 189% und respektive 24%; Kolon: 105% und respektive 38%).

Diskussion/Schlussfolgerung

Eine intraperitoneale Biliverdingabe war während der Sepsis in der Lage die *in vivo* und *in vitro* Funktion der gesamten intestinalen Muskularis zu schützen. Dieser Effekt erfolgte teilweise durch die Inhibition der massiven Neutrophilenmigration in die intestinale Muskularis und durch die Unterdrückung der pro-inflammatorischen Entzündungskaskade (IL-6 und MCP-1). Aktivierte Neutrophile sind die Hauptquelle der Freisetzung freier Sauerstoffradikale und assoziiert mit gesteigerter pro-inflammatorischer Mediatorfreisetzung. Sowohl IL-6 als Korrelator für die Schwere der Sepsis und die zu erwartende Mortalität [2], als auch MCP-1, als wesentlicher Faktor für die Monozytenrekrutierung an den Ort der Entzündung [3], kommen eine entscheidende Rolle in der Sepsis zu. Zudem führte die Behandlung mit Biliverdin zu einer gleichzeitigen Stimulation der anti-inflammatorischer Mediatoren (HO-1 und IL-10). Die anti-inflammatorischen Eigenschaften von IL-10 v.a. bei Erkrankungen des Darms wurden in der Literatur schon mehrfach demonstriert und ein Behandlungsbenefit ist auch in der Sepsis nachgewiesen [4]. Die Gabe von HO-1, dem limitierenden Enzym des Hämabbaus, vor dem Eintreten schädlicher

Insulte konnte den schützenden Effekt dieses Proteins gegen oxidativen Stress und inflammatorische Schädigungen in verschiedenen anderen Organen aufzeigen [5]. Durch die hier aufgezeigten Faktoren verhinderte die Biliverdingabe die Darmatonie und Darminflammation und konnte so das intestinale Momentum in der Sepsis durchbrechen.

Literatur

1. Ryter SW, Otterbein LE, Morse D, Choi AM (2002) Heme oxygenase/carbon monoxide signaling pathways: regulation and functional significance. Mol Cell Biochem 234–235:249–263
2. Damas P, Ledoux D, Nys M, Vrindts Y, De Groote D, Franchimont P, Lamy M (1992) Cytokine serum level during severe sepsis in human IL-6 as a marker of severity. Ann Surg 215:356–362.
3. Lu B, Rutledge BJ, Gu L, Fiorillo J, Lukacs NW, Kunkel SL, North R, Gerard C, Rollins BJ (1998) Abnormalities in monocyte recruitment and cytokine expression in monocyte chemoattractant protein 1-deficient mice. J Exp Med 187:601–608
4. Lee TS, Chau LY (2002) Heme oxygenase-1 mediates the anti-inflammatory effect of interleukin-10 in mice. Nat Med 8:240–246
5. Otterbein LE, Choi AM (2000) Heme oxygenase: colors of defense against cellular stress. Am J Physiol Lung Cell Mol Physiol 279:L1029–L1037

Korrespondenzadresse: Dr. M. Overhaus, Department of Medicine/Gastroenterology, University of Pittsburgh, S-849 Scaife Hall, 3550 Terrace Street, Pittsburgh, Pennsylvania 15261, Tel.: 001-412-648-9743, Fax: 001-412-648-9731, E-mail: overhaus@pitt.edu

Aktivierung vagaler Hirnstammkerne und Sensibilität extrinsischer afferenter Nervenfasern während des postoperativen Ileus bei der Maus

Vagal neuronal activation and mesenteric afferent sensitivity during postoperative ileus in the mouse jejunum

M. H. Mueller[1], D. Kampitoglou[1], J. Glatzle[1], T. T. Zittel[1], D. Grundy[1,2], M. E. Kreis[1]

[1] Klinik für Allgemeine Chirurgie, Universität Tübingen
[2] Department of Biomedical Science, University of Sheffield, UK

Abstract

Introduction: Small bowel manipulation leads to a profound ileus and an increase in spinal Fos expression, suggesting prolonged activation of spinal afferent pathways. The extent to which vagal afferents may also be influenced has not been investigated. We aimed to examine intestinal afferent sensitivity and brainstem Fos expression in mice during postoperative ileus. *Methods:* Under enflurane anesthesia, C57BL/6 mice underwent laparotomy followed by small bowel manipulation to induce an ileus or left untouched as a sham-treatment group. The animals were killed 24 h later. The brainstem was removed for Fos immunocytochemistry. 3 cm segments of jejunum were placed in Krebs buffer. Extracellular multiunit mesenteric afferent nerve discharge was recorded at baseline during distension and following serosal application of bradykinin (BK 1 µM). Whole nerve afferent discharge was quantified as peak increase above baseline. Fos IR was quantified in the nucleus of the solitary tract (nTS). Leukocyte infiltration into the intestinal muscularis was used an index of post-operative inflammation. Data are mean $\pm$ SEM and were compared by unpaired Students' t-test. *Results:* The number of leukocytes infiltrating the muscularis was elevated during ileus (39 ± 9 vs. $1.8 \pm 1/mm^2$ in sham controls; P = 0.008). This was associated with an increase in the number of Fos-positive neurons in the nTS following surgery compared to sham controls (Bregma:$- 7.70$ mm, 30 ± 9 vs. 6 ± 2; P = 0.01, $- 7.32$ mm, 107 ± 26 vs. 6 ± 2, P = 0.016, N = 4). Spontaneous discharge was higher in ileus animals compared to sham segments (17 ± 1 vs. 12 ± 2 imp/s, P = 0.02, N = 6), but not in the peak response to ramp distension (at 60 mmHg 85 ± 6 vs. 70 ± 4 imp/s respectively, P = 0.07). The response profile was different in ileus with a significantly increased response at low distending pressures ($2 - 20$ mmHg) compared to controls (18 ± 2 imp/s vs 9 ± 2, P < 0.05). The level of firing after BK adminstration was not significantly different during ileus (58 ± 8 imp/s vs 39 ± 9 imp/s, N = 8, n.s.). *Conclusion:* Small bowel manipulation leads to a markely increase in brainstem Fos expression indicating that vagal afferent pathways are activated during postoperative ileus. Mechanical manipulation leads to an augmented afferent sensitivity to low distending pressures. The increased sensitivity to low threshold distension might be due to local inflammatory processes. This activation is not reflected by changes in afferent sensitivity due to chemical stimulation, suggesting there may be compensatory changes to limit inflammation-induced hypersensitivity.

Einleitung

Die Mechanismen der postoperativen Hemmung der gastrointestinalen Motilität nach abdominal-chirurgischen Eingriffen sind nicht vollständig geklärt. Einerseits spielen bei der Pathogenese afferente Nervenfasern eine Rolle [1], andererseits ist eine Entzündungsreaktion in der Darmwand beschrieben worden [2], mit der wahrscheinlich eine Freisetzung von Entzündungsmediatoren wie Prostaglandine einhergeht. Darüber hinaus kommt es nach Auslösen eines postoperativen Ileus zu einem Anstieg des neuronalen Aktivierungsmarker Fos auf Rückenmarksebene [3]. Ziel der vorliegenden Studie war es, die afferente Sensibilität intestinaler Nervenfasern auf verschiedenen Innervationsebenen des Gastrointestinaltrakts während des postoperativen Ileus zu untersuchen.

Methoden

Der postoperative Ileus wurde bei C57 Bl Mäusen ausgelöst, indem am in Narkose laparotomierten Tier der gesamte Dünndarm mit Watteträgern durchmanipuliert wurde. Bei Kontrolltieren wurde eine Scheinoperation durchgeführt. 24 h danach erfolgte unter Enflurannarkose die Entnahme eines 2 cm langen Jejunumsegmentes mit dazugehörender mesenterialer Arkade. Extrazelluläre, afferente „multi-unit" Signale wurden von einem nach proximal durchtrennten paravaskulären Nervenbündel abgeleitet. Die Impulsrate afferenter Nervenfasern nach serosaler Applikation von Bradykinin (1 µM) wurde als mittlere und maximale Entladungsfrequenz abzüglich der Ruheaktivität aufgezeichnet und als Mittelwert ± SEM ausgewertet. Abschließend wurde das Darmsegment bis zu einem Spitzendruck von 60 mmHg distendiert. Desweiteren wurde den Versuchstieren das Stammhirn entnommen und für den neuronalen Aktivierungsmarker Fos immunhistochemisch angefärbt. Fos-positive Neurone des Nucleus tractus solitarius (NTS) des Stammhirns wurden nachfolgend ausgewertet. Die Leukozyteninfiltration in der Darmwandmuskulatur wurde darüberhinaus als post-operativer Entzündungsindex bestimmt. Die statistische Auswertung erfolgte mittels Student's t-test. Ein $P < 0.05$ wurde dabei als statistisch signifikant angenommen.

Ergebnisse

Die Leukozyteninfiltration in die Darmwandmuskulatur war in der postoperativen Ileusgruppe im Vergleich zu Kontrolltieren deutlich erhöht (39 ± 9 vs. $1.8 \pm 1/mm^2$; $P = 0.008$). Dieses war mit einer Erhöhung der Fos-positiven Neurone des NTS in Ileustieren vergesellschaftet (Bregma:-7.70 mm, 30 ± 9 vs. 6 ± 2; $P = 0.01$, -7.32 mm, 107 ± 26 vs. 6 ± 2, $P = 0.016$, $N = 4$). Die Ileusdarmsegmente waren dilatiert und kontahierten sich nicht spontan, wohingegen die Darmsegmente von Kontrolltieren phasische Kontaktionen mit Anstieg des intraluminalen Drucks zeigten. Die spontane afferente Nervenfaseraktivität war beim Ileusdarm höher als bei den Kontrolltieren (17 ± 1 vs. 12 ± 2 imp/s, $P = 0.02$, $N = 6$). Die Entladungsfrequenzen bei maximaler Distension waren hingegen nicht unterschiedlich (Δ bei 60 mmHg $= 85 \pm 6$ vs. 70 ± 4 imp/s, $P = 0.07$). Das Aktivitätsprofil der afferenten Nervenfasern in der Ileussituation unterschied sich jedoch von den Kontrollen. Bei niedrigen Distensionsdrücken (2 – 20 mmHg) lag die Entladungsfrequenz beim Ileusdarm höher (18 ± 2 vs 9 ± 2 imp/s, $P < 0.05$). Serosal appliziertes Bradykinin führte zu einem Anstieg der Mean- und Peakentladungsfrequenz (mean 14 ± 4, peak 39 ± 9, $n = 8$). In der Ileussituation waren die Reizantworten nach Bradykinin (mean 20 ± 4, peak 58 ± 8, $n = 8$) ebenfalls erhöht.

Diskussion/Schlussfolgerungen

Dünndarmmanipulation führt zu einem Anstieg der Fos-Proteinexpression im Nucleus tractus solitarius und somit zu einer Aktivierung vagaler Hirnstammnervenkerne. Die Mechanosensibilität afferenter Nervenfasern, insbesondere bei niederen Distensionsdrücken, war im Ileusdarm erhöht. Als mögliche Ursachen für diese erhöhte Sensibilität wäre die lokale Entzündungsreaktion [2, 4, 5] im Dünndarm während des postoperativen Ileus denkbar. Diese Aktivierung ist nicht in einer veränderten Sensibilität nach chemischer Stimulation reflektiert. Ursächlich könnten Veränderungen in der durch Entzündung getriggerten afferenten Hypersensibiltät sein. Dieses Modell ermöglicht zukünftig die simultane Untersuchung der intestinalen afferenten Sensibilität auf verschiedenen Innervationsebenen des Gastrointestinaltrakts und trägt möglicherweise zur Klärung der Genese des postoperativen Ileus bei (unterstützt durch das Fortuene-Programm der Universität Tübingen 969-0-0).

Literatur

1. Holzer P, Lippe IT, Holzer-Petsche U. (1986) Inhibition of gastrointestinal transit due to surgical trauma or peritoneal irritation is reduced in capsaicin-treated rats. Gastroenterology 91:360–363
2. Kalff JC, Buchholz BM, Eskandari MK, Hierholzer C, Schraut WH, Simmons RL, Bauer AJ (1999) Biphasic response to gut manipulation and temporal correlation of cellular infiltrates and muscle dysfunction in rat. Surgery 126:498–509
3. Kreiss C, Birder LA, Kiss S, VanBibber MM, Bauer AJ. (2003) COX-2 dependent inflammation increases spinal FOS expression during rodent postoperative ileus. Gut 52:527–534
4. Kalff JC, Schraut WH, Billiar TR, Simmons RL, Bauer AJ (2000) Role of inducible nitric oxide synthase in postoperative intestinal smooth muscle dysfunction in rodents. Gastroenterology 118:316–327
5. Bauer AJ, Schwarz NT, Moore BA, Turler A, Kalff JC (2002) Ileus in critical illness: mechanisms and management. Curr opin crit care 8:152–157

Korrespondenzadresse: Dr. Mario Mueller, Klinik für Allgemeine Chirurgie, Zentrum für Medizinische Forschung (ZMF), Waldhörnlestrasse 22, 72072 Tübingen, Tel.: 07071/29-81262, Fax: 07071/29-5500, E-mail: mario.mueller@uni-tuebingen.de

Depletion und Inaktivierung intestinaler Muskularis-Makrophagen verhindern den postoperativen Ileus

Depletion and inactivation of intestinal muscularis macrophages prevent postoperative ileus

F. F. Behrendt, M. Lysson, A. Hirner, J. C. Kalff

Klinik und Poliklinik für Allgemein-, Viszeral-, Thorax- und Gefäßchirurgie der Universität Bonn

Abstract

Background and aims: Abdominal surgery results in a massive inflammatory reaction within the intestinal wall leading to postoperative ileus. Results of previous investigations suggested that resident macrophages within the intestinal muscularis play an important role in the local inflammatory process. Aim of this study was to determine if depletion and inactivation of these macrophages would lead to a reduction of the local inflammation and subsequently to a normalization of smooth muscle function. *Methods:* Sprague-Dawley rats underwent a standardized model of intestinal manipulation. Depletion and inactivation-groups were pretreated i.v. with clodronate-encapsulated-liposomes and gadolinium chloride. Cytokine mRNA expression (IL-1β, IL-6, TNF-α) was determined by real-time RT-PCR in isolated bowel wall layers. Muscularis whole mounts were used for histo- and immunohistochemistry to quantify leukocyte populations. Gastrointestinal transit was measured *in-vivo* after ingestion of fluorescently labelled dextran. *In-vitro* muscle contractility was measured in a standard organ bath using jejunal muscle strips. Statistical analysis was done with the student t-test and ANOVA, p < 0.05. *Results:* Pretreatment resulted in 85% depletion of muscularis macrophages. Cytokine mRNA levels showed a maximum increase at 3 hours after manipulation. Pretreament significantly reduced the induction within the muscularis. Intestinal manipulation led to a massive infiltration into the muscularis, which was decreased significantly by pretreatment. The inflammatory reaction was followed by a significant decline in muscle contractility in untreated animals, but not significantly altered after pretreament. This functional improvement could also be demonstrated by analysis of gastrointestinal transit. *Conclusions:* These data show that depletion and inactivation of resident muscularis macrophages decrease the local inflammatory response and smooth muscle dysfunction following surgical intestinal trauma. Therefore, this study shows for the first time that resident macrophages of the intestinal muscularis are causally involved in the local inflammatory reaction and subsequent functional impairment of the smooth muscle, which leads to postoperative ileus.

Einleitung

Abdominelle Operationen führen über eine massive Entzündungsreaktion in der Darmwand zum postoperativen Ileus [1]. Unsere Voruntersuchungen legen nahe, dass residente Muskularis-Makrophagen bei dieser lokalen Entzündungsreaktion in der Darmmuskularis eine entscheidende Rolle spielen könnten [2]. Ziel dieser Studie war es zu untersuchen, ob eine Depletion und Inaktivierung dieser Makrophagen zu einer Reduktion der lokalen zellulären Entzündungsreaktion und nachfolgend zu einer Normalisierung der muskulären Funktion führt.

Methoden

Sprague-Dawley Ratten (n = 5/Gruppe) wurden einer standardisierten Manipulation des Dünndarms ausgesetzt. Als Kontrollen dienten nicht operierte Tiere. Eine weitere Gruppe wurde 4 Tage alternierend mit Clodronat-Liposomen (Clodronat: 50 mg/kg/KG) und Gadoliniumchlorid (10 mg/kg/KG) i.v. vorbehandelt, manipuliert und am 1. postop Tag getötet. Muskularis-Präparate wurden für histo- und immunhistochemische Färbungen zur Phagozyten-Quantifizierung verwendet. Der gastrointestinale Transit wurde *in-vivo* nach oraler Gabe von Fluoreszenz-gelabeltem Dextran bestimmt. Die *in-vitro* Muskelkontraktilität wurde im Organbad an Jejunumstreifen gemessen. Zudem wurde die Zytokinexpression von IL-1β, IL-6, TNF-α in den Darmwandschichten zu verschiedenen Zeitpunkten postoperativ mittels real-time PCR quantifiziert [1]. Die statistische Auswertung erfolgte anhand des Student t-Test und ANOVA, $p < 0{,}05$.

Ergebnisse

Die Vorbehandlung mit Clodronat und Gadoliniumchlorid bewirkte eine signifikante Reduktion der residenten Muskularis-Makrophagen um 85%. Nach Manipulation unbehandelter Tiere zeigte sich ein signifikanter Anstieg der Phagozyten in der Muskularis im Vergleich zu nicht manipulierten Tieren (Neutrophile: 155.5-fach). Nach Vorbehandlung nahm dieser Anstieg signifikant um 75.6% ab. In den funktionellen in-vitro Kontraktilitäts- (100 µM Bethanechol: 1.00 ± 0.07 vs. 0.5 ± 0.07 g/mm2/s behandelt vs. unbehandelt) und *in-vivo* Transit-Untersuchungen (GC ± SEM: 10.33 ± 0.4 vs. 8.8 ± 0.4) wurde die bekannte postoperative Inhibition der glatten Muskelfunktion durch die Vorbehandlung signifikant verhindert. Die Mediatoraktivierung zeigte nach Manipulation ein Maximum bei 3 Stunden und war nach Vorbehandlung signifikant geringer (IL-6: 491-fach vs. 179-fach).

Schlussfolgerung

Unsere Ergebnisse zeigen, dass durch Depletion und Inaktivierung residenter Muskularis-Makrophagen mit Clodronat und Gadoliniumchlorid sowohl die Entzündungsreaktion der Darmwand nach chirurgischem Trauma, als auch die dadurch verursachte Motilitätsstörung signifikant gemindert wird. Hiermit wird zum ersten Mal gezeigt, dass die residenten Makrophagen der Darmmuskularis kausal an der lokalen Entzündungsreaktion beteiligt sind, die zur postoperativen Darmatonie führt.

Diese Untersuchungen wurden durch die Deutsche Forschungsgemeinschaft (KFO 115-TP1) und BONFOR (O-112.0014) gefördert.

Literatur

1. Kalff JC, Carlos TM, Schraut WH, Billiar TR, Bauer AJ (1999) Surgically induced leukocytic infiltrates within the rat intestinal muscularis mediate postoperative ileus. Gastroenterology 117:378–387
2. Kalff JC, Türler A, Schwarz NT, Schraut WH, Lee KK, Tweardy DJ Billiar TR, Simmons RL, Bauer AJ (2003) Intra-abdominal activation of a local inflammatory response within the human muscularis externa during laparotomy. Ann Surg 237:301–315

Korrespondenzadresse: Prof. Dr. med. Jörg C. Kalff, Klinik und Poliklinik für Allgemein-, Viszeral-, Thorax- und Gefäßchirurgie, Sigmund-Freud-Straße 25, 53105 Bonn, Tel.: 0228-2875064, Fax: 0228-2879585, E-mail: kalff@uni-bonn.de

XVII. Ischämie und Reperfusion

NF-κB-Knockdown mit Decoy-Oligonucleotiden reduziert die hepatische Mikrozirkulationsstörung und Parenchymschaden nach partieller warmer Leberischämie und Reperfusion im murinen Modell

NF-κB knockdown using decoy oligonucleotides reduces disturbance of hepatic microcirculation and parenchymal damage following partial warm liver ischemia and reperfusion in a murine model

L. Schneider[1], S. Zelt[1], M. Schneider[1], C. Fallsehr[1], M. M. Gebhard[2], E. Klar[1,3], R. Banafsche[1]

[1] Chirurgische Universitätsklinik und
[2] Abteilung für Experimentelle Chirurgie Heidelberg
[3] Chirurgische Universitätsklinik Rostock

Abstract

Since ischemia-reperfusion (I/R) damage is a central player of graft failure, we identified NF-κB (RelA) driven proinflammatory protein synthesis (cytokine, adhesion molecules, etc.) as a target for decoy oligonucleotide (dsODN) therapy in a murine model. C57BL/6 mice underwent 60 min warm ischemia and 1, 3, 6 and 12 h of reperfusion of the liver. They were monitored for leukocyte-endothelial interaction by means of intravital videomicroscopy. The decoy group (D) received 10 nmol RelA decoy i.p., controls received vehicle (V) and scrambled dsODNs (S). Controls V and S showed no differences of any monitored parameters. D showed a marked reduction of LEI vs. V and S (2 h: 56%, 6 h: 24%, 12 h: 18%, $p < 0,001$). Microperfusion was superior in D resulting from reduced expression of CD 54 und CD 106. The resulting tissue damage was reduced as well.

Einleitung

Der Ischämie-Reperfusionsschaden ist ein wichtiger Faktor für Transplantatversagen nach Lebertransplantation, insbesondere bei der Transplantation marginaler Organe [1]. Bei der Ischämie-Reperfusionsschädigung spielen Störungen der Mikroperfusion und eine gesteigerte Leukozyten-Endothel-Interaktion (LEI) eine Schlüsselrolle [2]. NF-κB stellt hier als zentraler proinflammatorischer Transkriptionsfaktor für die Synthese von Cytokinen, Adhäsionsmolekülen u.a. einen entscheidenden Modulator dar. Die vorliegende Studie evaluiert den Effekt einer NF-κB Blockade mittels Applikation von Decoy- (»Köder«)-Doppelstrangoligonucleotiden (dsODN) auf Mikroperfusion, LEI und Gewebeschaden nach partieller warmer hepatischer Ischämie in der Maus.

Methodik

Bei C57BL/6-Mäusen (n = 8) wurde 1, 3, 6 und 12 h nach 60 min warmer partieller Ischämie und Reperfusion des linkslateralen Leberlappens mittels Intravitalmikroskopie die Mikrozirkulation und die LEI in hepatischen Sinusoiden und postsinusoidalen Venolen quantifiziert und analysiert.

In der Decoy-Gruppe erhielten die Versuchstiere 2 h vor Ischämie 10 nmol NF-κB-Decoy-dsODN i.p. (Nukleotidsequenz: 5′-CCTTGAAGGGATTTCCCTCC-3′, **D**). Neben der unbehandelten Kontrolle (**K**) mit Ringerlösung wurde eine mit Scrambled-dsODN vorbehandelte Gruppe (Nukleotidsequenz: 5′-TTGCCGTACCTGACTTAGCC-3′, **S**) beobachtet. Die Bindungsspezifität von Decoy- und Scrambled-dsODNs wurden mittels eines NF-κB-EMSA bestätigt, downstream wurden Adhäsionsmoleküle quantifiziert und der histologische Gewebeschaden mittels HE-Histologie evaluiert.

Ergebnisse

Die Kontrollen **K** und **S** zeigten bezüglich aller Parameter im gesamten Zeitverlauf keine Unterschiede. **D** zeigte im gesamten Zeitverlauf nach Reperfusion eine hochsignifikante Reduktion der LEI vs. **K** und **S** (2 h: 56%, 6 h: 24%, 12 h: 18%, p < 0,001 ◘ Abbildung 1). Die Mikroperfusion war in **D** signifikant homogener und kompletter als in den Kontrollen. Ursächlich dafür zeigte sich in **D** eine reduzierte NF-κB-Transaktivierung und eine reduzierte Expression von Adhäsionsmolekülen CD 54 und 106 (EMSA/Western). Die nach 6 h einsetzende deutliche Verbesserung der Mikroperfusion und die ab Beginn der Reperfusion massive Reduktion der LEI ging mit einer signifikanten Reduktion des histologisch erfaßbaren Gewebeschadens einher. Im postsinusoidalen Segment zeigte sich analog dazu ebenfalls eine reduzierte LEI hoher Affinität. Die Komponente der LEI niedriger Affinität, das sog. Rolling in den Venolen, wurde durch die Applikation der dsODNs jedoch nicht wesentlich beeinflußt.

Diskussion/Schlussfolgerung

Am vorliegenden Modell konnte eine Verbesserung der Perfusion in Lebersinusoiden und postsinusoidalen Venolen durch NF-κB-Decoy-dsODNs nach partieller hepatischer warmer Ischämie und Reperfusion nachgewiesen werden. Des weiteren konnte eine Verminderung der LEI und

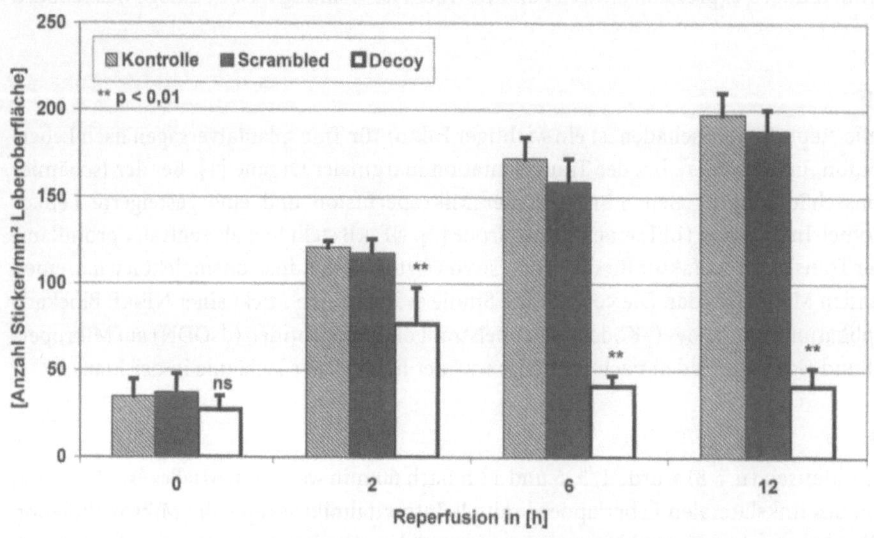

◘ **Abb. 1.** In der Decoy Gruppe zeigt sich eine hoch signifikant reduzierte Leukozyten-Endothel-Interaktion hoher Affinität (Sticker) in den Sinusoiden im Zeitverlauf nach Ischämie

des histologischen Gewebeschadens durch NF-κB-Decoy-dsODNs objektiviert werden. Die ausschließliche Wirkung auf die NF-κB-abhängigen Komponenten der I/R-Effekte zeigt eine hohe Spezifität dieses Ansatzes, weil die Selektin-abhängige LEI niedriger Affinität kaum beeinflußbar ist. Für das venoläre Segment muß darüber hinaus untersucht und diskutiert werden, wie hier die Komponenten Scherrate/Flußgeschwindigkeit und Adhäsionsmolekül-Expression zur beobachteten Reduktion der LEI hoher Affinität führen.

Zusammenfassend läßt sich eine hohe Effektivität zur Reduktion der I/R-bedingten Schädigung von Lebern zeigen. Dieser hochspezifische, molekulare Ansatz, der auch in anderen Modellen Eingang gefunden hat [3], zeigt auch im vorliegenden Setting I/R der Leber neue Optionen zur Verbesserung der Organfrühfunktion nach Lebertransplantation insbesondere bei marginalen Organen auf.

Literatur

1. Deschenes M, Belle SH, Krom RA, Zetterman RK, Lake JR (1998) Early allograft dysfunction after liver transplantation: a definition and predictors of outcome. Transplantation 66:302–310
2. Vollmar B, Menger MD, Glasz J, Leiderer R, Messmer (1994) Impact of leukocyte-endothelial cell interaction in hepatic ischemia-reperfusion injury. Am J Physiol 267:786–793
3. Shibuya T, Takei Y, Hirose M, Ikejima K, Enomoto N, Maruyama A, Sato N (2002) A double-strand decoy DNA oligomer for NF-kappaB inhibits TNFalpha-induced ICAM-1 expression in sinusoidal endothelial cells. Biochem Biophys Res Commun 298:10–16

Korrespondenzadresse: Dr. R. Banafsche, Abteilung Gefäßchirurgie, Chirurgische Klinik der Universität Heidelberg, Kirschnerstraße 1, 69120 Heidelberg, E-mail: Banafsche@uni-hd.de oder ramin.banafsche@urz.uni-heidelberg.de

Immunstimulierende CpG-Oligodeoxynukleotide (CpG-ODN) reduzieren die Störung der Mikrozirkulation, nicht aber die hepatozelluläre Exkretionsdysfunktion der post-ischämischen Rattenleber

Immunostimulatory CpG-oligodeoxynucleotides (CpG-ODN) reduce microcirculatory disorder, but not hepatocyte excretory dysfunction in post-ischemic rat livers

J. E. Slotta[1], M. K. Schilling[2], B. Vollmar[3], M. D. Menger[1]

[1] Abteilung für Klinisch-Experimentelle Chirurgie und
[2] Abteilung für Allgemein-, Viszeral- und Gefäßchirurgie, Universität des Saarlandes, 66421 Homburg/Saar
[3] Abteilung für Experimentelle Chirurgie, Universität Rostock, 18055 Rostock

Abstract

Reperfusion-injury is of enormous impact in vascular and transplantation surgery. Post-ischemic reperfusion failure is one of the main reasons for liver dysfunction after liver transplantation, leads to a very high number of re-operations and increases the demand of grafts. Herein, we investigated, whether CpG-oligodeoxynucleotides (CpG-ODN) that are of high actual interest as immunomodulatory agents would be able to reduce post-ischemic liver tissue injury in rats. Female Sprague Dawley rats were pre-treated with a single intraperitoneal injection of CpG-ODN or a biologically inert control DNA-sequence (each 10 nmol). Three days later, intravital fluorescence microscopy was performed after 90′ of ischemia and 90′ of reperfusion. Tissue damage was quantified by intrahepatic leukocyte adhesion, sinusoidal perfusion failure and hepatocellular apoptosis. Bile production was analysed during the entire experiment as a parameter of hepatocellular excretory function. Whereas bile production was not found improved in CpG-ODN-pretreated animals, intrahepatic leukocyte retention (sinusoidal leukocyte stasis and postsinusoidal leukocyte adherence) was significantly lower in CpG-pretreated animals when compared to control animals. Moreover, post-ischemic reperfusion failure and hepatocellular apoptosis were found significantly reduced. Our study shows tissue-protective effects of immunomodulatory CpG-ODN in liver ischemia-reperfusion and underlines the significance of activation of the immune system on the pathogenesis of reperfusion injury.

Einleitung

CpG-ODN, synthetische DNA-Sequenzen nach prokaryotem Vorbild, haben in mehreren Studien immunstimulierende sowie protektive Einflüsse gegenüber verschiedensten Arten von Infektionen gezeigt [1,2]. Nach Entdeckung eines spezifischen Rezeptors für bakterielle DNA, an den auch CpG-ODN binden, werden die Wirkmechanismen der Immunstimulation zunehmend aufgeklärt und verstanden [3,4]. In unserer Studie haben wir *in vivo* mögliche protektive Einflüsse von CpG-ODN auf ein primär nicht-immunologisches Phänomen, nämlich den Reperfusionsschaden, am Beispiel der Rattenleber untersucht.

Methodik

Weiblichen Sprague Dawley Ratten (n = 6) wurden i.p. 10 nmol Phosphorothioat-modifizierter CpG-ODN unter Diethylether-Narkose injiziert. Einer Kontrollgruppe (n = 6) wurde die gleiche Menge einer biologisch inaktiven DNA-Sequenz ohne CpG-Motiv verabreicht. Drei Tage später erfolgte die intravitalfluoreszenzmikroskopische Analyse des mikrovaskulären Leberschadens nach 90 min Ischämie und 90 min Reperfusion des linken Leberlappens. Als Parameter dienten die intrahepatische Leukozytenretention, die hepatozelluläre Apoptoserate, sowie das sinusoidale Perfusionsversagen. Zur Erfassung der Leberdysfunktion untersuchten wir die Galleproduktion. MW ± SEM; ungepaarter Student's t-test.

Ergebnisse

CpG-ODN-vorbehandelte Tiere zeigten im Vergleich zur Kontrollgruppe eine signifikante Reduktion der intrahepatischen Leukozytenakkumulation (sinusoidal: 1.6 ± 0.2 vs 4.0 ± 0.5 Leukozyten/Azinus; p = 0.011; venolär: 276 ± 55 vs 823 ± 77 Leukozyten/mm^2, p = 0.004) sowie des sinusoidalen Perfusionsversagens (14 ± 1 vs $26 \pm 3\%$, p = 0.022). Ebenso konnte bei CpG-ODN-vorbehandelten Tieren eine deutliche, wenn auch nicht signifikante Reduktion der hepatozellulären Apoptose (0.7 ± 0.6 vs 2.3 ± 1.4 Apoptosen/Azinus; p = 0.337) beobachtet werden. Der Gallefluss wurde durch die CpG-ODN Behandlung (0.39 ± 0.02 ml/min/g Lebergewebe) gegenüber Kontrollen (0.69 ± 0.19 ml/min/g) jedoch nicht beeinflusst (p = 0.346).

Schlussfolgerung

Immunmodulation mit CpG-ODN bewirkt eine deutliche Reduktion des mikrovaskulären Perfusionsversagens und der leukozytären Entzündungsantwort, und sollte daher als adjuvantes Therapiekonzept zur Verminderung des mikrovaskulären Schadens bei Ischämie-Reperfusionssyndromen der Leber diskutiert werden.

Literatur

1. Elkins KL, Rhinehart-Jones TR, Stibitz S, Conover JS, Klinman DM (1999) Bacterial DNA Containing CpG Motifs Stimulates Lymphocyte – Dependent protection of Mice Against Lethal Infection with Intracellular Bacteria. J Immunol 162:2291–2298
2. Zimmermann S, Egeter O, Hausmann S, Lipford GB, Röcken M, Wagner H, Heeg K (1998) CpG oligodeoxynucleotides trigger protective and curative Th1 responses in lethal murine leishmaniasis. J Immunol 160:3627–3630
3. Hemmi H, Takeuchi O, Kawai T, Kaisho T, Sato S, Sanjo H, Matsumoto M, Hoshino K, Wagner H, Takeda K, Akira S (2000) A Toll-like receptor recognizes bacterial DNA. Nature 408:740–745
4. Klinman DM, Yi AK, Beaucage SL, Conover J, Krieg AM (1996) CpG motifs present in bacterial DNA rapidly induce lymphocytes to secrete interleukin-6, interleukin 12, and interferon-γ. Proc Natl Acad Sci USA 93:2879–2883

Korrespondenzadresse: Jan E. Slotta, Institut für Klinisch-Experimentelle Chirurgie, Universität des Saarlandes, Kirrbergerstraße, Gebäude 65, 66421 Homburg/Saar, Tel.: 06841/1626561, Fax: 06841/1626553, E-Mail: Jan.Slotta@web.de

Rekrutierung von T-Zellen bei Ischämie-Reperfusion der Leber in vivo

Recruitment of T cells during ischemia-reperfusion of the liver in vivo

A. Khandoga, M. Hanschen, F. Krombach

Institut für Chirurgische Forschung, Ludwig-Maximilians-Universität, München

Abstract

T cells are suggested to participate in the manifestation of ischemia-reperfusion-induced inflammatory responses in the liver. The aim of this study was to investigate the recruitment of T cells in the postischemic hepatic microvasculature in vivo and to test the hypothesis that this recruitment is mediated by Kupffer cell activation. In C57Bl/6 mice, ischemia of the left liver lobe was induced for 90 min. $CD4^+$ and $CD8^+$ T cells were isolated from spleens of syngenic mice by magnetic cell sorting and labeled ex vivo with CFDA-SE. After 30 min of reperfusion, either 1×10^7 $CD4^+$ or 0.7×10^7 $CD8^+$ T cells were infused intraarterially ($n = 5$ each group). In control experiments, an identical number of either $CD4^+$ or $CD8^+$ T cells was infused into sham-operated animals. In an additional ischemia-reperfusion group, activation of Kupffer cells was blocked by gadolinium chloride (10 µg/kg, i.v., $n = 5$). The number of T cells accumulated in hepatic microvessels as well as of T cells transmigrated to the perivascular space was quantitatively analyzed by means of intravital video fluorescence microscopy. Hepatic ischemia-reperfusion induced an increase in the number of adherent $CD4^+$ T cells in postsinusoidal venules and sinusoids after 30 min as well as 120 min of reperfusion as compared to the sham-operated group. The prolongation of reperfusion time from 30 min to 120 min significantly enhanced T cell transmigration. The blockade of Kupffer cells with gadolinium chloride completely attenuated both postischemic adherence and transmigration of $CD4^+$ T cells. In contrast, the postischemic recruitment of $CD8^+$ T cells was very low in all segments of the hepatic microvasculature and did not differ among experimental groups. Thus, normothermic hepatic I/R induces accumulation of $CD4^+$, but not $CD8^+$ T cells, in the hepatic microcirculation. This accumulation is triggered by Kupffer cells and occurs in sinusoids and to a lesser extent in postsinusoidal venules during early reperfusion. $CD4^+$ T cell transmigration is enhanced as reperfusion time is prolonged up to 120 min. Accumulation of T cells in the postischemic liver may provide a potential mechanism underlying postischemic liver injury.

Einleitung

In der aktuellen Literatur gibt es Hinweise darauf, dass T-Zellen in der Ausbildung des hepatischen Ischämie-Reperfusionsschadens involviert sind [1, 2]. Ziel dieser Studie war es, i) die Rekrutierung von T-Zell-Subpopulationen in der hepatischen Mikrozirkulation bei Ischämie-Reperfusion *in vivo* zu analysieren und ii) zu untersuchen, ob diese Rekrutierung durch Kupfferzellen vermittelt wird.

Methodik

In Inhalationsanästhesie (Isofluran-N_2O) wurde an C57Bl/6 Mäusen eine reversible Ischämie des linken Leberlappens für 90 min induziert. $CD4^+$ bzw. $CD8^+$ T-Zellen wurden aus Milzen syngener Spendertiere durch magnetische Zellsortierung mittels eines MiniMACS™ Separators und CD4-

bzw. CD8-Mikrobeads (Miltenyi Biotec, Bergisch Gladbach, Deutschland) isoliert und mit dem Fluoreszenzfarbstoff CFDA-SE (Molecular Probes, Leiden, Niederlanden) gefärbt. Nach 30 min Reperfusion wurden 1×10^7 CD4$^+$ T-Zellen (n = 5) bzw. 0.7×10^7 CD8$^+$ T-Zellen (n = 5) intraarteriell appliziert. In Kontrollversuchen wurde die gleiche Anzahl an CD4$^+$ und CD8$^+$ T-Zellen in schein-operierte Tiere (n = 5 je Gruppe) injiziert. In einer weiteren Versuchsserie wurden Kupfferzellen 24 h vor Induktion der Ischämie mit Gadolinium(III)-Chlorid (10 μg/kg, i.v., Sigma-Aldrich, Deisenhofen, Deutschland) inaktiviert (n = 5). Nach 30 bzw. 120 min Reperfusion wurde die Anzahl adhärenter T-Zellen in postsinusoidalen Venolen und Sinusoiden sowie transmigrierter T-Zellen im perivaskulären Raum mittels intravitaler Videofluoreszenzmikroskopie quantifiziert.

Ergebnisse

Hepatische Ischämie-Reperfusion induzierte einen Anstieg der Anzahl adhärenter CD4$^+$ T-Zellen in postsinusoidalen Venolen und Sinusoiden sowohl nach 30 min (45 ± 29/mm^2 bzw. 4.0 ± 0.8/ Azinus) als auch nach 120 min Reperfusion (90 ± 25/mm^2 bzw. 4.6 ± 0.9/Azinus) im Vergleich zu schein-operierten Tieren (30 min: 11 ± 7/mm^2 bzw. 1.1 ± 0.1/Azinus; 120 min: 35 ± 13/mm^2 bzw. 1.6 ± 0.2/Azinus). Während sich nach 30 min Reperfusion 16 ± 2% der in der Leber akkumulierten CD4$^+$ T-Zellen im perivaskulären Raum befanden, war der Anteil transmigrierter CD4$^+$ T-Zellen nach 120 min Reperfusion signifikant auf 24 ± 4% erhöht. Sowohl die postischämische Adhärenz als auch die Transmigration von CD4$^+$ T-Zellen war nach Blockade der Kupfferzellen mit Gadolinium(III)-Chlorid komplett verhindert. Im Gegensatz dazu war in allen Segmenten der hepatischen Mikrozirkulation und in allen Versuchsgruppen nur eine geringe Akkumulation von CD8$^+$ T-Zellen zu beobachten.

Schlussfolgerung

Diese Ergebnisse zeigen, dass normotherme hepatische Ischämie eine Akkumulation von CD4$^+$ T-Zellen, nicht jedoch von CD8$^+$ T-Zellen in der hepatischen Mikrozirkulation induziert. Diese Akkumulation wird von Kupfferzellen getriggert und findet in Sinusoiden und in geringerem Ausmaß in Venolen bereits nach 30 min Reperfusion statt. Eine Verlängerung der Reperfusionszeit auf 120 min verstärkt die Transmigration von CD4$^+$ T-Zellen. Die Rekrutierung von CD4$^+$ T-Zellen in der hepatischen Mikrozirkulation stellt einen potentiellen Mechanismus der Schadensinduktion in der postischämischen Leber dar.

Literatur

1. Zwacka RM, Zhang Y, Halldorson J, Schlossberg H, Dudus L, Engelhardt JF. (1997) CD4(+) T-lymphocytes mediate ischemia/reperfusion-induced inflammatory responses in mouse liver. J Clin Invest 100:279–289
2. Anselmo DM, Amersi FF, Shen XD, Gao F, Katori M, Lassman C, Ke B, Coito AJ, Ma J, Brinkmann V, Busuttil RW, Kupiec-Weglinski JW, Farmer DG (2002) FTY720 pretreatment reduces warm hepatic ischemia reperfusion injury through inhibition of T-lymphocyte infiltration. Am J Transplant 9:843–849

Korrespondenzadresse: Dr. Andrej Khandoga, Institut für Chirurgische Forschung, Klinikum der Universität München, Marchioninistr. 27, 81366 München, Tel.: 089-7095-4357, Fax: 089-7095-4353, E-mail: Andrej.Khandoga@icf.med.uni-muenchen.de

Einfluss der Calpaininhibition auf den durch Ischämie und Reperfusion induzierten myokardialen Zellschaden im Schweinemodell

Influence of calpain inhibition on ischemic reperfused myocardial cell damage in a porcine model

P. N. Khalil[1], M. Siebeck[1], M. Pollhammer[1], R. Huss[2], C. Neuhof[3], W. Lubisch[4], A. Möller[4], H. Neuhof[3], H. Fritz[1]

[1] Chirurgische Klinik und Poliklinik, Klinikum Innenstadt der Ludwig-Maximilians-Universität, München
[2] Pathologisches Institut der Ludwig-Maximilians-Universität, München
[3] Funktionsbereich Klinische Pathophysiologie am Zentrum für Innere Medizin, Justus-Liebig-Universität, Gießen
[4] Neuroscience Discovery Research, Abott GmbH & Ko. KG, Ludwigshafen

Abstract

Background: Evidence has emerged demonstrating various ultrastructural alterations connected to the proteolytic activity of calpain following ischemia and reperfusion. We therefore investigated the clinical relevance of calpain inhibition in porcine myocardial ischemia and reperfusion injury by applying the calpain specific inhibitor A-705253. *Methods:* Twenty-one animals in two groups were used. The left anterior descending coronary artery was occluded for 45 min and reperfused for 6 h. A bolus (1.0 mg/kg) of the calpain inhibitor was given 15 min prior to induction of ischemia and maintained by continuous infusion (1.0 mg/kg/h) during reperfusion in the treatment group while the control animals received the vehicle solution. The infarct size was assessed histochemically. Global hemodynamic including left ventricular contractility, were measured continuously. *Results:* Infarct size was significantly reduced (33%) and left ventricular contractility improved by A-705253 administration compared to vehicle treatment ($P < .05$, $P < .003$ respectively). Global hemodynamic alterations were significantly attenuated predominantly during ischemia and early reperfusion in the calpain inhibitor treated animals ($P < .05$ to $P < .001$). *Conclusions:* Myocardial protection can be achieved by calpain inhibition. The calpain-calpastatin system may play a relevant role in myocardial ischemia and reperfusion damage.

Einleitung

Calpaine sind Ca^{2+}-aktivierte Cysteinproteasen, deren Aktivität für eine Reihe zellulärer Prozesse wie Zellteilung, -differenzierung oder -abbau erforderlich ist. Eine unkontrollierte Calpainaktivierung hingegen scheint in der Pathogenese ischämieinduzierter Erkrankungen von Bedeutung [1 – 3]. So führt die Myokardischämie zu einer intrazellulären Generierung von Protonen über Ionenkanäle, in deren Folge es zu einem Anstieg der Ca^{2+}-Konzentration im Cytosol und damit unregulierten Aktivierung von Calpainen kommt. In den vergangenen Jahren konnte in verschiedenen Organen und Organsystemen eine Vielzahl von Calpainsubstraten identifiziert werden [3]. Weitgehend ungeklärt hingegen ist der Calpaineinfluss auf den durch Ischämie und Reperfusion induzierten myokardialen Zellschaden und die damit verbundenen hämodynamischen Veränderungen.

Ziel der vorliegenden Untersuchung war es daher, eine mögliche Kardioprotektion durch spezifische Calpaininhibition darzustellen.

Material und Methoden

Mit Zustimmung der Tierschutzkommission wurden in einer prospektiv randomisierten, vehicle-kontrollierten Untersuchung 21 Landschweine in 2 Gruppen aufgeteilt. Die Versuchstiere wurden standardisiert analgosediert und kontrolliert beatmet. Der R. interventricularis anterior wurde nach 40–50% seines Verlaufes für 45 min occludiert und anschliessend für 6 h reperfundiert. In der Calpaingruppe wurde 1.0 mg/kg des membranpermeablen Calpaininhibitors A-705253 (Abbott, Deutschland) 15 min vor Ischämiebeginn als Bolus und zur Aufrechterhaltung eines ausreichenden Serumspiegels 1.0 mg/kg/h während Reperfusion intravenös verabreicht [4]. Die Kontrolltiere erhielten lediglich die Trägersubstanz. Zur kontinuierlichen Messung der hämodynamischen Parameter wurden Katheter über die Leisten- und Halsgefässe eingebracht und nach Sternotomie und Eröffnung des Perikards wurde der linke Vorhof kanüliert. Zur Druckmessung wurden *Statham*®-Druckwandler (Ohmeda, Deutschland) verwendet. Die Ableitung der linksventrikulären Kontraktilität erfolgte mittels eines 5-F *Mikro-Tip*®-*Katheters* (Millar Inc., USA), der über die rechte A. carotis plaziert wurde. Über extern positionierte Elektroden wurde ein Standard-EKG abgeleitet. Die Infarktgröße wurde nach Explantation der Herzen und Zuschnitt in Scheiben von der Apex zur atrioventrikulären Basis (Schichtdicke 0.5 cm) histochemisch mittels Triphenyltetrazolium-Methode und Planimetrie durch einen verblindeten Untersucher quantitativ bestimmt und histologisch durch seriell angefertigte Hematoxylin-Eosin gefärbte Schnitte überprüft [5]. Die Daten wurden auf Normalverteilung geprüft und, wenn angemessen, ein zweiseitiger *t*-Test zum Vergleich der Mittelwerte durchgeführt. Die Planimetriedaten wurden zusätzlich mittels Covarianzanalyse/ANCOVA ausgewertet. Ein α-Niveau von .05 wurde als statistisch signifikant betrachtet.

Ergebnisse

Ein Versuchstier verstarb vor Ischämieinduktion. Zehn Tiere pro Gruppe standen zur Auswertung zur Verfügung. Rhythmusstörungen während Ischämie und Reperfusion traten mit gleicher Häufigkeit auf und konnten alle erfolgreich durch direkte Defibrillation (10–30 J) in einen Sinusrhythmus konvertiert werden. Die für die Defibrillation verwendeten Elektroden lagen außerhalb des Ischämiegebietes und somit außerhalb des für die Ergebnisse relevanten Areals. Histochemisch zeigte sich ein signifikanter Unterschied der Infarktgröße bezogen auf die area-at-risk ($P < .009$). Durch Calpaininhibition mit A-705253 konnte die Infarktgröße um 33% reduziert werden ($P < .05$). Die Histologie bestätigte das histochemische Ergebnis. Die ischämieassoziierten hämodynamischen Veränderungen verbesserten sich in der Behandlungsgruppe vorzugsweise während Ischämie und früher Reperfusion. Nach 6 h Reperfusion war die linksventrikuläre Kontraktilität (dP/dt_{max}) in beiden Gruppen gegenüber dem Ausgangswert reduziert ($P < .001$), jedoch mit signifikant niedrigeren mittleren dP/dt_{max} in der Kontrollgruppe verglichen mit der Behandlungsgruppe ($P < .003$), wie die ◘ Abbildung 1 zeigt.

Diskussion/Schlussfolgerung

In der vorliegenden Untersuchung wurde die Bedeutung der Calpaine im Rahmen der Ischämie und Reperfusion am Schweinemyokard untersucht. Im Ergebnis konnte ein deutlicher kardioprotektiver Effekt durch spezifische Calpaininhibition mittels des synthetischen Inhibitors A-705253 nachgewiesen werden. Die Calpaininhibition führte sowohl zu einer signifikanten Reduktion der Infarktgröße, als auch zu einer verbesserten linksventrikulären Kontraktilität nach 6 h Reperfusion. Die hämodynamische Funktion während Ischämie und früher Reperfusion konnte durch Calpaininhibition signifikant verbessert werden. Das Calpain-Calpastatin System scheint somit eine bedeutende Rolle im Rahmen der myokardialen Ischämie einzunehmen.

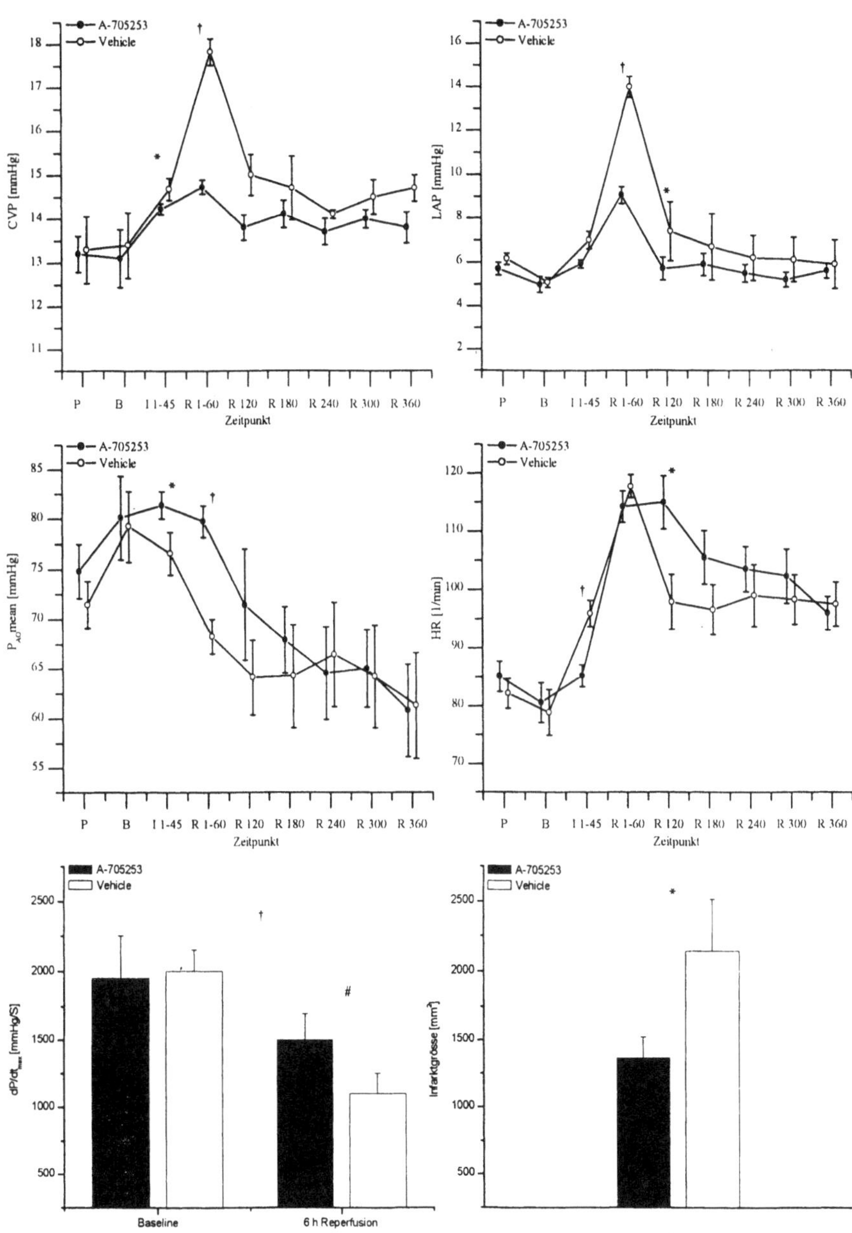

◘ Abb. 1. Einfluss der Calpaininhibition auf Hämodynamik, LV-Kontraktilität und Infarktgrösse während Ischämie und Reperfusion. Alle Daten sind als Mittelwerte ± Standardfehler dargestellt. *$P < .05$, #$P < .003$ †$P < .001$.

Oben und Mitte: Hämodynamische Veränderungen während 45 min Ischämie und 6-h Reperfusion durch Calpaininhibition (A-705253). CVP (zentralvenöser Druck), LAP (linksatrialer Druck), P$_{AO}$mean (arterieller Mitteldruck), HR (Herzfrequenz), dP/dt$_{max}$ (1. Ableitung des linksventrikulären Druckes).

Zeitachse: P bedeutet *während Präparation,* B *baseline* (während 30-min Ausruhphase), I *während Ischämie* und R während *Reperfusion.*

Unten: Veränderung der linksventrikulären Kontraktilität und Reduktion der Infarktgrösse nach 45-min Ischämie und 6-h Reperfusion durch Calpaininhibition.

Literatur

1. Goll DE, Thompson VF, Taylor RG, Ouali A, Chou RGR. The calpain system in muscle tissue. In: Wang KK, Yuen PW (eds) Calpain: pharmacology and toxicology of calcium-dependent protease. Taylor&Francis, Philadelphia: S. 127 – 160
2. Markgraf CG, Velayo NL, Johnson MP, McCarty DR, Medhi S, Koehl JR, Chmielewski PA, Linnik MD (1998) Six-hour window of opportunity for calpain inhibition in focal cerebral ischemia in rats. Stroke 29:152 – 158
3. Wang KK, Yuen PW (1994) Calpain inhibition: an overview of its therapeutic potential. Trends Pharmacol Sci 15:412 – 419
4. Lubisch W, Beckenbach E, Bopp S, Hofmann HP, Kästel C, Lindner T, Metz-Garrecht, Reeb J, Regner F, Vierling M, Möller A (2003) Discovery of potent water-soluble calpain inhibitors with oral bioavailability. J Med Chem 46:2404 – 2412
5. Klein HH, Puschmann S, Schaper J, Schaper W (1981) The mechanism of the tetrazolium reaction in identifying experimental myocardial infarction. Virchows Arch A Pathol Anat Histopathol 393:287 – 297

Korrespondenzadresse: Prof. Dr. Matthias Siebeck, Chirurgische Klinik und Poliklinik, Klinikum Innenstadt der Ludwig-Maximilians-Universität, Nussbaumstr. 20, 80336 München, E-mail: matthias.siebeck@med.uni-muenchen.de

Die Ausprägung des kalten Konservierungs-/ Reperfusionsschadens der Leber ist abhängig vom Geschlecht des Organspenders

The extent of liver cold preservation-reperfusion injury is dependent on the gender of the organ donor

A. M. El-Gibaly[1], B. Vollmar[2], M. D. Menger[1]

[1] Institut für Klinisch-Experimentelle Chirurgie, Universität des Saarlandes, 66421 Homburg/Saar
[2] Abteilung für Experimentelle Chirurgie, Universität Rostock, 18055 Rostock

Abstract

Ample evidence exists regarding the presence of gender difference in organ transplantation, with female livers having superior outcome to male donor organs. A previous *in vitro* report using UW solution confirmed these clinical observations. As there is now a mounting interest using HTK solution in liver transplantation, we undertook this study to determine if the gender of the donor affects the function of HTK-preserved livers. Rat livers of either sex were harvested and stored for 24 h with 4 °C cold HTK solution. Storage was followed by 2 h reperfusion with 37 °C warm KHB in an isolated liver perfusion system. Apoptosis was morphologically quantified using fluorescence microscopy of bisbenzimide-stained parenchymal tissue. Trypan blue perfusion allowed for assessment of cell membrane damage, indicating both secondary apoptotic and primary necrotic cell death. As indicators of global graft quality, bile flow, oxygen consumption, K^+-excretion and enzyme release were determined. Upon 2 h of reperfusion, livers developed apoptotic as well as necrotic cell death. Livers from male donors showed increased vulnerability to hepatic preservation-reperfusion injury as indicated by increased hepatocellular apoptosis and necrosis, which was associated with a more pronounced deterioration of excretory and metabolic parameters. This might be ascribed to the reported higher activity of histidase in male livers, thus promoting the degradation of histidine, the main buffer in HTK solution. Thus, care may be taken when applying HTK solution for preservation of critical livers from male donors.

Einleitung

Klinische Studien haben einen Einfluss des Geschlechts auf die Transplantat-Funktion mit schlechterem Outcome bei weiblichen Spendern gezeigt [1, 2]. Eine experimentelle Arbeit zu kaltem Konservierungs-/Reperfusionsschaden mit University of Wisconsin-Lösung konnte diese klinische Beobachtung bestätigen [3]. Da zur Zeit das Interesse an Histidin-Tryptophan-Ketoglutarat (HTK)-Lösung als Konservierungslösung zunimmt, sollte die vorliegende Studie klären, inwieweit das Geschlecht des Organspenders unter Anwendung von HTK-Lösung die Ausprägung des kalten Konservierungs-/Reperfusionsschadens beeinflusst.

Methodik

Lebern von Sprague-Dawley-Ratten wurden mit eiskalter HTK-Lösung perfundiert und für 24 h kalt konserviert. Anschließend erfolgte im Modell der isoliert-perfundierten Leber eine 2-stündige Reperfusion mit 37°C-temperiertem Krebs-Henseleit-Puffer. Mittels Epi-Illumination-Fluoreszenz-Mikroskopie wurde das Ausmaß des apoptotischen Gewebeschadens evaluiert. Als Parameter der hepatozellulären Funktion, Integrität und Metabolismus wurden Gallefluss, Sauerstoffverbrauch, CO_2-Produktion, K^+-Efflux und Leberenzym-Aktivität im Effluat bestimmt. Abschließend wurde die hepatozelluläre Vitalität mit Hilfe einer Trypanblau-Perfusion überprüft. MW $\pm$ SEM; ungepaarter Student's t-Test.

Ergebnisse

Der portalvenöse Druck verringerte sich während der Reperfusion ohne signifikanten Unterschied zwischen den beiden Geschlechtern. Weibliche Lebern zeigten im Vergleich zu männlichen einen höheren Sauerstoffverbrauch (weiblich (W): 1.07 ± 0.06 µmol/min*g vs. männlich (M): 0.93 ± 0.05 µmol/min*g; $p < 0.05$), was auf eine verbesserte Stoffwechsellage hindeutet. Die signifikant höhere K^+-Konzentration im Flushing-Effluat von männlichen Lebern (M: 1.08 ± 0.10 mmol/L vs. W: 0.66 ± 0.07 mmol/L; $p < 0.05$) weist zusätzlich auf einen erhöhten zellulären Schaden während der Konservierung hin. Nach 2-stündiger Reperfusion fanden sich im Vergleich zum Zeitpunkt direkt nach kalter Ischämie eindeutige Zeichen des Reperfusionsschadens. Mittels Fluoreszenzmikroskopie ließ sich zeigen, dass weibliche Lebern ($11.4 \pm 1.9\%$) im Gegensatz zu männlichen ($20.6 \pm 1.1\%$; $p < 0.05$) weniger Apoptose bei der Reperfusion aufweisen. Dies ging mit einem signifikanten Anstieg des durchschnittlichen Galleflusses einher (W: 0.38 ± 0.05 µL/min*g vs. M: 0.25 ± 0.03 µL/min*g). Darüber hinaus war die Leberenzymaktivität im Flushing-Effluat sowie nach Reperfusion bei weiblichen Lebern signifikant geringer (AST im Flushing-Effluat: W: 18.6 ± 2.8 U/l vs. M: 87.6 ± 16.4 U/l; $p < 0.05$). Histologisch zeigten Lebern von weiblichen Spendern einen geringer ausgeprägten Gewebeschaden mit einer Verminderung der zytoplasmatischen Vakuolisierung, der Endothelzell-Ablösung und der Plasmamembran-Schädigung.

Diskussion/Schlussfolgerung

Die Ergebnisse zeigen, dass weibliche Lebern im Vergleich zu männlichen mit HTK-Lösung besser geschützt werden. Dies könnte auf die erhöhte Histidase-Aktivität bei männlichen Lebern zurückzuführen sein [4, 5], welche zur Steigerung des Histidin-Abbaus führt und dadurch die intrazelluläre Pufferkapazität der HTK-Lösung beeinträchtigt. Unsere Ergebnisse mögen besondere Bedeutung bei der Konservierung kritischer Lebern von männlichen Spendern in HTK-Lösung haben.

Literatur

1. Kahn D, Gavaler JS, Makowka L, van Thiel DH (1993) Gender of donor influences outcome after orthotopic liver transplantation in adults. Dig Dis Sci 38:1485–1488
2. Marino IR, Doyle HR, Aldrighetti L, Doria C, McMichael H, Gayowski T, Fung JF, Tzakis AG, Strazl TE (1995) Effect of donor age and sex on the outcome of liver transplantation. Hepatology 22:1754–1762
3. Colantoni A, De Maria N, Caraceni P, Bernardi M, van Thiel DH (1999) Gender influences cold preservation-reoxygenation injury in the liver. Transplant Proc 31:1052–1053
4. Skett P, Gustafsson JA (1979) Hypothalamo-pituitary regulation of liver function. Med Biol 57:374–389
5. Roy AK, Chatterjee B (1983) Sexual dimorphism in the liver. Annu Rev Physiol 45:37–50

Korrespondenzadresse: Dr. Amr M. El-Gibaly, Institut für Klinisch-Experimentelle Chirurgie, Universität des Saarlandes, 66421 Homburg/Saar, Tel.: 06841-16 26561, Fax: 06841-16 26553, E-mail: amrgibaly@hotmail.com

Organkonservierung der Leber im MMP9-knockout Modell: Auswirkung der kalten Ischämie auf Morphologie isolierter sinusoidaler Endothelzellen und Thrombozytenadhäsion

Cold liver preservation in MMP9 knockout mice: Effect on sinusoidal endothelial cell (Sec) morphology and platelet adhesion

S. A. Topp[1], G. A. Upadhya[2], S. M. Strasberg[2]

[1] Klinik für Allgemein- und Viszeralchirurgie, Universitätsklinikum Düsseldorf
[2] Dept. of Hepatobiliary, Pancreatic & Gastrointestinal Surgery, Washington University in St. Louis, BOX 8109, St. Louis, MO 63110, USA

Abstract

Introduction: Cold preservation of rat sinusoidal endothelial cells causes actin disassembly, cell rounding, MMP secretion, and platelet adhesiveness. Studies in rats suggest that gelatinases MMP2 and MMP9 are key mediators of the injury. We created a model of cold preservation injury in mouse SEC (MSEC) in order to examine the effect of cold on MSEC from MMP9/KO mice. *Material and Methods:* MSEC were isolated from wildtype and MMP9/KO mice and cold preserved for up to 24 hours. MMP activity was measured in cell culture supernatants and in effluents from preserved whole mouse livers. Cellular and actin morphology were studied by light and fluorescence microscopy. A platelet-MSEC adhesion assay was performed. *Results:* SEC yield and growth characteristics, and appearance of unpreserved SEC were similar in wildtype and MMP9 KO SEC. Exposed to cold, mouse wildtype SEC developed the typical morphological changes described in the rat, but at a slower rate. These typical cold-induced morphological cell alterations were further attenuated in MMP9 KO SEC in comparison to wildtype SEC. Total MMP activity in cell culture supernatants after 8 hours of cold preservation was higher in wildtype than in MMP9 KO mice (0.038 ± 0.003 vs 0.021 ± 0.007; $p < 0.05$). The difference in MMP activity became greater as cold preservation was continued up to 24 h (0.062 ± 0.007 vs 0.034 ± 0.006; $p < 0.01$). These results correlated very well with greater platelet adhesion to wildtype vs MMP9 KO SEC during cold preservation. Normalized values showed significantly more platelet adhesion to wildtype SEC than MMP9 KO SEC after 24 h cold preservation (1.55 ± 0.07 vs 1.29 ± 0.07; $p = 0.01$). *Conclusions:* MSEC are an excellent model system for the study of cold preservation injury. The lack of MMP9 in knock out MSEC resulted in less MMP activity in cell supernatants, attenuation of actin disassembly and reduced platelet adhesion. Our results confirm a clear relationship between MMP activity and cold preservation injury and activation of isolated SEC.

Einleitung

Im Rattenmodell führt die kalte Ischämie isolierter sinusoidaler Endothelzellen (SEZ) zu einer Depolymerisation des Actin-Zytoskelettes und einer konsekutiven Abrundung der Zellen [1, 2]. Dies ist verbunden mit der Sekretion von Matrix-Metalloproteinasen (MMP) und einer erhöhten Zelladhäsivität für Thrombozyten [3, 4]. Vorrausgegangene Studien zeigten MMP2 und MMP9 als wichtige Mediatoren des kalten Präservationsschadens [3, 5]. Ziel dieser Studie war die Isolation sinusoidaler Endothelzellen von der Maus (MSEZ) zur Untersuchung der Bedeutung von MMP9 bei der Induktion des kalten Ischämieschadens unter Verwendung eines MMP9-knockout Modells.

Material und Methoden

MSEZ wurden durch Elutriation von wildtyp und MMP9-KO Mäusen isoliert, für drei Tage kultiviert und bis zu 24 Std. einer Temperatur von 4 °C ausgesetzt. Zellmorphologie und das Actin-Zytoskelett wurden anschließend licht- und Fluoreszenz-mikroskopisch beurteilt. Die MMP-Aktivität in Zellkulturüberständen konservierter MSEZ wurde mit einem FITC-Gelatine-Assay nach 1, 2, 4, 8, 12 u. 24 Std. kalter Ischämie (4 °C) quantifiziert. Die spezifische MMP-Aktivität im Effluat konservierter wildtyp und MMP9-KO Mauslebern wurde durch Gelatine-Zymographie nachgewiesen. Zur Beurteilung der MSEZ-Adhäsivität nach kalter Ischämie wurde ein Thrombozyten-MSEZ-Adhäsionsassay durchgeführt.

Ergebnisse

Wachstum und Zellmorphologie isolierter MSEZ zeigten keinen Unterschied zwischen wildtyp und MMP9-KO MSEZ. Kälte (4 °C) führte bei wildtyp MSEZ wie im Rattenmodell vorbeschrieben zu einer typischen Zellabrundung und Depolymerisation des Actin-Zytoskeletts. Diese zellmorphologischen Veränderungen ereigneten sich im Vergleich zu isolierten Ratten-SEZ jedoch deutlich langsamer und waren zudem bei MMP9-KO MSEZ zusätzlich abgeschwächt. So fanden sich nach 24 Std. kalte Ischämie in einzelnen MMP9-KO MSEZ noch deutlich sichtbare Actin-Fasern, jedoch nicht bei wildtyp MSEZ. Nach 8 Std. kalter Ischämie zeigte sich ein signifikanter Unterschied in der MMP-Aktivität zwischen wildtyp und MMP9-KO MSEZ (0.038 ± 0.003 vs 0.021 ± 0.007; $p < 0.05$), der sich bei andauernder Ischämiezeit bis 24 Std. weiter vergrößerte (0.062 ± 0.007 vs 0.034 ± 0.006; $p < 0.01$). Gelatine-Zymographie bestätigte die MMP2- und MMP9-Aktivität, sowie die fehlende MMP9-Aktivität im Effluat konservierter wildtyp und MMP9-KO Mauslebern. Die dargestellten Ergebnisse korrelierten sehr gut mit einer erhöhten Thrombozytenadhesion bei wildtyp MSEZ. Normalisierte Werte zeigten nach 24 Std. kalte Ischämie bei wildtyp MSEZ signifikant mehr adhärente Thrombozyten als bei MMP9-KO MSEZ (1.55 ± 0.07 vs 1.29 ± 0.07; $p = 0.01$, ◘ Abbildung 1).

Schlussfolgerung

Die fehlende MMP9-Aktivität in MMP9-KO MSEZ wird nicht durch vermehrte Sekretion von MMP2 kompensiert. Während der kalten Ischämie führt dies zu einer verminderten MMP-Aktivität in Zellkulturüberständen, einer deutlich abgeschwächten Depolymerisation von Actin-

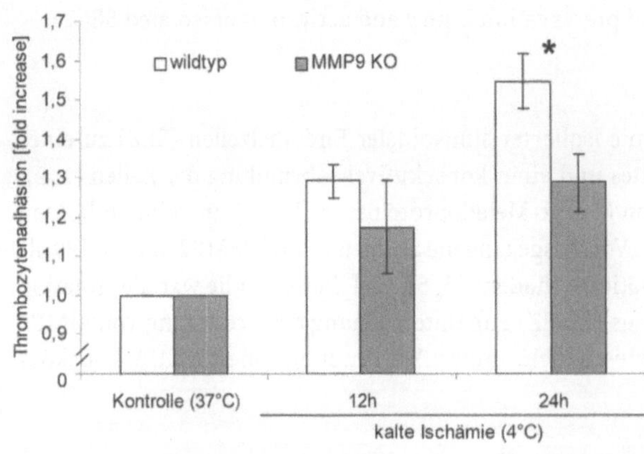

◘ **Abb. 1.** Thrombozytenadhäsion bei isolierten wildtyp und MMP9 KO MSEZ nach 12 h und 24 h kalter Ischämie; *p = 0.01

Fasern und einer verminderten Thrombozytenadhäsion. Diese Ergebnisse bestätigen einen direkten Zusammenhang zwischen MMP-Aktivität und dem kalten Präservationsschaden und lassen die MMP9 als potentielles Ziel einer Prophylaxe des Reperfusionsschadens vermuten.

Literatur

1. Upadhya GA, Strasberg SM (1999) Evidence that actin disassembly is a requirement for matrix metalloproteinase secretion by sinusoidal endothelial cells during cold preservation in the rat. Hepatology 30:169–176
2. Upadhya GA, Topp SA, Hotchkiss RS, Anagli J and Strasberg SM (2003) Effect of cold preservation on intracellular calcium concentration and calpain activity in rat sinusoidal endothelial cells. Hepatology 37:313–323
3. Upadhya AG, Harvey RP, Howard TK, Lowell JA, Shenoy S, Strasberg SM (1997) Evidence of a role for matrix metalloproteinases in cold preservation injury of the liver in humans and in the rat. Hepatology 26:922–928
4. Upadhya GA, Strasberg SM (2002) Platelet adherence to isolated rat hepatic sinusoidal endothelial cells after cold preservation. Transplantation 73:1764–1770
5. Upadhya GA, Strasberg SM. Glutathione, Lactobionate, and Histidine (2000) Cryptic inhibitors of matrix metalloproteinases contained in University of Wisconsin and Histidin/Tryptophan/Ketoglutarate liver presrvation solutions. Hepatology 31:1115–1122

Korrespondenzadresse: S. A. Topp, Klinik für Allgemein- und Viszeralchirurgie, Universitätsklinikum Düsseldorf, Moorenstr. 5, 40225 Düsseldorf, Deutschland, Fax: 040/4908450, E-mail: stefan.topp@uni-duesseldorf.de

Diese Studie wurde unterstützt durch die Deutsche Forschungsgemeinschaft (DFG) (T241/1-1)

Ischemic Type Biliary Lesions nach orthotoper Lebertransplantation – ein immunologisches Problem?

Ischemic type biliary lesions following orthotopic liver transplantation – an immunologic problem?

C. Moench[1], A. Uhrig[1], A. Lohse[2], G. Otto[1]

[1] Abteilung für Transplantationschirurgie und
[2] Medizinische Klinik I, Johannes-Gutenberg-Universität, Mainz

Abstract

Ischemic type biliary lesions (ITBL) are a major complication following orthotopic liver transplantation (OLT). In many cases re-OLT is indicated. Multiple factors have been claimed to be reasonable for ITBL; here we present a new immunological risk factor: CC-Chemokines play a key role in the recruitment of leukocytes during ischemia-reperfusion damage and acute rejection. Therefore the CC-chemokine-receptor 5 (CCR5) and its functionless CCR5-delta-32-polymorphism (CCR5Δ32) might have an influence on the grafts pathology after OLT. In 146 patients after OLT the CCR5 was analyzed with regard to the CCR5Δ32 by PCR. 120 patients (82,1%) showed a normal receptor (wildtype) whereas 26 patients suffered from the CCR5Δ32 (17,9%) (25 heterozygote, 1 homozygote). ITBL occurred in 14 patients out of 120 with normal CCR5 and in 8 cases out of 26 patients with CCR5Δ32 (p = 0,01). The univariate analysis of donor and recipient conditions (CCR5 wildtype vs. CCR5Δ32) showed no differences in donor gamma GT (48 vs. 39 U/l, p = 0,615), donor age (45 vs. 50 years, p = 0,210), cold ischemia time (529 vs. 566 min, p = 0,382), and warm ischemia time (36 vs. 39 min, p = 0,333). Acute rejection occurred in 34% in the wildtype group and in 31% in the CCR5Δ32 group (p = 1,000). The CMV-infection rate was 25% in the wildtype group and in 37,5% in the CCR5Δ32 group (p = 0,356). The multivariate analysis showed a significant influence on the development of ITBL by CCR5Δ32 (p = 0,003, OR 9,35). The hereditary CCR5Δ32 has a significant influence on the development of ITBL and should therefore be screened before OLT. This can be subclassified new as immunogenetic-biliary-lesions. Ongoing investigations must show if an increased immunosuppression could be beneficial in patients suffering from CCR5Δ32-polymorphism.

Einleitung

Ischemic Type Biliary Lesions (ITBL) sind eine gefürchtete Komplikation nach orthotoper Lebertransplantation (OLT) [1]. Sie treten in bis zu 26% auf und führen zu einem verminderten Patienten- und Transplantatüberleben. Unter ITBL wird ein ätiologisch unklarer Gallengangsschaden des Transplantates nach OLT verstanden. Makromorphologisch gehen ITBL mit Dilatationen und Strikturen der Gallengänge einher. Abgestoßenes und nekrotisches Gallengangsendothel führt zu Gallengangsverschlüssen mit gleichzeitiger Stein- und Sludgebildung. Da eine Wiederherstellung der zerstörten Gallengänge nicht möglich ist, wird durch diese therapeutischen Maßnahmen meist nur ein Aufschub der oft indizierten Re-Transplantation erreicht. Definitionsgemäß sind ITBL nichtimmunologische und nichtischämische Gallengangsschäden: daher müssen vor Diagnosestellung von ITBL ein arterieller Verschluss oder eine arterielle Stenose des Transplantates sowie eine chronische Abstoßung, eine ABO-Inkompatibilität [2] oder ein Rezidiv der Grunderkrankung durch adäquate Diagnostik (Angiographie, Leberpunktion mit histologischer Aufarbeitung) ausgeschlossen werden. Unterschiedliche Faktoren wurden bislang als ursächlich für ITBL angesehen, wie z.B. eine lange kalte Ischämiezeit, die sequentielle Transplantat-Reperfusion sowie die hohe Viskosität der University of Wisconsin Lösung zur Organkonservierung. Durch verbesserte Konservierung mittels arterieller ex-situ Nachperfusion unter Druck konnte die Rate von ITBL signifikant reduziert werden. Eine vollständige Vermeidung von ITBL konnte jedoch nicht erzielt werden, so dass weitere Risikofaktoren anzunehmen sind [3].

CC-Chemokine nehmen eine Schlüsselrolle sowohl in der Modulation des Ischämie-Reperfusionsschadens als auch in der Entwicklung von Rejektionen nach Organtransplantation ein [4]. Sie werden vor allem von Hepatozyten aber auch von Cholangiozyten synthetisiert [5]. Ihre Signaltransduktion erfolgt u.a. über den gemeinsamen CCR5 (CC-Chemokin Rezeptor 5). Der hereditäre CCR5-delta-32-Polypmorphismus (CCR5Δ32, 32-Basen Deletion) mit funktionslosem Rezeptor hat möglicherweise eine Einfluss auf die postoperative Transplantatpathologie. Der Zusammenhang zwischen CCR5Δ32 und ITBL wird in dieser Arbeit beschrieben.

Material und Methoden

N = 146 Patienten nach OLT zwischen 09/1997 und 04/2003 wurden in die Studie eingeschlossen. Folgende Daten wurden aus den Krankenakten protokolliert: Spenderfaktoren (Alter, Blutgruppe, gamma-GT), Transplantationsdaten (Konservierungstechnik und -Lösung, Ischämiezeit) sowie Empfängerfaktoren (Alter, Blutgruppe, Erkrankung, peak-Transaminasen innerhalb 3 Tagen, Bilirubin, Quick, Kreatinin, Rejektions- und CMV-Raten, ITBL-Raten, Dauer des Krankenhausaufenthaltes). Bei Anzeichen einer Cholestase erfolgte die Darstellung der Gallenwege (ERCP/PTCD) zur Diagnosestellung von ITBL, gleichzeitig erfolgte immer eine Leberhistologie und ein Darstellung der Transplantatarterie zur Differentialdiagnose. Der Genotyp des CCR5 wurde aus Vollblut mittels PCR analysiert. DNA wurde aus 200 µl Blut mittels QIAamp DNA Blood-kit (Qiagen, Köln) isoliert. 2.5 µl DNA wurden mittels PCR mit folgenden CCR5 spezifischen Primern amplifiziert: CCR5 sense: 5'-CAAAAAGAAGGTCTTCATTACACC-3' und CCR5 antisense: 5'-CCTGTGCCTCTTCTT CTCATTTCG-3'. Die Wildtyp PCR zeigte eine 189 Basenpaar-Produkt, die CCR5Δ32 157 Basenpaare.

Ergebnisse

ITBL traten in 22 (15%) von 146 Transplantaten auf. 120 Patienten zeigten einen Wildtyp CCR5. 26 Patienten zeigten CCR5Δ32 (25 heterozygot, 1 homozygot). ITBL traten bei 8 von 26 Patienten mit CCR5Δ32 im Vergleich zu 14 Patienten mit ITBL von 120 Patienten mit Wildtyp CCR5 (p = 0,01) auf. Das mittlere Patienten-Überleben bei CCR5Δ32 lag bei 44,7 Monaten im Vergleich zu 64,1 Monaten bei CCR5. Das 5-Jahres-Patienten Überleben mit CCR5Δ32 lag bei 70% im Vergleich zu 85% bei CCR5 (p = 0,0067, log-rank, Kaplan-Meier). Die multivariate logistische Regressionsanalyse ergab CCR5Δ32 als signifikanten Einflussfaktoren für die Entstehung von ITBL (p = 0,003, OR 9,35). Die univariate Analyse der Spender und Empfängerfaktoren (CCR5 vs. CCR5Δ32) ergab keine Unterschiede für Spender gamma GT (48 vs. 39 U/l, p = 0,615), Spenderalter (45 vs. 50 Jahre, p = 0,210), kalte Ischämiezeit (529 vs. 566 Minuten, p = 0,382), warme Ischämiezeit (36 vs. 39 Minuten, p = 0,333), Intensivaufenthalt (5 vs. 5 d, p = 0,77), Krankenhausaufenthalt (25 vs. 31 d, p = 0,17), peak Transaminasen (GOT 965 vs. 954 U/l, p = 0,978, GPT 1046 vs. 929 U/l, p = 0,788, AP 291 vs. 297 U/l, p = 0,921, gamma-GT 149 vs. 131 U/l, p = 0,701), Bilirubin Tag 14 (4,1 vs. 4,7 mg/dl p = 0,596), Kreatinin Tag 14 (1,2 vs. 1,1 mg/dl, p = 0,876) und Quick Tag 14 (89 vs. 88%, p = 0,776).

Diskussion

Neben ITBL treten diffuse Gallengangsschäden nach OLT bei Verschluss der Transplantatarterie, bei ABO-Inkompatibilität, bei Rezidiven einer primär sklerosierender Cholangitis und bei chronischer Rejektion auf. Daher können diffuse Gallengangsschäden in Ischemic Biliary Lesions (IBL), Gallengangsschäden durch immunologische Probleme und ITBL unterteilt werden. Für die Entstehung von ITBL wurden die Art der Gallengangsanastomose, die Grunderkrankung der Leber, häufige CMV-Infektionen, wiederholte Abstoßungsreaktionen, positives cross match, schlechte HLA-Übereinstimmung, lange kalte Ischämiezeit, initial hohe Transaminasen als Ausdruck eines schweren Ischämie-Reperfusionsschadens sowie die Erfahrung des entnehmenden Zentrums und die Dauer der Entnahmeoperation verantwortlich gemacht. Die Rolle von immunologischen Risikofaktoren ist nicht abschließend geklärt: diese wurden jedoch, vergleichbar mit der Gallengangsdestruktion bei ABO-Inkompatibilität, in der Genese von ITBL vermutet. Der CCR5Δ32 stellt einen solchen immunologischen Risikofaktor dar, wobei weitergehende Untersuchungen möglicherweise andere zusätzliche Faktoren aufdecken werden. Ein Therapieansatz besteht möglicherweise in einer intensivierten Immunsuppression. Hier müssen weitere Studien folgen. Ein prospektives Screening von CCR5 vor Transplantation scheint jedoch hilfreich zur Risikoeinschätzung, speziell bei Patienten mit einer Re-Transplantation bei ITBL.

Schlussfolgerung

Der CCR5Δ32-Polymorphismus stellt einen signifikanten Risikoparameter für die Entstehung von ITBL nach OLT dar und ist daher von hoher klinischer Relevanz.

Literatur

1. Sanchez-Urdazpal L, Gores G, Ward E et al. (1992) Ischemic-type biliary complications after orthotopic liver transplantation. Hepatology 16:49–53
2. Sanchez-Urdazpal L, Sterioff S, Janes C, Schwermann L, Rosen C, Krom R (1991) Increased bile duct complications in ABO incompatible liver transplant recipients. Transplant Proc 23:1440–1441
3. Moench C, Moench K, Lohse A, Thies J, Otto G (2003) Prevention of ischemic-type biliary lesions by arterial back-table pressure perfusion. Liver Transpl 9:285–289
4. Moench C, Uhrig A, Wunsch A, Thies J, Otto G (2001) Chemokines: reliable markers for diagnosis of rejection and inflammation following orthotopic liver transplantation. Transplant Proc 33:3293–3294
5. Morland CM, Fear J, McNab G, Joplin R, H AD (1997) Promotion of leukocyte transendothelial cell migration by chemokines derived human biliary epithelial cells in vitro. Proc Assoc Am Physicians 109:372–382

Korrespondenzadresse: Dr. med. Christian Mönch, Abteilung für Transplantationschirurgie, Chirurgie von Leber, Gallenwegen und Pankreas, Klinikum der Johannes-Gutenberg-Universität, Langenbeckstrasse 1, 55131 Mainz, Tel.: 06131 17 3613 Fax: 06131 17 55 53, E-mail: moench@transplantation.klinik.uni-mainz.de

XVIII. Leber: Transplantation und Regeneration

Bedeutung von p53 für die Leberregeneration nach Resektion

Role of p53 for liver regeneration after hepatectomy

H. Schuett[1], C. Eipel[1], R. Bordel[1], M. D. Menger[2], B. Vollmar[1]

[1] Abteilung für Experimentelle Chirurgie, Universität Rostock und
[2] Abteilung für Klinisch-Experimentelle Chirurgie, Universität des Saarlandes, Homburg/Saar

Abstract

The tumour suppressor gene p53 is a transcription factor that regulates various cellular functions. Several growth factor gene promoters, such as TGF-α and HGF, are direct targets of p53 mediated transcription. Because hepatic p53 mRNA is upregulated during liver regeneration we examined in this study the impact of p53 inhibition on hepatocyte proliferation. Pharmacological blockade of p53 with pifithrin-α impaired liver regeneration, as given by a reduction of PCNA-positive cells in immunhistochemistry of regenerated livers at day 3 post hepatectomy. At day 8 after hepatectomy, the livers in both pifithrin-α- and vehicle-treated animals revealed comparable numbers of PCNA-positive cells, which, however, were still above those found to normal livers without resection. From Western blot analysis of cleaved caspase 3 protein there is evidence for increased rates of hepatocellular apoptosis in pifithrin-α treated animals. The observed shift in cell cycle by blockade of p53 in disadvantage to proliferation suggests that p53 is pivotal for adequate liver regeneration.

Einleitung

Das Tumorsuppressorgen p53 reguliert als Transkriptionsfaktor eine Vielzahl zellulärer Funktionen [1]. So sind Promotoren von Wachstumsfaktoren, wie TGF-α und HGF, direkte Targets p53-mediierter Transkription [2]. Da die p53 mRNA während der Leberregeneration hoch reguliert ist, war es Ziel dieser Studie, zu untersuchen, welchen Einfluss die Inhibition von p53 auf das Regenerationspotential der Leber in vivo hat.

Material und Methoden

Wir führten an männlichen CD57BL/6J Mäusen in Ketamin/Xylazin-Anästhesie (90/25 mg/kg ip) eine 70%-ige Hepatektomie durch. Die Tiere erhielten zum Zeitpunkt der Resektion sowie folgend alle 48 h den p53 Inhibitor Pifithrin-α (PFT; 2,2 mg/kg ip) oder äquivalente Volumina der Trägersubstanz (10% DMSO; DMSO-Kontrolle). Untersucht wurden die Tiere am Tag 3 (je n = 6/Gruppe) und Tag 8 (je n = 5/Gruppe) nach Resektion mit Erfassung der hepatozellulären Apoptose immunhistochemisch am Leberschnitt durch Nachweis von DNA-Strangbrüchen (ApopTag-Assay) sowie anhand der Western-Blot Protein Analyse von aktiven Caspase 3-Spaltprodukten. Immunhistochemie und Western-Blot Protein Analyse von proliferating cell nuclear antigen (PCNA) dienten als Indikatoren der Zellproliferation. Entsprechende Analysen im Geweberesektat erlaubten den Vergleich zu normalen Kontrolllebern ohne Resektion (Kontrollleber n = 5). Angegeben sind Mittelwerte ± SEM.

Ergebnisse

In regenerierenden Lebern waren – unabhängig von einer zusätzlichen Behandlung – gegenüber normalen Kontrolllebern ohne Resektion die hepatozelluläre Apoptose am Tag 3 deutlich verringert sowie die Proliferation erhöht, wie Western-Blot Protein Analysen von Caspase 3-Spaltprodukten und PCNA zeigten. Die immunhistochemische Auswertung von PCNA-positiven Zellen ergab eine signifikant verringerte Proliferationsrate in den Lebern Pifithrin-α-behandelter Tiere im Gegensatz zu Kontrolltieren am Tag 3 nach Resektion (PFT: 27 ± 4 Zellen/mm²; DMSO-Kontrolle: 50 ± 7 Zellen/mm²; $p < 0,05$). Dieser Unterschied war am Tag 8 nach Resektion nicht mehr zu beobachten, wobei jedoch die Proliferationsrate gegenüber normalen Lebern ohne Resektion nach wie vor erhöht war (PFT: 19 ± 4 Zellen/mm²; DMSO-Kontrolle: 20 ± 2 Zellen/mm²; Kontrollleber: 1 ± 1 Zellen/mm²). Im Vergleich zur Kontrollgruppe zeigte die Western-Blot Protein Analyse von aktiven Caspase 3-Spaltprodukten am Tag 3 eine erhöhte Apoptoserate in Pifithrin-α-behandelten Tieren. Dieser Unterschied konnte immunhistochemisch mittels Apop-Tag-Assay am Tag 8 nurmehr tendenziell nachgewiesen werden (PFT: $2,6 \pm 0,2$ Zellen/mm²; DMSO-Kontrolle: $1,8 \pm 0,8$ Zellen/mm²).

Schlussfolgerung

Die Blockade von p53 durch Pifithrin-α führt zu einer Beeinträchtigung der Leberregeneration und geht interessanterweise mit einer erhöhten hepatozellulären Apoptose in der regenerierenden Leber einher. Aufgrund der hier durch Blockade von p53 indirekt aufgezeigten Verschiebung des Zellzyklus zu Ungunsten der Zellproliferation erscheint p53 von essentieller Bedeutung für eine suffiziente Regeneration der Leber zu sein und sollte bei der Entwicklung von Strategien zur Induktion der Leberregeneration konsequent in Betracht gezogen werden.

Literatur

1. Prives C, Hall PA (1999) The p53 pathway. J Pathol 187:112–126
2. Inoue Y, Tomiya T, Yanase M, Arai M, Ikeda H, Tejima K, Ogata I, Kimura S, Omata M, Fujiwara K (2002) p53 may positively regulate hepatocyte proliferation in rats. Hepatology 36:336–344

Korrespondenzadresse: Harald Schuett, Abteilung für Experimentelle Chirurgie, Universität Rostock, 18055 Rostock, Fax: 0381-4946222; E-mail: haraldschuett@hotmail.com

Leberregeneration nach Steroidgabe bei partieller Hepatektomie im Rattenmodell

Liver regeneration after steroid administration during partial hepatectomy in rats

M. Glanemann, A. K. Nuessler, S. Münchow, J. M. Langrehr, P. Neuhaus

Klinik für Allgemein-, Viszeral- und Transplantationschirurgie, Charité, Campus Virchow-Klinikum, Universitätsmedizin Berlin

Abstract

If temporary inflow occlusion is required during liver resection, the postoperative course might be complicated by ischemia-reperfusion (IR) injury. Steroids have shown to protect against hepatic IR injury, however, due to its anti-proliferative character concerns exist on its use on liver regeneration after resection. Using an experimental model, we investigated the effects of methylprednisolone (MP) on hepatocyte proliferation after partial hepatectomy with temporary inflow occlusion.

Prior to partial (70%) hepatectomy, one group of animals received MP (30 mg/kgBW), while the second group served as non-treated controls. During surgery, total vascular inflow occlusion was performed by cross clamping the hepatoduodenal ligament (30 minutes). The degree of IR injury was indicated by the postischemic rise of AST, ALT, and GLDH at 6 hours following surgery. Immunohistology (Ki-67) and Western blot analysis (cyclin D1) characterized the proliferative activity on day 1, 4, 7, and 10 after resection. Additionally, the body weight, the weight of the proliferating liver, and as a measure of liver function, bilirubin secretion and albumin synthesis were analyzed.

The postischemic enzyme release at 6 hours following surgery was significantly decreased in the MP-group. Expression of cyclin D 1 and the percentage of Ki-67 positive cells were similar in both groups at all time points. Similar results were found for serum bilirubin and for weight of the remnant proliferating liver, indicating that steroid treatment given to reduce IR injury does not interfere with postoperative hepatocyte proliferation.

Although steroid administration in rats significantly reduced IR associated tissue injury, it has no apparent effects on hepatic regeneration after partial hepatectomy. Thus, steroids should be recommended if a temporary inflow occlusion is required during liver resection in order to reduce complications caused by severe ischemia-related organ dysfunction.

Einleitung

Bei Leberresektionen die eine temporäre Organischämie erfordern um den intraoperativen Blutverlust zu kontrollieren können Steroide appliziert werden, um die mit der Ischämie assoziierte Ischämie/Reperfusions (I/R)-Schädigung zu reduzieren [1, 2]. Aufgrund der anti-proliferativen Wirkung von Steroiden bestehen jedoch Bedenken hinsichtlich der Regenerationsfähigkeit des verbleibenden Leberparenchyms [3]. Wir untersuchten daher im Tiermodell den Einfluß von Methylprednisolon (MP) auf die hepatische Regeneration nach Leberresektion.

Methodik

Während einer 30-minütigen Ischämie erfolgte bei männlichen Wistarratten eine 70%-ige Leberresektion. Vor Induktion der warmen Leberischämie durch Abklemmen des Lig. hepatoduodenale erhielt eine Gruppe MP (30 mg/kgKG), während die zweite Gruppe als nicht behandelte Kontroll-

Gruppe fungierte (n = 8). Das Ausmaß der IR-Schädigung wurde 6 h nach Reperfusion anhand der Serumenzyme AST, ALT und GLDH bestimmt. Die proliferative Aktivität des verbleibenden Parenchyms wurde an Tag 1, 4, 7 und 10 mittels Immunhistochemie (Ki-67) und Western Blot (Cyclin D1) analysiert. Zusätzlich wurden Körpergewicht, Gewicht der regenerierenden Leber sowie Serumbilirubin und -albumin als Funktionsparameter gemessen.

Ergebnisse

Die postischämische Ausschüttung der Serumtransaminasen war in der MP-Gruppe nach 6 h signifikant erniedrigt (AST: 467 ± 46 versus 287 ± 116 U/l, $p = 0{,}03$; ALT: 552 ± 177 versus 288 ± 129 U/l, $p = 0{,}02$; GLDH: 128 ± 48 versus 46 ± 29 U/l, $p = 0{,}02$). Die Anzahl der Ki-67 positiven Zellen war in beiden Gruppen an Tag 1 maximal erhöht und fiel im weiteren Verlauf kontinuierlich ab (◻ Tabelle 1). Ein statistischer Unterschied zwischen MP-behandelten und nichtbehandelten Tieren bestand nicht. Ebenso war die Expression von Cyclin D1 in beiden Gruppen zu allen Zeitpunkten vergleichbar. Das Gewicht der proliferierenden Restleber und das Serumbilirubin waren ebenfalls nicht unterschiedlich. Lediglich das Serumalbumin war an Tag 4 und Tag 10 signifikant niedriger in der MP-Gruppe.

Diskussion/Schlussfolgerung

Die postoperative IR-Schädigung konnte durch Steroidapplikation signifikant reduziert werden. Obwohl Steroide die Expression von Interleukin-6 deutlich reduzieren [2, 4], wird die hepatozelluläre Regeneration nicht beeinträchtigt. Wir schlussfolgern, daß Steroide bei Leberresektionen, die eine temporäre Gewebsischämie erfordern, sicher und gefahrlos appliziert werden können, um die mit der IR-Schädigung assoziierte postoperative Organdysfunktion zu minimieren.

Literatur

1. Lentsch AB, Kato A, Yoshidome H, McMasters KM, Edwards MJ (2000) Inflammatory mechanisms and therapeutic strategies for warm hepatic ischemia/reperfusion injury. Hepatology 32:169–173
2. Yamashita Y, Shimada M, Hamatsu T, Rikimaru T, Tanaka S, Shirabe K, Sugimachi K (2001) Effects of preoperative steroid administration on surgical stress in hepatic resection. Arch Surg 136:328–333
3. Almawi W, Abou Joude MM, Li XC (2002) Transcriptional and post-transcriptional mechanisms of glucocorticoid antiproliferative effects. Hematol Oncol 20:17–32
4. Muratore A, Ribiero D, Ferrero A, Bergero R, Capussotti L (2003) Prospective randomized study of steroids in the prevention of ischaemic injury during hepatic resection with pedicle clamping. Br J Surg 90:17–22

◻ **Tabelle 1.** Resultate nach partieller Hepatektomie unter warmer Leberischämie mit bzw. ohne Methylprednisolon-Behandlung

	Tag 1		Tag 4		Tag 7		Tag 10	
	MP	CT	MP	CT	MP	CT	MP	CT
Restleber pro KG [vol%]	2,22	2,19	3,43	3,65	3,65	3,66	3,54	3,46
Ki-67 [%]	10,06	14,46	2,04	4,38	1,6	1,8	1,1	1,08
Bilirubin [mg/dl]	0,32	0,36	0,07	0,05	0,05	0,1	0,02	0,02
Albumin [mg/dl]	2,98	3	2,6	2,98*	3	3,05	3,18	3,45*

MP: Methylprednisolon-Gruppe; CT: Kontroll-Gruppe; KG: Körpergewicht; * $= p < 0{,}05$

Korrespondenzadresse: Dr. med. Matthias Glanemann, Klinik für Allgemein-, Viszeral- und Transplantationschirurgie, Charité, Campus Virchow-Klinikum, Universitätsmedizin Berlin, Augustenburger Platz 1, 13353 Berlin, Tel.: 030-450552001; Fax: 030-450552900; E-mail: matthias.glanemann@charite.de

Gesteigerte Expression pro-angiogenetischer Faktoren während Leberatrophie nach Pfortaderastligatur der Ratte – potentielle Bedeutung für malignes Wachstum

Increased expression of pro-angiogenetic factors during liver atrophy after portal branch ligation in the rat – potential impact on malignant growth

L. Müller, J. Göttsche, A. Abdulgawad, C. Wilms, X. Rogiers, D. C. Broering

Abteilung für Hepatobiliäre Chirurgie und Viszerale Transplantation, Universitätsklinikum Hamburg-Eppendorf

Abstract

Preoperative portal vein branch occlusion by either embolization or ligation has become a common strategy to prevent liver failure after prospectively planned extended hepatic resection in case of liver malignancies. The present study tests the hypothesis that portal deprivation induces cellular and molecular events which simultaneously promote tumor invasion and neo-angiogenesis, while regulating host tissue atrophy. To examine molecular responses during liver atrophy after portal occlusion, the rat model of 70% portal branch ligation (PAL) as a homologue was used. Northern blots were carried out to measure the mRNA expression of well defined invasion and neo-angiogenesis-related factors. The protein expression of the cellular VEGF-Receptors (*flt-1* and *flk-1*) was examined by immunohistochemistry. After a PAL, the portal-deprived tissue underwent shrinkage to 25% of its original mass by the massive occurrence of necrosis and apoptosis. VEGF- and PAI-1-specific mRNA was significantly elevated after PAL in the ligated lobes, and immunohistochemistry showed striking inductions of *flt-1* and *flk-1* reactivity in hepatocytes and sinusoid linings 48 to 192 hours after PAL in the portal-deprived liver tissue. Given published evidence that PAI-1 is an important extracellular player in tumor invasion and VEGF and its receptors, *flt-1* and *flk-1* are pivotal effectors of neo-angiogenesis, these results suggest that portal occlusive techniques promote tumor growth and invasion in the portal-deprived, atrophying liver tissue. These potential, unbeneficial cellular responses in tumor surrounding host liver tissue have to be reflected in the application of preoperative portal occlusive techniques.

Hintergrund

Die präoperative Pfortaderastokklusion ist eine etablierte Methode zur Vergrößerung des prospektiven Leberrestvolumens vor geplanten erweiterten Hemihepatektomien bei Lebermalignomen. Einflüsse auf den dabei im portal-okkludierten Leberlappen gelegenen Tumor sind dabei noch nicht untersucht worden, wobei klinische Daten auf ein beschleunigtes Tumorwachstum im portal-okkludierten Lebergewebe hinweisen [1]. Nach einer Pfortaderokklusion kommt es im portal-okkludierten Leberareal zu einer Atrophie durch Apoptosen und Nekrosen, wahrscheinlich als Folge einer milden Hypoxie oder metabolischen Deprivation [2]. Unter diesen Umständen kommt es zu einer Gewebs-Reorganisation, die sich möglicherweise auch auf die Versorgung und das Wachstum von Tumorgewebe auswirkt. Ziel der Arbeit war die Suche nach möglicher differentieller Genexpression im portal-okkludierten Lebergewebe, die die Invasion von Tumorgewebe fördert.

Material und Methoden

An Wistar-Ratten wurden Pfortaderastligaturen (PAL) durchgeführt. Genexpressionsanalysen im ligierten Lebergewebe erfolgten mit RT-PCR und Northern-Blots. Die Expressionsmessungen erfolgten jeweils im Vergleich zum kontralateralen, nicht ligierten Lappen, sowie zu Ratten, die einer Scheinoperation (SO) unterzogen wurden. Zusätzlich wurde Lebergewebe aus unbehandelten Kontrollen verwendet. Auf mRNA-Ebene wurde damit die Expression von Plasminogen Aktivator Inhibitor Typ 1 (PAI-1), *urokinase-type* Plasminogen Aktivator und sein zellulärer Rezeptor (u-PA, uPAR), und *vascular endothelial growth factor* (VEGF) zu definierten Zeitpunkten postoperativ (1 – 192 Stunden) untersucht. Zusätzlich wurde die Proteinexpression der VEGF-Rezeptoren, *flt-1* und *flk-1* mittels Immunhistochemie an Kryoschnitten ermittelt. In einem zweiten Schritt wurden gepoolte RNA-Proben aus dem portal-ligierten Gewebe nach PAL versus SO (n = 2 nach jeweils 12 und 24 h postoperativ) mit einem 10 k Rat Array einer Large-Scale Transkriptomanalyse unterzogen.

Ergebnisse

Im ligierten Leberlappen nach PAL kam es zu einer signifikanten mRNA-Expressionssteigerung von PAI-1 3 – 48 h postoperativ sowie zu einer passageren VEGF mRNA-Induktion (24 – 48 h). In dieser Zeit kam es zu einer deutlichen Atrophie des ligierten Leberanteils durch massives Auftreten von Apoptosen und Nekrosen, die nach 192 h weitgehend abgeräumt waren. uPA und uPAR konnten mit der Northern Blot Methode nicht als selektiv induziert im ligierten Leberlappen identifiziert werden. Nach 48 h und 96 h konnte immunhistochemisch eine selektiv verstärkte Proteinexpression von *flt-1* und *flk-1* in Hepatozyten und Sinusoiden nach PAL im ligierten Lappen festgestellt werden. Letzlich konnte im Array-Vergleich von PAL-ligierter Lappen und SO eine große Zahl weiterer differentiell exprimierter Gene identifiziert werden, deren Validierung derzeit noch aussteht.

Schlussfolgerung

Die bisherigen Daten zeigen, dass nach PAL im ligierten Lappen während des Atrophie-Prozesses ein komplexes, selektives Ineinandergreifen multipler zellulärer Faktoren abläuft. Die Bedeutung für malignes Wachstum im ligierten Lebergewebe kann hieraus nicht abgeschätzt werden, bestimmte pro-angiogenetische und pro-invasive Faktoren (PAI-1, VEGF, *flt-1* und *flk-1*) werden jedoch passager induziert und spielen am ehesten eine Rolle im Rahmen der Gewebsreorganisation nach massivem Zelluntergang. In diesem Milieu könnte tumoröses Wachstum begünstigt sein, daher ist die Indikation zur präoperativen Pfortaderastligatur sorgfältig abzuwägen.

Literatur

1. Kokudo N, Tada K, Seki M, Ohta H, Azekura K, Ueno M, Ohta K, Yamaguchi T, Matsubara T, Nakajima T, Muto T, Ikari T, Yanagisawa A, Kato Y (2001) proliferative activity of intrahepatic colorectal metastases after preoperative hemihepatic portal vein embolization. Hepatology 34:267–272
2. Yamasaki M, Ikeda K, Nakatani K, Yamamoto T, Kawai Y, Hirohashi K, Kinoshita H, Kaneda K (1999) phenotypical and morphological alterations to rat sinusoidal endothelial cells in arterialized livers after portal branch ligation. Arch Histol Cytol 62:401–411

Korrespondenzadresse: Dr. med. Lars Müller, Abteilung für Hepatobiliäre Chirurgie und Viszerale Transplantation, Universitätsklinikum Hamburg-Eppendorf, Martinistr. 52, 20246 Hamburg, Tel.: 040/42803-6680, Fax: 040-42803-3431, E-mail: l.mueller@uke.uni-hamburg.de

Bedeutung der Flußregulierung in der arterialisierten Pfortader bei der heterotopen, auxiliären Lebertransplantation – Untersuchungen mittels OPS imaging

Importance of flow regulation in the arterialized portal vein in heterotopic auxiliary liver transplantation – investigations by means of OPS imaging

K. Schleimer, D. L. Stippel, H. U. Kasper, S. Tawadros, T. Greiner, A. H. Hölscher, K. T. E. Beckurts

Klinik und Poliklinik für Viszeral- und Gefäßchirurgie der Universität zu Köln
Institut für Pathologie der Universität zu Köln

Abstract

The clinical results of portal vein arterialization in the context of heterotopic and orthotopic liver transplantation are contrary without a consequent blood flow regulation in the arterialized portal vein. Aim of these experiments was to compare portal vein arterialization (PVA) with blood flow regulation to PVA with hyperperfusion in the context of heterotopic auxiliary liver transplantation (HALT). Lewis rats were operated under ether inhalation anesthesia: After a right nephrectomy the grafts, which were reduced to about 30% of original size, were implanted into the right upper quadrant of the abdomen. The infrahepatic caval vein was anastomosed end-to-side. The portal vein was completely arterialized via the right renal artery in splint-technique. In group I, HALT was performed with blood flow regulation in the arterialized portal vein, using a stent with an inner diameter of 0,3 mm; in group II HALT was performed with hyperperfusion of the arterialized portal vein (0,5 mm stent). 8 acute experiments including examination of the microcirculation by means of OPS imaging (contrast is obtained by absorption of orthogonal polarized light from the hemoglobin in the erythrocytes) and 11 survival experiments (sacrification of the animals after 6 weeks) were performed in each experimental group. In both groups, the grafts were reperfused macroscopically homogeneously. In group II, the average portal blood flow after reperfusion was significantly higher than in group I (group I: 1,7 ± 0,4 ml/min/g of liver weight vs. group II: 6,4 ± 1,5 ml/min/g of liver weight, p < 0,001). The diameter of the sinusoids after reperfusion was significantly greater in group II than in group I and than the normal values (group I: 5,5 ± 0,2 μm vs. group II: 9,8 ± 0,5 μm, p < 0,001, normal values: 6,5 ± 0,4 μm). The volumetric blood flow in the sinusoids was also significantly higher in group II (group I: 5174 ± 1112 μm³/s vs. group II: 12977 ± 2154 μm³/s, p < 0,001, normal values: 6289 ± 701 μm³/s), whereas the functional sinusoidal density was significantly reduced in group II (group I: 50 ± 3% vs. group II: 38 ± 7%, p < 0,01, normal values: 53 ± 2%). In group II, OPS imaging showed inhomogeneous perfusion-patterns with focal sinusoidal stasis and microthrombi. The diameter of the postsinusoidal venules remained uninfluenced by hyperperfusion (group I: 32 ± 5 μm vs. group II: 31 ± 3 μm, normal values: 31 ± 4 μm). The 6 week survival was 9/11 in both groups. After a loss of body weight from 389 ± 16 g to 361 ± 25 g in group I and from 384 ± 33 g to 355 ± 32 g in group II, it rose faster in group I than in group II, and after 6 weeks it was significantly higher in group I than in group II (group I: 440 ± 9 g vs. group II: 410 ± 31 g, p = 0.03). In group II 6 of 9 animals showed massive necrosis of the hepatocytes of the graft, whereas in group I only one animal showed a slight necrosis of hepatocytes.

It is possible to perform a blood flow regulation in the arterialized portal vein with nearly physiological parameters of the graft's microcirculation. HALT with flow-regulated portal vein arterialization achieved significantly better results concerning microcirculation and morphology than HALT with hyperperfusion of the arterialized portal vein. Therefore, in consecutive experiments or in the clinical application of portal vein arterialization blood flow regulation is urgently recommended.

Einleitung:

Die klinischen Ergebnisse der Pfortaderarterialisierung im Rahmen heterotoper und orthotoper Lebertransplantationen sind ohne Durchführung einer konsequenten Flußregulierung in der arterialisierten V. porta konträr [1, 2, 3]. Ziel dieser Experimente war der Vergleich der flußregulierten mit der hyperperfundierten Pfortaderarterialisierung im Rahmen von heterotopen auxiliären Lebertransplantationen (HALT).

Methodik

Es wurden 76 männliche Lewis-Ratten unter Äthernarkose operiert: Ein um 70% reseziertes Lebertransplantat wurde nach rechtsseitiger Nephrektomie in das rechte Nierenlager des Empfängers implantiert: Die infrahepatische V. cava wurde End-zu-Seit anastomosiert. Die Pfortader wurde in Stent-Technik über die rechte A. renalis arterialisiert. In der Versuchsgruppe I wurde eine HALT mit flußregulierter Pfortaderarterialisierung unter Verwendung eines Stents mit 0,3 mm Innendurchmesser durchgeführt, in der Versuchsgruppe II eine HALT mit hyperperfundierter Pfortaderarterialisierung (0,5 mm-Stent). Pro Versuchsgruppe wurden je 8 Akutversuche und 11 Langzeitversuche (Sektion nach 6 Wochen) durchgeführt. Bei den Akutversuchen erfolgte die Messung des Pfortaderblutflusses nach dem Doppler-Prinzip und die Untersuchung der Mikrozirkulation mittels OPS imaging (positive Kontrastierung erythrozytengefüllter Mikrogefäße durch orthogonal polarisiertes Licht).

Ergebnisse

In beiden Gruppen wurden die Transplantate makroskopisch homogen reperfundiert. Der mittlere portale Blutfluß nach der Reperfusion war in Gruppe II signifikant höher als in Gruppe I (Gruppe I: 1,7 ± 0,4 ml/min/g Lebergewicht vs. Gruppe II: 6,4 ± 1,5 ml/min/g Lebergewicht, p < 0,001). Der Durchmesser der Sinusoide war nach der Reperfusion in Gruppe II signifikant größer als in Gruppe I und als die Normalwerte (Gruppe I: 5,5 ± 0,2 μm vs. Gruppe II: 9,8 ± 0,5 μm, p < 0,001, Normalwerte: 6,5 ± 0,4 μm), der volumetrische Blutfluß in den Sinusoiden war in Gruppe II ebenfalls signifikant höher (Gruppe I: 5 174 ± 1 112 μm³/s vs. Gruppe II: 12 977 ± 2 154 μm³/s, p < 0,001, Normalwerte: 6 289 ± 701 μm³/s), wohingegen die funktionelle sinusoidale Dichte in Gruppe II signifikant reduziert war (Gruppe I: 50 ± 3% vs. Gruppe II: 38 ± 7%, p < 0,01, Normalwerte: 53 ± 2%). Es zeigte sich in Gruppe II ein inhomogeneres Perfusionsmuster mit vereinzelter sinusoidaler Stase und Mikrothromben. Der Durchmesser der postsinusoidalen Venolen blieb von der Hyperperfusion unbeeinflusst (Gruppe I: 32 ± 5 μm vs. Gruppe II: 31 ± 3 μm, Normalwerte: 31 ± 4 μm). Die 6-Wochen-Überlebensrate betrug in beiden Gruppen 9/11. Nach einer Abnahme des Körpergewichtes von 389 ± 16 g auf 361 ± 25 g (Gruppe I), bzw. von 384 ± 33 g auf 355 ± 32 g (Gruppe II) stieg dieses in Gruppe I schneller an als in Gruppe II und lag zum Sektionszeitpunkt signifikant höher als in Gruppe II (I: 440 ± 9 g vs. II: 410 ± 31 g, p = 0,03). In der HE-Färbung waren in Gruppe II bei 6 von 9 Tieren massive Leberzellnekrosen in der Transplantatleber zu erkennen, wohingegen in Gruppe I lediglich in einem Transplantat geringgradige Leberzellnekrosen nachzuweisen waren.

Schlussfolgerung

Es ist möglich, eine Flußregulierung in der arterialisierten Pfortader derart vorzunehmen, dass nahezu physiologische Parameter der Mikrozirkulation in der Transplantatleber erzielt werden. Die HALT mit flußregulierter Pfortaderarterialisierung erreicht deutlich bessere Ergebnisse hinsichtlich Mikrozirkulation und Morphologie als die HALT mit Hyperperfusion der arterialisierten Pfortader. Daher ist bei weiterführenden Untersuchungen der Pfortaderarterialisierung, bzw. ihrem Einsatz in der Klinik dringend eine Flußregulierung zu empfehlen.

Literatur

1. Erhard J, Lange R, Rauen U, Scherer R, Friedrich J, Pietsch M, de Groot H, Eigler FW (1998) Auxiliary liver transplantation with arterialization of the portal vein for acute hepatic failure. Transpl Int 11:266–271
2. Ott R, Böhner C, Müller S, Aigner T, Bussenius-Kammerer M, Yedibela S, Kissler H, Hohenberger W, Reck T, Müller V (2003) Outcome of patients with pre-existing portal vein thrombosis undergoing arterialization of the portal vein during liver transplantation. Trans. Int 16:15–20
3. Margarit C, Bilbao I, Charco R, Lázaro JL, Hidalgo E, Allende E, Murio E (2000) Auxiliary heterotopic liver transplantation with portal vein arterialization for fulminant hepatic failure. Liver Transplantation 6:805–809

Korrespondenzadresse: Dr. med. Karina Schleimer; Klinik und Poliklinik für Viszeral- und Gefäßchirurgie der Universität zu Köln, Joseph-Stelzmann-Str. 9, 50931 Köln, Fax: 0221-478/7734, E-mail: Karina.Schleimer@medizin.uni-koeln.de

Die vorliegende Untersuchung wurde unterstützt von der Deutschen Forschungsgemeinschaft, vom Köln Fortune-Programm und Lise-Meitner-Programm des Ministeriums für Schule, Wissenschaft und Forschung des Landes Nordrhein-Westfalen

Der TIPSS zur Therapie des portalen Hyperperfusionssyndrom. Erste Erfahrungen am Small-for-Size Mini-Pig-Modell

The TIPSS in the therapy of portal hyperperfusion syndrome. First experience with the small-for-size mini-pig- model

C. Hillert[1], L. Mueller[1], A. Paetz[1], W. Notarp[1], K. Schroeder[1], K. Helmke[3], G. Krupski[2], A. Koops[2], D. C. Broering[1], X. Rogiers[1]

[1] Klinik für Hepatobiliäre Chirurgie und Viszerale Transplantation (Direktor: Prof. Dr. med. Dr. h.c. Xavier Rogiers)
[2] Klinik für Diagnostische Radiologie (Direktor: Prof. Dr. med. G. Adam)
[3] Klinik für Pädiatrische Radiologie (Direktor Prof. Dr. med. K. Helmke), Universitätsklinikum Hamburg-Eppendorf

Abstract

Introduction: After extended liver resection or small-for-size liver transplantation with a remnant liver parenchyma of less than 0,5% of body weight often portal hyperperfusion has been noticed in the remaining liver. The influence of this portal hyperperfusion on the postoperative liver dysfunction has been discussed controversially. Several experimental and clinical studies tried to reduce the portal overflow. With the idea of an easily introducible and removable bypass we evaluated the Transjugular Intrahepatic Portosystemic Shunt (TIPSS) for temporary portal decompression in a small-for-size mini-pig model and report about our first experience with this new therapy combination. *Material and methods:* 20 mini-pigs between 24 and 40 kg underwent laparotomy under general anaesthesia. In all animals extended resection of the two left lobes and the right median lobe was performed using crash-clamp technique. Only the right lateral segments (RLS, approximately 25% of liver volume) left. After vena section of the V. jugularis interna the introduction of the TIPSS (Easy-Wall Stent, Titan, 6 mm diameter, 43 mm length) was performed under fluoroscopic control into the right lateral hepatic vein. TIPSS was placed into the main portal vein with finger guidance. Anticoagulation was initially done with 10 000 iE Heparin i.v., followed by low molecular heparin subcutaneously once a day. Portal vein and TIPSS flow velocity was measured 1 hour and before scarification after 72 hours with 12 MHz Doppler-Duplex ultrasound. Results: The additional time for placing the TIPSS was 60 minutes in average. In 17 animals (85%) the TIPSS was successfully placed. In one case no hepatic vein was found for catheterisation (5%), two mini-pigs died due to technical reasons after extended hepatectomy (10%). In 8 of 17 pigs the TIPSS was open after 1 hour (47%). In 7 cases (41%) the TIPSS was occluded by thrombosis and 2 animals developed a pulmonary embolism within 1 hour after placement and died. 3 of 8 mini-pigs (37,5%) with open shunt after 1 hour died with signs of liver failure within 72 hours after resection. 62,5% (n = 5) of all mini-pigs with open TIPSS survived 72 hours but only in 3 of them (37,5%) TIPSS-flow was detected by ultrasound. *Conclusion:* The combination of small-for-size liver and TIPSS for partial portal decompression is technically feasible and easy. The high rate of post interventional thrombotic TIPSS occlusion (14/17, 82%) makes this technique not applicable in clinical settings. In this mini-pig model the high occlusion rate might be explainable with a race specific hypercoagulopathy.

Einleitung

Sowohl nach erweiterter Leberteilresektion als auch nach small-for-size Lebertransplantation mit einem kritischen Restlebervolumen von weniger als 0,5% des Körpergewichtes wird im postoperativen Verlauf häufig ein inkonstanter Pfortaderfluss bis hin zur Flussumkehr beobachtet [1]. Dopplersonographische klinische [1] und experimentelle [2] Untersuchungen lassen einen Zusammenhang mit dem deutlich reduzierten portalen Stromgebiet bei hohem portalem Flussvolumen und daraus resultierendem erhöhten Gefäßwiderstand mit konsekutiver parenchmatöser und endovaskulärer Schädigung vermuten [2]. Die Schädigung der Restleber auf parenchymatöser und vaskulärer Ebene im Sinne eines Barotraumas in Verbindung mit dem stark reduzierten Leberparenchym kann eine unumkehrbare Leberfunktionsstörung mit konsekutivem Multiorganversagen nach sich ziehen und könnte als portales Hyperperfusionssyndrom bezeichnet werden. Klinische und experimentelle Untersuchungen der präventiven portalen Druckentlastung umfassten bisher hauptsächlich schwer umkehrbare chirurgische Shunts [3, 4] und die Ligatur der Arteria hepatica [5]. Unter der Vorstellung eines einfach einzubringenden und zu entfernenden partiellen Bypass haben wir den Transjugulären Intrahepatischen Portosystemischen Shunt (TIPSS) zur temporären Druckentlastung an einem Small-for-Size Mini-pig Modell evaluiert und berichten über erste Erfahrungen mit dieser bisher nicht beschriebenen Therapiekombination.

Methodik

Bei 20 Mini-Pigs (24 bis 40 kg, Genehmiung zur Durchführung der Versuche liegt vor) wurden in Intubationsnarkose eine Oberbauchquerlaparotomie durchgeführt. Nach der erweiterten Hemihepatektomie links mit Entfernung des linkslateralen, linkszentralen und partiell rechtszentralen Leberlappens verblieb nur das rechte laterale Segment (RLS, ca. 25% des Gesamtlebervolumens). Die Resektion erfolgte mit Klemm-fracture Technik. Die TIPSS- Anlage (Easy-Wall Stent, Titan, 6 mm Durchmesser, Länge 43 mm) erfolgte nach vena sectio der V. jugularis interna über eine 9 Fr. Schleuse unter Bildwandlerkontrolle in die rechte laterale Vene und wurde dann palpatorisch am offenen Situs in die Pfortader geleitet. Die Antikoagulation erfolgte initial mit 10 000 iE Heparin i.v. und dann mit niedermolekularem Heparin s.c. einmal täglich. Der Pfortaderfluss wurde dopplersonographisch nach einer Stunde und vor Tötung nach 72 Stunden intraoperativ gemessen.

Ergebnisse

Die zusätzliche Interventionszeit für die TIPSS-Anlage betrug im Mittel 60 min. Bei 17 Tieren (85%) konnte die TIPSS-Anlage erfolgreich durchgeführt werden. In einem Fall konnte keine geeignete Vene sondiert werden (5%), 2 Tiere verstarben mit hypovolämischem Schock im Rahmen der Resektion (10%). Bei 8 der 17 Tiere war der TIPSS nach 1 Stunde offen (47%). In 7 Fällen war der TIPSS thrombosiert (41%). Bei 2 Tieren (12%) trat unmittelbar postoperativ eine fulminante Lungenembolie mit konsekutivem exitus letalis auf. Von den 8 Tieren mit primär offenem TIPSS verstarben 3 Tiere mit dem Bild eines Leberversagens innerhalb der ersten 72 Stunden (3 von 8, 37,5%). 62,5 % der Tiere mit kritischem Restlebervolumen und primär offenem TIPSS überlebten 72 h. Nur bei 3 Tieren konnte sonographisch ein offener TIPSS nachgewiesen werden (37,5%).

Diskussion/Schlussfolgerung

Der TIPPS zur temporären partiellen Dekompression des portalen Overflows bei grenzwertigem Restlebervolumen ist in Verbindung mit einer erweiterten Leberresektion oder Splittransplantation technisch machbar. Die Intervention ist technisch am offenen Situs einfach durchzuführen. Die hohe Verschlussrate (14/17, 82%) lässt eine klinische Anwendung nicht zu, ist bei den Minipigs jedoch mit einer für die Rasse spezifischen Hyperkoagulobilität zu erklären.

Literatur

1. Kita Y, Harihara Y, Sano K, Hirata M, Kubota K, Takayama T, Ohtomo K, Makuuchi M (2001) Reversible hepatofugal portal flow after liver transplantation using a small-for-size graft from a living donor. Transpl Int 14:217–222
2. Man K, Lo CM, Ng IO, Wong YC, Qin LF, Fan ST, Wong J (2001) Liver transplantation in rats using small-for-size grafts: a study of hemodynamic and morphological changes. Arch Surg 136:280–285
3. Ku Y, Fukumoto T, Nishida T, Tominaga M, Maeda I, Kitagawa T, Takao S, Shiotani M, Tseng A, Kuroda Y (1995) Evidence that portal vein decompression improves survival of canine quarter orthotopic liver transplantation. Transplantation 59:1388–1392
4. Boillot O, Delafosse B, Mechet I, Boucaud C, Pouyet M (2002) Small-for-size partial liver graft in an adult recipient; a new transplant technique. Lancet 2; 359:406–407
5. Troisi R, de Hemptinne B (2003) Clinical relevance of adapting portal vein flow in living donor liver transplantation in adult patients. Liver Transpl 9:S36–41

Korrespondenzadresse: Dr. med. Christian Hillert, Klinik für Hepatobiliäre Chirurgie und Viszerale Transplantation, Universitätsklinikum Hamburg-Eppendorf, Martinistraße 52, 20246 Hamburg, Tel.: 040/42803-6136, Fax: 040/42803-6680, E-mail: hillert@uke.uni-hamburg.de

Funktionelle Bedeutung der Hämoxygenase-1 Aktivität für die Lebermikrozirkulation bei Cholestase

Functional significance of hemoxygenase-1 activity for the microcirculation in cholestatic rat livers

S. Scheingraber[1], J. Slotta[2], R. Öhrlein[1], L. Preuß[2], M. Bauer[3], G. A. Pistorius[1], M. D. Menger[2], M. Wolff[4]

[1] Abteilung für Allgemein-, Viszeral- und Gefäßchirurgie, Universitätskliniken des Saarlandes
[2] Institut für Klinisch-Experimentelle Chirurgie, Universitätskliniken des Saarlandes
[3] Klinik für Anästhesiologie und Intensivmedizin, Universitätskliniken des Saarlandes
[4] Abteilung für Allgemein-, Viszeral-, Thorax- und Gefäßchirurgie, Universitätsklinikum Bonn

Abstract

Background: Cholestatic liver injury is known to be a risk factor for the outcome after liver resection. Experimental studies have shown that carbon monoxide (CO) produced by the stess inducible hemoxygenase (HO)-1 plays a pivotal role for regulation of hepatic vascular response. In the present work it was aimed to assess the HO-1 activity after liver resection and induction of cholestasis as well as to determine a possible functional role of HO-1 for the hepatic microcirculation. *Methods:* 16 male Sprague Dawley rats (SDR) were subjected to sham operation or bile duct ligation (BDL). 70% partial hepatectomy (PH) was performed after 3 days. 8 hours after PH the liver remnants were excised. In the tissue samples from the PH and the liver remnants the HO-1 mRNA gene expression (Northern Blot) and immunoreactive HO-1 (Western Blot) protein were determined. Blood was taken to measure serum liver enzymes (aP, AST, ALT, GLDH) before and 8 hours after PH. Additional 8 SDR underwent intravital microscopy of the exposed liver before and after application of the HO-1 inhibitor SNMP. *Results:* In the liver remwants 8 hours after PH there was an increased HO-1 activity at the gene and the protein level. In contrast to sham operated animals there was already an increase in HO-1 in BDL animals before PH. In general the increase in HO-1 activity correlated well with the levels of the transaminases in the serum. Compared to baseline values there was a decrease in the sinusoidal diameters after SNMP application in both sham and BDL operated SDR (Sham: 84,2%; BDL 88,4%). Postsinusoidal blood flow was significantly (p < 0,01) higher in BDL animals (BDL: 0,55 ± 0,04 mm/sec; Sham: 0,33 ± mm/sec). After PH an increased infiltration of leukocytes was observed in the sinusoids which was slightly more pronounced in BDL animals (Sham: 2,55 ± 1,05 leukocytes/acinus; BDL: 3,70 ± 0,88 leukocytes/acinus). *Conclusion:* PH as well as BDL alone activate the HO-1 vasodilatator system in the liver. In analogy to the increase of transaminases indicating the BDL induced hepatic damage we found an increased sinusoidal leukocyte infiltration. The induction of HO-1 ameliorates sinusoidal perfusion after PH and after BDL. For the future there remains the question whether preoperative HO-1 induction provides any hepatoprotective effects.

Einleitung

Eine präoperativ vorbestehende Cholestase ist häufig mit schlechteren Ergebnissen nach Leberresektionen vergesellschaftet. In klinischen Studien ist es auf Grund der engen Korrelation zwischen extrahepatischem Ikterus und dem Tumorprogress bislang nicht gelungen, die Cholestase als eigenständigen Risikofaktor bei resezierenden Eingriffen an der Leber schlüssig zu identifizieren. Dennoch sind die hepatotoxischen Effekte von Gallensäuren, sowie auch Veränderungen der Immunantwort bei Cholestase in Vergangenheit mehrfach gezeigt worden. Die Entdekkung, dass Kohlenmonoxid (CO) als Stoffwechselprodukt der Hämoxygenase (HO)-1 eine Schlüsselrolle in der Regulation der sinusoidalen Perfusion spielt [1, 2], läßt die pathophysiologische Bedeutung der Cholestase für die Leberfunktion auch in einem ganz anderen Licht erscheinen. Nachdem neben CO auch Eisen (Fe^{2+}) und Biliverdin, das weiter zu Bilirubin abgebaut wird, als Stoffwechselprodukte der HO anfallen, stellt sich die Frage, ob eine Cholestase die Aktivität der unter oxidativen Stressbedingungen induzierbaren Isoform der HO, nämlich der HO-1, beeinflußt. Es konnte bereits gezeigt werden, dass exogenes als auch endogenes Bilirubin den durch eisen-abhängige Radikalenproduktion ausgelösten oxidativen Leberschaden verminderte [3, 4]. Ziel der vorliegenden Untersuchung war es deshalb zu klären, ob

1. eine Leberresektion zu einer Induktion der HO-1 auf Gen- und Proteinebene führt,
2. in wieweit sich hierbei eine vorbestehende Cholestase auswirkt,
3. welche Phänomene auf mikrozirkulatorischer Ebene der Leber zu beobachten sind und
4. welche funktionelle Bedeutung die HO-1 Induktion für die Mikrozirkulation hat.

Methodik

Bei 16 männlichen Sprague-Dawley Ratten (SDR) erfolgte zunächst entweder eine Shamoperation oder eine Gallengangsligatur (BDL) in Äthernarkose. Nach drei Tagen wurde eine 70% Leberresektion (PH) nach Higgings et al. durchgeführt. Das entnommene Lebergewebe diente als Kontrolle. Nach 8 Stunden erfolgte die Entnahme der Restleber zur weiteren molekularbiologischen Aufarbeitung. Zusätzlich wurden vor PH und vor Entnahme der Restleber den Tieren Blut abgenommen und im Serum die Leberenzyme aP, AST, ALT und GLDH bestimmt. Bei weiteren 8 SDR wurde mittels intravitaler Fluoreszenzmikroskopie der sinusoidale Durchmesser, der postsinusoidale Blutfluss und die sinusoidale Leukostase vor und nach Gabe des irreversiblen HO-1 Inhibitors SNMP (10 mM) bestimmt.

Ergebnisse

Etwa 8 Stunden nach Leberresektion zeigten alle Tiere eine erhöhte Gleichgewichtskonzentration für HO-1 sowohl auf Protein-, als auch auf mRNA-Ebene. Im Unterschied zu den Tieren mit Scheinoperation, weisen Tiere mit BDL bereits vor der erfolgten Resektion eine Aktivierung der HO-1 auf. Gernerell korrelierte die Intensität der HO-1 Aktivierung eng mit der Höhe der gemessenen Transaminasen. Sowohl bei Sham-, als auch bei BDL operierten Tieren fand sich eine Reduktion des sinusoidalen Durchmessers nach Gabe von SNMP (Sham: 84,2%; BDL 88,4%, bezogen auf den Ausgangswert). BDL-Tiere zeigten einen signifikant höheren ($p < 0,01$) postsinusoidalen Blutfluss verglichen mit Sham-Tieren (BDL: $0,55 \pm 0,04$ mm/sec; Sham: $0,33 \pm$ mm/sec). Sowohl bei den Sham- als auch den BDL-Tieren fand sich eine vermehrte sinusoidale Leukostase, wobei dieses Phänomen bei den BDL-Tieren tendenziell ausgeprägter war (Sham: $2,55 \pm 1,05$ Leukozyten/Azinus; BDL: $3,70 \pm 0,88$ Leukozyten/Azinus).

Diskussion

Cholestase führt zu einer Verstärkung der HO-1 Induktion nach Leberresektion. Das Ausmass der HO-1 Aktivierung geht mit der Stärke des Leberschadens einher. Offenbar überwiegen hepatotoxische Effekte der Gallensäuren mögliche antioxidative oder negative feedback hemmende Effekte erhöhter Bilirubinkonzentrationen.

Literatur

1. Suematsu M, Kashiwagi S, Sano T, Goda N, Shinoda Y, Ishimura Y (1994) Carbon monoxide as an endogenous modulator of hepatic vascular perfusion. Biochem Biophys Res Commun 205:1333–1337
2. Pannen BHJ, Köhler N, Hole B, Bauer M, Clemens MG, Geiger KK (1998) Protective role of endogenous carbon monoxide in hepatic microcirculation dysfunction after hemorrhagic shock in rats. J Clin Invest 102:1220–1228
3. Lesuy SF, Tomaro ML (1994) Heme oxygenase and oxidative stress. Evidence of involvement of bilirubin as physiological protector against oxidative damage. Biochim Biophys Acta 1223:9–14
4. Yamaguchi T, Terakado M, Horio F (1996) Role of bilirubin as an antioxidant in an ischemia-reperfusion of rat liver and induction of heme oxygenase. Biochem Biophys Res Commun 223:129–135

Korrespondenzadresse: Dr. S. Scheingraber, Abteilung für Allgemeine Chirurgie, Abdominal- und Viszeralchirurgie, Universitätsklinik der Universität des Saarlandes, 66421 Homburg/Saar, E-mail: chstsc@uniklinik-saarland.de

XIX. Transplantation: Dünndarm und Leber

Mechanismus und Bedeutung des Organentnahme- und Reperfusionsschadens in der intestinalen Muskularis für die Dünndarmtransplantation

Mechanism and impact of harvesting- and reperfusion injury within the intestinal muscularis in small bowel transplantation

K. Tahara[2], N. Schäfer[1], J. C. Kalff[1], A. Hirner[1], A. Türler[1]

[1] Klinik und Poliklinik für Allgemein-, Viszeral-, Thorax- und Gefäßchirurgie; Universitätsklinikum Bonn
[2] Department of Pediatric Surgery, Faculty of Medicine, University of Tokyo, Japan

Abstract

Ischemia and reperfusion or gentle gut manipulation evoke an inflammatory response within the intestinal muscularis that is associated with a decrease in intestinal motility. We hypothesize that intestinal manipulation during organ harvesting initiates an inflammatory response within the intestinal muscularis which is amplified during reperfusion. Furthermore we believe that macrophages play a key role in initiating the inflammatory cascade. *Methods:* Orthotopic intestinal transplantation was performed in Lewis rats. To investigate the impact of organ harvesting on muscularis inflammation cold whole body perfusion was performed after versus prior to organ harvesting. Macrophage depletion was induced by pretreatment with gadolinium chloride and clodronate liposomes. Mediator mRNA expression was determined by real-time RT-PCR. Leukocyte extravasation was investigated in muscularis whole-mounts by immunohistochemistry. *In vitro* circular muscle contractility was assessed in a standard organ bath. Statistical analysis: unpaired Student t test, $p < 0.05$, mean $\pm$ SEM. *Results:* Organ harvesting and ischemia/reperfusion induce leukocyte recruitment and an increase in inflammatory mRNA expression in the intestinal muscularis (IL-6: 12217 fold, MCP-1: 62 fold, ICAM-1: 12 fold, COX-2: 8 fold, iNOS: 150 fold). Although organ harvesting in cold ischemia prevented early inflammatory gene expression, peak expression at 3 h reperfusion was not changed by modification of organ harvesting technique. The inflammatory response within the transplanted muscularis was associated with a significant impairment of smooth muscle contractile activity, compared to controls (1.1 ± 0.3 vs. 2.9 ± 0.2 g/mm^2/s at 100 µmol/l). In contrast, macrophage depletion prevented the inflammatory response in the transplanted muscularis and smooth muscle strips presented with significantly improved contractile activity (2.5 ± 0.2 g/mm^2/s at 100 µmol/l). *Conclusions:* Intestinal manipulation during organ harvesting initiates a functionally relevant molecular and cellular inflammatory response within the intestinal muscularis that is massively potentiated during the reperfusion period. Resident muscularis macrophages play a key role in initiating this inflammatory response.

Einleitung

Die Tunica muscularis des Dünndarms besitzt ein dichtes Netzwerk residenter Makrophagen, dass sich unter physiologischen Bedingungen in einem Ruhezustand befindet (Kalff et al. 1998). Durch lokale oder systemische Traumata, wie eine mechanische Alteration, einen Ischämie- und Reperfusionsschaden oder eine Sepsis wird dieses Netzwerk aktiviert und eine lokale Entzündungskaskade in Gang gesetzt (Kalff et al. 2003, Türler et al. 2002b). Hierdurch kommt es über die Rekrutierung immunkompetenter Zellen und die Freisetzung kinetisch aktiver Mediatoren zur Störung der Darmmotilität. An humanen Dünndarmtransplantaten haben wir zeigen können, dass während des Transplantationsvorganges ebenfalls eine massive Entzündungsreaktion in der Muskularis auftritt, die mit einer signifikanten Abnahme der Kontraktilität assoziiert ist (Türler et al. 2002a). Die Folgen einer entzündungsbedingt gestörten Transplantat-Kontraktilität, insbesondere in Hinblick auf infektiöse Komplikationen, ist bisher nicht berücksichtigt worden. Darüber hinaus ist die potentielle Bedeutung dieses Entzündungsmechanismus für die Entwicklung immunologischer Komplikationen unbekannt, obwohl bekannt ist, dass die Leukozytenaktivierung und -migration hierbei eine wichtige Rolle spielen. Wir haben die Hypothese aufgestellt, dass es bereits durch die mechanische Traumatisierung bei der Organentnahme zur Ausbildung einer Entzündungsreaktion in der Tunica muscularis kommt, die dann in der Reperfusionsphase weiter verstärkt wird. Wir nehmen an, dass den Muskularis-Makrophagen hierbei die Schlüsselrolle zukommt.

Methodik

Die Bedeutung der Spenderoperation für die Entstehung der Entzündungsreaktion wurde an einem syngenen, orthotopen Ratten-Dünndarmtransplantationsmodell (Lewis) untersucht. Nach der kompletten Präparation des Dünndarmtransplantates mit Darstellung der Gefäßachse erfolgte eine in situ Ganzkörper-Perfusion mit Ringer-Lactat-Lösung (4 °C). Dieser konventionellen Entnahmeoperation wurde eine Entnahmeoperation in der kalten Ischämie, dass heißt nach Durchführung der Ganzkörperperfusion gegenübergestellt. Die Bedeutung residenter Makrophagen wurde durch Transplantation makrophagendepletierten Dünndarms untersucht. Die Makrophagendepletion wurde mit einer intravenösen Vorbehandlung der Spendertiere mit Clodronat-Liposomen und Gadoliniumchlorid durchgeführt. Gen-Expressionsanalysen erfolgten mittels Real-Time RT-PCR unter Verwendung von SYBR Green und der vergleichenden $\Delta\Delta$CT-Methode. Die Leukozyteninfiltrate in der Tunica muscularis des Dünndarmes wurden histochemisch und immunhistochemisch untersucht. In vitro Kontraktilitätsuntersuchungen der zirkulären Schicht der Tunica muscularis wurden mit Bethanechol-Stimulation durchgeführt. Statistik: Student-t-Test, Signifikanzniveau: $p < 0,05$.

Ergebnisse

Während der Reperfusionsphase war in der Tunica muscularis der Dünndarmtransplantate eine signifikante mRNA-Induktion aller untersuchten Mediatoren nachweisbar. Das Maximum lag für IL-6 (12217-fach), ICAM-1 (12-fach), MCP-1 (62-fach) und COX-2 (8-fach) bei 3 h Reperfusion und für iNOS (150-fach) bei 6 h Reperfusion. Bereits am Ende der Entnahmeoperation, dass heißt vor Beginn der Reperfusion, zeigte sich eine signifikante mRNA-Aufregulation für IL-6 (170-fach) und MCP-1 (5-fach). Dagegen ergab sich bei Durchführung der Entnahmeoperation in der kalten Ischämie keine mRNA-Induktion von IL-6 und MCP-1. Nach 3 h Reperfusionszeit war dagegen kein Unterschied der mRNA-Expression in Abhängigkeit von der Entnahmetechnik nachweisbar. Die Transplantat-Muskularis wies nach 18 h Reperfusion eine signifikante Infiltration mit Monozyten und neutrophilen Granulozyten auf, assoziiert mit einer signifikanten Minderung der Kontraktilität. Die transplantierte Dünndarm-Muskulatur zeigte eine 63%ige Minderung der kontraktilen Aktivität (bei 100 µM Bethanechol: 1.1 ± 0.3 vs. 2.9 ± 0.2 g/mm²/s bei Kontrolltieren). Makrophagendepletierter Darm wies nach der Transplantation eine signifikante Minderung der Leukozyteninfiltrate und eine nur 16%ige Kontraktilitäts-Minderung (bei 100 µM Bethanechol: 2.5 ± 0.2) gegenüber Kontrollen auf.

Diskussion/Schlussfolgerung

Die Dünndarmtransplantation führt durch das kombinierte Trauma mit der mechanischen Alteration des Darmes bei der Organentnahme und dem Ischämie-/Reperfusionsschaden zu einer signifikanten Entzündungsreaktion in der Tunica muscularis des Transplantates. Hierdurch kommt es zu einer Minderung der kontraktilen Aktivität der Dünndarm-Muskulatur, die zur Darmatonie nach der Transplantation beiträgt. Die Entzündungskaskade wird schon bei der Entnahme ausgelöst und dann während der Reperfusion massiv potenziert. Durch die Änderung der Entnahmetaktik kann die frühe Entzündungsreaktion vermindert –, die endgültige Ausprägung während der Reperfusion aber nicht beeinflusst werden. Die Entzündungsreaktion und die Kontraktilitätsminderung sind bei der Transplantation makrophagendepletierten Darmes signifikant gemindert, was die Schlüsselrolle der residenten Muskularismakrophagen bei der Auslösung und Manifestation der Entzündungskaskade stützt.

Literatur

1. Kalff JC, Schwarz NT, Walgenbach KJ, Schraut WH, Bauer AJ (1998) Leukocytes of the intestinal muscularis: their phenotype and isolation. J Leukoc Biol 63:683–691
2. Kalff JC, Türler A, Schwarz NT, Schraut WH, Lee KK, Tweardy DJ, Billiar TR, Simmons RL, Bauer AJ (2003) Intra-abdominal activation of a local inflammatory response within the human muscularis externa during laparotomy. Ann Surg 237:301–315
3. Türler A, Kalff JC, Heeckt P, Abu-Elmagd KM, Schraut WH, Bond GJ, Moore BA, Brünagel G, Bauer AJ (2002a) Molecular and functional observations on the donor intestinal muscularis during human small bowel transplantation. Gastroenterology 122:1886-1897
4. Türler A, Schwarz NT, Türler E, Kalff JC, Bauer AJ (2002b) MCP-1 causes leukocyte recruitment and subsequently endotoxemic ileus in rat. Am J Physiol Gastrointest Liver Physiol 282:G145–G155

Korrespondenzadresse: Priv. Doz. Dr. med. Andreas Türler, Klinik und Poliklinik für Allgemein-, Viszeral-, Thorax- und Gefäßchirurgie Universitätsklinikum Bonn, Sigmund-Freud-Str. 25, 53105 Bonn, Fax: 0228 287-5137, E-mail: tuerler@uni-bonn.de

Unterstützt durch die DFG (KFO 115/1-1, Teilprojekt 3) und durch das Bonfor-Programm des Universitätsklinikums Bonn (O-112.0013 und O-112.0015).

Einmalige Vorbehandlung der Spendergefäße mit einem Decoy-Oligonukleotid gegen STAT-1 verbessert die mukosale Perfusion und reduziert die CSA-Dosis im allogenen Dünndarmtransplantationsmodell der Ratte

Single pretreatment of donor vessels with STAT-1 Decoy improves mucosal blood flow and reduces CSA dosage in an allogeneic rat small bowel transplantation model

T. Stojanovic[1], L. Scheele[2], J. Bedke[3], A. H. Wagner[2], I. Leister[1], H. Becker[1], P. M. Markus[1], M. Hecker[2]

[1] Klinik und Poliklinik für Allgemeinchirurgie, Universität Göttingen
[2] Abteilung Herz- und Kreislaufphysiologie, Universität Göttingen
[3] Abteilung Zelluläre und Molekulare Pathologie, Deutsches Krebsforschungszentrum Heidelberg

Abstract

During acute rejection leukocyte-endothelial cell interaction (LEI) fuelled by the activation of co-stimulatory molecules such as the CD154/CD40 ligand/receptor dyad causes a decrease in microcirculatory blood flow that leads to graft failure. Down-regulating CD40 expression in the endothelium by employing a decoy oligonucleotide (dODN) neutralising the transcription factor STAT-1 may help to maintain microcirculatory blood flow.

Allogenic heterotopic small bowel transplantation was performed in the BN to Lewis rat model. Animals were treated with low dose CSA (2.5 mg/kg BW) or without immunosuppression. Donor blood vessels were pre-treated with Ringer solution containing STAT-1 dODN, mutant control ODN (20 µM each) or vehicle (n = 8 each). The bowel lumen was rinsed with UW solution. After 2 h cold ischemia, grafts were implanted and analysed by intravital microscopy 7 days later.

Functional capillary density (FCD) and red blood cell velocity (RBCV) in vehicle or mutant control ODN treated allografts were reduced to 10% of the level of syngenic transplants (LEW to LEW). STAT-1 dODN treatment improved FCD and RBCV 4.5 and 6.2 fold, respectively, raised the perfusion index from 7 to 36%, and lowered the stasis index from 86 to 27%. Low dose CSA increased FCD and RBCV 6 and 16 fold, respectively vs. control (all $p < 0.05$). LEI in the post-capillary venules was decreased by 16% and 29% respectively ($p > 0.05$).

STAT-1 dODN blockade of endothelial CD40 expression significantly improves mucosal perfusion of rat small bowel allografts during acute rejection. Low dose CSA has an additive effect, offering the possibility of reducing its dose while maintaining the same immuno-suppressive efficacy.

Einleitung

Im Rahmen der akuten Abstoßung führt die Leukozyten-Endothelzell-Interaktion, angetrieben durch kostimulatorische Moleküle wie das CD154/CD40 Ligand/Rezeptor-Paar, zu einer Verminderung der mukosalen Mikrozirkulation und zum Transplantatverlust [1]. Eine Herabregulation der CD40-Expression durch Einsatz von Decoy-Oligonukleotiden (dODN) gegen den Transkriptionsfaktor STAT-1 [2] könnte zu einer Verbesserung der mukosalen Perfusion führen.

Material und Methoden

Heterotope allogene Dünndarmtransplantationen bei der Ratte wurden in der Stammkombination BN auf Lewis durchgeführt. Syngene Lewis auf Lewis Transplantationen dienten als Kontrolle. Die Tiere wurden entweder mit niedrig dosiertem Cyclosporin A (CSA, 2,5 mg/kg KG/Tag) behandelt oder erhielten keine Immunsuppression. Die Spendergefäße wurden einmalig mit Ringer-Lösung vorbehandelt, die das wirksame dODN, ein mutiertes Kontroll-Oligonukleotid (jeweils 20 µM) oder Vehikel enthielt (jeweils n = 8 pro Gruppe). Das Darmlumen wurde mit UW-Lösung gespült. Nach einer Inkubationszeit von 2 h bei 4 °C in UW-Lösung wurden die Transplantate implantiert und 7 Tage später intravitalmikroskopisch untersucht. Hierbei wurden die mukosale funktionelle Kapillardichte (FCD), der Perfusions- und Staseindex, die Blutfließgeschwindigkeit (RBCV) und die Leukozyten-Endothelzell-Interaktion (LEI) bestimmt.

Ergebnisse

Die mukosale FCD und die RBCV in mit mutierten Kontroll-Oligonukleotid oder Vehikel vorbehandelten Tieren fiel bis auf 10% der Werte syngener Transplantate (Lewis auf Lewis) ab. Unter einmaliger Vorbehandlung mit dem STAT-1 dODN kam es zu einer Verbesserung der FCD und der RBCV um das 4,5 bzw. 6,2fache, und der Perfusionsindex stieg von 7% auf 36% bei einer Reduktion des Staseindexes von 86 auf 27%. Nach Vorbehandlung mit dem dODN und niedrig dosiertem CSA kam es zu einer nochmaligen Verbesserung der mukosalen FCD und der RBCV auf das 6,0 bzw. 16,0fache gegenüber der Kontrollgruppe (p < 0,05). Alleinige CSA-Behandlung führte zu keiner signifikanten Verbesserung der mukosalen Perfusion. Die LEI in postkapillaren Venolen verminderte sich nach Applikation des STAT-1 dODN alleine bzw. in Kombination mit der CSA-Therapie um 16% bzw. 29% (p < 0,05). CSA-Behandlung alleine reduzierte ebenfalls die LEI, jedoch nicht signifikant.

Schlussfolgerung

Einmalige Gabe eines STAT-1 dODN, vermutlich durch Blockade der entzündungsbedingten CD40-Expression in den Endothelzellen bedingt, verbessert signifikant die mukosale Perfusion während der akuten Abstoßung im allogenen Dünndarmtransplantationsmodell der Ratte. Zusätzliche CSA-Behandlung zeigt einen additiven Effekt, der eine Dosisreduktion bei gleichzeitigem Erhalt der therapeutischen Wirkung möglich erscheinen lässt.

Literatur

1. Stojanovic T, Bedke J, Grone HJ, Proudfoot AE, Becker H, Markus P, Hecker M (2002) Met-RANTES inhibition of mucosal perfusion failure in acute intestinal transplant rejection – role of endothelial cell-leukocyte interaction. J Vasc Res 39:51–58
2. Wagner AH, Gebauer M, Pollok-Kopp B, Hecker M (2002) Cytokine-inducible CD40 expression in human endothelial cells is mediated by interferon regulatory factor-1. Blood 99:520-525

Korrespondenzadresse: Dr. Tomislav Stojanovic, Klinik und Poliklinik für Allgemeinchirurgie, Universität Göttingen, Robert-Koch-Str. 40, 37073 Göttingen, Fax: 0551/396106, E-mail: tstojan@gwdg.de

Immunologisches und pharmakodynamisches Monitoring zur Abstossungsprävention und -behandlung nach Dünndarmtransplantation

Immunological and pharmacodynamic monitoring for the prevention and treatment of rejections after intestinal transplantation

A. Pascher[1], J. Klupp[1], R.-J. Schulz[2], N. C. Nüssler[1], J. M. Langrehr[1], A. Dignass[2], P. Neuhaus[1]

[1] Klinik für Allgemein-, Viszeral- und Transplantationschirurgie, Charité Campus Virchow, Humboldt Universität zu Berlin
[2] Medizinische Klinik m.S. Hepatologie und Gastroenterologie, Charité Campus Virchow, Humboldt Universität zu Berlin

Abstract

Background: Severe acute rejections (AR) after intestinal transplantation (ITx) are associated with a mortality as high as 50 – 80%. Thus, various efforts were made to establish reliable and sensitive, noninvasive markers for acute rejection. *Methods:* 11 ITx were performed for irreversible short bowel syndrome. Pharmacodynamic and immunological monitoring comprised CD4 + CD25 + -T-cells, serum-IL2R, serum-TNFalpha, CD8 + HLA-DR-T-cells, LPS- binding protein (LBP), IL-6, IL8, and CRP. *Results:* 1-year-patient- and graft survival were 73% (9/11). The incidence of AR was 9% (1/11) within the first 6 month and 18% (2/11) within the first year. LBP was the only sensitive marker for protocol biopsy proven, otherwise not detectable indeterminate rejections (5/5; 100%). ARs were accompanied by a distinct rise of serum LBP and CRP (3/3), steroid-resistent AR by a significant increase of serum- TNF alpha (3/3). Pharmacodynamic monitoring of CD4 + CD25+ T-cells and serum IL2R allowed for individualized and reduced administration of daclizumab. Two patients experiencing OKT3-resistant AR received rescue treatment with infliximab (chimeric anti-TNF alpha moAb). According to pharmacodynamic monitoring of LBP and TNFα, four infusions (3 mg/kg KG body weight) were applied in each patient until complete recovery. *Summary:* LBP as marker for bacterial translocation revealed to be highly sensitive for indeterminate as well as acute rejections after ITx. Serum TNF alpha increase correlated with the onset of steroid- and OKT3-resistant AR. Pharmacodynamic monitoring allowed for individualized treatment regimens regarding daclizumab and infliximab. Infliximab turned out to be highly effective for the treatment of steroid- and OKT3-resistant rejections.

Einleitung

Die Dünndarmtransplantation hat mittlerweile als Behandlungsoption für Patienten Akzeptanz gewonnen, die ein irreversibles intestinales Versagen aufgrund eines Kurzdarmsyndromes oder funktionellen intestinalen Versagens aufweisen. Akute Rejektionen, die gegenüber etablierten immunosuppressiven Interventionsprotokollen refraktär sind, bleiben jedoch einer der wesentlichsten Risikofaktoren nach Dünndarmtransplantation. Es sind daher zuverlässige noninvasive Marker zur Früherkennung der akuten Rejektion wünschenswert. Die Erfahrungen mit immunologischem und pharamakodynamischem Monitoring zur Abstossungsprävention und- behandlung sowie der immunsuppressiven Therapie werden präsentiert.

Methodik

Es wurden 11 ITx bei irreversiblem Kurzdarmsyndrom durchgeführt. Die initiale Immunsuppression (IS) bestand aus Tacrolimus, Rapamycin, Steroiden, Daclizumab und ATG (n = 10) bzw. Tacrolimus, Alemtuzumab und Steroiden (n = 1). Daclizumab (1 mg/kg KG) wurde in individualisiertem Muster nach Serum IL-2R und CD4 + CD25 + -T-Zellen appliziert. Das pharmakodynamische und immunologische Monitoring beinhaltete CD4 + CD25 + -T-Zellen, Serum-IL2R und Serum-TNFα bzw. CD8 + HLA-DR-T-Zellen, HLA-DR + CD14 + -Zellen, LPS- Bindungsprotein (LBP), IL-6, IL8, und CRP. Simultane Anstiege von CD4 + CD25 + -T-Zellen und sIL2R galten als Indikation zur Daclizumab-Applikation. Zeitpunkt, Intervall und Anzahl der Infliximab – Infusionen erfolgte nach pharmakodynamischem Monitoring von Serum TNF alpha und LBP.

Ergebnisse

Das 1-Jahres-Patienten- und Organüberleben betrug 73% (9/11). Die Inzidenz akuter Rejektionen (AR) innerhalb des ersten halben Jahres betrug 9% (1/11) und 18% (2/11) innerhalb des ersten Jahres. Eine weitere schwere AR-Episode trat nach 2 Jahren auf. Alle AR-Episoden waren steroidresistent und wurden mit OKT3 therapiert. Es traten 5 Vorläuferstadien zur AR (indeterminate rejection-IR) auf. LPS-Bindungsprotein erwies sich als einziger sensitiver Marker (100%; 5/5) für alle durch Protokollbiopsien gesicherten indeterminierten Rejektionen. Manifeste Rejektionen gingen mit einem deutlichen Anstieg des Serum LBP und CRP einher (3/3), steroid-resistente Rejektionen korreliertem mit einem signifikanten Serum- TNF alpha Anstieg (3/3). Das pharmakodynamische Monitoring von CD4 + CD25 + T-Zellen und Serum IL2R ermöglichte eine individualisierte und reduzierte Applikation von Daclizumab. Lediglich ein Patient erhielt die empfohlenen Anzahl von fünf Daclizumab-Gaben. Die anderen Patienten erhielten vier (n = 1), drei (n = 3), zwei (n = 3) oder eine Daclizumab Infusion (n = 2). Zwei Patienten mit OKT3-resistenten Rejektionen erhielten eine Infliximab (chimärer Anti-TNFα MoAk)-Rescue Therapie. Nach pharmakodynamischem Monitoring von LBP und Serum TNFα wurden je 4 Infusionen (3 mg/kg KG) in individuellen Abständen bis zur Restitutio ad integrum appliziert.

Schlussfolgerung

LPS-Bindungsprotein als Marker der frühen bakteriellen Translokation erwies sich als hochsensitiver Frühmarker von indeterminierten und manifesten akuten Rejektionen nach ITx. Serum TNF alpha Anstiege korrelierten mit der Entwicklung steroid- und OKT3-resistenter Rejektionen. Die Therapie mit IL2R-Antikörpern und dem anti-TNF alpha Antikörper Infliximab kann durch pharmakodynamisches Monitoring sinnvoll gelenkt werden. Infliximab in Kombination mit potenter Standardimmunosuppression ist ein vielversprechendes Mittel zur Behandlung der Steroid- und OKT3 – resistenten Rejektion nach Dünndarmtransplantation, das jedoch aufgrund fehlender Langzeiterfahrungen über Nebenwirkungen selektiv verwendet werden sollte [1].

In der aktuellen Diskussion um Immunsuppressiva sind v. a. depletierende Induktionsregime mit dem Anti-CD52-Antikörper Alemtuzumab (C1H) und Antithymozytenglobulin [2]. Dabei ist erwähnenswert, dass in der Kombination Alemtuzumab und Tacrolimus die Rejektionsraten deutlich gesenkt werden konnten, jedoch nicht unter das Niveau, das Fishbein et al. [4] und unsere Arbeitsgruppe [5] unter Induktion mit Daclizumab beschrieben. Eine große Bedeutung zur Verbesserung des Kurz- und Langzeitüberlebens und Verminderung der Tacrolimus-assoziierten Langzeitnebenwirkungen könnte der Verwendung von Sirolimus zukommen [4].

Literatur

1. Pascher A, Radke C, Dignass A, Schulz RJ, Veltzke-Schlieker W, Adler A, Sauer IM, Platz K, Klupp J, Volk HD, Neuhaus P, Mueller AR (2003) Successful Infliximab Treatment of Steroid and OKT3 Refractory Acute Cellular Rejection in Two Patients After Intestinal Transplantation. Transplantation 76:615–618
2. Tzakis AG, Kato T, Nishida S, Levi DM, Tryphonopoulos P, Madariaga JR, DeFaria W, Nery JR, Regev A, Vianna R, Miller J, Esquenazi V, Weppler D, Ruiz P (2003) Alemtuzumab (Campath 1H) combined with tacrolimus in adult intestinal and multivisceral transplantation. Transplantation 75:512–517
3. Starzl TE, Murase N, Abu-Elmagd K, et al. (2003) Tolerogenic immunosuppression for organ transplantation. Lancet 361:1502–1510
4. Fishbein TM, Florman S, Gondolesi G, Schiano T, LeLeiko N, Tschernia A, Kaufman S (2002) Intestinal transplantation before and after introduction of sirolimus. Transplanttion 73:1538–1542
5. Pascher A, Sauer IM, Schulz RJ, Platz K, Theruvath T, Dignass A, Radke C, Neuhaus P, Mueller AR (2002) Monitoring of Immunosuppression after clinical small bowel transplantation. Transplant Proc 34:931–933

Korrespondenzadresse: Dr. med. A. Pascher, Charité Campus Virchow Klinikum, Humboldt-Universität zu Berlin, Augustenburger Platz 1, 13353 Berlin, Tel.: 030/450-652253, Fax: 030/450-552900, E-mail: andreas.pascher@charite.de

FTY720 und Costimulationsblockade unterdrücken die Abstoßung von Dünndarmtransplantaten bei der Maus

FTY720 and Costimulation Blockade Suppress the Rejection of Intestinal Allografts in the Mouse

M. W. Hoffmann[1], S. Yan[1], J.-I. Rodriguez-Barbosa[2], O. Pabst[2], J. Beckmann[1], V. Brinkmann[3], R. Förster[2], J. Klempnauer[1]

[1] Klinik für Viszeral- und Transplantationschirurgie, Medizinische Hochschule Hannover
[2] Institut für Immunologie, Medizinische Hochschule Hannover
[3] Novartis Pharma, Basel, Schweiz

Abstract

Patients with short bowel syndrome require life-long parenteral nutrition with potentially life-threatening complications. Intestinal transplantation is the only curative treatment, but is hampered by the pronounced immunogenicity of intestinal allografts that necessitates potent immunosuppressive therapy. This paper examines a novel therapeutic strategy to prevent intestinal allograft rejection in the mouse. Costimulation blockade and the novel immunosuppressive drug FTY720 pronouncedly inhibited intestinal allograft rejection compared to untreated mice, or mice treated with either compound alone. Costimulation blockade and FTY720 inhibited allograft infiltration by both CD4 and CD8 T cells. This therapeutic regimen might prove a promising new strategy to prevent intestinal allograft rejection in the clinics.

Einleitung

Das Kurzdarmsyndrom ist die Folge eines irreversiblen Funktionsverlustes des Dünndarms. Betroffene Patienten müssen lebenslang parenteral ernährt werden und sind durch potentiell lebensbedrohliche Komplikationen (Infekte, Thrombosen, Leberfunktionssstörungen) gefährdet. Der einzig kurative Ansatz zur Therapie des Kurzdarmsyndroms ist die allogene Dünndarmtransplantation, deren klinische Ergebnisse bisher durch die außerordentliche Immunogenität des Dünndarmes nicht befriedigen.

Ein neuartiges Therapiekonzept zur Unterdrückung von Abstoßungsreaktionen besteht in der Blockade der Costimulationsmoleküle CD40/CD40Ligand [1]. Im Dünndarmtransplantationsmodell der Maus kann Costimulationsblockade allein allerdings die Abstoßung nicht verhindern [2]. Es war daher das Ziel der Untersuchungen herauszufinden, ob durch Kombination von Costimulationsblockade mit dem neuen Immunsuppressivum FTY720 die Abstoßung von Dünndarmtransplantaten unterdrückt werden kann.

Methodik

Dünndarmtransplantation der Maus, Therapiegruppen. C3H ($H-2^k$) Dünndarm wurde auf narkotisierte (Ketamin, Rompun) C57Bl/6 ($H-2^b$, komplette MHC-Disparität) Mäuse transplantiert [2]. Die Empfänger wurden nicht (Gruppe 1), mit dem anti-CD40Ligand Antikörper MR-1 (500 µg MR-1; d 0, 2, 4 und 7, Gruppe 2), mit FTY720 (1 mg/kg KG d 0 – 14, Gruppe 3) oder mit MR-1 plus FTY720 (Gruppe 4) therapiert.

Histologie. Cryostatschnitte der Transplantate wurden mit HE gefärbt und geblindet ausgewertet. Der histologische Abstoßungsscore nach He et al. (1998) von Grad 0 = keine Abstoßung bis Grad 4 = schwerste Abstoßung wurde eingesetzt [3].

Durchflußzytometrie. Lymphozyten wurden aus den verschiedenen Kompartimenten des Darmes (LPL, IEL) isoliert, und in der Durchflußzytometrie (BD FACSCalibur) analysiert.

Ergebnisse

Dünndarmtransplantate wurden an den Tagen 6 und 14 nach allogener Transplantation analysiert. An Tag 6 fand sich ein signifikant niedrigerer Abstoßungsscore für die Gruppen 3 (FTY720 allein: $0,7 \pm 0,8$) und Gruppe 4 (MR-1 + FTY720: $0,3 \pm 0,5$) im Vergleich zur Kontrollgruppe 1 ($1,2 \pm 0,5$; $p < 0,05$) und Gruppe 2 (MR-1; $1,2 \pm 0,4$; $p < 0.05$). Nach 14 Tagen zeigte sich eine noch deutlichere Protektion der MR-1 plus FTY720 behandelten Tiere (Gruppe 4, $1,7 \pm 0,5$) gegenüber den Kontrolltieren (Gruppe 1: $3,5 \pm 0,5$; $p < 0,05$), sowie der Behandlung mit MR-1 (Gruppe 2: $2,7 \pm 0,5$; $p < 0,05$) und FTY720 (Gruppe 3: $3,7 \pm 0,5$; $p < 0.05$).

In der Durchflußzytometrie konnte nachgewiesen werden, dass in nicht-therapierten Empfängern der Gruppe 1 sowie in der MR-1 behandelten Gruppe 2 an Tag 6 bereits fast alle Lamina propria Lymphozyten (LPL) und Intraepithelialen Lymphozyten (IEL) durch Empfänger T Zellen und B Zellen ersetzt waren, während in den FTY720 behandelten Gruppen 3 und 4 noch signifikant mehr Spender T Zellen nachweisbar waren. Insbesondere fiel auf, dass durch Costimulationsblockade allein eine Verminderung von CD4 T Zellen, aber nicht CD8 T Zellen, nachweisbar war. Dagegen verminderte FTY720 die Infiltration von CD4 wie CD8 T Zellen.

Diskussion und Schlussfolgerungen

Im allogenen Dünndarmtransplantationsmodell der Maus konnte gezeigt werden, dass Costimulationsblockade (CB) und FTY720 unterschiedliche Einflüsse auf die Abstoßungsreaktion besitzen. CB allein scheint dabei die Infiltration von CD4 T Zellen in das Transplantat zu vermindern, kann aber die Abstoßung durch CD8 T Zellen nicht verhindern [2]. FTY720 allein verminderte zu frühen Zeitpunkten zwar die T Zellinfiltration, zeigte aber an Tag 14 keinen protektiven Effekt mehr. Nur durch Kombination von CB und FTY720 wurde die Abstoßung effektiv unterdrückt.

Zusammenfassend konnte in dem immunologisch besonders komplexen Dünndarmtransplantationsmodell der Maus erstmals ein immunsuppressives Behandlungsschema etabliert werden, das die Abstoßung und insbesondere die Aktivierung von CD8 T Zellen effektiv unterdrücken kann.

Literatur

1. Larsen CP, Elwood ET, Alexander DZ, Ritchie SC, Hendrix R, Tucker-Burden C, Cho HR, Aruffo A, Hollenbaugh, Linsley PS, Winn KJ, Pearson TC (1996) Long-term acceptance of skin and cardiac allografts after blocking CD40 and CD28 pathways. Nature 381:434–438
2. Newell KA, He G, Guo Z, Kim O, Szot GL, Rulifson I, Zhou P, Hart J, Thistlethwaite JR, Bluestone JA (1999) Blockade of the CD28/B7 costimulatory pathway inhibits intestinal allograft rejection mediated by CD4+ but CD8+ T cells. J Immunol 163:2358–2362
3. He G, Hart J, Thistlethwaite JR, Newell KA (1998) Modified surgical model of paratopic small bowel transplantation in mice. J Surg Res 80:188–193

Korrespondenzadresse: Prof. Dr. med. Dr. rer. nat. Matthias Hoffmann, Klinik für Viszeral- und Transplantationschirurgie, Medizinische Hochschule Hannover, 30623 Hannover, Fax: 0511 532 4010, E-mail: Hoffmann.Matthias@mh-hannover.de

Einfluß des Geschlechtes des Spenders auf den postoperativen Verlauf nach »small-for-size« Lebertransplantation

Influence of donor gender on the postoperative course after small-for-size liver transplantation

Y. L. Gu[1], O. Dirsch[2], Y. Ji[1], H. Chi[1], Q. He[1], C. E. Broelsch[1], U. Dahmen[1]

[1] Klinik für Allgemein- und Transplantationschirurgie
[2] Institut für Pathologie, Universitätsklinikum Essen

Abstract

Aim: Previous data showed a less favorable outcome for male recipients of female livers after full size liver transplantation. Due to the persistent shortage of organs partial liver grafts are used with increasing frequency. The aim of the present study was to assess the impact of donor gender on partial (small-for-size) liver transplantation using a rat model. *Materials and methods:* Adult female or male Lewis rats were used as donors and male Lewis rats as recipients. 30% partial liver grafts (POLT) were transplanted orthotopically into recipients. Animals were sacrificed in the postoperative week 1, month 1 and month 3, respectively. Survival rate in each group was observed. All animals underwent complete autopsy. Tissue from all organs was sampled for histological analysis. *Results:* Animal survival rate after male-to-male (M-M) POLT was 100% (6/6), 100% (6/6) and 75% (6/8), respectively after 1 week, 1 month and 3 month observation. Female-to-male (F-M) POLT resulted in a survival rate of 85% (6/7), 66.7% (4/6) and 37.5% (3/8) at the respective time points. Cumulative survival rate differed significantly (p = 0.029) in both gender combinations as assessed by log rank test (M-M:SVR = 90% (18/20) versus F-M: SVR 62% (13/21). Animals receiving a partial female liver graft died either during the early postoperative period (within 3 weeks) with obvious gross necrosis of liver lobes or relatively late after transplantation (later than 2 months postop) due to bile duct obstruction by sludge and consecutive severe biliary proliferation and considerable fibrotic changes. In contrast, no animal receiving a male partial graft died in the early postoperative period, but 2 animals died of biliary complications later (POD 45 and 61). *Conclusion:* Gender mismatched transplantation was associated with a significantly lower survival rate and a higher frequency of biliary complications, which might be related to the reported sensitivity of the female liver to ischemic injury, especially in an environment which lacks the female hormones.

Einleitung

Aufgrund des Spenderorganmangels hat in den letzten Jahren die Zahl von Leberlebendspenden deutlich zugenommen. Die Verwendung der daraus resultierenden kleinen Teillebertransplantate birgt jedoch spezifische Risiken. Insbesondere geht das geringe Lebervolumen mit einer initial postoperativ verminderten Syntheseleistung und einem prolongierten postoperativen Ikterus einher. In dieser Situation werden andere Faktoren, die die Qualität eines Lebertransplantates beeinflussen können, wie die Ischämiezeit des Organes, der Verfettungsgrad der Leber und das Alter des Spenders, zunehmend wichtig. Brooks und Marino [1] haben in einer klinischen Studie gezeigt, dass auch das Spendergeschlecht, insbesondere in der geschlechtsdifferenten Kombination bei Verwendung eines weiblichen Organs für einen männlichen Empfänger, den postoperativen Verlauf negativ beeinflusste. Als mögliche Ursachen werden die hormonellen Unterschiede zwischen Spenderorgan und Empfänger und die höhere Empfindlichkeit der weiblichen Leber gegenüber einem Ischämie-Reperfusionsschaden diskutiert [2]. *Ziel dieser Studie ist es den Einfluss des Donorgeschlechtes auf das Überleben nach Teillebertransplantation zu bestimmen.* Eine detaillierte morphologische Aufarbeitung soll die Brücke zur Pathophysiologie schlagen und helfen den Mechanismus aufzuklären, der zu einer schlechteren Prognose bei Lebertransplantation mit weiblichem Spender und männlichem Empfänger beiträgt.

Material und Methode

Männliche (230 – 300 g) und weibliche Lewis-Ratten (230 – 270 g) wurden als Spender verwendet. Als Empfänger dienten ausschließlich männliche Lewis-Ratten. Zur Größenreduktion wurde im Spender eine 70% Leberresektion durchgeführt, die Transplantation erfolgte in Standard-Cuff-Technik ohne Rekonstruktion der Arteria hepatica. Für jeden Beobachtungszeitpunkt (1 und 4 Wochen, 3 Monate) wurden 4 – 6 Tiere operiert, insgesamt 20 Tiere in der Gruppe männlicher Leberspender und Empfänger und 21 Tiere in der Gruppe weiblicher Spender und männlicher Empfänger. Bei spontanem Versterben der Tiere als auch zum Ende des jeweiligen Beobachtungszeitraums wurde eine komplette Autopsie der Tiere mit Gewinnung von histologischen Proben aller Organe durchgeführt.

Ergebnisse

Die Überlebensrate der beiden Versuchsgruppen zeigte statistisch signifikante Unterschiede (männlich-männlich: 90% (18/20) versus weiblich-männlich 62% (13/21); P = 0.028 log-rank test). In der Gruppe der geschlechtsgleichen Transplantationen (M-M) erreichten alle Tiere das Ende des geplanten Beobachtungszeitraum von 1 und 4 Wochen, nach geschlechtsdifferenter Transplantation (F-M) nur (77%) 10/13 Tieren. Ursache für das frühpostoperative Versterben (POD 5, 9, 15) der Tiere waren in allen 3 Fällen schon makroskopisch sichtbar ausgedehnte Lebernekrosen. Histologisch zeigte sich eine eitrige Entzündung der Gallengänge mit teils flächigen Nekrosen im Bereich der großen Gallenwege sowie eine cholestatische Nephropathie. In der F-M Gruppe zeigten alle Transplantate nach 1 Woche einen ausgeprägteren histomorphologischen Schaden als in der M-M Gruppe (Einzelzellnekrosen, flächige Nekrosen, vakuoläre Transformation, mittlerer Score von 6.1 versus 3.6). Im Langzeitverlauf (3 Monate) verstarben nach M-M Transplantation 25% (2/8) der Tiere an Gallengangskomplikationen (POD 45 bzw. 61), nach F-M war die Todesrate mehr als doppelt so hoch (63%, 5/8 Tieren, POD 60, 61, 66 and 70). Makroskopisch fand sich eine deutliche sludge-bedingte Gallengangsobstruktion, die histomorphologisch mit einer erheblichen Proliferation kleiner peripherer Gallengänge und einer ausgeprägten fibrotischen Umwandlung des Organs einherging.

Diskussion

Die in der frühen Phase nach Transplantation auftretende ischämische Cholangiopathie lässt ebenso wie die zentroazinär betonte flächige hepatozelluläre Nekrose auf eine Perfusionsstörung, insbesondere im Bereich der Gallenwege als zugrundeliegenden Schädigungsmechanismus nach geschlechtsdifferenter Teillebertransplantation schließen. Die in der späteren Phase auftretenden histologischen Veränderungen mit z. T. massiven intrahepatischen Gallengangsproliferaten als Zeichen einer chronischen Galleabflussstörung mit begleitender cholestatischer Nephropathie können ebenfalls durch die primäre ischämische Schädigung der großen Gallenwege mit nachfolgender Vernarbung und Entzündung erklärt werden. Ähnliche Schädigungsmuster der Leber, die morphologisch eine Perfusionstörung anzeigen, wurden auch von Francavilla in einer retrospektiven klinischen Analyse beschrieben [3].

Als Ursache der insbesondere bei geschlechtsdifferenter Transplantation auftretenden Perfusionsstörung muss zum einen die kontrovers diskutierte erhöhte Sensibilität weiblicher Organe gegenüber ischämischen Schädigungen wie dem bei der Transplantation unvermeidbaren Reperfusionsschaden in Betracht gezogen werden. Zum anderen gibt es Hinweise aus einem Versuch zur geschlechtsdifferenten Nierentransplantation darauf, dass sich die Funktion des weiblichen Transplantates, der Niere, in der Abwesenheit von Östradiol deutlich verschlechterte [4]. Möglicherweise ist auch die Funktion des durch die transplantationsbedingte Ischämie vorgeschädigten und größenreduzierten weiblichen Lebertransplantates und insbesondere die Gallengangsdurchblutung durch das Fehlen von Östradiol im männlichen Empfänger beeinflussbar.

Literatur

1. Brooks BK, Levy MF, Jennings LW, Abbasoglu O, Vodapally M, Goldstein RM, Husberg BS, Gonwa TA, Klintmalm GB (1996) Influence of donor and recipient gender on the outcome of liver transplantation. Transplantation 62:1784–1787
2. Gasbarrini A, Addolorato G, Di Campli C, Simoncini M, Montemagno S, Castagneto M, Padalino C, Pola P, Gasbarrini G (2001) Gender affects reperfusion injury in rat liver. Dig Dis Sci 46:1305–1312
3. Francavilla R, Hadzic N, Heaton ND, Rela M, Baker AJ, Dhawan A, Mieli-Vergani G (1998) Gender matching and outcome after pediatric liver transplantation. Transplantation 66:602–605
4. Muller V, Szabo A, Viklicky O, Gaul I, Portl S, Philipp T, Heemann UW (1999) Sex hormones and gender-related differences: their influence on chronic renal allograft rejection. Kidney Int 55:2011–2020

Korrespondenzadresse: Oberärztin Dr. med. Uta Dahmen, Klinik für Allgemein- und Transplantationschirurgie, Universitätsklinikum Essen, Hufelandstr. 55, 45122 Essen, Tel. und Fax: 0201-7231121, E-mail: uta.dahmen@uni-essen.de

Lebendspende-Lebertransplantation für Patienten mit hepatozellulärem Karzinom

Living donor liver transplantation for hepatocellular carcinoma

G. C. Sotiropoulos, M. Malagó, A. Frilling, C. Liu, S. Nadalin, A. Paul, H. Lang, C. Valentin-Gamazo, C. E. Broelsch

Klinik für Allgemein- und Transplantationschirurgie, Universitätsklinikum Essen

Abstract

Liver transplantation (LTx) has been established as an effective treatment for hepatocellular carcinoma. Living donor liver transplantation (LDLTx) presents a new therapeutic option for patients exceeding current listing criteria as well as for patients unable to wait because of end-stage liver cirrhosis. For further evaluation of this new treatment data of 33 patients undergoing LDLTx in our centre in a 5-year period were reviewed retrospectively. Sixteen patients (48.5%) have "met" Milano criteria for LTx according to radiological findings, whereas 17 patients (51.5%) exceeded those. Overall 12-month patient survival was 71.2%. Median survival is 21 months with a range from 3 to 54 months. Worse outcome in the first 3 months was observed in Child-Pugh class C patients, irrespective of tumor disease stage. Comparing the preoperative clinical staging with the pathologic findings of the explanted liver we found out that 14 of the patients (41.2%) were incorrectly estimated preoperatively, i.e. 5 patients were upstaged while the majority (n = 9) was pathologically down staged.

Living donor LTx for HCC is a treatment option for most of these patients, offering several advantages in comparison to standard LTx, particularly elimination of prolonged waiting time and disease progress.

Einleitung

Die Lebertransplantation (LTx) hat sich als geeignete Behandlungsmethode für das hepatozelluläre Karzinom (HCC) etabliert [1, 2]. Die Ergebnisse werden jedoch durch die langen Wartezeiten auf ein geeignetes Transplantat ungünstig beeinflusst. Die Lebendspende-Lebertransplantation (LDLTx) kann Anwendung finden bei Patienten, für die ein »drop-out« von der Warteliste zu befürchten ist, zur Verkürzung der Wartezeit sowie bei erweiterten Indikationen, die aufgrund des Tumorbefalls nicht die Listungskriterien erfüllen [3]. Zur Evaluation der Wirksamkeit dieser Methode wurden die Daten der durchgeführten Lebertransplantationen durch Lebendspende bei HCC retrospektiv analysiert.

Patienten und Methoden

In unserem Zentrum wurden vom 01.04.1998 bis zum 31.09.2003 insgesamt 537 Patienten lebertransplantiert. Davon erhielten 338 eine orthotope LTx (OLTx), 77 eine Split-LTx, 6 eine »reduced size«-LTx und 116 eine LDLTx. Von 57 Patienten, bei denen ein HCC nachgewiesen wurde, erhielten 24 eine OLTx und 33 eine LDLTx. Von den insgesamt 116 Patienten, die sich einer LDLTx unterzogen, wurde bei 6 (5,17%) das HCC inzidentell im Leberexplantat diagnostiziert. Vor der LDLTx erhielten 10 Patienten eine Chemoembolisation als überbrückende Therapiemaßnahme. Zwei Patienten unterzogen sich einer LDLTx bei Tumorrezidiv bei Z. n. Leberresektion. Die LDLTx fand 4 Wochen nach der Indikationsstellung nach entsprechender Evaluation statt. Vier

◘ Tabelle 1. Klassifikation der Patienten nach Tumor- bzw. Zirrhose-Kriterien.

		Tumorstaging		
		innerhalb Milano	außerhalb Milano	Patientenzahl
Zirrhose-Staging	Child-Pugh A	2	3	n = 5
	Child-Pugh B	8	12	n = 20
	Child-Pugh C	6	2	n = 8
	Patientenzahl	n = 16	n = 17	n = 33

Patienten, die eine LDLTx erhielten, waren bereits 2, 4, 9, und 11 Monate auf der Warteliste zur OLTx. Sechzehn Patienten (48,5%) erfüllten die Milano Kriterien basierend auf den radiologischen Befunden, 17 (51,5%) nicht [◘ Tabelle 1].

Ergebnisse

Fünf Patienten (15,15%) starben innerhalb von 30 Tagen nach LDLTx, einer aufgrund einer fulminanten Lungenembolie, die anderen vier aufgrund eines Multiorganversagens. Die 1-Jahres-Patientenüberlebensrate betrug 71.2%. Schlechteres Überleben für die ersten 3 Monate war unabhängig vom Tumorstadium, aber mit einer Child-Pugh Class C Zirrhose kombiniert. Drei Patienten entwickelten Lungenmetastasen 7, 34 und 35 Monate nach LDLTx. Ein Patient starb 10 Monate nach LDLTx, die beiden anderen befinden sich, 44 und 49 Monate nach LDLTx, in gutem Allgemeinzustand. Der Patient, der 49 Monate nach LDLTx überlebte, entwickelte außer den Lungenmetastasen Nebennierenmetastasen, die operativ entfernt werden konnten. Die mittlere Überlebensdauer beträgt 21 Monate (3 – 54 Monate). Nach der Milano-Klassifikation waren 5 Patienten (14,7%) anhand der radiologischen Kriterien und im Vergleich zu den pathologischen Befunden zu niedrig und 9 Patienten (26,5%) präoperativ zu hoch eingestuft worden.

Schlussfolgerung

Die Lebendspende-Lebertransplantation ist eine neue Therapieoption für Patienten mit hepatozellulärem Karzinom [4, 5]. Sie bietet mehrere Vorteile gegenüber der OLTx, wie optimale Transplantatqualität, Möglichkeit der erweiterten Indikationsstellung, geringe Wartezeit und Verzicht auf überbrückende Maßnahmen. Auch wenn Faktoren wie Spenderrisiko und strenge Auswahlkriterien die Anwendbarkeit der LDLTx bei HCC limitieren, können dank der LDLTx mehr Patienten eher und erfolgreicher transplantiert werden. Dabei spielt das Zirrhosestadium eine entscheidendere Rolle als das präoperativ erhobene Tumorstaging.

Literatur

1. Mazzaferro V, Regalia E, Doci R, Andreola S, Pulvirenti A, Bozzetti F, Montalto F, Ammatuna M, Morabito A, Gennari L (1996) Liver transplantation for the treatment of small hepatocellular carcinomas in patients with cirrhosis. N Engl J Med 334:693–699

2. Bigourdan JM, Jaeck D, Meyer N, Meyer C, Oussoultzoglou E, Bachellier P, Weber JC, Audet M, Doffoel M, Wolf P (2003) Small hepatocellular carcinoma in Child A cirrhotic patients: Hepatic resection versus transplantation. Liver Transpl 9:513–520

3. Malagó M, Testa G, Marcos A, Fung JJ, Siegler M, Cronin DC, Broelsch CE (2001) Ethical considerations and rationale of adult-to-adult living donor liver transplantation. Liver Transpl 7:921–927

4. Gondolesi G, Munoz L, Matsumoto C, Fishbein T, Sheiner P, Emre S, Miller C, Schwartz ME (2002) Hepatocellular carcinoma: a prime indication for living donor liver transplantation. J Gastrointest Surg 6:102–107

5. Kaihara S, Kiuchi T, Ueda M, Oike F, Fujimoto Y, Ogawa K, Kozaki K, Tanaka K (2003) Living-donor liver transplantation for hepatocellular carcinoma. Transplantation 75:S37–40

Korrespondenzadresse: Prof. Dr. Massimo Malagó, Klinik für Allgemein- und Transplantationschirurgie, Universitätsklinikum Essen, Hufelandstr. 55, 45122 Essen, Fax: 0201-723 5946, E-mail: massimo.malago@uni-essen.de

Hämorrhagischer Schock und Resuscitation bei traumatisierten Organspendern: L-Arginin verbessert die Transplantatfunktion von vorgeschädigten Lungen

Hemorrhagic shock and resuscitation in traumatized organ donors: L-Arginine improves pulmonary graft function.

G. Preissler[1], I. V. Huff[1], H. U. Ebersberger[1], M. Eichhorn[1], K. Meßmer[2], K. W. Jauch[1], F. Löhe[1]

[1] Chirurgische Klinik und Poliklinik
[2] Institut für Chirurgische Forschung, Klinikum Großhadern der Ludwig-Maximilians-Universität, München

Abstract

Introduction: Organ donors are frequently trauma patients suffering from hemorrhagic shock and resuscitation (HSR). The influence of HSR in organ donors on the ischemia/reperfusion injury (IRS) and graft function following lung transplantation has not been characterized up to now. Furthermore, it is not known, whether the i. v. application of L-arginine (L-Arg) in the early reperfusion period improves graft function of lungs compromised by HSR. *Methods:* 18 native bred pigs (27 ± 0.7 kg) underwent left lung transplantation. In the control group (n = 6) donor lungs were flushed (60 ml/kg 4 °C Perfadex®) and harvested after cardiac arrest. In the HSR (n = 6) and HSR/L-Arg (n = 6) group donors were hemorrhaged by 40%, maintained in shock for 120 min and resuscitated with Ringer's lactate ($4 \times$ shed blood volume) over 180 min. Following 18 h hypothermic preservation lungs were transplanted and graft function (arterial pO_2 [mmHg], pulmonary vascular resistance PVR [dynes$\times$s$\times$cm^{-5}]) was assessed in isolated ventilation/perfusion after 30 min, 2 h, 4 h and 6 h reperfusion. Recipients received either saline (Control/HSR-group) or L-arginine (HSR/L-Arg-group) as bolus (50 mg/kg) followed by an infusion (100 mg/kg/h) over 2 hours. Finally, graft weight-gain was measured and bronchoalveolar lavage (BAL) taken. *Results:* Compared to the control group gas exchange in the HSR group was significantly impaired and PVR significantly increased at 30 min reperfusion. BAL leukocyte-fraction and graft weight-gain tended to higher values in the HSR group. L-Arg improved gas exchange and ameliorated leukocyte extravasation and edema formation. *Conclusion:* HSR in organ donors increases IRS and deteriorates function in lung grafts. The administration of L-arginine in the early reperfusion period improves transplant function and prevents a more severe IRS.

Einleitung

Organspender sind häufig Traumapatienten, die bereits vor Explantation durch hämorrhagischen Schock und Resuscitation (HSR) einem proinflammatorischem Stimulus ausgesetzt waren [1]. Im Gegensatz zur Bedeutung einer Vorschädigung der Spenderorgane z. B. durch Warmischämie bei herztoten Spendern [2, 3], ist der Einfluss von HSR auf die Ausprägung des Ischämie-/Reperfusionsschaden (IRS) bei Lungentransplantation bislang nicht geklärt. Ferner ist unbekannt, ob die Funktionseinschränkung infolge postischämischer NO-Depletion [4], durch Applikation von L-Arginin (L-Arg), dem Substrat der NO-Synthase, in der Reperfusionsphase vermindert werden kann.

Methodik

An 18 deutschen Hausschweinen (27 ± 0,7 kg) wurde eine linksseitige Einzel-Lungentransplantation durchgeführt. In der Kontrollgruppe (Kon; n = 6) wurden die Spenderlungen sofort nach Induktion des Herzstillstandes perfundiert (60 ml/kg 4 °C Perfadex®) und entnommen. In der HSR (n = 6) und HSR/L-Arg-Gruppe (n = 6) wurde den Spendern 40% des Blutvolumens zur Induktion des hämorrhagischen Schocks entzogen. Nach 120 min Schockphase wurde Elektrolytlösung in der 4-fachen Menge des Blutverlustes infundiert. Perfusion und Organentnahme erfolgten nach 180 min Resuscitation. Nach 18 h hypothermer Konservierung wurden die Lungen implantiert und die Transplantatfunktion (arterieller PaO_2 [mmHg] und pulmonalvaskulärer Widerstand PVR [dynes×s×cm^{-5}]) in isolierter Ventilation/Perfusion nach 30 min, 2 h, 4 h und 6 h Reperfusion untersucht. Die Empfänger erhielten entweder Kochsalz (Kon/HSR) oder L-Arginin (HSR/L-Arg) als Bolus (50 ml/kg) gefolgt von einer Infusion (100 mg/kg/h) über 2 h intravenös. Am Versuchsende wurde die Gewichtszunahme der Transplantatlungen bestimmt und eine bronchoalveoläre Lavage (BAL) durchgeführt.

Ergebnisse

Im Vergleich zur Kontroll- und L-Arginin Gruppe war der Gasaustausch in der HSR-Gruppe signifikant schlechter, der PVR nach 30 min signifikant erhöht (◪ Abbildung 1). Der Leukozytenanteil in der BAL (Kon: 43 ± 11%; HSR: 65 ± 8%; HSR/L-Arg: 38 ± 8%) und die Transplantat-Gewichtszunahme (Kon: 66 ± 12%; HSR: 84 ± 24%; HSR/L-Arg: 46 ± 17%) waren tendenziell höher in der HSR-Gruppe.

Schlussfolgerung

Die vorliegende Untersuchung zeigt erstmals, dass hämorrhagischer Schock und Resuscitation beim Organspender den IRS in Lungentransplantaten verstärkt und zu einer signifikanten Funktionseinschränkung führt. L-Arginin, in der frühen Reperfusionsphase appliziert, verbessert die Transplantatfunktion und verhindert einen schweren IRS in vorgeschädigten Spenderlungen durch Abschwächung der inflammatorischen Reaktion.

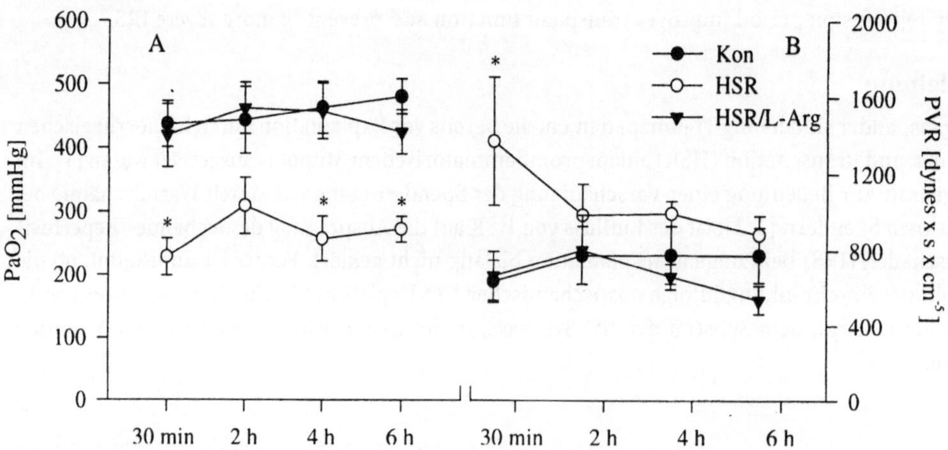

◪ **Abb. 1.** Arterieller Sauerstoffpartialdruck (A) und pulmonalvaskulärer Widerstand (B) der transplantierten Lunge. Mittelwert ± SEM; *p < 0,05 vs. Kontrolle

Literatur

1. Giannoudis PV (2003) Current concepts of the inflammatory response after major trauma: an update. Injury 34:397–404
2. Loehe F, Mueller C, Annecke T, Siebel A, Bittmann I, Messmer KF, Schildberg FW (2000) Pulmonary graft function after long-term preservation of non-heart-beating donor lungs. Ann Thorac Surg 69:1556–1562
3. Loehe F, Mueller C, Annecke T, Minor T, Bittmann I, Krombach F, Messmer K (2002) Tissue damage of non-heart-beating donor lungs after long-term preservation: Evaluation of histologic alteration, bronchoalveolar lavage, and energy metabolism. Shock 17:502–507
4. Bhabra MS, Hopkinson DN, Shaw TE, Hooper TL (1997) Attenuation of lung graft reperfusion injury by a nitric oxide donor. J Thorac Cardiovasc Surg 113:327–333

Korrespondenzadresse: Dr. med. G. Preissler, Chirurgische Klinik, Klinikum Großhadern, Ludwig-Maximilians-Universität München, Marchioninistr. 15, 81377 München, Fax: 089/7095-4353, E-mail: gerhard.preissler@med.uni-muenchen.de

XX. Transplantation: Immunologie

Induktion regulatorischer, FoxP3 und CTLA-4 exprimierender T-Zellen durch Kokultivierung von humanen in vitro modifizierten Monozyten mit allogenen Lymphozyten

Induction of regulatory T-cells (expressing FoxP3 and CTLA-4) by in coculture with in vitro modified human monocytes bearing regulatory function

M. Ruhnke, H. Ungefroren, G. Zehle, B. Kremer, F. Fändrich

Klinik für Allgemeine Chirurgie und Thoraxchirurgie, Universitätsklinikum Schleswig-Holstein, Campus Kiel

Abstract

We identified a subpopulation of in vitro modified monocytes capable of inducing tolerance to second set allogeneic heart transplantation in the rat. Investigating the underlying immunomodulating mechanism we cocultured these allogeneic donor monocytes with recicpient lymphocytes showing a conversion of CD4 + /CD25- cells into CD4 + /CD25+ cells in vitro. After reinjection of cocultured lymphocytes and second set heart transplantation we observed a donor specific tolerance induction.

In analogon we modified human freshly isolated peripheral blood monocytes in identical manner and cocultured them with lymphocytes from a different donor, inducing CD4 + / CD25+ lymphocytes. After purification we showed that these cells upregulate FoxP3 and CTLA-4 in comparison to freshly isolated lymphocytes or those cultured without monocytes. In vitro functional assays showed a donor specific suppression of activated autologous lymphocytes in a mixed lymphocyte reaction. This donor specific immunregulation could also be shown for the modified monocytes themselves. MRNA analysis of these modified monocytes showed an upregulation of FoxP3 and CTLA4.

Postulating that the expression of FoxP3 and CTLA-4 is in concordance with immunoregulatory function, we could herein show that the suppressive potential of the in vitro modified monocytes parallels with an upregulation of regulatory genes which were up to here only described for lymphocytes.

We here describe a new cell of monocytic origin capable of immunregulation by its own action and by inducing regulatory T-cells after coculture with allogeneic lymphocytes.

Einleitung

Neuere Untersuchungen regulatorischer T-Zellen haben gezeigt, dass diese nicht nur durch die Ko-Expression der Antigene CD4 und CD25 zu charakterisieren sind, sondern dass nur eine Subpopulation dieser Zellen tatsächlich regulatorische Funktionen aufweist [1]. Diese Subpopulation exprimiert zwei Gene FoxP3 und CTLA-4 mit immunmodulierender Funktion. Bisher wurden die Expression dieser Gene nur in Lymphozyten beschrieben [2].

Wir haben nun immunmodulierende Zellen monozytären Ursprungs in vitro erzeugt, die ebenfalls diese Gene exprimieren und somit erstmals eine Hochregulation von FoxP3 und CTLA-4 in monozytären Zellen beschrieben. Durch Kokultivierung von diesen in vitro modifizierten Monozyten eines Spenders A mit Lymphozyten eines Spenders B konnten wir auch eine Hochregulation von CD4 + /CD25+ regulatorischen T-Zellen beobachten, deren supprimierende Funktion mittels einer gemischten Lymphozyten Kultur funktionell nachgewiesen wurde und die ebenfalls eine erhöhte Transkription der regulatorischen Gene FoxP3 und CTLA-4 aufweist.

Methodik

In vitro modifizierte Monozyten eines Spenders A wurden mit Lymphozyten eines Spenders B kultiviert. Parallel wurde ein indirekter (Trennung der Zellen durch eine semipermeable Membran) und ein direkter (Zell-Zell-Kontakt) Versuchsansatz gewählt. Aus beiden Ansätzen wurde die Anzahl der regulatorischen T-Zellen (CD4 + /CD25 +) bestimmt. Aus den beiden Kokulturen wurde dann in den entsprechenden Subpopulationen von CD4+ Zellen und in den modifizierten Monozyten des Spenders A die quantitative Expression von FoxP3 und CTLA-4 mittels semiquantitativer PCR ermittelt und die suppressive Funktion der jeweiligen Zellen in einer MLR (mixed lymphocyte reaction) ermittelt. In vivo wurden Lymphozyten eines Rattenstammes (DA) mit in vitro modifizierten Monozyten eines anderen Rattenstammes (Lew) kokultiviert und vor allogener Herztransplantation (Lew auf Da) injiziert. Als Kontrolle dienten Lymphozyten Monokulturen des Empfängerstammes DA.

Ergebnisse

Durch die direkte Kokultur von Lymphozyten mit den in vitro modifizierten Monozyten konnte eine deutliche Zunahme der CD4 + /CD25+ Zellen beobachtet werden. Es bestand eine direkte Korrelation zwischen der Anzahl der Zellen, der suppressiven Wirkung in der MLC und des relativen Gehalts an mRNA der regulatorischen Gene FoxP3 und CTLA-4. Dieser Effekt konnte durch die indirekte Kokultur nicht erzielt werden. Die in vitro modifizierten Monozyten zeigten ebenfalls eine stark immunsupprimierende Funktion sowie eine bisher für Monozyten untypisch hohe Transkription oben erwähnter regulatorischer Gene. In vivo konnten kokultivierte Lymphozyten des Empfängers mit Monozyten des Spenders eine Spender-spezifische Toleranz gegenüber zweizeitig transplantierten Herzen erzeugen, wohingegen die Kontrolltiere eine akute Abstoßung erlitten.

Diskussion

In der Annahme, dass die Höhe der FoxP3 und CTLA-4 Expression mit den immunregulatorischen Eigenschaften der jeweiligen Zellen korreliert, können wir zeigen, dass die Supressoraktivität der in vitro modifizierten Monozyten mit einer hohen Expression dieser Gene assoziiert ist. Beide Marker sind bis zu diesem Zeitpunkt nur in Lymphozyten beschrieben worden, jedoch nicht in Zellen monozytären Ursprungs [2]. Wir sehen, dass durch die direkte Kokultur eine deutlich größere Anzahl an CD4 + /CD25+ Zellen entsteht, als in indirekt kokultivierten oder allein kultivierten Lymphozyten. Diese Ergebnisse sind konform mit dem relativen Gehalt an FoxP3 und CTLA-4 mRA, der in diesen Zellen deutlich höher ist, als in indirekt kokultivierten oder Kontrolllymphozyten und geht mit der bekannten immunregulatorischen Funktion der CD4 + / CD25+ Zellen einher.

Aus den Ergebnissen der Tierversuche leiten wir ab, dass die physikalische Zell-Zell-Interaktion [1] zwischen Monozyten und Empfänger-Lymphozyten die Generierung von regulatorischen T-Zellen induziert, die ihrerseits in der Lage sind, das syngene Empfängerimmunsystem so zu modifizieren, dass potentiell alloreaktive T-Zellen durch vorherige in vitro Präsentation des Spenderantigens supprimiert werden und damit die Organabstoßung unterbunden wird. Da eine vergleichbare Spender-spezifische Toleranz nach Injektion der in vitro modifizierten Monozyten des Spenders und zweizeitiger Herztranplantation entsteht, ist anzunehmen, dass diese Monozyten im Empfängertier eine positive Selektion regulatorischer T-Zellen induziert, die in vitro simuliert werden kann.

Literatur

1. Walker RM, Kasprowicz DJ, Gersuk VH, Benard A, Van Landeghen M, Bickner JH, Ziegler SF (2003) Induction of FoxP3 and acquisition of T regulatory activity by stimulated human CD4+/CD25− T cells. The Journal of Clinical Investigation 112:1437–1443
2. Sakaguchi S, The origin of FoxP3-expressing CD4+ regulatory T cells: thymus or periphery (2003) The Journal of Clinical Investigation 112:1310–1312

Korrespondenzadresse: Dr. Maren Ruhnke, Klinik für Allgemeine und Thoraxchirurgie Universitätsklinikum Schleswig Holstein Campus Kiel, Arnoldhellerstr. 7, 24105 Kiel, Tel.: 0431/597-4482, Fax: 0431/597-4586, E-mail: mruhnke@chirurgie-sh.de

Erster Nachweis einer in-vivo Langzeitexpression löslicher Spender-MHC Klasse I-Antigene mittels rekombinantem adeno-assoziiertem Virus (rAAV) im Rattenmodell: essentieller Schritt auf dem Weg zur Toleranzinduktion in der Organtransplantation

First demonstration of a long-term expression of soluble MHC class I antigen by recombinant adeno-associated virus (rAAV) in the rat model: essential step towards tolerance induction in organ transplantation

A. Doenecke[1], M. N. Scherer[1], E. Frank[1], A. Krömer[1], C. Graeb[2], H. J. Schlitt[1], E. K. Geissler[1]

[1] Klinik und Poliklinik für Chirurgie, Universitätsklinik Regensburg
[2] Chirurgische Klinik und Poliklinik, Klinikum Großhadern, Ludwig-Maximilians-Universität München

Abstract

Introduction: In earlier experiments, where we injected transfected, donor-specific, MHC class I-expressing hepatocytes intraportally into rats, donor-specific immunosuppression in a high-responder rat heart transplant model was shown. Due to short-term, relatively low, expression of the soluble donor MHC antigen (RT1.A^a, ≤ 150 ng/ml for 3 days), low-dose immunosuppression with cyclosporine was necessary to prolong graft survival. To improve expression rates, an RT1A^a-expressing adenovirus (AdV-RQ) was constructed, which shows high short-term expression rates after in vivo infection (serum levels 1500 – 3900 ng/ml between days 1 and 7). Unfortunately, viral immunogenicity markedly reduced expression after 10 days. Nevertheless, a slight improvement in heart allograft survival was demonstrated without the aid of further immunosuppression. Therefore, in this study a non-immunogenic adeno-associated virus vector (rAAV) system was developed to achieve better long-term expression of soluble MHC class I-antigen. *Methods:* A donor-specific, RT1.A^a-expressing recombinant AAV (AAV-Alb-RQ) was constructed by cloning of the respective gene into the AAV-plasmid pSUB201, which is under control of the murine albumin promoter. The rAAV-vector was prepared adenovirus-free by transfection of HEK293-cells with respective plasmids. Virus titer was determined by real-time PCR, using virus-specific primers. The in vivo transfection was performed by injection of rAAV via the tail vein. Serum samples were tested for RT1.A^a antigen expression with an RT1.A^a- specific ELISA. *Results:* After intravenous injection of naïve Lewis-rats with rAAV, relatively HIGH, long-term, expression of soluble donor RT1.A^a was observed. After injection of 2×10^{12} virus particles/rat, serum levels of approximately 500 ng/ml were detected after 14 – 18 days (n = 3); after injection of 1×10^{13} virus particles/rat, the serum level increased to over 10 000 ng/ml (n = 3), and remained near this level for >6 months. *Summary:* Our current data show high, long-term, in-vivo expression of a soluble MHC class I antigen in a potential allogeneic rat recipient strain. Consequently, at least one possible limiting factor towards the induction of donor-specific tolerance has been addressed by these experiments. Experiments to test the tolerogenic effect in an allogeneic heart transplant model are planned.

Einleitung

Unsere früheren *in-vivo* Gentransfer-Experimente, in denen wir lösliches Spender-MHC Antigen (Ag) im Empfänger mittels transfizierten, syngenen Hepatozyten exprimierten, zeigten, dass eine spenderspezifische Immunsuppression gegenüber Herztransplantaten (HTx) in der »high«-Responderkombination ACI zu Lewis induziert werden konnte. Allerdings war aufgrund der kurzfristigen Expression relativ geringer Mengen des löslichen ACI-Spender-Ag (RT1.A^a, Serumspiegel bis 150 ng/ml für max. 3 Tage) zur Überlebenszeitverlängerung (ÜLZV) der Herztransplantate eine zusätzliche konventionelle low-dose Immunsuppression erforderlich [1]. Ein von uns hiernach klonierter Adenovirus zeigte initial eine exzellente in-vivo Ag-Expression (Serumspiegel > 3500 ng/ml an Tag 1, bis 1500 ng/ml bis Tag 7), jedoch waren wohl aufgrund der Immunogenität des Virus 10 Tage nach Injektion keine Serumspiegel mehr nachweisbar. Die *in-vivo* Versuche unter Verwendung des Adenovirus zeigten aber trotzdem eine ÜLZV einer HTx ohne zusätzliche medikamentöse Immunsuppression (Steigerung des HTx-Überlebens von 6 auf bis zu 10 Tage [2]). Ein konsequenter Schritt auf dem Weg zur potenteren und längeren Immunsuppression war konsequenterweise die Suche nach einem nicht-immunogenen Vektorsystem zur Ag-Expression. Bekannterweise stellen sogenannte adeno-assoziierte Viren (rAAV) ein deutlich weniger immunogenes Vektorsystem dar. Eine Reihe von Vorteilen machen dieses Virus attraktiv im Hinblick auf eine potentielle gentherapeutische Anwendung. Seit der Entdeckung des Virus 1965 ist keine Krankheit bekannt, die auf eine Infektion mit rAAV zurückzuführen wäre. rAAV infiziert ein breites Spektrum an Zellen unterschiedlicher Spezies, und zwar sowohl ruhende als auch sich teilende Zellen. rAAV ermöglicht einen Langzeitgentransfer durch Integration des Virusgenoms in eine spezfische Stelle (AAV-S1) auf Chromosom 19, die in Bezug auf das onkogene Potential als ungefährlich einzustufen ist. Hierin unterscheidet sich das Virus von den sich ebenfalls in das Genom integrierenden Retroviren, die durch ihre ungerichtete Integration als potentiell onkogen einzustufen sind. Ein weiterer Vorteil von rAAV ist, dass es nach einer AAV-Infektion nicht zum Auslösen einer T-Zellantwort gegen infizierte Zellen kommt [3]. In der vorliegenden Studie berichten wir über unsere Ergebnisse der rAAV-vermittelten *in-vivo* Expression von löslichen ACI-Spender-MHC Klasse I Ag in potentiellen Lewis Empfängern.

Methoden

Die Herstellung von spenderantigen-exprimierenden rAAV erfolgte adenovirusfrei in HEK293 Zellen nach einer modifizierten Methode von Xiao et al. bzw. Aurricchio et al. [4, 5]. Die Konstruktion erfolgte durch Klonierung des entsprechenden Gens in das AAV-Plasmid pSUB201 unter Kontrolle des murinen Albuminpromoters. Zwei Tage nach Transfektion wurden die virusenthaltenden Zellen lysiert und die darin enthaltenen Viren chromatografisch über eine Heparinagarosesäule gereinigt. Die Bestimmung des Virustiters wurde mittels realtime-PCR und virusspezifischen Primern nach Standardmethoden durchgeführt. Die *in-vivo* Transfektion erfolgte mittels i. v.-Injektion von rAAV in Lewis-Ratten. Die Messung des exprimierten Spender-MHC Ag (RT1.A^a) im Serum transfizierter Lewis Ratten erfolgte durch Bestimmung der Konzentration mittels RT1.A^a spezifischem Elisa.

Ergebnisse

Durch *in-vivo* Transfektion naiver Lewis-Ratten mit rAAV ist eine hohe und langfristige Expression von löslichem Spender-Ag möglich. Nach rAAV-Injektion lässt sich ein sukzessiver, langsam ansteigender Serumspiegel feststellen, der nach ca. 14 – 18 Tagen sein Maximum erreicht und dann für mehrere Monate konstant bleibt. Nach Injektion von 2×10^{12} Viruspartikeln/Ratte lässt sich nach 14 – 18 d ein Serumspiegel von über 500 ng/ml nachweisen (n = 3), nach Injektion von

1×10^{13} Viruspartikeln/Ratte steigt der Serumspiegel nach 14 Tagen auf über 10000 ng/ml ($n = 3$) an und bleibt dann für mehrere Monate konstant, auch 6 Monate nach Injektion lassen sich noch Serumspiegel von über 10000 ng/ml nachweisen.

Diskussion/Zusammenfassung

In der vorliegenden Arbeit konnten wir erstmals eine hohe und lange *in-vivo* Expression von löslichem Spender-MHC Ag im potentiellen Empfänger einer Organtransplantation mittels rAAV zeigen. Somit konnten wir erstmals zeigen, dass eine Langzeitexpression auch für ein immunogenes Transgen möglich ist. Weiterführende Experimente werden zeigen, inwieweit sich der bekannte und auch in dieser Arbeit gefundene relativ langsame Anstieg der *in-vivo* Transgenexpression (im Vergleich zur Transfektion mittels rekombinantem Adenovirus, maximal mögliche Expressionshöhe bereits nach 1 Tag erreicht, allerdings nur für 7 bis 10 Tage) auf die immunsuppressive Potenz im Transplantationsmodell auswirkt, insbesondere bei Variation der Expressionsdauer vor einer Organtransplantation.

Insgesamt scheint jedoch durch die jetzt mögliche in-vivo Langzeitexpression des Spender-Ag zumindest ein limitierender Faktor zur Induktion spenderspezifischer Toleranz überwunden zu sein. Die spenderspezifische immunsuppressive Potenz einer höheren und längeren Expression von Spender-MHC Klasse I Ag in der Organtransplantation evaluieren wir aktuell in unserem Herztransplantationsmodell in der Ratte (ACI zu Lewis).

Literatur

1. Scherer MN, Graeb C, Tange S, Dyson C, Jauch KW, Geissler EK (2000) Immunologic considerations for therapeutic strategies utilizing allogeneic hepatocytes: hepatocyte-expressed membrane-bound major histocompatibility complex class I antigen sensitizes while soluble antigen suppresses the immune response in rats. Hepatology 32:999–1007
2. Graeb C, Justl M, Scherer MN, Andrassy J, Frank E, Zuelke C, Jauch KW, Geissler EK (2002) Use of an adenoviral vector to express soluble donor-major histocompatibility complex molecules capable of suppressing the immune response in rat transplant recipients. Hum Immunol 63:844
3. Fisher KJ, Jooss K, Alston J, Yang Y, Haecker SE, High K, Pathak R, Raper SE, Wilson JM (1997) Recombinant adeno-associated virus for muscle directed gene therapy. Nat Med 3:306–312
4. Auricchio A, Hildinger M, O'Connor E, Gao GP, Wilson JM (2001) Isolation of highly infectious and pure adeno-associated virus type 2 vectors with a single-step gravity-flow column. Hum Gene Ther 12:71–76
5. Xiao X, Li J, Samulski RJ (1998) Production of high-titer recombinant adeno-associated virus vectors in the absence of helper adenovirus. J Virol 72:2224–2232

Korrespondenzadresse: Dr. Axel Doenecke, Klinik und Poliklinik für Chirurgie, 93042 Regensburg, Tel.: 0941-944-6801, Fax: 0941-944-6802, E-mail: axel.doenecke@klinik.uni-regensburg.de

Praeoperative Donor-spezifische Transfusionen kombiniert mit Cyclosporin induzieren Toleranz für MHC-I-inkompatible Herztransplantate im Miniatur Schwein Modell

Pre-transplant Donor-specifc Transfusions combined with Cyclosporine induce Tolerance to MHC class I-mismatched Cardiac Allografts in Miniature Swine

R. Hörbelt[1,2], D. R. Johnston[1], T. Shoji[1], W. Padberg[2], D. H. Sachs[1], J. C. Madsen[1]

[1] Transplantation Biology Research Center, Department of Surgery, Massachusetts General Hospital, Boston, MA
[2] Klinik für Allgemein- und Thoraxchirurgie, Justus-Liebig-Universität, Gießen

Abstract

Purpose: To evaluate the effect of pre-transplant donor-specific transfusion on sensitization and tolerance induction to cardiac allografts in a clinically relevant large-animal model. *Methods:* Heterotopic cardiac transplants were performed across a major histocompatibility complex (MHC) class I barrier in inbred miniature swine. Experimental animals were treated with two donor-specific transfusions (DSTs), each containing 1.4×10^8 viable peripheral blood mononuclear cells, 14 and 7 days prior to heart transplantation. All animals received a 12-day course of cyclosporine (CyA) (13 mg/kg IV) starting on post-operative day (POD) 0. Control groups received CyA alone, DST alone or no treatment. Cell mediated lympholysis (CML) assays were performed at regular basis. T cell priming and activation induced cell death (AICD) were assessed by carboxyfluoroscein succinimidyl ester (CFSE) proliferation assays and Annexin V staining. Rejection was monitored by serial biopsies. *Results:* Untreated (n = 2) and DST-only (n = 2) treated control animals rejected between POD 6 and 8. Animals treated with CyA alone (n = 3) exhibited graft survival to 53, 52 and 59 days. In contrast, the combination of DST-preteatment and CyA (n = 3) led to stable graft function for > 200, > 200, and > 200 days. Grafts in both the control and experimental groups showed equally severe cellular infiltrates on POD 28 and 50 (ISHLT 1b to 3b/4). However, in the control groups, rejection continued to worsen over time, whereas in the experimental group, the cellular infiltrate diminished over time (ISHLT 0/4 on POD 100 and 200). Like the controls, experimental animals maintained peripheral CML response against donor and third party antigen. Following two DSTs, CD4+ and CD8+ recipient T cells demonstrated an increased donor-specific proliferative response on CFSE assay (CD4 + : 29.9% anti-donor, 16.4% anti-third-party; CD8 + : 45.9% anti-donor, 31.5% anti-third-party; n = 6). There was no difference in the rate of dividing T cells undergoing AICD in response to donor versus third-party antigen stimulation by Annexin V staining. None of the animals developed anti-donor antibodies following DST treatment. *Conclusion:* The combination of pre-transplant DST and a short course of CyA appears to facilitate tolerance to MHC class I disparate cardiac allografts in a preclinical miniature swine model. The sustained peripheral anti-donor CML response and the fact that alloreactive T cells were primed by the DST prior to transplantation suggest an active regulatory mechanism rather than peripheral deletion.

Einleitung

Der tolerogene Effekt Donor-spezifischer Transfusionen (DST) konnte in Studien an Kleintiermodellen gezeigt werden [1, 2]. In der vorliegenden Arbeit haben wir untersucht, ob praeoperative DST in Kombination mit einer kurzzeitigen Cyclosporin A (CyA) Therapie in einem klinisch relevanten Großtiermodell Toleranz für Herztransplantate induzieren.

Methoden

Heterotope Herztransplantationen wurden zwischen MHC-I-inkompatiblen MGH Miniatur Schweinen durchgeführt. Tiere in der Versuchsgruppe erhielten zwei intravenöse Donor-spezifische Transfusionen, jeweils $1,4 \times 10^8$ periphere Blutlymphozyten, 14 und 7 Tage vor der Transplantation. CyA (10 – 13 mg/kg i. v.; Talspiegel 400 – 800 ng/ml) wurde an den postoperativen Tagen 0 – 11 verabreicht (DST + CyA). Kontrollgruppen erhielten Herztransplantationen und DST (DST), CyA von Tag 0 – 11 (CyA), oder eine Transplantation ohne weitere Therapie. Die Immunkompetenz aller Tiere wurde mit cell mediated lympholysis (CML) Assays in regelmäßigen Abständen gemessen. T cell priming und Apoptose spender-reaktiver T-Zellen wurden mit Hilfe von Carboxyfluoroscein Succinimidyl Ester (CFSE) Proliferations Assays und Annexin V Färbung untersucht. Die Transplantatabstoßung wurde durch tägliche Palpation, EKG über intramyokardiale Ableitungen und regelmäßige, offen-chirurgische Stanzbiopsien überprüft.

Ergebnisse

Kontrolltiere, die mit DST allein behandelt wurden und solche die keine Therapie erhielten, stießen die Herztransplantate nach 6 – 8 Tagen ab. Die 12-tägige Behandlung mit CyA verlängerte das Transplantatüberleben auf 52, 53 und 59 Tage. Dagegen führte die kombinierte Therapie mit praeoperativen DST und 12 Tagen CyA beginnend am Tag der Transplantation zu Transplantatüberleben von > 200, > 200 und > 200 Tagen. Histologisch fanden sich nach 28 Tagen in der CyA-und der DST + CyA-Gruppe vergleichbare zelluläre, interstitielle Infiltrate (ISHLT 1a – 3b/4). Während jedoch der Grad der Infiltration bei den CyA-Tieren im Zeitverlauf zunahm und in der vollständigen Abstoßung aller Transplantate resultierte, verringerte sich das Ausmaß der zellulären Infiltrate bei den Tieren der experimentellen DST + CyA-Gruppe und führte zu genereller Akzeptanz innerhalb des Beobachtungszeitraums von 200 Tagen. Alle Tiere der Versuchs- und Kontrollgruppen zeigten persistierende Aktivität gegen Spenderantigen in CML Assays. In der Folge der DST konnte bei CD4+ und CD8+ T Zellen eine gesteigerte Proliferation gegen Spenderantigen nachgewiesen werden (CD4 + : 29.9% anti-donor, 16.4% anti-third-party; CD8 + : 45.9% anti-donor, 31.5% anti-third-party; n = 6). Die Annexin V-Färbung zeigte keinen Unterschied der Apoptoserate der Spender-reaktiven T Zellen bei mit DST behandelten Tieren.

Schlussfolgerung

Die Kombination aus praeoperativen DST und kurzzeitiger peri- und postoperativer Behandlung mit CyA scheint Toleranz für MHC-I imkompatible Herztransplantate im Miniatur Schwein Modell zu induzieren. In Einklang mit der Ergebnissen an Kleintiermodellen [3, 4], lassen die persistierende CML-Aktivität gegen Spenderantigen und die Tatsache, dass Spender-reaktive T Zellen infolge der DST geprimed wurden, eher auf einen aktiven, regulatorischen Toleranzmechanismus schließen als auf Deletion peripherer Spender-reaktiver T Zellen.

Literatur

1. Padberg WM, Lord RHH, Weglinski JW, Williams JM, Di Stefano R, Lacy E, Thornburg LE, Araneda D, Strom TB, Tilney NL (1987) Two phenotypically distinct populations of T cells have suppressor capabilities simultaneously in the maintenance phase of immunologic enhancement. J of Immunol 139:1751–1757
2. Quigley RL, Wood KJ, Morris JM (1989) Transfusion induces blood donor-specific suppressor cells. J of Immunol 142:463–470
3. Bushell A, Karim M, Kingsley CI, Wood KJ (2003) Pretransplant blood transfusions without additional immunotherapy generates CD25 + CD4+ regulatory T cells: a potentail explantation for the blood-transfusion effect. Transplantation 76:449–455
4. Zhang ZX, Yang L, Young KJ, DuTemple B, Zhang L (2000) Identification of a previously unknown antigen-specific regulatory T cell and its mechanism of suppression

Korrespondenzadresse: Dr. med. Rüdiger Hörbelt, Klinik für Allgemein- und Thoraxchirurgie, Justus-Liebig-Universität, Rudolf-Buchheim-Str. 7, 35392 Gießen, Fax: 0641/99-44709, E-mail: ruediger.hoerbelt@chiru.med.uni-giessen. de

Alloantigenspezifische Modulation der Immunantwort nach Transplantation: Imundominante allogene Peptide besitzen wichtige Aminosäurepositionen für die Bindung an MHC-Klasse-II und T-Zellrezeptor

Alloantigen-specific modulation of the immune response after transplantation: immunodominant peptides contain amino acids important for MHC binding and T-cell receptor recognition

W. Timmermann[1], A. G. Sitaru[2], G. C. Tiurbe[2], K. Ulrichs[2], C. Otto[2]

[1] Chirurgische Klinik und Poliklinik
[2] Experimentelle Transplantations-Immunologie der Chirurgischen Klinik, Universitätsklinikum Würzburg

Abstract

Allograft rejection is a T cell-mediated immune response to foreign molecules of the major histocompatibility complex (MHC). We recently demonstrated the immunodominance of a single allopeptide P1 of the Wistar-Furth MHC class I molecule (WF, RT1.A^u) in Lewis rats (LEW, RT1^l). The purpose of this study was to explore the modulatory capacity of P1 and A1.5, a P1 analogue. A1.5 inhibits the binding of the immunodominant allopeptide P1 to MHC class II molecules and therefore the immune response is interrupted. Dendritic cells with low costimulatory capacity presenting P1 are not able to restimulate primed P1-specific T cells. These cells appear to be anergic. These results indicate [1] that designer peptides may prove to be useful tools in modulation the alloimmune response and [2] modified DC are important for antigen-specific immunoregulation with immunodominant peptides.

Einleitung

Die Transplantation MHC-differenter Organe führt zur Aktivierung alloreaktiver T-Lymphozyten des Empfängers. Die Abstoßung wird insbesondere von solchen Peptiden dominiert, die aus den Spender-MHC-Molekülen durch Prozessierung entstanden sind. Diese sog. Allo-MHC-Peptide werden durch empfängereigene antigenpräsentierende Zellen über MHC-Klasse-II Moleküle den eigenen T-Lymphozyten präsentiert. Die so aktivierten T-Lymphozyten kontrollieren verschiedenste, an der Transplantatzerstörung beteiligte Effektorzellen. Durch den Vergleich der Aminosäuresequenz von MHC-Klasse-I von Spender (Wistar Furth) und Empfänger (Lewis) konnten wir das für alloreaktive Lewis T-Lymphozyten immundominante Allo-MHC-Peptid P1 identifizieren [1]. Wir untersuchten, auf welche Weise P1 die Alloimmunantwort und damit die Transplantatabstoßung induziert. Hierzu identifizierten wir in P1 die für die Bindung an den T-Zellrezeptor und an die MHC-Klasse-II Moleküle notwendigen Aminosäuren. Die Suche nach solchen Kontaktstellen erlaubt es, diese Bereiche anschließend gezielt zu modifizieren, um entweder die Erkennung durch den T-Zellrezeptor zu beeinflussen, oder um die Affinität zum MHC zu verstärken. Diese Vorgehensweise eröffnet möglicherweise Perspektiven für eine antigenspezifische Therapie.

Material und Methoden

Lewis (LEW, RT1^l) Ratten wurden mit dem immundominanten Peptid P1 bzw. mit den Varianten A1.1 und A1.5 immunisiert [1]. P1 beschleunigt in LEW-Ratten die Abstoßung heterotoper Herztransplantate von Wistar Furth (WF, RT1^u): 4,5 ± 0,5 Tage im Vergleich zu nicht-immunisierten Tieren mit 7,0 ± 0,8 Tage. Während A1.5 keinen Einfluss auf die Transplantatabstoßung hat, reduziert A1.1 die Transplantatfunktionszeit um 5,2 ± 0,5 Tage. Die Varianten A1.1 und A1.5 unterscheiden sich von P1 in einigen Positionen in der der sog. »core«-Sequenz. Hier wird die Bindung an MHC-Klasse II Moleküle und die Erkennung durch den T-Zellrezeptor maßgeblich beeinflusst [2].

Ergebnisse

Der immuninhibitorische Effekt der P1-Variante A1.5 könnte sowohl durch ein negatives Signal am T-Zellrezeptor als auch durch Kompetition am MHC-Klasse-II Molekül zustande kommen. Während A1.5 keinen Effekt im T-Zellrezeptor-Bindungsassay zeigte, war dieses Peptid erfolgreich im MHC-Kompetitionsassay. Hier konnte die Reaktivierung P1-spezifischer T-Lymphoyzen um 2/3 reduziert werden. Im Gegensatz dazu zeigte die P1-Variante A1.1 eine starke Bindung an den T-Zellrezeptor P1-spezifischer T-Lymphozyten. Der kompetitive Effekt von A1.5 wurde ebenfalls *in vivo* bestätigt. Hierzu wurden LEW-Ratten mit einem Gemisch aus den Peptiden P1 und A1.5 immunisiert. Diese Tiere zeigten keine beschleunigte Abstoßung, wie nach der Immunisierung mit P1 zu beobachten war. Wurden beide Peptide jedoch getrennt appliziert, so war der negative Effekt von P1 auf die Transplantatfunktion nicht zu hemmen. Ein weiterer attraktiver Ansatz ist die direkte Modulation mit dem immundominanten Peptid P1. Hierunter verstehen wir verschiedene Strategien zur Induktion modulierender T-Lymphozyten. Hierzu zählen auch anergische T-Lymphozyten, die eine unzureichende Kostimulation während der Antigenerkennung erhielten. Zur Induktion anergischer Zellen verwendeten wir unreife dendritische Zellen, die im Gegensatz zu reifen dendritischen Zellen eine leicht verminderte Expression von MHC-Klasse-II Molekülen und eine stark verminderte Expression von CD80/CD86 aufweisen. Diese unreifen dendritischen Zellen entwickelten sich aus Knochenmarkzellen (RT1^l) während einer sechstägigen Kultivierung mit GM-CSF (granulocyte/macrophage colony-stimulating factor) und IL-4. Diese Zellen wurden mit dem immundominanten Peptid P1 beladen und mit P1-spezifischen T-Lymphozyten für drei Tage inkubiert. Im Gegensatz zu reifen dendritischen Zellen (starke Expression von MHC-Klasse-II und CD80/CD86) verhinderten die unreifen dendritischen Zellen effektiv die Reaktivierung P1-spezifischer T-Lymphozyten. Die Stärke der T-Zellproliferation betrug 25.845 ± 2.712 cpm während der Kultivierung mit reifen dendritischen Zellen [3] und 1000 ± 305 cpm mit unreifen dendritischen Zellen.

Diskussion

Mit Hilfe von Peptidvarianten, die sich vom immundominanten Peptid P1 ableiteten, konnten wir zeigen, welche Aminosäuren in P1 die Bindung an MHC-Klasse-II Moleküle und den T-Zellrezeptor vermitteln. Peptid A1.5, mit der allogenen Aminosäure Leucin an Position 5, ermöglicht die Bindung an MHC-Klasse-II (RT1^l). Interessanterweise hat diese Variante eine so starke Affinität zum MHC-Klasse-II, um mit P1 erfolgreich um die MHC-Bindung zu konkurrieren. Hierdurch wird der immunaktivierende Effekt von P1 blockiert und die Transplantatfunktion verlängert. Das Konzept der direkten Modulation mit dem immundominanten Peptid P1 in Kombination mit unreifen dendritischen Zellen stellt einen weiteren interessanten Ansatz dar, um bereits aktivierte alloreaktive T-Lymphozyten zu inhibieren. Inwieweit diese anergischen Zellen auch regulatorische Eigenschaften aufweisen, wird gegenwärtig untersucht.

Schlussfolgerung

Mit klinisch relevanten Strategien zur antigenspezifischen Hemmung der Transplantatabstoßung ließen sich die durch dauerhafte Immunsuppression verursachten Nebenwirkungen vermeiden. Experimentell zu überprüfende Konzepte basieren auf der Modulation des Empfängerimmunsystems mit synthetischen MHC-Peptiden vom Transplantatspender. Im Mittelpunkt dieser Konzepte steht die Induktion regulatorischer T-Lymphozyten [4].

Literatur

1. Sitaru AG, Timmermann W, Ulrichs K, Otto C (2002) Hierachical immunogenicity of donor MHC class I peptides in allotransplantation. Human Immunol 63:871–879
2. Sitaru AG (2002) Modulation of the T cell response with MHC class I peptides and their analogues: perspectives for an antigen-specific therapy in transplantation. Inaugural-Dissertation Universität Würzburg
3. Otto C, Öhrlein E, Meyer D, Timmermann W, Gassel HJ, Thiede A, Ulrichs K (2001) Detection of dendritic cells with downregulated CD80/CD86, but normal MHC class II expression after rat liver transplantation. Transplant Proc 33:442–444
4. Otto C, Timmermann W, Sitaru AG, Jost S, Gassel HJ, Ulrichs K (2001) Modulation of T cell reactivity with MHC peptides: A strategy for selective inhibition of the T cell response to allografts? Transplantationsmedizin 13:21–31

Korrespondenzadresse: Prof. Dr. med. W. Timmermann, Chirurgische Klinik und Poliklinik, Universitätsklinikum Würzburg, Josef-Schneider-Str. 2, 97080 Würzburg, Tel.: 0931/201 31204, Fax: 0931/201 31205, E-mail: timmermann@chirurgie.uni-wuerzburg.de

Vergleichende Untersuchung der immunsuppressiven Potenz von Rapamycin und Tacrolimus unter Anwendung eines immunsuppressiven Fensters (WOFIE) am Beispiel der vollallogenen Herztransplantation in der Ratte

WOFIE: Comparative analysis of the immunosuppressive potency of rapamycine and tacrolimus after allogeneic heart transplantation in the rat

B. Dreßke[1], H. Rohlfing[1], N. Zavazava[2], N. E. El Mokhtari[3], M. C. Thode[1], B. Kremer[1], F. Fändrich[1]

[1] Klinik für Allgemeine Chirurgie und Thoraxchirurgie, Universitätsklinikum Schleswig-Holstein, Campus Kiel
[2] Department of Internal Medicine (Allergy-Immunology-Faculty), University of Iowa, USA
[3] Klinik für Kardiologie, Universitätsklinikum Schleswig-Holstein, Campus Kiel

Abstract

Meanwhile the synergistic impact of an immunosuppressive window (WOFIE) and calcineurin inhibitor treatment has been well demonstrated in experimental and clinical trials. The following comparative study was conducted to investigate the immunosuppressive potency of the macrolid rapamycine in a rat heart transplantation model using the WOFIE-protocol. Heterotopic heart transplantation was performed in the DA to LEW strain combination. Animals either received a continuous immunsuppressive therapy (FK-506 or rapamycine, 2 mg/kg bw×day) or immunosuppression was interrupted for 72 hours immediately after transplantation. Organ survival did not differ in animals which received continuous immunosuppressive treatment. Conversely, the tolerogeneic effect of an immunosuppressive window was significantly diminished in the rapamycine group (organ survival 24.2 ± 1.7 versus 34.5 ± 10.1 days in the tacrolimus-WOFIE-group). Corresponding histological signs of acute graft rejection could be detected here one week after transplantation whereas animals treated with tacrolimus did not show intramyocardial myocytolysis until day 14 but revealed high numbers of proliferating cells in uninjured myocard. While tacrolimus did not interefere with the allospecific T-cell response in the spleen activation of donor specific T-cells was suppressed in the rapamycine-group similar to animals which received continuous immunosuppressive treatment. We therefore presume that the antiproliferative potency of rapamycine interferes with important interactions between donor and recipient immunocompetent cells during the immunosuppressive window.

Einleitung

Der tolerogene Effekt einer initialen Unterbrechung der Immunsuppression (WOFIE-Hypothese) nach Transplantation konnte inzwischen für die Calcineurininhibitoren Cyclosporin A und Tacrolimus sowohl im Tiermodell als auch klinisch belegt werden [1, 2, 3]. Eigene Untersuchungen der zugrunde liegenden immunfunktionellen Effektormechanismen zeigten unmittelbar nach Transplantation eine Suppression der non-adaptiven Immunantwort bei gleichzeitiger Verstärkung der allospezifischen T-Zellaktivität. Das Makrolid Rapamycin hat aufgrund seiner starken antiproliferativen Wirkung eine im Vergleich zu Calcineurininhibitoren erhöhte Potenz, akute Transplantatabstossungen zu verhindern. In der nachfolgenden tierexperimentellen Untersuchung sollte die immunsuppressive Effekt von Rapamycin unter Anwendung des WOFIE-Protokolls im Vergleich zu Tacrolimus untersucht werden.

Methodik

Die heterotope allogene Herztransplantation erfolgte in den folgenden experimentellen Gruppen (n = 6 – 8): (i) DA (RT1.^{avl}) → LEW (RT1.^{l}), unbehandelt, (ii) DA → LEW, FK-506 2 mg/kg KG × Tag i.p. Tag 0 – 4, (iii) DA → LEW, FK-506 Tag 0, 4 – 7, (iv) DA → LEW, Rapamycin 2 mg/kg KG × Tag i.v. 0 – 2 und (v) DA → LEW, Rapamycin Tag 0, 4 – 5. Jeweils 4 Tiere/Gruppe wurden 3, 7 und 14 Tage nach Transplantation geopfert und ihre Organe den folgenden Untersuchungen zugeführt: [1] *Histologie/Immunhistochemie*: Neben der standardmässigen Färbung der Spender-herzen nach H.E. erfolgte die immunhistochemische Untersuchung unter Verwendung der APAAP- (Alkalische Phosphatase-anti-Phosphatase-) Methode mit den monoklonalen Antikör-pern NKR-P1 (natürliche Killerzellen), KiB1R (B-Lymphozyten), KiT1R (pan-T-Lymphozyten), KiM2R (Makrophagen) und KiS3R (proliferierende Zellen). [2] *^{51}Chromfreisetzungstest*: Zur Ermittlung der spezifischen Zytotoxizität natürlicher Killerzellen in der Milz diente ein ^{51}Chrom-freisetzungstest unter Verwendung der Maus-Lymphomzellinie YAC-1 als Zielzelle. [3] *Einseitig gemischte Lymphozytenkultur*: Die unspezifische und spenderspezifische T-Zellproliferationsak-tivität in der Milz wurde in einer einseitig gemischten Lymphozytenkultur bestimmt. Die statisti-sche Analyse der Organüberlebenszeiten erfolgte mit dem generalisierten log-rank-test nach Mantel-Cox. Der Student's t-test für gleiche und ungleiche Varianzen diente der statistischen Auswertung immunfunktioneller Ergebisse.

Ergebnisse

Unter kontinuierliche Immunsuppression zeigte sich kein signifikanter Unterschied bezüglich der Transplantatüberlebenszeit (T-ÜLZ) zwischen den mit Rapamycin (T-ÜLZ 16.4 ± 1.2 Tage) und den mit Tacrolimus behandelten Tieren (T-ÜLZ 17.3 ± 3.0 Tage). Die Unterbrechung der Immun-suppression für 72 Stunden nach Transplantation führte in beiden Behandlungsgruppen zu einer Verlängerung der Überlebenszeit transplantierter Herzen, doch war der tolerogene WOFIE-Effekt unter Rapamycin im Vergleich mit Tacrolimus deutlich schwächer ausgebildet (T-ÜLZ 34.5 ± 10.1 Tage in der Tacrolimus- versus 24.2 ± 1.7 Tage in der Rapamycin-Gruppe, p < 0.05). Histologische Zeichen einer Transplantatabstossung fanden sich in intermittierend mit Rapamycin behandelten Tieren bereits 7 Tage nach Transplantation, während Myozytolysen unter intermittierender Tacro-limus-Immunsuppression auch nach 14 Tagen nur vereinzelt im subendokardialen Raum nach-weisbar waren. Interessanterweise zeigte die Tacrolimus-WOFIE-Gruppe in ihren Transplantaten bereits initial Infiltrate proliferierender mononukleärer Zellen, welche sich diffus zwischen intakten Myozyten anordneten. Während unter Pausierung von Tacrolimus die Proliferationsak-tivität spenderspezifischer T-Lymphozyten in der Milz innerhalb des gesamten Beobachtungszeit-raumes deutlich erhöht war, fand sich nach Unterbrechung der Immunsuppression mit Rapa-mycin ähnlich wie bei kontinuierlich immunsupprimierten Tieren eine andauernde Suppression der alloreaktiven T-Zellantwort (Stimulationsindex 17.0 ± 3.2 in der Tacrolimus-WOFIE- versus 5.4 ± 0.2 in der Rapamycin-WOFIE-Gruppe 7 Tage nach Transplantation, p < 0.05). Dahingegen war die NK-Zell-vermittelte Lyse von YAC-Zielzellen, welche unter Anwendung von Tacrolimus innerhalb des immunsuppressiven Fensters signifikant supprimiert war, initial unter Rapamycin aktiviert.

Diskussion

Für die Induktion von Langzeitorganakzeptanz entsprechend der WOFIE-Hypothese bedarf es einer aktiven Auseinandersetzung immunkompetenter Zellen von Spender und Empfänger in der initialen Phase nach Transplantation. Regulatorische CD4$^+$/CD25$^+$T-Zellen spielen eine zentrale Rolle bei der Toleranzentstehung und sind in der Lage, die Immunantwort von CD4$^+$

[4]- und CD8$^+$-T-Zellen [5] auf Alloantigene zu unterdrücken. Eigene klinische Untersuchungen an nieren-transplantierten Patienten, welche nach dem WOFIE-Protokoll immunsupprimiert wurden, zeigten eine im Verlauf zunehmende Präsenz regulatorischer T-Zellen im peripheren Blut. Durch seine antiproliferative Wirkung auf aktivierte T-Lymphozyten vermindert Rapamycin im Gegensatz zu den Calcineurininhibitoren den tolerogenen Effekt eines immunsuppressiven Fensters. Der genaue Einfluss dieser unterschiedlich wirksamen Immunsuppressiva auf die Aktivierung regulatorischer T-Zellen unter Anwendung des WOFIE-Protokolls soll in nachfolgenden Studien geklärt werden.

Literatur

1. Calne R, Moffatt SD, Friend PJ, Jamieson NV, Bradley JA, Hale G et al. (1999) Campath 1H allows low-dose cyclosporine monotherapy in 31 cadaveric renal allograft recipients. Transplantation 68:1613–1616
2. Dreßke B, Zavazava N, Huang DS, Lin, X, Kremer B, Fändrich F (1998) WOFIE augments the immunosuppressive potency of FK-506. Transplant Immunol 6:243–249
3. Dresske B, Zavazava N, Jenisch S, Exner B, Lenz P, El Mokhtari NE, Kremer B, Faendrich F (2003) WOFIE synergizes with calcineurin-inhibitor treatment and early steroid withdrawal in kidney transplantation. Transplantation 75:1286–1291
4. Levings MK, Sangregorio R, Roncarolo MG (2001) Human CD25$^+$CD4$^+$ T regulatory cells suppress naive and memory T cell proliferation and can be expanded in vitro without loss of function. J Exp Med 4:1295–1301
5. Field EH, Matesic D, Rigby S, Fehr T, Rouse T, Gao Q (2001) CD4$^+$CD25$^+$ regulatory cells in aquired MHC tolerance. Immunol Rev 182:99–112

Korrespondenzadresse: Dr. B. Dreßke, Klinik für Allgemeine Chirurgie und Thoraxchirurgie, Universitätsklinikum Schleswig-Holstein, Campus Kiel, Arnold Heller Strasse 7, 24105 Kiel, Fax: 0431-5971995, E-mail: Dresske@t-online.de

Der Risikofaktor Hirntod interferiert signifikant mit Toleranzinduktionsprotokollen

Riskfactor brain death interferes significantly with tolerance inducing protocols

J. Pratschke[1], M. Francuski[1], A. Pascher[1], S. Jonas[1], S. G. Tullius[1], H. D. Volk[2], P. Neuhaus[1]

[1] Klinik für Allgemein-, Viszeral- und Transplantationschirurgie, Charité, Campus Virchow-Klinik, Universitätsmedizin Berlin

[2] Abteilung für Klinische Immunologie, Charité, Campus Mitte, Universitätsmedizin Berlin

Abstract

Introduction: Experimentally tolerance induction protocols lead to long-term acceptance of grafts without morphologic changes and further need of immunosuppression. Yet all published experiments describing tolerance were performed with healthy living donors, clinical data are disappointing. It is shown that the brain death of the donor leads to a significant upregulation of proinflammatory cytokines and therefore activates the donor graft and leads to significant organ dysfunction after transplantation. It is unknown whether the central injury of the organ donor interferes with tolerance inducing mechanisms. We investigated the influence of brain death in a established model of tolerance induction with CD4 antibodies. *Methods:* A standardized model of kidney transplantation (F344 to Lew) with BD-donors was used. CD4 antibody was given for 5 days (2.5 mg/kg/d), low dose CyA for 10 days (1.5 mg/kg/d)(Gp1) in the recipient. Controls received a monotherapy with CyA (Gp2) for 10 days. To assess functional deterioration, proteinuria was examined every 4 weeks after Tx up to 40 weeks (n = 24/group/time point). To determine the effects of BD on tolerance induction, grafts (n = 4 – 6/time point) were examined morphologically by semiquantitative analysis up to 40 weeks after Tx by histology and immunhistology (ED1, CD4, CD5, CD8, MHCII, HO-1). *Results:* Functional abnormalities correlated with the structural changes in both groups. At 24 weeks both groups showed comparable proteinuria (34 ± 11 vs. 28 ± 5 mg/dl/24 h, p = NS). Leukocyte infiltration, tubular injury, development of interstitial fibrosis, arteriosclerosis and glomerulosclerosis were comparable between Gp2 and chronically rejecting grafts in Gp1 (p = NS). Cellular infiltrates in Gp1 were more marked than in Gp2 (ED1 74 ± 13 vs. 81 ± 18, CD4 160 ± 17 vs. 190 ± 17, CD5 41 ± 7 vs. $63 \pm 11^*$, CD8 37 ± 4 vs. $62 \pm 4^*$, MHCII 197 ± 14 vs. 194 ± 15 cells/view/x40, $^*p < 0.05$). *Conclusions:* Our data suggest that the risk factor donor brain dead may influence tolerance induction, due to an unspecific injury prior to transplantation. These results stress the importance of donor treatment as a potential approach to improve donor organ quality and to diminish brain death induced injury.

Einleitung

Transplantate von nichtverwandten Lebendspendern zeigen unabhängig von der immunologischen Kompatibilität eine signifikant bessere Kurzzeit- und Langzeitfunktion im Vergleich zu Transplantaten von hirntoten Kadaverspendern [1]. Wir zeigten bereits in Vorarbeiten, dass der Hirntod des Spenders den Reperfusionsschaden, die Kinetik der akuten Abstoßungsreaktion und chronischen Rejektion nach Nieren- und Herztransplantation beeinflusst [2, 3].

In experimentellen Untersuchungen führen zahlreiche Toleranzstudienprotokolle zur Langzeitakzeptanz nach Organtransplantation. Sämtliche bislang publizierten Untersuchungen berichten über Toleranz nach Transplantation von Organen gesunder, junger Lebendspender, klinische Daten sind enttäuschend. Es ist nicht bekannt, inwiefern der Risikofaktor Spenderhirntod mit Toleranzinduktionsmechanismen interferiert. Wir untersuchten den Einfluss des Spenderhirntodes in einem etablierten Toleranzmodell der CD4 Antikörper vermittelten Toleranz.

Methodik

Die Induktion des Hirntodes erfolgte mittels eines standardisierten, normotensiven Hirntodmodells [4]. Als Kontrollgruppe dienten anästhesierte und beatmete F344 Ratten (250 – 300 g KG), in der experimentellen Gruppe wurden hirntote beatmete Tiere verwendet.

Nierentransplantate hirntoter F-344 Spender in LEW Empfänger wurden bis zu 40 Wochen nach Transplantation (n = 4 – 6/Gruppe/Zeitpunkt) untersucht. CD4 Antikörper wurden 5 Tage (2.5 mg/kg/d), low dose CyA für 10 Tage (1.5 mg/kg/d)(Gp1) als Empfängertherapie verabreicht. Kontrolltiere in der unbehandelten hirntoten Spendergruppe erhielten eine Monotherapie mit CyA (Gp2) für 10 Tage. Als weitere Kontrollen dienten Transplantationen mit Organen von Lebendspendern, welche mit identischen Therapieprotokollen behandelt wurden (Gp3, CD4/CyA, Gp4 CyA). Semiquantitative morphologische, immunhistologische (ED1, CD4, CD5, CD8, Ox1, HO-1) und funktionelle Untersuchungen (Proteinurie) wurden durchgeführt.

Ergebnisse

Funktionelle Veränderungen korrelierten mit strukturellen Veränderungen in allen Gruppen. Funktionelle und histologische Daten zeigten eine erfolgreiche Toleranzinduktion in Gp3. Gp1 und Gp2 unterschieden sich in funktionellen Untersuchungen nicht signifikant (24 Wochen Gp1 vs. Gp2 Proteinurie 34 ± 11 vs. 28 ± 5 mg/dl/24 h, p = NS). Hinsichtlich zellulärer Infiltrate, tubulärer Schäden und der Entwicklung fibrotischer, arterio- und glomerulosklerotischer Veränderungen zeigten sich keine signifikanten Unterschiede zwischen Gp1 und Gp2, teils höhere Werte in Gp1 (ED1 81 ± 18 vs. 74 ± 13, CD4 190 ± 17 vs. 160 ± 17, CD5 63 ± 7 vs. $41 \pm 11^*$, CD8 62 ± 4 vs. $37 \pm 4^*$, MHCII 197 ± 14 vs. 194 ± 15 Zellen/Gesichtsfeld/x40, $^*p < 0.05$ GP1 vs. GP2).

Diskussion

Der Hirntod des Spenders und die unter dem Begriff »autonomer Sturm« zusammengefassten Veränderungen begünstigen proinflammatorische Veränderungen in Organen bereits vor Transplantation. Es zeigte sich, dass sowohl akute Rejektionen als auch chronische Dysfunktionen nach Transplantation mit Organen von hirntoten Spendern signifikant früher auftreten. Diese Effekte werden durch eine prompte Expression von Adhäsionsmolekülen und proinflammatorischen Mediatoren in Organen von hirntoten Spendern vermittelt. Die vorliegenden Arbeiten zeigen, dass die immunologische Aktivierung der Spenderorgane zur einer deutlichen Interferenz mit dem untersuchten Toleranzinduktionsprotokoll führt. Dies würde die unbefriedigenden Ergebnisse mit klinischen Toleranzprotokollen teilweise erklären. In experimentellen Arbeiten werden junge gesunde Tiere als Organspender verwendet, unser Arbeiten unterstreichen die Bedeutung klinisch relevanter Spenderrisikofaktoren in experimentellen Untersuchungen. Der direkte Einfluss von Spenderrisikofaktoren auf das Transplantationsergebnis könnte durch immunmodulatorische Spendervorbehandlung zur Optimierung der Transplantatqualität reduziert werden.

Literatur

1. Terasaki PI, Cecka JM, Gjertson DW, Takemoto S (1995) High survival rates of kidney transplants from spousal and living unrelated donors. N Engl J Med 333:333–336
2. Pratschke J, Wilhelm MJ, Kusaka M, Beato F, Milford EL, Hancock WW et al. (2000) Accelerated rejection of rat renal allografts from brain dead donors. Ann Surg 232:263–271
3. Wilhelm MJ, Pratschke J, Beato F, Taal M, Kusaka M, Hancock WW et al. (2000) Activation of the heart by donor brain death accelerates acute rejection after transplantation. Circulation 102:2426–2433
4. Pratschke J, Wilhelm MJ, Kusaka M, Laskowski I, Tilney NL (2000) A model of gradual onset brain death for transplant-associated studies in rats. Transplantation 69:(3)427–430

Korrespondenzadresse: PD Dr. med. J. Pratschke, Klinik für Allgemein-, Viszeral- und Transplantationschirurgie, Charité, Campus Virchow-Klinik, Universitätsmedizin Berlin, Augustenburger Platz 1, 13353 Berlin, Tel.: 030/450-65347, Fax: 030/32764326, E-mail: Johann.Pratschke@charite.de

Die Arbeit wurde mit DFG-Mitteln gefördert (Pr 578/2-1)

5. ...

XXI. Unfallchirurgie

»Proline-rich transcript of the brain« beeinflusst die Knochenmasse *in vivo*

Increased bone mass in proline-rich transcript of the brain (*prtb*)-deficient mice

D. W. Sommerfeldt[1], M. Priemel[1], T. Schinke[1], S. Mansour[2], M. Amling[1], J. M. Rueger[1]

[1] Klinik und Poliklinik für Unfall, Hand- und Wiederherstellungschirurgie, Universitätsklinik Hamburg-Eppendorf
[2] Dept. of Human Hand-Genetics, University of Utah, Salt Lake City, UT, USA

Abstract

Prtb (proline-rich transcript of the brain) is a recently discovered gene encoding a novel protein expressed in the brain of adult mice. Using differential display-PCR we found that *prtb* is also expressed in osteoblasts where its expression is upregulated during serum exposure and adhesion to various substrates. To determine whether *prtb* plays a physiologic role during bone remodeling in vivo, we analyzed the bones of *prtb*-deficient mice using static and dynamic histomorphometry.

Initial contact radiographies of 10 week-old $prtb^{-/-}$ mice, which have no gross pathological abnormalities, demonstrated an increase in bone density. Static histomorphometry confirmed a 41%-increase in bone mass within the spine of $prtb^{-/-}$ mice as compared to wildtype controls ($17.85 \pm 1.12\%$ vs. $12.7 \pm 2.01\%$, $p < 0.001$). Surprisingly, bone cell number and bone cell surface indices were nearly identical between the two groups. In contrast, dynamic histomorphometry after fluorochrome labeling revealed a significant increase in bone formation rate in $prtb^{-/-}$ mice compared to wildtype littermates (223.79 ± 76.42 mm^3/mm^2/y vs. 144.61 ± 39.08 mm^3/ mm^2/y, $p < 0.05$). These findings suggest that the bone phenotype in *prtb*-deficient mice is due to a functional change of osteoblast activity and not due to an effect on bone cell differentiation and/or survival. Taken together, our data demonstrate that in adult mice the *prtb* gene is selectively expressed in brain and bone and that *prtb*-deficiency leads to an increased bone mass in mice due to increased bone formation.

Einleitung

Wir konnten kürzlich zeigen, dass das noch nicht lange bekannte Gen »Proline-rich transcript of the brain« oder *prtb*, neben dem Gehirn auch im Knochen und hier vor allem im Osteoblasten einen Expressionsort besitzt. Weiterhin konnten wir zeigen, dass *prtb* im Osteoblasten *in vitro* bei der Adhäsion an Matrixproteinen wie Fibronektin oder Vitronektin innerhalb der ersten 10 min hochreguliert wird. Ziel der vorliegenden Arbeit war es, eine mögliche Beeinflussung des Knochenstoffwechsels *in vivo* mithilfe eines knock-out Mausmodells zu überprüfen.

Material und Methode

Prtb-knockout-Mäuse wurden generiert und zusammen mit Wildtypmäusen aus demselben Wurf mit einem doppelten Calcein-Label versehen. Nach 10 Wochen und 6 Monaten wurde von 5 Tieren pro Gruppe eine Kontaktradiographie des gesamten Skeletts und eine statische und dynamische Histomorphometrie der Lendenwirbelkörper und der proximalen Tibia durchgeführt.

Ergebnisse

Die *prtb*-knockout-Mäuse wiesen keine groben morphologischen Veränderungen auf. Bereits in der Kontaktradiographie zeigte sich jedoch eine Zunahme der Trabekelstruktur im Wirbelkörper. In der statischen Histomorphometrie konnte eine Zunahme der Knochenmasse um 41% (17.85 ± 1.12% vs. 12.7 ± 2.01%, p < 0.001) bei den 10 Wochen alten Tieren sowie eine Zunahme um 38% bei den 6 Monate alten Tieren beobachtet werden. Die Zellzahlbestimmung der Osteoblasten und Osteoklasten bei den *prtb*-knockout-Mäusen wies keine Unterschiede im Vergleich zum Wildtyp auf. In der dynamischen Histomorphometrie konnte jedoch eine deutliche Steigerung der Knochenformationsrate bei den *prtb*-knockout-Mäusen gezeigt werden (223.79 ± 76.42 mm^3/ mm^2/y vs. 144.61 ± 39.08 mm^3/mm^2/y).

Schlussfolgerung

Diese Ergebnisse sprechen für eine funktionelle Beeinflussung des Osteoblasten durch *prtb* ohne Einfluss auf Apoptose, Proliferation oder Differenzierung. Genauer gesagt scheint *prtb* ein negativer Regulator der Knochenmasse zu sein. Besonders interessant erscheint uns in diesem Kontext die Tatsache, dass *prtb* selektiv nur im Gehirn und im Knochen exprimiert wird. Weitere Untersuchungen, z.B. eine funktionelle Analyse der Osteoblasten von *prtb*-knockout-Mausen *in vitro*, sollen genauer darüber Aufschluss geben, welche Rolle *prtb* im Knochen im Detail zukommt.

Literatur

1. Sommerfeldt DW, Zhi J, Rubin CT, Hadjiargyrou M (2002) Proline-rich transcript of the brain (prtb) is a serum-responsive gene in osteoblasts and upregulated during adhesion. J Cell Biochem 84:301–308
2. Warskulat U, Kreuels S, Muller HW, Haussinger D (2001) Identification of osmosensitive and ammonia-regulated genes in rat astrocytes by Northern blotting and differential display reverse transcriptase-polymerase chain reaction. J Hepatol Sep 35:358–366
3. Yang W, Mansour SL (1999) Expression and genetic analysis of prtb, a gene that encodes a highly conserved proline-rich protein expressed in the brain. Dev Dyn Jun 215:108–116

Korrespondenzadresse: Dr. Dirk W. Sommerfeldt, Klinik und Polyklinik für Unfall-, Hand- und Wiederherstellungschirurgie, Universitätsklinikum Hamburg-Eppendorf, Martinistr. 52, 20246 Hamburg, Tel.: 040/42803-8227, Fax: 040/42803-8366, E-mail: sommerfeldt@uke.uni-hamburg.de

Die Knochenheilung im osteoporotischen Rattenmodell und deren gentherapeutische Behandlungsmöglichkeit mittels retro-BMP4 (Bone morphogenic Protein 4)

Ex-vivo Gene Therapy to improving bone formation in osteoporotic rats using muscle derived cells transduced with retroviral vector expressing BMP-4

T. Rose[1,2,3], *H. Peng*[1], *R. Kuroda*[1], *A. Usas*[1], *H. Lill*[3], *F. H. Fu*[2], *J. Huard*[1]

[1] Growth and Development Laboratory, Department of Orthopaedic Surgery, Children's Hospital of Pittsburgh and University of Pittsburgh, Pittsburgh, PA, USA

[2] Department of Orthopaedics, University of Pittsburgh, Pittsburgh, PA, USA

[3] Klinik für Unfall-, Wiederherstellungs- und Plastische Chirurgie, Universität Leipzig

Abstract

Background: Recent studies have shown a delayed fracture healing in ovariectomized rats comparing to normal rats. We hypothesized, that the hard callus formation in a delayed fracture model in osteoporotic rats is reduced comparing to normal bone and can be improved using the cell mediated ex-vivo gene therapy to deliver BMP-4. *Method:* 60 ten-week-old rats were used. 40 were bilateral ovariectomized (OVX). The remaining 20 rats were used as a normal control group (NC). At the age of 5 month, a mid-diaphyseal femur-osteotomy was created. The ovariectomized rats were divided into two groups: [1] osteoporotic control group (OC), treated with muscle derived cells (MDC) expressing LacZ and [2] osteoporotic treatment group (OT), treated with MDC expressing BMP-4. No cell treatment was made in the NC. Histology and micro-CT was used for evaluation after 4 and 12 weeks . The bone volume (BV) represented the new formed hard callus. *Results:* The BV after 4 weeks was 2,7 mm^3 (sd $= 1,3$) in the NC-group and significant (p $< 0,05$) more than in the OC-group with 1,1 mm^3 (sd $= 0,5$). The BV in the OT-group revealed 3,0 mm^3 (sd $= 1,0$) with a significant (p $< 0,05$) improvement comparing to the OC-group. The endochondral ossification was delayed in osteoporotic bone, whereas the ex-vivo gene therapy could improve near normal. The BV after 12 weeks revealed no differences (p $= 0,817$) between all groups. *Conclusion:* The osteoporotic bone has a lower capacity in the early fracture healing comparing to normal bone. The ex-vivo gene therapy using muscle derived cells to deliver BMP4 are able to improve the bone formation in OVX-rats similar to normal rats.

Einleitung

Die Osteoporose wird als eine systemische Skelettkrankheit mit geringer Knochenmasse in Verbindung mit einer Verschlechterung des Knochengewebes bei erhöhter Knochenbrüchigkeit und erhöhtem Frakturrisiko definiert [1]. Aufgrund der hohen Inzidenz von osteoporotisch assoziierten Frakturen und dem damit verbunden therapeutischen Problematik, müssen neue therapeutische Ansatzpunkte zur Verbesserung der Knochenheilung im osteoporotischen Knochen entwickelt werden.

Die Osteoporose führt zu einem Ungleichgewicht im Knochenumbau zugunsten des Knochenabbaus, was eine verminderte Knochendichte und eine Schwächung der Struktur im intakten Knochen hervorruft. Frakturen im osteoporotischen Tiermodell heilen zudem verzögert und mit verminderten biomechanischen Eigenschaften [2]. Die Verzögerung in der Frakturheilung kann am ehesten durch die geringen TGF-beta Spiegel und der damit langsameren Zelldifferenzierung während der endochondralen Ossifikation erklärt werden [2]. Die zellvermittelte Applikation von Bone Morphogenic Protein (BMP) im Tierversuch hat gezeigt, dass eine Verbesserung der Knochenheilung möglich ist [3, 4]. Die Hypothese dieses Projektes ist, dass durch die zellvermittelte Applikation von BMP-4 die Knochenneubildung im osteoporotischen Knochen nach Osteotomie erhöht werden kann.

Material und Methoden

Tissue Engineering – Isolation von Myofibroblasten aus dem Skelettmuskel (MFB)

Zellen (Myofibroblasten) wurden aus der quergestreiften Skelettmuskulatur von Fischer 344 Ratten isoliert und angezüchtet. Diese wurden isoliert und in-vitro angezüchtet und für die retrovirale Transduktion verwendet.

Preparation des retroviralen Vektors

Die virale Vektor-DNA wurde in einen replikationsdefekten Virus entsprechend einer bereits beschriebenen Transfektionsstrategie eingebaut. Zur kurzen Erläuterung: GP-293 Zellen (BD Clontech®, Palo Alto, CA) wurden mit dem Plasmid CLBMP4 mittels Kalzium-Phosphate Niederschlag Technik mit pVSVG (BD Clontech®, Palo Alto, CA) co-transfiziert. Das konditionierte Medium, welches die viralen Partikel enthält, wurde 24 Stunden nach Transfektion gesammelt, bei 2500 U/min für 10 Minuten zentrifugiert um alle Zellbestandteile zu beseitigen, und bei −80 °C bis zur weiteren Verwendung gelagert. Der virale Vektor wird als »retro-BMP4« bezeichnet.

Transduktion der Zellen mit retroviralen Vektor

Die adhärenten Zellen in den Kulturflaschen wurden bei einer Konfluenz von 90 – 100% in Gegenwart von 8 µg/ml Polybrene (Sigma-Aldrich Corp., St. Louis, MO, USA) nach Entfernung des Mediums mit einem retro-BMP4 (Retrovirus mit DAN-Sequqnz des BMP4) transduziert. Das gleiche Vorgehen, jedoch mittels eines LacZ-transportierenden Retrovirus (Reportergen ohne Proteinexpression), wurde für die Myofibroblasten, die in den Vergleichsgruppen benutzt wurden, wiederholt. Zur Implementierung der Zellen in den Knochendefekt, wurden diese am Vortag der Transplantation auf einem Kollagenträger (Gel-foam®, Pharmacia & Upjohn Company, Kalamazoo, MI, USA) aufgeimpft und im Inkubator kultiviert.

Tiermodell – Osteotoporose

Das verwendete Osteoporosemodell der Ratte orientiert sich an den empfohlenen Richtlinien von Kalu [5]. Die Ratten hatten bei Ovariektomie ein Alter von 3 Monaten, wobei diese 3 Monate vor Osteotomie erfolgte.

Tiermodell – Osteotomiedefekt

Nach Rasur und Desinfektion der rechten hinteren Extremität der Ratte erfolgte unter sterilen Bedingungen ein lateraler Hautschnitt im Verlauf des rechten Femur. Nach Freipräparation des Knochens unter Schonung der Gefäßversorgung wurde eine Polyethylenplatte (23×4×4 mm) mit jeweils zwei Pins bi-kortikal antero-lateral am Femur befestigt. Danach erfolgte in der mittleren Diaphyse eine Osteotomie mit einem 1 mm Schneidbohrer.

Micro-Computertomographie (micro-CT)

Das micro-CT kam in der morphologischen Auswertung des osteoporotischen Knochendefektmodells zur Anwendung. Die in Formaldehyd fixierten Spezimen wurden in einen zylindrischen Probenhalter eingebracht und wurden mittels eines micro-CT Scanners von proximal nach distal eingescannt (μ-CT40®, Scanco Medical, Bassersdorf, Switzerland).

Das errechnete Knochenvolumen (KV) repräsentiert den absoluten Anteil neu geformten Knochens im gescannten Areal (regio of interest – ROI). Die mittlere Trabekeldicke (Tb.D) wurde aus der Trabekelstärke zusammenhängender Pixel, welche die Dichte von Knochen repräsentieren, ermittelt. Die Trabekelseparation (Tb.S) und die Trabekelanzahl (Tb.A) wurde ebenfalls kalkuliert.

Follow-up

Insgesamt wurden für dieses Projekt 60 weibliche Fischer 344 Ratten verwendet. 40 Ratten wurden 3 Monate vor Beginn dieses Projektes ovariektomiert. Die ovariektomierten Ratten wurden wiederum in zwei Gruppen entsprechend des in die Osteotomie applizierten Zelltyps eingeteilt. In der osteoporotischen Kontrollgruppe (OK) wurden retroLacZ transduzierte Myofibroblasten implantiert, um den Heilungsverlauf im osteoporotischen Knochen ohne BMP4-Therapie zu untersuchen. Die osteoporotische Therapiegruppe (OT) wurde mit retroBMP4 transduzierten Myofibroblasten therapiert. Die nicht-ovariektomierten Ratten dienten als vergleichende normale Kontrollgruppe (NK), bei denen keine Zellimplantation erfolgte. Die Ratten wurden nach 4 bzw. 12 Wochen getötet und einer micro-CT Untersuchung zugeführt.

Ergebnisse

Das gemessene Knochenvolumen (KV) kennzeichnet die Menge an neu gebildetem Knochen im Bereich der Osteotomiezone. Das mittlere KV, welches innerhalb der RIO vier Wochen nach Osteotomie gemessen wurde, war in der NK-Gruppe mit 2,7 (sd = 1,3) signifikant ($p < 0,05$) größer als das KV in der OK-Gruppe mit 1,1 mm^3 (sd = 0,5). Die Berechnung des KV in der OT-Gruppe ergab 3,0 mm^3 (sd = 1,0), was eine signifikante ($p < 0,05$) Steigerung des KV durch die ex-vivo Gentherapie mit retroBMP4 transduzierten Myofibroblasten bedeutete. Ein Unterschied im KV zwischen der NK- und der OT-Gruppe konnte dabei nicht festgestellt werden ($p = 0.95$). Es wurde eine signifikante Verringerung des neu gebildeten Knochenvolumens im osteoporotischen Knochen nach Osteotomie gemessen, was durch die ex-vivo Gentherapie soweit gesteigert werden konnte, dass zwischen osteoporotischen Knochen und normalen Knochen keine signifikanten Unterschiede in der Menge der Knochenneubildung vorhanden waren.

Am Ende des Follow-up, 12 Wochen postoperativ, ergaben die Messungen des neu gebildeten Kallusvolumens keine signifikanten ($p = 0.817$) Unterschiede zwischen der NK-Gruppe (10,5 mm^3; sd = 12,2), der OK-Gruppe (7,3 mm^3; sd = 5,5) und der OT-Gruppe (9,5 mm^3; 7,6). Somit hat weder die Osteoporose noch die ex-vivo Gentherapie einen signifikanten Einfluss auf das Kallusvolumen im Langzeit-Follow-up.

Diskussion

Biomechanische Untersuchungen am Frakturmodell der Ratte haben gezeigt, dass die Kallusbildung in der Frühphase der Knochenheilung bei ovariektomierten Tieren vermindert ist [2]. Die in dieser Studie verwendete Untersuchungsmethode des micro-CT ermöglicht zusätzlich eine bessere Strukturanalyse mit einem indirekten Rückschluss auf die biomechanischen Eigenschaften des Knochens. Es konnte zudem nachgewiesen werden, dass die Knochenheilung im osteoporotischen Knochen durch die ex-vivo Gentherapie zu einer Verbesserung der Knochenheilung im osteoporotischen Knochen führte. Durch die Verwendung der zellvermittelten Applikation des BMP4 waren nur geringe Proteinkonzentrationen notwendig, um einen therapeutischen Effekt zu erlangen.

Dies zeigte sich vor allem in der Strukturanalyse, bei der zwischen dem Frakturkallus im therapierten osteoporotischen Knochen und dem Frakturkallus im normalen Knochen keine Unterschiede messbar waren. Die Kallusmasse erreichte dabei in beiden Therapiegruppen vergleichbare Werte. Da die Trabekeldicke und die Trabekelseparation durch die ex-vivo Gentherapie unverändert blieb, kann dieser signifikante Anstieg der Kallusmasse aus dem Anstieg der Trabekelanzahl bei der ex-vivo Gentherapie erklärt werden. Dies führt zu dem Schluss, dass durch die ex-vivo Gentherapie eine vermehrte Kallusbildung ohne Beeinflussung der Mikrostruktur des Kallus erfolgt.

Die zellvermittelte Applikation von BMP4 könnte eine therapeutische Möglichkeit zur Verbesserung der Knochenheilung im osteoporotischen Knochen darstellen.

Literatur

1. Consensus Development Conference: Diagnosis, prophylaxis and treatment of osteoporosis (1993) Am J Med 94:646–650
2. Namkung-Matthai H, Appleyard R, Jansen J, Hao Lin J, Maastricht S, Swain M, Mason RS, Murrell GA, Diwan AD, Diamond T (2001) Osteoporosis influences the early period of fracture healing in a rat osteoporotic model. Bone 28:80–86
3. Lee JY, Peng H, Usas A, Musgrave D, Cummins J, Pelinkovic D, Jankowski R, Ziran B, Robbins P, Huard J (2002) Enhancement of bone healing based on ex vivo gene therapy using human muscle-derived cells expressing bone morphogenetic protein 2. Hum Gene Ther 13:1201–1211
4. Rose T, Peng H, Shen HC, Usas A, Kuroda R, Lill H, Fu FH, Huard J (2003) The role of cell type in bone healing mediated by ex vivo gene therapy. Langenbecks Arch Surg 8:8
5. Kalu DN (1991) The ovariectomized rat model of postmenopausal bone loss. Bone Miner 15:175–191

Korrespondenzadresse: Dr. med. Tim Rose, Klinik für Unfall-, Wiederherstellungs- und Plastische Chirurgie, Universität Leipzig, Liebigstr. 20, 04103 Leipzig, Tel.: 0341/9717300, Fax: 0341/9717309, E-mail: rost@medizin.uni-leipzig.de

Heilung osteochondraler Defekte mit stammzellbesiedelten Titanimplantaten – erste Ergebnisse im Schafsmodell

Healing of osteochondral defects by stem cell coated titanium implants – first results with a sheep model

K.-H. Frosch[1], D. Schild[2], K. M. Stürmer[1]

[1] Unfallchirurgie, Plastische und Wiederherstellungschirurgie, Georg-August-Universität Göttingen
[2] Molekulare Neurophysiologie, Georg-August-Universität Göttingen

Abstract

Large osteochondral defects of young trauma patients often show an incomplete healing and result in the development of osteoarthritis. Goal of this study is to develop stem cell coated titanium implants serving as a partial substitute for the injured joint surface.

From the iliac crest of 8 sheep bone marrow was aspirated and a culture of mesenchymal stem cells was isolated. Round titanium implants with diameters of $8,25 \times 2$ mm containing 28 drill channels (diameter 600 µm) were put into cell culture after confluence. After 3 weeks a dense network of cells and matrix developed in the channels. Under general anaesthesia 6 autologous cell coated implants were introduced in femoral defects in press fit technique. 3 implants were put 2 mm and 3 implants 5 mm under the cartilage level. Empty defects or defects treated with uncoated implants served as controls. The kinetics of bone formation was marked by fluorochrome labelling, vascularization by intravital pressure perfusion of Indian ink before sacrificing the animals after 3 months. Evaluation of histological sections of the defects was performed by Toluidin blue staining, light microscopy, confocal laser microscopy and microradiographs.

All implants were osseointegrated. No regeneneration of cartilage was observed in untreated defects and in defects filled with uncoated implants. Fibre-cartilage could be observed in defects where the cell coated implants were located 2 mm under the cartilage surface. Cell coated implants found 5 mm under the cartilage level induced a complete healing in 2 cases and an incomplete healing in 1 case. Starting in week 10 regeneration of the subchondral bone at the surface of the cell coated implants was observed. Only areas with subchondral bone formation demonstrated cartilage regeneration at the surface. At the edges of the cell treated defects hyaline cartilage was seen. In the central regions of the defects, treated by cell coated implants a precursor cell rich regenerating tissue containing proteoglycans was detected.

One of the major issues in a successful regeneration of osteochondral defects is the reconstruction of the subchondral bone. Stem cell coated titanium implants induce the formation of a subchondral bone layer at the implant surface and enable thereby the healing of superficial cartilage tissue.

Einleitung

Traumatische Knorpeldefekte mit Zerstörung des subchondralen Knochens sind häufig und führen zu irreparablen Schäden und Arthrose der großen Gelenke, da hyaliner Knorpel spontan nicht regeneriert. Der endoprothetische Kniegelenksersatz ist darüber hinaus bei den oft jungen Patienten meist mit unbefriedigenden Resultaten verbunden. Ziel des vorliegenden

Projektes ist es, stammzellbesiedelte Titanimplantate zu entwickeln, die als biologischer Teilersatz der verletzten Gelenkfläche eingesetzt werden können. Die Gelenkfläche soll dadurch wiederhergestellt und die Ausbildung einer Arthrose vermieden werden.

Methodik

Bei 8 Milchschafen wurde unter Analgosedierung Knochenmark aus dem Beckenkamm aspiriert und eine Kultur mesenchymaler Stammzellen angezüchtet (Pittenger et al. 1999). Runde Titanimplantate mit den Abmessungen $8{,}35 \times 2$ mm und 28 durchgängigen Bohrkanälen (600 µm Durchmesser) wurden in die Stammzellkulturen gegeben, so dass innerhalb von 3 Wochen ein dichtes Zell-Matrix-Netzwerk in den Kanälen entstand (Frosch et al. 2002). Unter Vollnarkose wurden 6 mit autologen Zellen besiedelte Implantate in 8,25 mm breite Defekte des retropatellaren Gleitlagers der Schafe »press-fit« eingesetzt. 3 Implantate wurden dabei 2 mm und weitere 3 Implantate 5 mm unter das Knorpelniveau versenkt. Als Kontrolle dienten jeweils Leerdefekte oder Implantate ohne Zellen auf der Gegenseite. Während der 3-monatigen Versuchsdauer erfolgte eine polychrome Sequenzmarkierung des neu entstandenen Knochens, eine intravitale Gefäßmarkierung mittels Tuscheinfusion sowie die Anfertigung histologischer Schnittpräparate. Die Evaluation der Defektheilung erfolgte mittels Toluidin-Blau-Färbung, Mikroradiographie, sowie durch Licht-, Polarisations- und confokaler Lasermikroskopie.

Ergebnisse

Alle Implantate wurden osseointegriert. Bei den Leerdefekten und den Defekten, die mit unbesiedelten Implantaten behandelt wurden, zeigte sich keine Heilung des Knorpels. Bei den 2 mm tief im Gleitlager versenkten Implantaten kam es zur Ausbildung von minderwertigem Faserknorpel auf der Implantatoberfläche mit Einsprossung von Blutgefäßen. Die Defekte, bei denen das Implantat 5 mm tief eingebracht wurde, heilten $2 \times$ vollständig und $1 \times$ partiell aus. Ab der 10. Woche kam es dabei auf dem Implantat zur Ausbildung einer subchondralen Knochenschicht und zu einer Knorpelregeneration. In den Randbezirken des Defektes zeigte sich dabei hyaliner Knorpel, zentral ein vorläuferzellreiches Knorpelregenerat, welches bereits reich an Proteoglykanen war.

Diskussion/Schlussfolgerung

Bei osteochondralen Defekten am Kniegelenk lässt sich der subchondrale Knochen mittels stammzellbesiedelter Titanimplantate rekonstruieren und dient als Grundlage für die Regeneration des hyalinen Knorpels. Das Verfahren stellt den ersten Schritt zur Entwicklung eines lebenden, biologisch aktiven Oberflächenersatzes für das Kniegelenk dar. Weitere Untersuchungen mit längerer Versuchsdauer und molekularbiologischer Knorpelcharakterisierung sind notwendig.

Literatur

1. Frosch KH, Barvencik F, Lohmann C, Viereck V, Breme J, Siggelkow H, Dresing K, Stürmer KM (2002) Migration, matrix production and lamellar bone formation of human osteoblast-like cells in porous titanium implants. Cells Tissues Organs 170:214–227
2. Pittenger MF, Mackay AM, Beck SC, Jaiswal RK, Douglas R, Mosca JD, Moorman MA, Simonetti DW, Craig S, Marshak DR (1999) Multilineage potential of adult human mesenchymal stem cells. Science 284:143–147

Korrespondenzadresse: Dr. K.-H. Frosch, Unfallchirurgie, Universitätsklinikum Göttingen, Robert-Koch-Straße 40, 37075 Göttingen

Die Biegesteifigkeit des Osteosynthesematerials bestimmt die Reifung des Kallusgewebes eines Knochenbruches über die Immigration von Makrophagen und die Angiogenese

The stability of the fracture fixation determines the maturation of the mesenchymal tissue in bone fracture via the immigration of macrophages and the angiogenesis

A. Probst[1], T. Schneider[1], S. Grässel[2], P. Bruckner[2], M. Fiege[3], G. Plenz[3], H. U. Spiegel[4]

[1] Hegau-Klinikum, Singen
[2] Institut für Physiologische Chemie und Pathobiochemie, Münster
[3] Institut für Arterioskleroseforschung, Münster
[4] Abteilung für Chirurgische Forschung, Münster

Abstract

The stability of fracture fixation determines the pattern of fracture healing by different differentiation of the mesenchymal tissue (osteonal versus enchondral ossification). The alteration of the expression of collagen IX-, collagen X-, osteocalcin-, macrosialin-, and VEGF-mRNA in the fracture callus was investigated at different stable fixation devices.

Standardized tibial fractures of rats were fixed with a steel nail (mean stiffness 3.2 ± 0.43 N/mm) or with a polypropylene nail (mean stiffness 0.2 ± 0.04 N/mm). On day 4, 8, 12, 20 and 40 after operation the fracture tissues of 3 rats per nail type were excised. The specimens were examined histologically (Azan staining) or immunhistologically (ED2 as marker for macrophages and v. Willebrand factor for endothelial cells) and the total RNA of each fracture was isolated. Specific cDNA probes for collagen IX (specific marker of immature chondrocytes), collagen X (hypertrophic chondrocytes), osteocalcin (osteoblasts), macrosialin (macrophage specific surface antigen and equivalent of human CD 68) and VEGF (angiogenesis) were synthesized by reverse transcribed-Polymerase Chain Reaction (rt-PCR). After Northern Blotting the membranes were hybridized with the specific cDNA probes and the relative expression quantified by phosphor imaging.

Histologically a delay of fracture healing could be observed in the less stable fractures. In the more stable fractures collagen IX-, collagen X-, osteocalcin-, macrosialin- and VEGF-mRNA expression was earlier than in the less stable fractures. In immunohistochemical sections macrophage specific staining was seen earlier and more vessels (v Willebrand factor) were seen from more stable fixed fractures.

In our fracture model we can show that the maturation of cartilage, the differentiation of bone, the immigration of macrophages and the formation of new blood vessels depend on the stability of fracture fixation. Because the angiogenetic capability of macrophages is VEGF mediated and endothelial cells promote the terminal differentiation of chondrozytes in co-cultures and in the growth plate the enchondral ossification depends on the presence of VEGF and endothelial cells, we suggest that a less stable fracture fixation impairs the blood vessel formation by increased micro movement and consequently the differentiation of mesenchymal tissues. More stable fracture fixations, however, increase angiogenesis and create a milieu for a fast enchondral ossification.

Einleitung

Die Stabilität der Frakturosteosynthese bestimmt die Art der Heilung durch unterschiedliche Differenzierung der mesenchymalen Gewebe (osteonale versus enchondrale Ossifikation) [2]. Die Veränderung der Expression von Kollagen IX-, Kollagen X-, Osteocalcin-, Macrosialin- und VEGF-mRNA sowie Makrophagenimmigration und die Gefäßneubildung im Frakturgewebe wurde bei unterschiedlichen Graden der Frakturstabilisierung untersucht.

Methode

Standardisierte Tibiafrakturen der Ratte wurden entweder mit Stahlnägeln (Biegesteifigkeit: 3,2 ± 0,43 N/mm) oder Polypropylennägeln (Biegesteifigkeit: 0,2 ± 0,04 N/mm) stabilisiert. An den Tagen 4, 8, 12, 20 und 40 nach der Operation wurde der Kallus entnommen, histologisch oder immunhistologisch aufbereitet (Azan-Färbung zur Darstellung der enchondralen Ossifikation, ED2 zur Darstellung der Makrophagenimmigration und v. Willebrand-Faktor zur Darstellung der Gefäßneubildung) oder die totale RNA isoliert. Spezifische cRNA-Sonden für Kollagen IX (Chondrozythen), Kollagen X (hypertropher Chondrozyt) Osteocalcin (Osteoblasten), Macrosialin (Makrophagen) und VEGF (Angiogenese) wurden mit Hilfe der rtPCR synthetisiert. Nach dem Northern Blotting wurden die Membranen hybridisiert mit spezifischen DNA-Sonden und die relativen Genexpression mit einem Phosphorimager quantifiziert.

Ergebnisse

Histochemisch war die Frakturreifung bei den instabileren Frakturen verzögert. Kollagen IX-, Kollagen X-, Macrosialin-, Osteocalcin- und VEGF-mRNA wurde bei den stabileren Osteosynthesen zu einem früheren Zeitpunkt als bei den instabilen Osteosynthesen exprimiert. Immunhistologisch war das makrophagenspezifische Oberflächenantigen CD2 im Frakurkallus der stabilen Frakturen früher und in größerer Menge als bei den instabileren Frakturen nachweisbar. Mit Hilfe des v Willebrandfaktor (spezifisch für Gefäßendothel) war die frühere Blutgefäßneubildung im Frakturkallus der stabileren Frakturen sichtbar.

Diskussion

In unserem Knochenbruchmodell können wir aufzeigen, dass die Reifung des Knorpelgewebes, die Differenzierung des Knochengewebes, die Immigration von Makrophagen und die Gefäßneubildung von der Stabilität des Osteosynthesematerials abhängig sind.

Weil Makrophagen ihre angiogenetisch Potenz über VEGF entwickeln [5] und Gefäßendothelien in Co-Kultur Chondrozyten zur terminalen Differenzierung anregen [1] und in der Wachstumsfuge die enchondrale Ossifikation von der Präsenz von VEGF und Gefäßendothelien abhängig ist [3, 4], kann vermutet werden, dass bei instabileren Osteosynthesen die Angiogenese durch das Übermaß an Mikrobewegungen behindert und die Differenzierung der mesenchymalen Gewebe verzögert wird. Stabilere Osteosynthesen dagegen fördern die Angiogenese und schaffen dadurch das geeignete Milieu zur schnelleren enchondralen Ossifikation.

Literatur

1. Bittner K, Vischer P, Bartholmes P, Bruckner P (1998) Role of the subchondral vascular system in endochondral ossification: endothelial cells specifically derepress late differentiation in resting chondrocytes in vitro. Exp Cell Res 238:491–497
2. Chao EY, Aro HT, Lewallen DG, Kelly PJ (1989) The effect of rigidity on fracture healing in external fixation. Clin Orthop 241:24–35

3. Gerber HP, Vu TH, Ryan AM, Kowalski J, Werb Z, Ferrara N (1999) VEGF couples hypertrophic cartilage remodeling, ossification and angiogenesis during endochondral bone formation. Nat Med 5:623–628
4. Street J, Bao M, deGuzman L, Bunting S, Peale FV, Jr., Ferrara N, Steinmetz H, Hoeffel J, Cleland JL, Daugherty A, van Bruggen N, Redmond HP, Carano RA, Filvaroff EH (2002) Vascular endothelial growth factor stimulates bone repair by promoting angiogenesis and bone turnover. Proc Natl Acad Sci 99:9656–9661
5. Xiong M, Elson G, Legarda D, Leibovich SJ (1998) Production of vascular endothelial growth factor by murine macrophages: regulation by hypoxia, lactate, and the inducible nitric oxide synthase pathway. Am J Pathol 153:587–598

Korrespondenzadresse: Priv.-Doz. Dr. med. Axel Probst, Hegau-Klinikum GmbH, Klinik für Unfall- und Handchirurgie, Virchowstr. 10, 78224 Singen, Tel.: 07731-892400, Fax: 07731-892405, E-mail: axel.probst@hegau-klinikum.de

Analyse der transkriptionalen Aktivität von NF-κB in Monozyten polytraumatisierter Patienten in der frühen posttraumatischen Phase

Initial posttraumatic activity of NF-κB in monocytes of multiple injured trauma patients

J. Stegmaier[1], P. Biberthaler[1], C. Kirchhoff[1], P. Neth[2], M. Jochum[2], W. Mutschler[1]

[1] Chirurgische Klinik und Poliklinik München Innenstadt, Ludwig-Maximilians-Universität
[2] Abteilung für klinische Chemie und klinische Biochemie, Klinikum Innenstadt, Ludwig-Maximilians-Universität

Abstract

Posttraumatic inflammation is combined with dysfunction of monocytes by decreased NF-κB activity in the early posttraumatic period [1]. As the initial dynamic of monocytic NF-κB activity in traumatized patients remains unclear, the aim of this study was to analyse the intranuclear activity of NF-κB in monocytes obtained from multiple injured patients. The results were compared to down-stream placed mRNA expression of TNFα as well as to clinical data.

Einleitung

Für die posttraumatische Modulation des humanen Immunsystems scheint die Änderung der transkriptionaler Aktivität in immunkompetenten Zellen polytraumatisierter Patienten von großer Bedeutung zu sein [1]. Unklar ist dabei die Dynamik dieser transkriptionalen Aktivität in der direkt posttraumatischen Phase. Ziel der Studie war es daher, die frühe transkriptionale Aktivität von NF-κB, einem entscheidenden pro-inflammatorischen Transkriptionsfaktor in den Zellkernen von Monozyten polytraumatisierter Patienten zu bestimmen und mit der mRNA-Expression von TNFα, eines down-stream gelegenen Effektormediators von NF-κB, sowie mit klinischen Daten zu vergleichen.

Patienten und Methoden

In unsere prospektive Studie wurden 11 polytraumatisierte Patienten mit einem Injury Severity Score (ISS) von mehr als 16 Punkten eingeschlossen, welche in weniger als 90 min nach Trauma in die Klinik eingeliefert wurden. Blutproben wurden bei Aufnahme, sowie nach 6, 12, 24, 48 und 72 h entnommen. Daraus wurden mittels magnetischer Zellisolierung CD14-positive Monozyten isoliert, sowie nukleäres Protein extrahiert. Die konsensuelle Oligonukleotidsequenz der p50-Untereinheit von NF-κB (sense: 5′-AGT TGA GGG GAC TTT CCC AGG C-3′, Promega, Madison, WI, USA) wurde einer radioaktiven Phosphorylierung mittels ^{32}Phosphor unterzogen, welche mit dem isolierten Protein inkubiert wurde. Nicht inkorporierte Oligonukleotide wurden mit Hilfe spezifischer Aufreinigungssäulen aus dem Ansatz entfernt (Sephadex Quick spin columns for radiolabeled oligonucleotides, Roche, Mannheim, Germany). Pro Patient/ Proband und Abnahmezeitpunkt wurde 1 µg nukleäres Protein eingesetzt. In jedem Testansatz wurden standardisiert Positiv- und Negativkontrollen mittels Monozyten gesunder Probanden (n = 5) mit/ohne LPS-Stimulation durchgeführt. Die intranukleäre Aktivität von NF-κB wurde mittels electophoretic mobility shift assay (EMSA) analysiert und densitometrisch quantitativ ausgewertet. Dabei wurden die Ergebnisse der unstimulierten Negativkontrollen als Baseline-Wert (n = 1) gesetzt und die Ergebnisse sowohl der LPS-stimulierten Positivkontolle als auch der Patienten als Quotient zu dieser Baseline berechnet.

Die Expression von TNFα, als down-stream Parameter von NF-κB, wurde mittels quantitativer RT-PCR (LightCycler, Roche) analysiert. Total-RNA wurde mittels RNeasy midi Kit (Qiagen, Hilden, Germany) synthetisiert. First strand cDNA-Synthese wurde mit 1 µg total-RNA (Roche, Mannheim, Germany), quantitative RT-PCR mittels LightCycler-FastStart DNA Master SYBR Green I Kit (Roche) mit 1 µg cDNA durchgeführt. Die Spezifität der quantitativen RT-PCR wurde anhand der Schmelzkurven in Kombination mit Agarose-Gelelektrophorese analysiert. Als Kontrollen dienten Blutproben gesunder, junger Probanden (n = 5), welche unstimuliert als Negativkontrollen herangezogen wurden, als Positivkontrollen dienten LPS-stimulierte Zellen der gesunden Probanden. Die statistische Auswertung erfolgte mittels ANOVA *on ranks*.

Ergebnisse

In unsere Pilotstudie wurden 11 polytraumatisierte Patienten, davon 2 weibliche und 9 männliche im Alter von 18 – 75 Jahren eingeschlossen. Der mittlere ISS betrug 34 Punkte (IQ: 27,5 – 41,2). Die Ursache der schweren Mehrfachverletzungen waren v. a. Hochrasanztraumen. Drei Patienten verstarben im posttraumatischen Verlauf. Die transkriptionale Aktivität von NF-κB der nativ isolierten, gesunden Probanden (Negativkontrollen) diente als Baseline. Im Verhältnis dazu fand sich die transkriptionale Aktivität von NF-κB in Monozyten gesunder Probanden nach LPS-Stimulation auf 360 ± 141 erhöht. In Patienten war die Aktivität von NF-κB sowohl bei Aufnahme (88 ± 37), als auch 6 h nach dem Unfall (59 ± 28) signifikant gegenüber den späteren Abnahmezeitpunkten (12 h, 24 h, 48 h und 72 h) erhöht. In der Analyse der NF-κB-Werte im Vergleich zu klinischen Daten (Alter, Geschlecht, ISS, Anzahl der transfundierten Erythrozyten-konzentrate und Fresh-Frozen-Plasma-Einheiten) fanden sich keine signifikanten Korrelationen. Die Analyse der down-stream-gemessenen mRNA-Expression von TNFα im Zytoplasma der iden-tischen Monozyten ergab interessanterweise lediglich einen tendenziellen Anstieg bei Aufnahme der Patienten gegenüber der Baseline (1,7 ± 0,9). Im weiteren Verlauf zeigte die Expression von TNFα zu den späteren Abnahmezeitpunkten keine signifikanten Unterschiede im Vergleich zur unstimulierten Negativkontrolle gesunder Probanden; (6 h: 1,0 ± 0,3; 12 h: 0,7 ± 0,3; 24 h: 0,8 ± 0,2; 48 h: 0,7 ± 0,2; 72 h: 0,3 ± 0,1). (◘ Abbildung 1, ◘ Abbildung 2).

Diskussion

Anhand der vorliegenden Studie demonstrierten wir erstmals eine Analyse der transkriptionalen Aktivität von NF-κB in humanen Monozyten polytraumatisierter Patienten in der direkt posttrau-matischen Phase. Dabei fand sich diese Aktivität direkt nach Trauma signifikant erhöht gegenüber

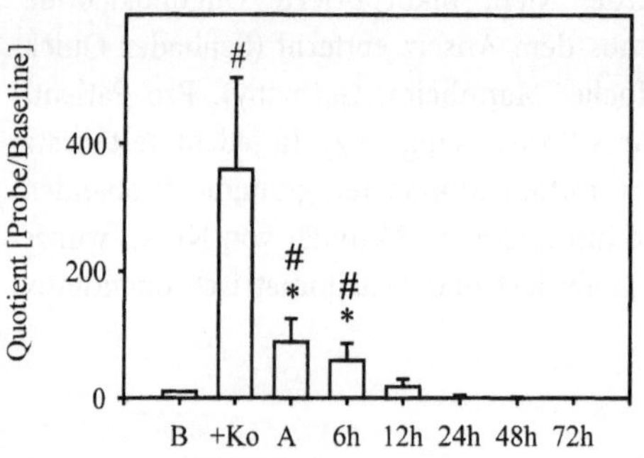

◘ **Abb. 1.** Die Graphik demonstriert die quantitativen Ergebnisse der Bestimmung von NF-κB in Monozyten polytraumatisierter Patienten bei Aufnahme (A), sowie 6 h, 12 h, 24 h, 48 h und 72 h nach dem Unfall. Die Erge-bnisse sind als Quotient zur Baseline (= Werte der unsti-mulierten Negativ-Kontrolle gesunder Probanden: B) dargestellt. Monozyten identischer gesunder Spender nach LPS-Exposition induzierten eine signifikante Stei-gerung der Aktivität von NF-κB (= Positiv Kontrolle: Ko +). * = p < 0,05 ANOVA gefolgt von SNK-Test gegenüber 12 h, 24 h, 48 h und 72 h. # = p < 0,05 U-Test gegen Baseline

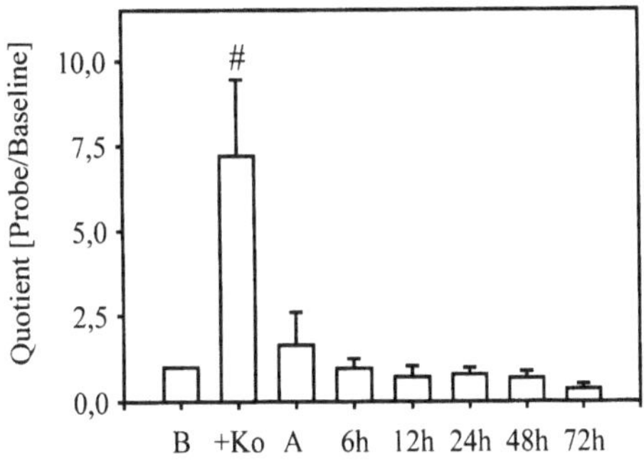

❏ Abb. 2. Die Graphik demonstriert die quantitativen RT-PCR-Ergebnisse von TNFα in Monozyten polytraumatisierter Patienten bei Aufnahme (A), sowie 6, 12, 24, 48 und 72 h nach dem Unfall. Die Ergebnisse sind als Quotient zur Baseline (Werte der unstimmulierten Negativ-Kontrolle gesunder Probanden: B) dargestellt. Im Gegensatz zur transkriptionalen Aktivität fand sich bei Aufnahme die TNFα mRNA Expression nicht signifikant verändert gegenüber den Folgeabnahmen. # = p < 0,05 U-Test gegen Baseline.

unstimulierten Kontrollen. In unseren Untersuchungen war die nukleäre Aktivität von NF-κB initial erhöht; dies geht einher mit Ergebnissen aus Zellkulturen, welche ebenfalls einen raschen Anstieg der NF-κB-Aktivität zeigen. 12 h nach Trauma fand sich die Aktivität nicht mehr erhöht; diese Daten stimmen überein mit den Ergebnissen anderer Autoren, welche die transkriptionale Aktivität ab ca. 12 h nach Trauma untersuchten [2]. In unseren Untersuchungen fand sich die Expression der mRNA von TNFα in den identischen Monozyten lediglich tendenziell erhöht. Dies steht im Widerspruch zu Ergebnissen, welche anhand von zellphysiologischen Experimenten an humanen Monozytenkulturen durchgeführt wurden [3]. Die in diesen experimentellen Untersuchungen detektierte Erhöhung von NF-κB ging einher mit der down-stream gelegenen Erhöhung der mRNA von abhängigen Faktoren, wie z.B. TNFα [4]. Die Ursache für diese fehlende Effektorwirkung ist bislang nicht geklärt und aktueller Bestandteil weiterer Untersuchungen.

Schlussfolgerung

Die von uns demonstrierten Daten lassen den Schluss zu, dass die transkriptionale Aktivität von NF-κB in humanen Monozyten polytraumatisierter Patienten direkt nach dem Unfall erhöht zu sein scheint. Diese Aktivierung wird offensichtlich jedoch nicht in ein adäquates Signal auf mRNA-Ebene umgesetzt; die Ursache für dieses Phänomen ist bislang nicht bekannt und Bestandteil aktueller Untersuchungen. Die demonstrierte Dynamik der transkriptionalen Aktivität nach Polytrauma in Gestalt eines initialen Gipfels gefolgt von einer eher anergen immunologischen Situation könnte ursächlich an der bereits beschriebenen biphasischen Immunantwort (Hyper- gefolgt von Hypo-Aktivität) nach Polytrauma beteiligt sein.

Literatur

1. Cioffi WG, Burleson DG, Pruitt BAJ (1993) Leukocyte responses to injury. Arch Surg 128:1260–1267
2. Adib-Conquy M, Asehnoune K, Moine P, Cavaillon JM (2001) Long-term-impaired expression of nuclear factor-kappa B and I kappa B alpha in peripheral blood mononuclear cells of trauma patients. J Leukoc Biol 70:30–38
3. Guha M, Mackman N (2001) LPS induction of gene expression in human monocytes. Cell Signal 13:85–94
4. Liu H, Sidiropoulos P, Song G et al. (2000) TNF-alpha gene expression in macrophages: regulation by NF-kappa B is independent of c-Jun or C/EBP beta. J Immunol 164:4277–4285

Korrespondenzadresse: J. C. G. Stegmaier, AG Polytrauma, Chirurgische Klinik und Poliklinik LMU München Innenstadt, Nussbaumstr. 20, 80336 München, Tel.: 089/5160-5480, Fax: 089/5160-2585, E-mail: juliastegmaier@web.de

Einfluss von TNF auf die intrakranielle Regulation von IL-18 nach Schädel-Hirn-Trauma bei Patienten und im experimentellen Modell

Influence of TNF on the regulation of intracranial IL-18 following traumatic brain injury in patients and in experimental closed head injury

O. I. Schmidt, C. E. Heyde, W. Ertel, P. F. Stahel

Klinik für Unfall- und Wiederherstellungschirurgie, Charité Universitätsmedizin Berlin, Campus Benjamin Franklin, Hindenburgdamm 30, 12200 Berlin

Abstract

Interleukin-18 (IL-18) and tumor necrosis factor (TNF) are potent mediators of intracerebral inflammation following brain injury. Regulation of IL-18 expression in the intracranial compartment through TNF has not yet been evaluated. We examined the posttraumatic release of IL-18 and TNF in cerebrospinal fluid of 28 patients following severe traumatic brain injury. Using a model of intracranial TNF injection in C57BL/6 mice, the effects of TNF on IL-18 expression were investigated. In addition, IL-18 concentrations were assessed in brains of wild-type C57BL/6 and TNF/lymphotoxin-α $-$ /$-$ mice in a model of closed head injury for up to 7 days after trauma. Significant inverse correlations for IL-18 and TNF levels were found in patients following traumatic brain injury ($r = -0.6$ to -0.8, $P < 0.05$). In the experimental setting, increased IL-18 concentrations were detected in brain homogenates of mice injected PBS (vehicle) only, while the intracerebral injection of 200 ng mouse-recombinant TNF blocked IL-18 increase significantly. Both groups subjected to experimental brain injury showed significant increase of IL-18 concentrations, however no significant differences between wild-type and TNF/lymphotoxin-α $-$ /$-$ mice were found. Based on the proposed „dual" role of TNF as pro- and anti-inflammatory mediator in neuroinflammation, we suggest that the TNF-mediated inhibition of IL-18 expression may represent a so far unknown anti-inflammatory mechanism after brain injury.

Einleitung

Interleukin-18 (IL-18) und Tumor Nekrose Faktor (TNF) sind potente Mediatoren der intrazerebralen Entzündungsreaktion nach Schädel-Hirn-Trauma (SHT) [1, 2]. Experimentelle Studien konnten nachweisen, dass die Blockade von IL-18 zu einer verbesserten neurologischen Erholung nach SHT führt [3]. Die Regulation der IL-18 Expression im intrakraniellen Kompartiment durch TNF wurde bisher nicht untersucht.

Methodik

In der klinischen Studie wurden 28 Patienten mit schwerem SHT (Glasgow Coma Scale ≤ 8) prospektiv erfasst und die TNF- und IL-18-Werte im Liquor bis zu 14 Tage nach Trauma täglich mittels ELISA gemessen und deren Korrelation analysiert. Im experimentellen Teil der Studie wurden Mäuse des C57BL/6 Stammes in fünf Gruppen randomisiert: *Gruppe 1* – normale Mäuse ohne SHT ($n = 10$); *Gruppe 2* – intrazerebrale Injektion von Träger-Lösung (10 µl PBS) ohne TNF ($n = 6$); *Gruppe 3* – intrazerebrale Injektion von 200 ng rekombinantem TNF ($n = 10$); *Gruppe 4* – geschlossenes SHT in wild-Typ Mäusen ($n = 10$); *Gruppe 5* – geschlossenes SHT in TNF/Lymphotoxin-α – / – Mäusen ($n = 10$). Die Gehirne wurden zu den Zeitpunkten $t = 24$ h und 7 Tage homogenisiert und mittels ELISA auf IL-18-Konzentrationen analysiert. Alle Experimente wurden durch die Ethische Kommission und die Tierschutzbehörde begutachtet und genehmigt.

Ergebnisse

Im Liquor von SHT-Patienten zeigten die TNF-Werte eine signifikante inverse Korrelation zu den korrespondierenden IL-18-Konzentrationen im Verlauf von bis zu 14 Tagen nach Trauma ($r = -0.6$ bis -0.8, $P < 0.05$). Im Tierversuch konnte eine intrazerebrale Induktion von IL-18 durch die intrazerebrale Injektion der Trägerlösung (10 µl PBS) innerhalb von 24 h gezeigt werden ($P < 0.01$; Gruppe 2 vs. 1). Die intrazerebrale Injektion von 200 ng TNF führte zu einer signifikanten Reduktion der IL-18 Konzentration im Vergleich zu den Kontrolltieren ($P < 0.05$; Gruppe 3 vs. 2). Bei den Mäusen mit SHT (Gruppen 4 und 5) zeigte sich eine signifikant erhöhte Letalität der TNF/Lymphotoxin-α – / – Mäuse innerhalb von 24 h und 7 Tagen gegenüber den wild-Typ Tieren ($P < 0.05$). Die IL-18-Konzentrationen waren im verletzten Gehirn der SHT-Gruppen im Verlauf von 7 Tagen signifikant erhöht gegenüber den Kontrolltieren ($P < 0.05$; Gruppe 4/5 vs. 1), wobei keine Unterschiede zwischen wild-Typ und TNF/Lymphotoxin-α – / – Mäusen ermittelt wurden ($P > 0.05$; Gruppe 4 vs. 5).

Schlussfolgerung

Der Nachweis einer inversen Korrelation der beiden Zytokine in der klinischen Studie und einer TNF-vermittelten Suppression von IL-18 im Gehirn der Maus *in vivo* unterstützt die beschriebene »duale« Funktion des pro-inflammatorischen Zytokins TNF [2, 4] im Sinne einer anti-inflammatorischen Wirkung durch Hemmung der intrazerebralen IL-18 Expression. Diese suppressive Wirkung auf IL-18 reflektiert sich möglicherweise in der erhöhten Letalität der TNF/Lymphotoxin-α – / – Mäuse nach Trauma, zumal im vorliegenden Trauma-Modell erhöhte intrazerebrale IL-18 Werte mit einer verschlechterten Prognose nach SHT einhergehen.

Literatur

1. Morganti-Kossmann MC, Rancan M, Stahel PF, Kossmann T (2002) Inflammatory response in acute traumatic brain injury: a double-edged sword. Curr Opin Crit Care 8:101–105
2. Shohami E, Ginis I, Hallenbeck JM (1999) Dual role of tumor necrosis factor alpha in brain injury. Cytokine Growth Factor Rev 10:119–130
3. Yatsiv I, Morganti-Kossmann MC, Perez D, Dinarello CA, Novick D, Rubinstein M, Otto VI, Rancan M, Kossmann T, Redaelli CA, Trentz O, Shohami E, Stahel PF (2002) Elevated intracranial IL-18 in humans and mice after traumatic brain injury and evidence of neuroprotective effects of IL-18-binding protein after experimental closed head injury. J Cereb Blood Flow Metab 22:971–978
4. Scherbel U, Raghupathi R, Nakamura M, Saatman KE, Trojanowski JQ, Neugebauer E, Marino MW, McIntosh TK (1999) Differential acute and chronic responses of tumor necrosis factor-deficient mice to experimental brain injury. Proc Natl Acad Sci USA 96:8721–8726

Korrespondenzadresse: Dr. med. Oliver I. Schmidt, Klinik für Unfall- und Wiederherstellungschirurgie, Charité Universitätsmedizin Berlin, Campus Benjamin Franklin, Hindenburgdamm 30, 12200 Berlin, Tel.: 030/8445-4848, Fax: 030/8445-4464, E-mail: oliver.schmidt@medizin.fu-berlin.de

XXII. Tissue Engineering

Bioreaktoren zur Züchtung von Geweben: Stand und Herausforderungen

Bioreactors for Tissue Engineering: State of the art and challenges ahead

I. Martin, M. Jakob, D. Wendt, M. Heberer

Institut für Chirurgische Forschung und Spitalmanagement, Abteilung Chirurgie und Abteilung Forschung, Universitätsspital Basel, Schweiz

Abstract

Tissue engineering has the potential to support many surgical procedures by providing functional grafts upon demand. However, the production of tissues remains a complex process in which the regulatory role of specific physicochemical culture parameters is so far not completely understood. Today, by allowing controlled changes of specific environmental factors, bioreactor systems support the investigation of tissue development and cell function in a 3D environment. In the future, by automating and standardizing tissue manufacture, bioreactors could assure the production of functional grafts with reproducible quality at acceptable cost.

Einführung

Das Tissue-Engineering nutzt Prinzipien und Methoden des Ingenieurswesens und der Biowissenschaften zur Entwicklung von biologischen Ersatzmaterialien zur Wiederherstellung, Erhaltung oder Verbesserung von Gewebe- und Organfunktionen. Typischerweise werden dreidimensionale (3D-) Gewebestrukturen durch die Verbindung autologer oder allogener Zellen mit porösen Biomaterialien, die als Schablone dienen, hergestellt.

Bioreaktoren sind Geräte, in denen biologische und biochemische Prozesse unter kontrollierten Bedingungen ablaufen (z. B. pH, Temperatur, Druck, Nährstoffzufuhr und Entsorgung von Ausscheidungen). Bioreaktoren werden heute routinemäßig in industriellen Gärprozessen, der Abwasserbehandlung, der Nahrungsmittelindustrie und der Produktion von Pharmazeutika und rekombinanten Eiweißen (z. B. Antikörper, Wachstumsfaktoren, Impfstoffen und Antibiotika) eingesetzt. Die Herstellung von Ersatzgeweben in Bioreaktoren ist hingegen eine neue und derzeit noch experimentelle Anwendung.

Zellbesiedelung von 3D-Biomaterialien

Die Besiedelung von Biomaterialien mit Zellen, bildet den ersten Schritt bei der Erzeugung von 3D-Kulturen. Bei der statischen Besiedelung werden Zellsuspensionen mit einer Pipette auf Biomaterialien aufgetragen. Diese gebräuchlichste Methode führt allerdings zu einer ungleichmäßigen Verteilung der Zellen innerhalb der Konstrukte. Eine deutlich höhere Effizienz und Homogenität wurden bei der Verwendung von bioresorbierbaren (Polyglycolsäure) Vliesnetzen erzielt, die in Rührgefäss-Bioreaktoren eingebracht wurden. Aufgrund einer ineffizienten Konvektion der Zellen in das Innere der Gerüste, kam es allerdings bei Verwendung größerer Biomaterialien auch hier zu einer ungenügenden Zellverteilung im Innern der Gerüste.

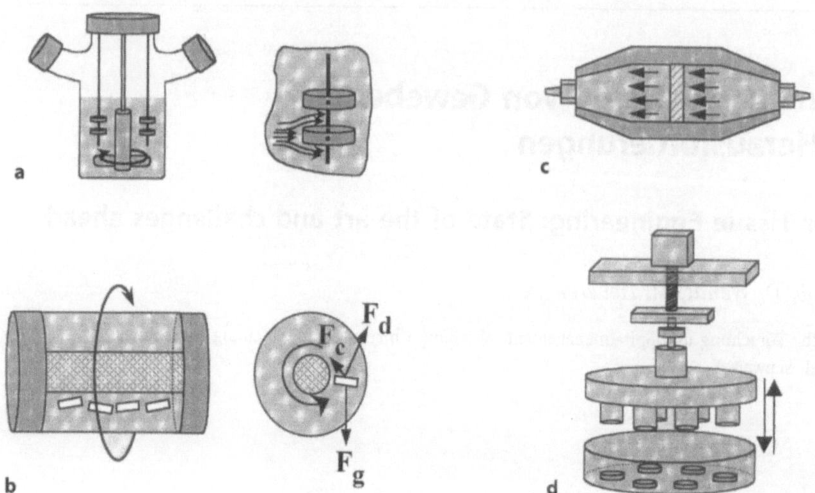

◘ Abb. 1. Charakteristische Bioreaktoren für das Tissue Engineering (a) *Rührgefäß-Bioreaktor:* Sie werden zur Besiedelung von Zellen auf Biomaterialien und die nachfolgenden Kulturen der Konstrukte benutzt. Die Zellen in der Suspension werden während der Besiedelung mittels Konvektion auf- und in das Gerüst transportiert. Während der Kultur bewirkt das Rühren des Mediums einen vermehrten Stoffaustausch an der Konstruktoberfläche. Allerdings entstehen auch Turbulenzen welche für die Entwicklung eines Gewebes schädlich sein können. (b) *Rotationsgefäß-Bioreaktor:* Dieser bewirkt ein dynamische Kulturumgebung zu den Konstrukten mit kleinen Scherkräften und hohen Stoffaustauschraten. Das Gefäß wird mit einer bestimmten Geschwindigkeit rotiert, bis die Widerstandskraft (Fd), die Zentrifugalkraft (Fc) und die effektive Gravitationskraft (Fg) ausgeglichen sind. Die Konstrukte verbleiben so in einem Zustand des »freien Falles« im Kulturmedium. (c) *Perfusions-Bioreaktor:* Das Kulturmedium fließt direkt durch die Poren des Konstruktes. Diese Bioreaktoren werden zur Zellbesiedelung von Biomaterialien, wie auch für die nachfolgenden Kulturen verwendet. Sie gewährleisten einen Stoffaustausch sowohl an der Konstrukperipherie wie auch im Innern. (d) *Kompressions-Bioreaktor:* Er ermöglicht eine kontrollierte dynamische Kompression von mehreren Konstrukten gleichzeitig. Er kann benutzt werden, um die Gewebeerzeugung unter physiologischen mechanischen Belastungen durchzuführen. Die Deformation kann über Computer kontrollierte Hubmotoren gesteuert werden, während die Belastung mittels Kraftzellen gemessen werden kann.

Mittels direkter Perfusion einer Zellsuspension durch die Poren eines 3D-Gerüstes (◘ Abbildung 1c) in einem automatisierten Bioreaktor, konnte erstmals eine hohe Besiedelungseffizienz und eine gleichförmige Zellverbreitung erreicht werden (Wendt et al., 2003). Ein weiterer Vorteil eines Perfusions-Bioreaktorsystems liegt darin, dass er sowohl die Besiedelung des Biomateriales als auch die darauf folgende Kultivierung des Konstruktes und Gewebezüchtung erlaubt. Ein solches System kann nicht nur zu einem rationelleren Fertigungsprozess, sondern auch zur Reduktion der Sicherheitsrisiken, die mit der Handhabung und dem Transfer der Konstrukte zwischen verschiedenen Bioreaktoren verbunden sind, führen.

Steigerung des Stoffaustausches

Die in-vitro generierten Konstrukte müssen eine bestimmte Größe erreichen, um als Ersatzgewebe zu dienen. Mit zunehmender Größe aber wird die zentrale Versorgung mit Sauerstoff und löslichen Nährstoffen zum limitierenden Faktor.

Ein Stoffaustausch an der Konstruktperipherie kann zum Beispiel durch ein ständiges Durchmischen des Kulturmediums sichergestellt werden. Im Vergleich zu statischen Kulturen (stehende Gefäßkulturen) führte die Zucht von bovinen Knorpelzellen auf Polyglycolsäure Vliesnetzen in Rührgefäß-Bioreaktoren (◘ Abbildung 1a) zu einer Steigerung der akkumulierten Glycosaminoglykane (GAG) im zentralen Bereich des Konstruktes. Allerdings bildete sich eine faserige Kapsel auf der Konstrukt-Oberfläche, was auf Wirbelströmungen zurückgeführt wurde, die sich im Innern dieses Bioreaktors bilden (Vunjak-Novakovic et al., 1999). Ein dynamischer laminarer Fluss, wie er innerhalb eines rotierenden Gefäßes (◙ Abbildung 1b) entlang den Konstrukten erzeugt wird, stellt bei geringer Turbulenzbildung- und Scherkräften einen alternativen und effizienten Weg des Stoffaustausches dar. Jedenfalls wiesen die in diesen Bioreaktoren gezüchteten bovinen Knorpelstrukturen im Vergleich zu den statischen- oder gerührten Gefäßkulturen eine verbesserte Gewebequalität auf, die derjenigen des natürlichen Knorpels nahe kam (Vunjak-Novakovic et al., 1999).

Perfusionsbioreaktoren, in denen das Kulturmedium direkt durch die Poren zellbesiedelter 3D-Gerüste perfundiert wird, gewährleisten sowohl an der Konstruktperipherie wie auch innerhalb der inneren Poren einen Stoffaustausch. Wie grundsätzlich für unterschiedliche Zelltypen gezeigt wurde (beispielsweise für Knochenzellen, Keratinozyten, Hepatozyten, Kardiomyozyten und Knorpelzellen), kann die automatisierte und direkte Perfusion als wertvolles Hilfsmittel zur Verbesserung der Überlebenschancen, des Wachstums sowie der Funktionalität der Zellen dienen. Es muss jedoch darauf geachtet werden, dass einerseits das Gleichgewicht zwischen dem Austausch von Nährstoffen und Ausscheidungsprodukten, und andererseits der Rückhaltung von frisch erzeugten extrazellulären Gerüstkomponenten im Innern des Konstruktes erhalten bleibt.

Mechanische Konditionierung

Es gibt deutliche Belege dafür, dass mechanische Kräfte die biosynthetische Aktivität von Zellen erhöhen und so die Geweberegeneration in vitro verbessern oder beschleunigen können.

Wir konnten kürzlich berichten, dass eine dynamische deformierende Belastung (◙ Abbildung 1d) die Synthese von GAG in künstlich erzeugten Knorpelkonstrukten fördert, wenn das Gewebe zum Zeitpunkt der mechanischen Belastung genügend entwickelt ist (Démarteau et al., 2003). Neuere Arbeiten haben auch gezeigt, dass spezifische mechanische Kräfte, die auf 3D-Zellkonstrukte einwirken, die Differenzierung zu spezifischen Zelltypen steuern können. Dies konnte etwa durch den Befund belegt werden, dass Ligament-spezifische Gene durch in Kollagen-Gel eingebettete Stammzellen selektiv aufreguliert wurden, wenn sie Dehn- und Torsionsspannungen ausgesetzt waren (Altman et al., 2002).

Trotz der zahlreichen Belege über den Einfluss der mechanischen Stimulation auf die Gewebebildung, wissen wir zum gegenwärtigen Zeitpunkt wenig darüber, welche spezifischen mechanischen Kräfte oder Prozessmodellierungen (z. B. in Bezug auf Stärke, Frequenz, beständig oder intermittierend) die besten Stimulanzien für ein spezifisches Gewebe darstellen. Bioreaktoren können eine kontrollierte Versuchsumgebung für die reproduzierbare und präzise Anwendung mechanischer Kräfte auf 3D-Konstrukte bieten.

Bioreaktoren zur Herstellung artifizieller Transplantate

Die *Ex-vivo*-Herstellung zellbasierter Transplantate zur Regeneration beschädigter oder erkrankter Gewebe besitzt das Potenzial, neue Therapiemöglichkeiten zu eröffnen. Eine der größten Herausforderungen ist die Übertragung von forschungsbasierenden Produktionsmodellen auf klinisch anwendbare Herstellungstechniken, die reproduzierbar, klinisch effizient und wirtschaftlich tragbar sind. Für eine erfolgreiche automatisierte Herstellung artifizieller Gewebe müssen Bioreaktoren über modernste Systeme zur Überwachung und Kontrolle der physikochemischen Zuchtparameter verfügen, um eine hohe Reproduzierbarkeit und Normierung zu gewährleisten. Ausgehend von der Gewebebiopsie an einem Patienten, könnte ein Bioreaktorsystem spezifische Zelltypen isolieren, expandieren, auf ein Gerüst ausbringen und differenzieren, wobei die verschiedenen Prozessphasen in einem einzigen geschlossenen, monitorisierten und automatisierten System ausgeführt würden. Trotz erster Erfolge sind solche vollautomatisierten Bioreaktoren heute noch nicht verfügbar und deren Entwicklung stellt eine große Herausforderung an die Bioingenieure in Forschung und Industrie dar. Solche Systeme würden es qualifizierten Spitälern und Kliniken ermöglichen, autologes Tissue-Engineering für ihre eigenen Patienten durchzuführen. Durch den Wegfall großer und teurer Tissue-Engineering-Anlagen, die Minimierung der erforderlichen manuellen Eingriffe und die sich daraus ergebende Reduktion der Kosten für artifizielle Gewebe könnten neuartige Bioreaktorsysteme die Verbreitung innovativer und leistungsfähiger therapeutischer Methoden fördern.

Literatur

Es sind nachfolgend die Literaturangaben der eigenen Arbeitsgruppe aufgeführt. Ein ausführliches Literaturverzeichnis ist in Artikel 3 aufgelistet.

1. Altman GH, Horan RL, Martin I, Farhadi J, Stark PR, Volloch V, Richmond JC, Vunjak-Novakovic G, Kaplan DL (2002) Cell differentiation by mechanical stress. FASEB J 16:270–272
2. Demarteau O, Wendt D, Braccini A, Jakob M, Schafer D, Heberer M, Martin I (2003) Dynamic compression of cartilage constructs engineered from expanded human articular chondrocytes. Biochem Biophys Res Commun 310:580–588
3. Martin I, Wendt D, Heberer M (2004) The role of bioreactors in tissue engineering. Trends Biotechnol. 22:80–86
4. Vunjak-Novakovic G, Martin I, Obradovic B, Freed LE (1999) Bioreactor cultivation conditions modulate the composition and mechanical properties of tissue-engineered cartilage. J Orthop Res 17:130–138
5. Wendt D, Marsano A, Jakob M, Heberer M, Martin I (2003) Oscillating perfusion of cell suspensions through three-dimensional scaffolds enhances cell seeding efficiency and uniformity. Biotechnol Bioeng 84:205–214

Korrespondenzadresse: Ivan Martin, Institut für Chirurgische Forschung und Spital Management, Universitätsspital Basel, ZLF, Hebelstraße 20, 4031 Basel, Schweiz

Transplantationsfähiges Muskelgewebe extrakorporal durch Tissue Engineering erstellt

Muscle Tissue produced by Tissue Engineering for Muscle Transplantation – Ready for Technology Transfer for Muscle Transplantation

G. H. Willital, E. J. Speckmann, A. K. Saxena, N. Feddermann, J. Minnerup

Klinik und Poliklinik für Kinder- und Neugeborenenchirurgie, Universitätsklinikum Münster,
Institut für Physiologie – Bereich Neurophysiologie, Universitätsklinikum Münster

Abstract

Introduction: Extracorporal growth of muscle tissue (smooth and striated) by Tissue Engineering has been examined histologically, enzyme-histochemically, cytoproteinanalytically and by electrophysiological tests in a final stage before transplantation. Muscle tissue transplantation could enlarge new possibilities to improve anorectal incontinence (type pc2, pic3, ic4), caused by anorectal malformations, if transplantation of smooth or striated muscle layers could be performed successfully. *Methods:* Experimentally, muscle cells have been put in a special nutritional solution. 2 – 3 cell growth passages have been performed, under aseptic conditions, before the cells have been implanted on a biodegradable scaffold. On this scaffold a 3-dimensioned muscle syncytium developed on a biodegradable scaffold. Different scaffolds have been used. Growth of the cells has been controlled by in vitro microscopy. The nutritional solution consisted of a three component solution (DMEM, FBS, GPS) with growth factors. *Results:* Histological and histochemical investigations demonstrated vitality of the muscle cells growing extracorporally. Experimentally transplantations of these cells together with the scaffold demonstrated an ingrowth of this 3-dimensioned cell complex into the surrounding muscle tissue a successive reduction of the scaffold and vital muscle cells after transplantation. Electrophysiological tests using computerised systems (neuroplex) demonstrated vital muscle cells by stimulation before transplantation. *Discussion/Conclusions:* Transplanted muscle tissue produced by Tissue Engineering proved to be vital by different investigations. In case of anorectal malformations this procedure might be in future a new surgical approach to improve anorectal incontinence by this technique. The stage of "technology transfer" for extracorporal muscle tissue produced by Tissue Engineering has now reached this level.

Einleitung

Nach achtjähriger Forschungsarbeit konnte extracorporal Muskelgewebe zur Organtransplantation erstellt werden. Damit eröffnen sich Möglichkeiten körpereigene Muskeltransplantate, zum Beispiel für die Schließmuskulatur (glatte Muskulatur, quer gestreifte Muskulatur) bei anorektalen Fehlbildungen und bei analer Inkontinenz, zu erhalten.

Material und Methoden

Experimentell wurden in einer Nährlösung Muskelzellen extracorporal gezüchtet. Sie entwickelten sich weiter auf 3-dimensionalen Scaffolds zu einem Muskelsyncytium. Das Wachstum der Zellen wurde täglich in der Aufsichtsmikroskopie überwacht. Als Nährlösung wurde eine dreikomponente Lösung verwendet mit Wachstumsfaktoren (DMEM, FBS, GPS). Insgesamt erfolgten 2 – 3

Passagierungen bevor die Zellen unter strengen aseptischen Bedingungen auf ein biologisch abbaubaren Scaffold aufgetragen wurden. Tierexperimentell wurde dann das körpereigene Muskelgewebe retransplantiert und nach 3 – 4 Monaten explantiert und untersucht.

Ergebnisse

Elektrophysiologische Tests unter Zuhilfenahme computergestützter Auswertungsverfahren (Neuroplex) bewiesen die Kontraktilität der Muskelzellen auf entsprechende Reizintensitäten extrakorporal und vor der experimentellen Retransplantation. Histologische und enzymhistologische Kontrollen dienten als zusätzliche Sicherheitskontrollen im Hinblick auf die Vitalität der Muskelzellen. Untersuchungen an den Retransplantationen ergaben ein Einwachsen des Gewebes und einen sukzessiven Abbau der Scaffolds als Trägersubstanz anhand erneut durchgeführten histologischen und enzymhistochemischen Untersuchungen.

Diskussion/Schlussfolgerung

Durch die Möglichkeit transplantationsfähiges körpereigenes Muskelgewebe zu erstellen, das extrakorporal durch Tissue Engineering gewonnen wurde, ergeben sich neue Möglichkeiten für verschiedene Bereiche der Chirurgie, körpereigenes Muskelgewebe durch Transplantation, z. B. bei anorektalen Fehlbildungen, zu ersetzen. Dieses Verfahren ist Technologietransfer gelistet.

Literatur

1. Willital GH, Lehmann RR (2000) Chirurgie im Kindesalter. In: Willital GH, Lehmann RR (Hrsg) Chirurgie im Kindesalter. Spitta Verlag, Balingen, S 115
2. Saxena AK, Willital GH (2001) Vascularized three-dimensional skeletal muscle tissue-engineering. Biomed Mater Eng 11:275 – 281
3. Saxena AK, Marler J, Benvenuto M, Willital GH, Vacanti JP (1999) Skeletal muscle tissue engineering using isolated myoblasts on synthetic biodegradable polymers: preliminary studies. Tissue Eng 5:525 – 532
4. Terada S, Sato M, Sevy A, Vacanti JP (2000) Tissue engineering in the twenty-first century. Yonsei Med J 41:685 – 691
5. Arevalo-Silva CA, Cao Y, Weng Y, Vacanti M, Rodriguez A, Vacanti CA, Eavey RD (2001) The effect of fibroblast growth factor and transforming growth factor-beta on porcine chondrocytes and tissue-engineered autologous elastic cartilage. Tissue Eng 7:81 – 88

Korrespondenzadresse: G. H. Willital, Klinik und Poliklinik für Kinder- und Neugeborenenchirurgie, Universitätsklinikum Münster, Albert-Schweitzer-Straße 33, 48149 Münster, Tel.: 0251-8347880, Fax: 0251-8347716, E-mail: kinderchirurgie@uni-muenster.de

In vivo Studie eines bioaktiven Nerventransplantates zur Überbrückung einer Defektstrecke von 24 mm am N. ischiadicus der Ratte

In vivo study of a bioartificial nerve graft for a gap distance of 24 mm in the sciatic nerve of the rat

J. A. Lohmeyer[1], G. Walter[2], A. Berger[3]

[1] Plastische Chirurgie, Handchirurgie, Intensiveinheit für Schwerbrandverletzte des Universitätsklinikums Schleswig-Holstein, Campus Lübeck
[2] Institut für Neuropathologie der Medizinischen Hochschule Hannover
[3] Internationales Neurowissenschaftliches Institut Hannover

Abstract

Introduction: A bioartificial nerve graft was created to bridge an extended peripheral nerve defect of 24 mm in length of the sciatic nerve of the rat. In former studies the graft already proved good results over distances up to 15 mm. *Methods:* In 27 female LEW-1W rats we implanted the bioartificial nerve graft consisting of a collagen-I tube filled with Schwann cells seeded on 10 Polyglactin 910 filaments (diameter 70 μm) which we longitudinally inserted into the tube. Additionally the conduit was filled up with $1*10^6$ Schwann cells suspended in an Engelbreth-Holm-swarm sarcoma extract containing mainly laminin (group I). As a control we included an identical graft without Schwann cells (group II, 27 rats) and an autologeous nerve graft (group III, 18 rats). *Results:* The results were analysed by walking track analysis, muscle weight, neurophysiology and histologic assessment of transverse sections of 3 successive segments of the graft and of the distal stump. In group I and II in 17 of 27 cases a small number of myelinated axons grew through the transplant into the distal stump, but all cases failed to restore a good functional outcome. In comparison there was good regeneration in group III. The quality of regeneration within the graft in group I exceeded group II significantly. *Conclusion:* Although we detected a certain neurotisation of the bioartificial nerve graft, the results were minor to our former studies applying shorter gaps. In respect to the histological findings we suggest that the hydrolysis of the Polyglactin, that results in an acid pH and encreased osmolality, may impair the viability and function of the implanted Schwann cells.

Einleitung

Bei der Deckung nicht primär spannungsfrei nähbarer Nervendefekte stellt das autologe Nerventransplantat nach wie vor den Goldstandard dar. Aufgrund der hiermit einhergehenden Spendermorbidität und der begrenzt zur Verfügung stehenden Transplantmenge besteht die Notwendigkeit zur Entwicklung alternativer Nerventransplantate. In Vorarbeiten gelang es uns, mit einem von uns entwickelten bioaktiven Nerventransplantat über kürzere Defektstrecken bis 15 mm an der Ratte gute Ergebnisse zu erzielen. In dieser Studie untersuchten wir dessen Einsatzmöglichkeit zur Überbrückung ausgedehnter Nervendefektstrecken von 24 mm am N. ischiadicus der Ratte.

Material und Methoden

Einbezogen wurden drei Gruppen mit 27/27/18 LEW/1W Ratten. Der Beobachtungszeitraum betrug 6 Monate. In Gruppe I implantierten wir das bioaktive Nerventransplantat bestehend aus einem Kollagen I Röhrchen, in das zehn mit Schwann Zellen besiedelte, longitudinal ausgerichtete Polyglactin 910 Fäden der Stärke 0,07 mm eingebracht wurden. Ferner erfolgte die Auffüllung des Transplantates mit 10 Mio. in Matrigel suspendierten isologen Schwann Zellen. Gruppe II ist hiermit identisch, jedoch zellfrei. Gruppe III dient als autologes Nerventransplantat als Vergleichsgruppe. Als Untersuchungsmethoden wurden Ganganalysen, Neurophysiologie, Muskelgewichtsbestimmungen und Histologie sowie Immunhistologie von Quer- und Längsschnitten des Transplantates und des distal angrenzenden Nerven herangezogen.

Ergebnisse

In Gruppe I und II konnte bei jeweils 17 von 27 Tieren ein Durchwachsen myelinisierter Axone bis in den distalen Nervenstumpf nachgewiesen werden. Gruppe III zeigte bei allen Tieren eine gute Regeneration des Nerven. Die Qualität der Regeneration im Transplantat war in Gruppe III signifikant besser als in I und II und in Gruppe I signifikant besser als Gruppe II. Bei den funktionellen Parametern des Muskelgewichts und der Ganganalyse unterliegt das bioaktive Nerventransplantat (I) ebenso wie Gruppe II jedoch deutlich dem autologen Nerventransplantat.

Schlussfolgerung

Auch über eine verlängerte Nervendefektstrecke, die allein nicht durch einfache Tubulisation überbrückbar ist, gelingt eine gewisse Neurotisation des bioaktiven Nerventransplantates. Funktionell liegen diese Ergebnisse jedoch deutlich hinter den Resultaten eines autologen Nerventransplantes zurück und erbringen nicht die hervorragenden Resultate, die wir über kürzere Defektstrecken bis 15 mm am N. ischiadicus der Ratte nachweisen konnten. Aufgrund unserer Ergebnisse nehmen wir an, dass die durch die Hydrolyse des Polyglactin entstandenen Milieuveränderungen wie die Absenkung des lokalen pHs und der Anstieg der Osmolalität einen negativen Einfluss auf die Vitalität und Funktion der Schwann Zellen ausüben. Daher planen wir, dieses Material in weiteren Studien durch eine spezielle Kollagen-I-Leitstruktur zu ersetzen.

Literatur

1. Shen ZL, Berger A, Hierner R, Allmeling C, Ungewickell E, Walter GF (2001) A Schwann cell-seeded intrinsic framework and its satisfactory biocompatibility for a bioartificial nerve graft. Microsurgery 21:6–11
2. Shen ZL, Lassner F, Becker M, Walter GF, Bader A, Berger A (1999) Viability of cultured nerve grafts: An assessment of proliferation of Schwann cells and fibroblasts. Microsurgery 19:356–363

Korrespondenzadresse: Dr. med. Jörn Andreas Lohmeyer, Plastische Chirurgie, Handchirurgie, Intensiveinheit für Schwerbrandverletzte des Universitätsklinikums Schleswig-Holstein, Campus Lübeck, Ratzeburger Allee 160, 23538 Lübeck, Tel.: 0451-5002061, Fax: 0451-5002190, E-mail: joern.lohmeyer@web.de

Isolation, Kultur und Charakterisierung von adulten pluripotenten Stammzellen aus dem Pankreas

Isolation, culture and characterisation of adult pluripotent stem cells of the pancreas

M. Birth[1], T. Wedel[2], P. Hildebrand[1], H. P. Bruch[1], C. Kruse[3]

[1] Klinik für Chirurgie
[2] Institut für Anatomie und
[3] Institut für Medizinische Molekularbiologie des Universitätsklinikum Schleswig-Holstein, Campus Lübeck, Ratzeburger Allee 160, 23538 Lübeck

Abstract

Introduction: Adult stem cells are undifferentiated cells found within fully developed tissues or organs of an adult individuum. Until recently, these cells have been considered to bear less self-renewal ability and differentiation potency compared to embryonic stem cells. Pluripotent stem cells from the pancreas have not been described in the literature so far. *Material/Method:* The exocrine pancreas was obtained from adult rats and cultivated in tissue cultures. A specific cell population of an undifferentiated state could be isolated and replanted. These cells were stimulated for differentiation by various methods. Under native conditions the differentiated cells were isolated by microdissection and recultivated. To test for differentiated cell types we performed immunohistochemical stainings using several specific antibodies, transmission electron microscopy and screening of genes characteristic for differentiated cell types. *Results:* With the presented method it was possible to isolate cells, that exhibit a high plasticity, a virtually unlimited self-renewal potency and prolonged viability. After spontanous differentiation these cell gave rise to cell types of all three germ layers, e. g. smooth muscle cells, neurons, glial cells, epithelial cells, chondrocytes and secretory cells (insulin, amylase). *Discussion:* For the first time adult stem cells could be isolated displaying pluripotent characteristics. Like in embryonic stem cells differentiation occurs spontanously and is not subjected to germ-line restrictions. The present data emphasize the versatility of adult stem cells and may lead to a reappraisal of their use for the treatment of inherited disorders or acquired degenerative diseases.

Einleitung

Stammzellen, unabhängig von ihrer Herkunft, unterscheiden sich von anderen Zellen durch drei wesentliche Eigenschaften:
1. Sie sind in der Lage, zu proliferieren und sich selbst über längere Zeitperioden zu erneuern;
2. sie sind unspezialisiert;
3. sie besitzen die Fähigkeit, sich in verschiedene spezialisierte Zelltypen zu differenzieren.
Das klassische Beispiel sind embryonale Stammzellen (ESZ), welche als pluripotente Zellen in einem undifferenzierten Stadium unbegrenzt proliferieren. ESZ generieren das gesamte Spektrum der Zelltypen, die in einem adulten Organismus vorkommen. Aufgrund dieser Erkenntnisse hat die Stammzellforschung ein zunehmendes Interesse erfahren. Allerdings haben adulte Stammzellen (ASZ) im Gegensatz zu ESZ zum einen eine verminderte Fähigkeit zur Selbsterneuerung,

zum anderen sind sie nicht pluripotent, sondern in der Generierung differenzierter Zelllinien eingeschränkt. Die in der vorgestellten Untersuchung verwendeten Zellen stammen aus dem adulten exokrinen Pankreas männlicher Ratten.

Material und Methoden

Aus adulten Ratten wird das exokrine Pankreas isoliert und in der Gewebekultur angezüchtet. Dabei werden die zu einem geringen Prozentsatz enthaltenen Stammzellen isoliert und vermehrt. Die Anzüchtung erfolgt in einem undifferenzierten Zustand der Zellen [1]. Die so gewonnene undifferenzierte Zellpopulation wird nach einem zum Patent eingereichten Verfahren aktiviert, um eine spontane Differenzierung und Plastizität zu induzieren. Die vordifferenzierten Zellen werden mittels der Piezo-Power-Mikrodissektion unter nativen Bedingungen isoliert und zur Weiterzucht gebracht. Die Analyse der generierten Zelltypen erfolgt durch:

1. immunhistochemische Charakterisierung mit neuronalen (protein gene product 9.5, Neurofilamente), glialen (glial fibrillary acididc protein), glattmuskuären (alpha-smooth muscle actin), epithelialen (Zytokeratine) und chondralen (Kollagen II) Markern sowie mit Antikörpern gegen Insulin und alpha-Amylase.
2. elektronenmikroskopische Untersuchungen zur Charakterisierung der zellulären Ultrastruktur.
3. molekularbiologischer Nachweis von Genexpressionen, die charakteristisch für definierte differenzierte Zellen sind.

Ergebnisse

Aus dem exokrinen Pankreas der Ratte ist es gelungen, Zellen zu isolieren, die durch eine hohe Plastizität, eine bisher unbegrenzte Haltbarkeit und uneingeschränkte Teilungsfähigkeit gekennzeichnet sind und damit die typischen Merkmale von Stammzellen aufweisen. Im undifferenzierten Zustand zeigen sie die morphologischen Charakteristika von Fibroblasten. Nach Induktion einer spontanen Differenzierung ließen sich Zelltypen aller drei Keimblätter nachweisen (◘ Abbildung 1), wie z.B. glatte Muskulatur, Nerven- und Gliazellen, chondrale und epitheliale Zellen sowie exo- und endokrine Zelltypen des Pankreas. Die Ergebnisse legen nahe, dass es sich bei diesen Zellen um pluripotente ASZ handelt.

Diskussion

In vorhergehenden Untersuchungen konnte gezeigt werden, dass sich aus dem exokrinen Pankreas bisher weitgehend uncharakterisierte Zellen isolieren lassen, die in primären Azini-Kulturen pankreatische Enzyme produzieren (Daten nicht gezeigt). Die vorliegende Untersuchung konnte belegen, dass diese Zellen offensichtlich in der Lage sind, während ihrer Differenzierung die normalerweise für ASZ typische Keimlinienbegrenzungen (»germ-line restrictions«) zu überwinden, d.h. die Fähigkeit zur Pluripotenz zu entfalten. Aus einem adulten undifferenzierten Zelltypus entstehen auf diese Weise Zelllinien endo-, meso- und ektodermalem Ursprungs. Analog zu ESZ erfolgt die Differenzierung spontan [2] und bedarf keiner speziellen Vorbehandlung oder Induktion durch Wachstumsfaktoren. Ebenso wie ESZ besitzt die untersuchte Zellpopulation die Fähigkeit zur ständigen Selbsterneuerung im undifferenzierten Stadium sowie eine fast unbegrenzte Teilungsfähigkeit und Haltbarkeit. Es wird angenommen, dass es sich bei diesen Zellen um eine neue Klasse pluripotenter ASZ handelt. Die Daten unterstreichen die Plastizität von ASZ und

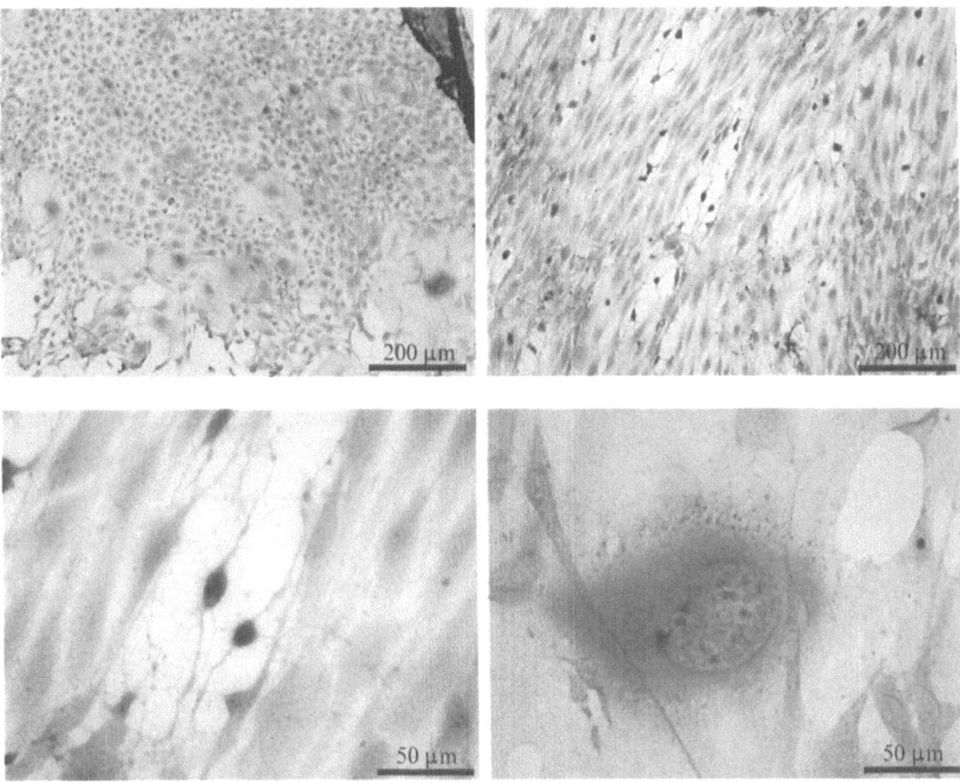

◘ Abb. 1. Unterschiedliche morphologische Strukturen von Zellen, die nach der spontanen Differenzierung aus den pankreatischen Stammzellen entstanden sind. Immunhistochemisch konnten Zellen aller drei Keimblätter nachgewiesen werden

führen möglicherweise zu einer Neubewertung ihrer Verwendung als Gewebeersatz, in der Behandlung angeborener oder erworbener degenerativer Erkrankungen. Sie stellen somit eine mögliche Alternative zu den mit ethischen Bedenken behafteten ESZ dar [3].

Literatur

1. Grosfils K, Metioui M, Tiouli M, Dehaye JP (1993) Isolation of rat pancreatic acini with crude collagenase and permeabilization of these acini with Streptolysin O. Res Commun Chem Pathol Pharmacol 79:99–115
2. Guan K, Schmidt MM, Ding Q, Chang H, Wobus AM (1999) Embryonic Stem Cells in vitro – Prospects for Cell and Developmental Biology, Embryotoxicology and Cell Therapy. Altex 16:135–141
3. Frankel MS (2000) In search of stem policy. Science 298:1397

Korrespondenzadresse: PD Dr. med. M. Birth, Klinik für Chirurgie des Universitätsklinikums Schleswig-Holstein, Campus Lübeck, Ratzeburger Allee 160, 23538 Lübeck, Tel.: 0451/500-4148, Fax: 0451/500-6791, E-mail: Matthias.Birth@medinf.uni-luebeck.de

Leberspezifische Insulinproduktion nach systemischer Plasmid-DNA Behandlung in der Maus

Liver-specific insulin expression after systemic plasmid DNA gene transfer to mice

P. C. Nett, H. W. Sollinger, T. Alam

University Hospital of Wisconsin, Department of Surgery, Division of Organ Transplantation, Madison, WI, USA

Abstract

Gene-based therapy for the treatment of insulin dependent diabetes mellitus (IDDM) requires the development of a surrogate β-cell that can synthesize and release insulin in response to glucose challenge in the physiological range. We have previously shown that hepatocytes genetically altered with a viral vector to produce transgenic insulin improved glucose tolerance tests and corrected fasting hyperglycemia in streptozotocin (STZ)-induced diabetic animals. Some viral vectors transduce hepatocytes efficiently and express transgenes at high levels; however, non-viral vectors have the advantage of being less toxic, less immunogenic and further lack the risks inherent to viral vectors. Recent studies provided evidence that intravascular delivery of plasmid DNA results in an effective gene transfer to hepatocytes. To test whether the systemic delivery of plasmid DNA is sufficient to correct diabetic hyperglycemia, STZ-treated diabetic mice were injected via the tail vein by proinsulin plasmid DNA including the liver-specific albumin promoter coupled with three glucose inducible regulatory elements (GIRE)s from the S-14 gene and the modified proinsulin with (3SATEM) or without (3SAM2) an additional translational enhancer sequence derived from vascular endothelial growth factor (VEGF). Compared to diabetic control mice, both 3SATEM- and 3SAM2-treated diabetic groups showed a normalization of fasting blood glucose levels, a significant reduction of postprandial hyperglycemia and reduced weight-loss. Treatment with 3SATEM in contrast to 3SAM2 significantly increased insulin serum concentration under both postprandial and fasting conditions, thus accelerating kinetics to restore postprandial euglycemia. Our data demonstrate that high levels of insulin expression can be achieved in hepatocytes by plasmid DNA injection via the tail vein avoiding the inherent risks of gene delivery by viral vectors. Additionally, the enhanced translational efficacy of our preproinsulin construct (3SATEM) substantially improves the output of hepatic insulin secretion and accelerated kinetics to restore postprandial euglycemia *in vivo*.

Einleitung

Die Transplantation der Bauspeicheldrüse oder von Langerhans'scher Inseln zählt neben der Insulinbehandlung zu den effektivsten Therapiekonzepten in der Behandlung des Insulin-abhängigen Diabetes mellitus. Neuesten Erkenntnissen auf dem Gebiet der Gentherapie folgend verspricht die gentherapeutische Insulinproduktion in der Leber in näherer Zukunft eine erfolgversprechende Alternative zu den herkömmlichen Therapiekonzepten zu werden. [1 – 3] Während die in der Gentherapie verwendeten viralen Vektorsysteme eine hohe Transduktions- und Genexpressionrate aufweisen, zeichnen sich nicht-virale Vektorsysteme durch ihre geringeren toxischen, immunogenen und cancerogenen Eigenschaften aus. Tierexperimente mit systemischer Plasmid-DNA Behandlung beweisen, dass diese Methode zu einer spezifischen Transfektion von Hepatozyten führen kann. [4 – 5]

Methodik

Streptozotocin (STZ)-behandelten (200 mg/kg; i. v.) diabetischen Mäusen (20 – 25 g) wurden über die Schwanzvene 300 µg Plasmid-DNA injiziert, die sich aus drei Glucose Induzierbaren Regulationselementen (GIRE), dem leberspezifischen Albumin-Promoter und einer modifizierten humanen Proinsulin-cDNA zusammensetzte (3SAM2) und mit einer Translationsverstärkungssequenz vom Vascular Endothelial Growth Factor (VEGF) ergänzt wurde (3SATEM). Die Blutglucose wurde im *fed ad libitum*-Zustand und zu verschiedenen Zeitpunkten nach Nahrungskarenz mit einem Glucometer (Ascensia Elite®, Bayer, Elkhart, IN) bestimmt.

Resultate

Immunhistochemische Untersuchungen nach systemischer Plasmid-DNA Behandlung mit β-Galactosidase unter der Kontrolle eines CMV-Promoters bestätigten, dass die Expression des Kontrollgens nur in der Leber nachzuweisen war. Weiterführende *in vivo*-Untersuchungen an mit STZ-behandelten diabetischen Mäusen zeigten, dass verglichen mit den diabetischen Kontrolltieren beide Gruppen (3SAM2 und 3SATEM) sowie im *fed ad libitum*-Zustand als auch nach Nahrungskarenz einen signifikant erniedrigten, beziehungsweise normalisierten Blutglucosespiegel aufwiesen. Unter Verwendung des Translationsverstärkers (3SATEM) kam es bei Nahrungskarenz zudem zu einem schnelleren Blutglucosespiegelabfalls verglichen mit der entsprechenden Vergleichsgruppe (3SAM2).

Diskussion

Die Resultate der vorliegenden Studie zeigen, dass die systemische Behandlung mit Plasmid-DNA eine leberspezifische und Glucose-abhängige Insulinproduktion bewirkt, und dass die Verwendung eines Translationsverstärkers im Proinsulinconstruct eine vermehrte Insulinexpression und dadurch schnellere Normalisierung des Nüchtern-Blutglucosespiegels zur Folge hat.

Literatur

1. Alam T, Sollinger HW (2002) Glucose-regulated insulin production in hepatocytes. Transplantation 74:1781–1787
2. Nett PC, Sollinger HW, Alam T (2003) Hepatic insulin gene therapy in insulin dependent diabetes mellitus. Am J Transp 3:1157–1203
3. Dong H, Morral N, McEvoy R, Meseck M, Thung SN, Woo SL (2001) Hepatic insulin expression improves glycemic control in type 1 diabetic rats. Diabetes Res Clin Pract 52:153–163
4. Herweijer H, Wolff JA (2003) Progress and prospects: naked DNA gene transfer and therapy. Gene Ther 10:453–458
5. Zhang G, Budker V, Wolff JA (1999) High levels of foreign gene expression in hepatocytes after tail vein injections of naked plasmid DNA. Hum Gene Ther 10:1735–1737

Korrespondenzadresse: Philipp C. Nett, MD, University Hospital of Berne, Department of Visceral- and Transplant Surgery, Inselspital, CH-3010 Berne, Switzerland, Fax: 0041-31-382-9723, E-mail: pcnett@freesurf.ch

XXIII. Plastische Chirurgie und Wundheilung

Inhibition von p53 durch Pifithrin-alpha bewirkt keine Stimulation der physiologischen Angiogenese*

Inhibition of p53 with pifithrin-alpha did not stimulate physiological angiogenesis*

R. Bordel[1], M. W. Laschke[2], M. D. Menger[2], B. Vollmar[1]

[1] Abteilung für Experimentelle Chirurgie, Universität Rostock, Rostock
[2] Institut für Klinisch-Experimentelle Chirurgie, Universität des Saarlandes, Homburg/Saar

Abstract

The transcription factor p53 regulates cell cycle and apoptosis via gene activation or inhibition [1]. P53 impairs the angiogenic process by deregulation of VEGF [2]. Pifithrin-alpha (PFT) is described as an inhibitor of p53 dependent gene activation [3]. Using in vivo fluorescence microscopy we examined whether the inhibition of p53 by PFT influences the angiogenic process induced by freely transplanted ovarian follicles. Ovarian follicles were isolated from PMSG-stimulated Syrian golden hamsters and transplanted in dorsal skinfold chambers of synchronized female hamsters treated daily with either 0,9% saline (control), 100% DMSO (2 µl/g bodyweight each; solvent control) or PFT (2 mg/kg bodyweight). Take rate, revascularized follicular tissue area, microvessel density, diameter of the newly formed capillaries and RBC velocity (V_{RBC}) were assessed during two weeks following transplantation. Take rate of transplanted follicles was 100% in the saline group (n = 12), 72% in the DMSO group (n = 18) and 78% in the PFT group (n = 18). Characteristic signs of revascularization were seen at day 3 in all groups. Complete microvascular networks were observed at day 7 in all groups with a reduced microvascular density in the DMSO and PFT group compared to the saline group. Diameters of the newly formed microvessels were significantly larger in the PFT and DMSO groups (12.0 – 17.9 µm and 11.5-17.3 µm; 25% – 75% quartile) when compared to the saline group (10.5 – 14.8 µm). These inter-group differences were observed until day 14, however without being statistically significant. Thus, we conclude that in this model of ovarian follicle transplantation inhibition of p53-dependent processes did not stimulate physiological angiogenesis. However, effects of PFT on physiological angiogenesis can not be fully excluded, since DMSO per se has effects on cell cycle arrest [4] and may inhibit angiogenesis [5]. Therefore, further studies with PFT prepared in solvents other than DMSO are necessary to finally elucidate the role of p53 in angiogenesis.

Einleitung

Der Transkriptionsfaktor p53 reguliert den Zellzyklus und die Apoptose durch die Aktivierung von Genen, welche an mehreren zellulären Funktionen beteiligt sind [1]. So gibt es Hinweise, dass p53 den angiogenen Prozess durch Herunterregulation von VEGF beeinträchtigt [2]. Pifithrin-α (PFT) ist als Inhibitor p53-abhängiger Apoptose und Genaktivierung beschrieben

---

* Finanziell unterstützt durch die Wilhelm Sander-Stiftung, München (Aktenzeichen 2002.008.1)

[3]. Mit Hilfe der in vivo Fluoreszenzmikroskopie untersuchten wir, ob die Hemmung von p53 durch PFT möglicherweise die Angiogenese von frei transplantierten ovariellen Follikeln, einem Modell der physiologischen Angiogenese, verbessert.

Material und Methoden

Ovarielle Follikel wurden aus PMSG-stimulierten Syrischen Goldhamstern isoliert und in Rücken-hautkammern von synchronisierten weiblichen Goldhamstern transplantiert, die täglich entweder mit PFT (2.2 mg/kg Körpergewicht), mit 100% DMSO (Lösungsmittel von PFT) oder mit 0.9% Kochsalzlösung (jeweils 2 µl/g Körpergewicht ip; Kontroll-Gruppe) behandelt wurden. Über 2 Wochen nach Transplantation wurden die Take-Rate und die revaskularisierte Follikelfläche erfasst sowie innerhalb des neugebildeten Netzwerkes die mikrovaskuläre Dichte, die kapillaren Durchmesser und die Erythrozyten-Geschwindigkeit (V_{RBC}) bestimmt.

Ergebnisse

Die Take-Rate der transplantierten Follikel war 100% in der Kochsalz-Gruppe (n = 12), aber nur 78% in der PFT-Gruppe (n = 18) und 72% in der DMSO Gruppe (n = 18). In allen Gruppen waren bereits am 3. Tag nach Transplantation charakteristische Zeichen der Revaskularisierung zu beob-achten. Am 5. bis 7. Tag zeigten in der Kochsalz-Gruppe die Transplantate ein komplettes mikro-vaskuläres Netzwerk mit einer revaskularisierten Fläche von 96 – 100% und einer mikrovasku-lären Dichte von ~420 cm/cm². Im Gegensatz hierzu fand sich unter Behandlung mit PFT bzw. DMSO eine Einschränkung der Angiogenese mit einer revaskularisierten Fläche von 66% bzw. 46 – 67% und einer mikrovaskulären Dichte von 257 cm/cm² und 325 cm/cm². An Tag 7 war die V_{RBC} der PFT und DMSO Gruppe (136 ± 60 µm/sec und 199 ± 33 µm/sec) gegenüber der Koch-salz-Gruppe (474 ± 121 µm/sec) deutlich erniedrigt. Die Durchmesser der neu gebildeten Mikro-gefäße waren in den Gruppen PFT und DMSO (12.0 – 17.9 µm und 11.5 – 17.3 µm; 25% – 75% Quartil) größer als in der Kochsalz-Gruppe (10.5 – 14.8 µm). Diese Unterschiede der Revaskulari-sierung wurden bis zum 14. Untersuchungstag zwischen den Gruppen beobachtet, waren jedoch statistisch nicht signifikant.

Schlussfolgerung

Die Hemmung von p53-abhängigen Prozessen bewirkte im vorliegenden Modell keine Stimulation der physiologischen Angiogenese. Alle untersuchten mikrovaskulären Parameter unterschieden sich nicht signifikant zwischen der PFT und DMSO-Gruppe. Ein möglicher Effekt von PFT auf die Angiogenese kann aber durch die bekannten Eigeneffekte von DMSO, wie z. B. Zellzyklus-Arre-tierung [4] und Angiogenese-Hemmung [5], überlagert sein. Weitere Untersuchungen mit einem anderen Lösungsmittel für PFT sind zwingend, um die Funktion von p53 in physiologischer Angiogenese zu erfassen.

Literatur

1. Vermeulen K, Berneman ZW, van Bockstaele DR (2003) Cell cycle and apoptosis. Cell Prolif 36:165 – 175
2. Fujisawa T, Watanabe J, Kamata Y, Hamano M, Hata H, Kuramoto H (2003) VEGF expression and its regulation by p53 gene transfection in endometrial carcinoma cells. Hum Cell 16:47 – 54
3. Komarov PG, Komarova EA, Kondratov RV, Christov-Tselkov K, Coon JS, Chernov MV, Gudkov AV (1999) A chemical inhibitor of p53 that protects mice from the side effects of cancer therapy. Science 285:1733 – 1737
4. Fiore M, Zanier R, Degrassi F (2002) Reversible G(1) arrest by dimethyl sulfoxide as a new method to synchronize Chinese hamster cells. Mutagenesis 17:419 – 424
5. Koizumi K, Tsutsumi Y, Yoshioka Y, Watanabe M, Okamoto T, Mukai Y, Nakagawa S, Mayumi T (2003) Anti-angiogenic effects of dimethyl sulfoxide on endothelial cells. Biol Pharm Bull 26:1295 – 1298

Korrespondenzadresse: Reingart Bordel, Abteilung für Experimentelle Chirurgie, Schilling-allee 70, 18055 Rostock, Tel.: 0381/4946223, Fax: 0381/4946222, E-mail: reingart.bordel@med.uni-rostock.de

Eigenschaften und biologische Wirkung von modifizierten Kollagen-Matrizes zur Verbesserung der Angiogenese

Biological influences of modified collagen-matrices for improved angiogenesis

A. Gröger[1], G. Grieb[1], G. Steffens[2], E. M. Noah[1], N. Pallua[1]

[1] Klinik für Plastische Chirurgie, Hand- und Verbrennungschirurgie, Universitätsklinikum der RWTH Aachen
[2] Institut für Biochemie, RWTH Aachen

Abstract

Soft tissue defects represent a challenge in plastic surgery. Therefore many research efforts have focused onto materials that support tissue formation and especially angiogenesis. But still most of the commercially available products can serve only as temporary coverage due to the small angiogenic potency.

An immobilisation of growth factors could lead to an improved angiogenesis. Therefore we examined in this study the release kinetics of vascular endothelial growth factor (VEGF) in modified collagen sponges used for tissue engineering.

VEGF was linked to four different types of collagen sponges. One commercially available sponge and three modified sponges, which were modified in our laboratory, were used. The release kinetic was documented over a time period of 48 hours. Temperature dependency of the release kinetic was measured as well as the dependency to collagenase. In order to assess the impact of the different types of sponges onto cell seeding, human umbilical vein endothelial cells (HUVEC) were seeded onto the sponges and kept in culture for up to five days. Cell proliferation was measured by BrdU testing.

The release kinetic of VEGF was dependent on temperature, presence of collagenase and the type of sponge. VEGF linked modified sponges showed the highest proliferation rates directly after seeding.

Collagen sponges with a defined pore structure and linked to VEGF have the potency to promote the proliferation of HUVEC and are therefore a suitable three-dimensional matrix for tisssue engineering models concerning angiogenesis.

Einführung

Künstlicher Gewebsersatz stellt bei der Therapie von großflächigen Hautdefekten eine vielversprechende Alternative dar (Bello et al. 2001). Allerdings können viele der bisher kommerziell erhältlichen Produkte, aufgrund einer sehr niedrigen angiogenetischen Potenz, nur zur temporären Deckung angewandt werden (Jones et al. 2002). Eine Immobilisation von Wachstumsfaktoren könnte die starke in vivo-Degradation der Wachstumsfaktoren verhindern und zu einer Steigerung der Vaskularisierung führen.

Mit Heparin und EDC modifizierte Kollagenschwämme werden mit Kontrollgruppen (nicht modifizierte) auf die in vitro-release-Kinetik von Wachstumsfaktoren und auf ihre biologische Wirkung in der Endothelzellkultur untersucht.

Material und Methoden

Durch den Einsatz von EDC (ethylen carbodiimid) wird eine Bindung von Heparin an Kollagenschwämme und gleichzeitig eine Vernetzung der Schwämme selbst erreicht. Dadurch entstehen verschiedene Gruppen von Schwämmen (Größe: 5*5*5 mm): 0 mg EDC und 0 mg Heparin pro mg Kollagen (Kontrolle); 1 mg EDC und 0 mg Heparin; 1 mg EDC und 1 mg Heparin; 2 mg EDC und 1 mg Heparin. Die Schwämme werden mit dem Wachstumsfaktor VEGF (vascular endothelial growth factor) beladen (10 ng / Schwamm) und die in vivo Freisetzung von VEGF über 48 Stunden (mit / ohne Kollagenase) durch ELISAs quantifiziert. Weiterhin wird die Endothelzellproliferation (HUVEC und EPC) unter Einfluss der verschiedenen Kollagenschwämme untersucht. Der Proliferationszuwachs wird mit Hilfe des BrdU-Tests und die absolute Zellzahl durch Auszählen in der Neubauerkammer nach 1, 3 und 5 Tagen ermittelt.

Ergebnisse

Beim Vergleich der in vitro-release-Kinetiken weisen die modifizierten, insbesondere die mit Heparin modifizierten Schwämme im Gegensatz zu den nativen Schwämmen eine langsamere Freisetzung von VEGF auf. Dies gilt sowohl für Versuchsreihen bei Raumtemperatur und 37 °C als auch für Versuchsreihen mit einem in vitro simulierten Abbau der Kollagenschwämme durch Kollagenase. Auch in der Endothelzellkultur zeigen die mit Heparin modifizierten Schwämme den stärksten Proliferationsreiz und die größte absolute Zellzahl.

Schlussfolgerung

Die Ergebnisse zeigen, dass durch die Bindung von VEGF an mit Heparin modifizierte Kollagenschwämme die Endothelzellproliferation gesteigert werden kann. Neben VEGF stellt die alleinige Modifizierung des Schwammes einen Großteil des proliferativen Effekts dar.

Literatur

1. Bello YM, Falabella AF et al. (2001) Tissue-engineered skin. Currents status in wound healing. Am J Clin Dermatol 2:305 – 313
2. Jones I, Currie L et al. (2002) A guide to biological skin substitutes. Br J Plast Surg 55:185 – 193

Korrespondenzadresse: Dr. med. Andreas Gröger, Klinik für Plastische Chirurgie, Hand- und Verbrennungschirurgie, Universitätsklinikum der RWTH Aachen, Pauwelsstr. 30, 52074 Aachen, Tel.: 0241/8088835, Fax: 0241/8082634, E-mail: agroeger72@hotmail.com

IGF-I stimuliert die Produktion von VEGF in Endothelzellen durch Inhibierung von Poly(ADP-Ribose)-Polymerase

IGF-I stimulates VEGF production in endothelial cells by inhibiting poly(ADP-Ribose)-polymerase

S. Beckert[1,2], S. Coerper[1], T. K. Hunt[2], Z. Hussain[2], H. D. Becker[1]

[1] Klinik für Allgemeine Chirurgie und Poliklinik, Hoppe-Seyler-Straße 3, 72076 Tübingen
[2] Department of Surgery, University of California, San Francisco

Abstract

Introduction: Vascular Endothelial Growth Factor (VEGF) mediated angiogenesis plays a key role in wound healing. Insulin-like Growth Factor I (IGF-I) has been reported to be angiogenic. However, the mechanism is not known. Poly(ADP-Ribose)-Polymerase (PARP) is a nuclear enzyme which is involved in DNA repair through synthesis of poly(ADP-Ribose) (pADPR). Recently, a link between transcriptional activity and inhibition of PARP has been reported. The aim of the present study was to investigate [1] whether IGF-I increases VEGF-protein expression and [2] whether this effect is regulated by the inhibition of PARP. *Material and Methods:* Human umbilical vein cells (HUVEC) were cultured to subconfluent monolayers in standard tissue culture plates. After overnight serum starvation, cells were treated with Long-R^3-IGF-I for 20 hours in a standard incubator at 95% air and 5% CO_2. VEGF protein concentration in the supernatant was measured by ELISA and lactate concentration by a lactate analyser. PARP activity was assessed by measuring the incorporation of ^{14}C-radiolabeled NAD$^+$. All experiments were performed in triplicates and repeated at least twice. Results are given as percent change compared to control ± SD; a p-value less than 0.05 calculated by Student's t-test was considered significant. *Results:* IGF-I increased both VEGF protein expression (20 ± 10%, 50 ± 16% (p = 0.01) and 79 ± 13% (p = 0.0003)) and lactate production (12 ± 11%, 20 ± 12% and 48 ± 16% (p = 0.01)) in a dose-dependent manner (25, 50 and 100 ng/ml). Blocking glucose utilization by 2-desoxyglucose decreased lactate concentration by 70 ± 11% (p = 0.0001), but not VEGF protein expression. Inhibitors of MAP-kinase (PD 98059) and Proteinkinase C (Staurosporine) reduced the IGF-I effect on VEGF protein expression by 40 ± 6% (p = 0.0003) and 30 ± 7% (p = 0.01), respectively. The competitive inhibition of PARP by 3-Aminobenzamide or nicotinamide alone stimulated VEGF production by 66 ± 5% (p = 0.0003) and 32 ± 8% (p = 0.002), respectively. IGF-I inhibited PARP by 44 ± 3% (p = 0.01). *Conclusion:* IGF-I enhances VEGF protein expression in endothelial cells. This effect is mediated through signal transduction and by inhibition of PARP.

Einleitung

Die Vascular Endothelial Growth Faktor (VEGF) vermittelte Angiogenese nimmt eine Schlüsselstellung in Wundheilungsprozessen ein. Für Insulin-like Growth Faktor-I (IGF-I) wird eine proangiogenetische Wirkung berichtet, jedoch ist der molekulare Mechanismus bisher nicht vollständig geklärt. Poly(ADP-Ribose)-Polymerase (PARP) ist ein nukleäres Enzym, dessen Funktion initial in der Reparatur von DNA-Strangbrüchen durch Produktion von poly(ADP)-Ribose gesehen wurde. Später wurde durch den Nachweis von poly(ADP)-ribosylierten nukleären Proteinen PARP auch eine Rolle in der Regulierung von Gentranskription zugeschrieben [1]. Wir postulieren, dass IGF-I durch Inhibierung von PARP die VEGF Protein Synthese in Endothelzellen steigert.

Methodik

Human umbilical vein cells (HUVEC) wurden in 6-well Standard-Gewebekulturplatten (Greiner, Bio-one) in Dulbecco's modified Eagle Medium (DMEM) mit 10% Serum zu subkonfluenten Einzelzellschichten kultiviert. Nach Wechsel zu serumfreiem DMEM wurden die Zellen mit Long-R^3-IGF-I für die Dauer von 20 Stunden in einem Standardinkubator bei 95% Raumluft und 5% CO_2 inkubiert. Der VEGF-Protein Gehalt im Zellkulturüberstand wurde mittels ELISA (R&D Systems, Wiesbaden, Germany), die Laktatkonzentration mittels eines Laktatanalysers (YSI 2700, Yellow Springs, USA) bestimmt. Die Aktivität von PARP wurde anhand der Inkorporation von radioaktiv markiertem ^{14}C-NAD$^+$ detektiert. Alle Versuche wurden in Triplicates durchgeführt und mindestens zweimal wiederholt. Die Ergebnisse wurden als prozentuale Veränderung ± SD zur Kontrolle angegeben, Signifikanz mit Hilfe des Student's t-tests berechnet.

Ergebnisse

IGF-I steigerte dosisabhängig (25, 50 und 100 ng/ml) sowohl die VEGF Proteinexpression (20 ± 10%, 50 ± 16% (p = 0,01) und 79 ± 13% (p = 0,0003)), als auch den Glykolysestoffwechsel gemessen als Zunahme der Laktatkonzentration (12 ± 11%, 20 ± 12% und 48 ± 16% (p = 0,01)). Eine Blockade des Glukosemetabolismus durch 2-Desoxyglukose führte zu einer Reduktion der Laktatkonzentration um 70 ± 11% (p = 0,0001), nicht jedoch zu einer Reduktion der VEGF Expression. Inhibitoren von MAP-kinase (PD 98059) und Proteinkinase C (Staurosporine) minderten den Effekt von IGF-I auf die VEGF Produktion um 40 ± 6% (p = 0,0003) und 30 ± 7% (p = 0,01). Eine kompetitive Hemmung von PARP durch 3-Aminobenzamide oder Nicotinamide alleine resultierte ebenfalls in einem signifikanten VEGF Anstieg um 66 ± 5% (p = 0,0003) und 32 ± 8% (p = 0,002). IGF-I hemmte PARP um 44 ± 3% (p = 0,01).

Diskussion

Angiogenese, die Entwicklung von Blutgefässen durch Proliferation und Migration von Endothelzellen, ist ein wesentlicher Bestandteil der Wundheilungsphysiologie. Dieser Vorgang ist vornehmlich reguliert durch den Wachstumsfaktor VEGF. IGF-I induziert Endothelzellproliferation wie -migration, jedoch ist der Mechanismus der Wirkungsweise von IGF-I bisher nicht geklärt.

IGF-I stimuliert die Expression von VEGF in Endothelzellen und aktiviert den Glykolysestoffwechsel, was zu einer Anreicherung von Laktat führt. Laktat ist jedoch nicht der Mediator des IGF-I Effektes auf die VEGF Expression, da eine Blockade der Glykolyse durch 2-Desoxyglukose keine Reduktion der VEGF Synthese zur Folge hat. IGF-I aktiviert die Signal-Transduktions-Kaskade. Inhibitoren von Proteinkinase C oder MAP-kinase neutralisieren den IGF-I Effekt. Proteinkinase C ist an der Regulierung der Aktivität von Poly(ADP-Ribose)-Polymerase (PARP) beteiligt [2]. Durch PARP poly(ADP)-ribosylierte Transkriptionsfaktoren verlieren ihre Fähigkeit an DNA zu binden und werden dadurch inaktiv [3]. Wir postulierten, dass IGF-I zu einer Inhibierung von PARP und somit zu einer Reduktion der poly(ADP)-Ribosylierung von Transkriptionsfaktoren führt, was eine Zunahme der VEGF Expression als Folge gesteigerter transkriptioneller Aktivität bedingt. Die Tatsache, dass die kompetitive Hemmung von PARP durch 3-Aminobenzamide oder Nicotinamide die VEGF Synthese steigert, belegt den Zusammenhang zwischen ADP-Ribosylierung und Gentranskription. IGF-I reduziert signifikant die Aktivität von PARP.

Schlussfolgerung

IGF-I steigert die Synthese von VEGF in Endothelzellen. Die Ursache ist – zumindest teilweise – in einer durch Signaltransduktion vermittelten Hemmung von PARP zu sehen. Die Stimulation nukleärer Transkription und Proteinsynthese durch Inhibierung von PARP, hier vorgestellt als Wirkmechanismus von IGF-I, eröffnet eine neue Dimension in der Behandlung von Wundheilungsstörungen.

Literatur

1. Althaus FR, Richter C (1987) ADP-ribosylation of proteins. Enzymology and biological significance. Mol Biol Biochem Biophys 37:1–237
2. Bauer PI, Farkas G, Buday L, Mikala G, Meszaros G, Kun E, Farago A (1992) Inhibition of DNA binding by the phosphorylation of poly ADP-ribose polymerase protein catalysed by protein kinase C. Biochem Biophys Res Commun 187:730–736
3. Oei SL, Griesenbeck J, Schweiger M, Ziegler M (1998) Regulation of RNA polymerase II-dependent transcription by poly(ADP-ribosyl)ation of transcription factors. J Biol Chem 273:31644–31647

Korrespondenzadresse: Dr. med. Stefan Beckert, Abteilung für Allgemeine Chirurgie und Poliklinik, Chirurgische Universitätsklinik Tübingen, Hoppe-Seyler-Strasse 3, 72076 Tübingen, Tel.: 07071-29-86611, Fax: 07071-29-5951, E-mail: stefan_beckert@yahoo.com

Synergistische therapeutische Effekte von bFGF und VEGF[165] nach Transplantation isogener adenoviral transfizierter Fibroblasten im ischämischen Lappenmodell der Ratte

Synergistic therapeutic effects of bFGF and VEGF[165] after transplantation of genetically modified fibroblasts in an ischemic rat flap model

T. Spanholtz[1], C. Niedworok[1], A. Maichle[1], W. Lindenmaier[2], S. Krüger[3], B. Stöckelhuber[4], P. Mailänder[1], H.-G. Machens[1]

[1] Plastische und Handchirurgie, Zentrum für Schwerbrandverletzte, Universitätsklinikum Schleswig-Holstein, Campus Lübeck
[2] Gesellschaft für Biotechnologische Forschung (GBF), Braunschweig
[3] Institut für Pathologie, Universitätsklinikum Schleswig-Holstein, Campus Lübeck
[4] Institut für Radiologie, Universitätsklinikum Schleswig-Holstein, Campus Lübeck

Abstract

Introduction: Previous studies have demonstrated that bFGF and VEGF[165] can improve the formation of new blood vessels by stabilizing blood vessel walls. Recently we have shown that a) there is a cessation of the transferred genetic information within 7 – 10 days after adenoviral modification of rat fibroblasts and b) the transient production of VEGF[165] in the target area alone cannot induce effective formation of new blood vessels when implanted 14 days prior to ischemia. We now present a rat ischemic-flap model investigating the synergistic therapeutic effects of bFGF and VEGF[165]. *Methods:* 10 million rat-fibroblasts per animal were genetically modified (50% bFGF, 50% VEGF[165]) and implanted into the whole flap and the area of the wound margin of a McFarlane flap (2×8 cm). We had 12 groups each containing 10 animals. *Setting I:* implantation of bFGF/VEGF[165] modified cells during flap surgery (group 1); implantation of GFP-modified cells during flap surgery (group 2); implantation of non-modified cells during flap surgery (group 3); implantation of control medium during flap surgery (group 4); *Setting II:* same procedure but 1 week prior to flap surgery (group 5 – 8); *Setting III:* same procedure but 2 weeks prior to flap surgery (group 9 – 12). After 7 days post-operationem all animals were sacrificed, the flaps were evaluated clinically by performing a planimetric analysis of vital flap tissue, histology, microangiography and proteoanalysis. *Results:* In Setting I there was no therapeutically significant improvement in flap survival after ischemic insult. Whereas in group 5 we found significant improvement ($p < 0.05$ versus controls) of flap survival, both clinically and increased vessel density in the target area by microangiography. Group 9 showed an even further improvement and was again highly significant ($p < 0.01$ versus controls). Proteoganalysis 7 days after flap surgery revealed maximum expression for bFGF and VEGF[165] in Settings I and II only. *Conclusion:* Using the combined expression of bFGF and VEGF[165], we were able to achieve an optimisation of therapeutic angiogenic effects in the target area. These effects outlined the maximum expression of growth factors and can be interpreted as a synergistic effect of bFGF and VEGF[165] causing a lasting angiogenesis in vivo in this model.

Einleitung

Aus zahlreichen in vivo Studien geht hervor, dass die Wachstumsfaktoren bFGF und VEGF[165] in der Lage sind, eine Bildung neuer Blutgefässe positiv zu beeinflussen. Diese Effekte werden hauptsächlich der Stabilisierung der Gefässwand durch glatte Gefäßmuskelzellen und der gesteigerten Mitoseaktivität und Migration von Endothelzellen zugeschrieben. In anderen Versuchen konnte unsere Arbeitsgruppe zeigen, dass nach adenoviraler Transfektion isogener Rattenfibroblasten nach einer Expressionszeit von ca. 7 – 10 Tagen ein Silencing der Expression eingebrachter genetischer Information erfolgt [1]. Weiterhin zeigten wir, dass eine suffiziente Neubildung von Blutgefässen in einem Zeitfenster von bis zu 14 d vor Ischämiebeginn durch alleinige Expression von VEGF[165] nicht erreicht werden kann. Naheliegend ist eine kombinierte Anwendung von VEGF[165] und bFGF im etablierten Modell. Diese Studie untersucht die möglichen synergetischen therapeutischen Effekte beider Wachstumsfaktoren in einem vergleichbaren ischämischen Lappenmodell der Ratte.

Methodik

Als Versuchstiere dienten weibliche Sprague Dawley Ratten von 200 g. Isogene Rattenfibroblasten wurden nach subkutaner Implantation von Silastik in zwei Tieren über 5 Tage gezüchtet, isoliert und über 3 Zellpassagen kultiviert. Für den adenoviralen Gentransfer wurde als Cosmidvektorfragment ein padcos46 RESeGFP (39155 bp) verwendet. Als therapeutische Gensequenz wurden VEGF[165] und bFGF codiert. Als Kontrollgruppen dienten GFP (Leervektor) und nichtmodifizierte Fibroblasten. 10 Millionen isogene Rattenfibroblasten pro Tier wurden adenoviral transfiziert (50% bFGF und 50% VEGF[165]) und in einem McFarlane Lappenmodell (2×8 cm) der Ratte im Lappengewebe und im Bereich des angrenzenden Wundrandes zu verschiedenen Zeitpunkten gleichmäßig implantiert. Insgesamt wurden 12 Gruppen mit jeweils 10 Tieren gebildet. In Setting I wurden *zum* Zeitpunkt der Lappenhebung bFGF und VEGF[165]-modifizierte Zellen implantiert (Gruppe 1); zeitgleiche Implantation GFP-modifizierter Zellen (Gruppe 2); zeitgleiche Implantation nicht-modifizierter Zellen (Gruppe 3); zeitgleiche Injektion von Kontrollmedium (Gruppe 4). Setting II wiederholt das Vorgehen, allerdings zum Zeitpunkt *7 Tage vor Lappenhebung* (Gruppen 5 – 8), während in Setting III bei parallelem Vorgehen *14 Tage vor Lappenhebung* implantiert wurde (Gruppe 9 – 12). 7 Tage nach Ischämiebeginn (Lappenhebung) wurden die Tiere euthanasiert und die Lappen klinisch planimetrisch nach ihren vitalen Lappenanteilen sowie mikroangiographisch, histologisch und proteoanalytisch ausgewertet.

Ergebnisse

Während Setting I keine therapeutisch signifikanten Verbesserungen der Lappenvitalität nach ischämischem Insult zeigte, waren in Gruppe 5 / Setting II (bFGF und VEGF[165] zum Zeitpunkt 7 Tage vor Lappenhebung) signifikante ($P \leq 0{,}05$) Verbesserungen der Lappenvitalität sowohl klinisch planimetrisch (◨ Abbildung 1), als auch in der quantitativen mikroangiographischen Auszählung der Blutgefäße im Zielgewebe zu erkennen. In Gruppe 9 / Setting III (bFGF und VEGF[165] zum Zeitpunkt 14 Tage vor Lappenhebung) waren weitere Verbesserungen der genannten Parameter messbar ($P \leq 0{,}01$). Proteoanalytisch sind die Targetproteine in Setting I und II auch 14 Tage nach Implantation nachweisbar, während in Setting III (Auswertung nach 21 Tagen) nur noch geringe Spuren von bFGF und VEGF[165] nachgewiesen werden konnten.

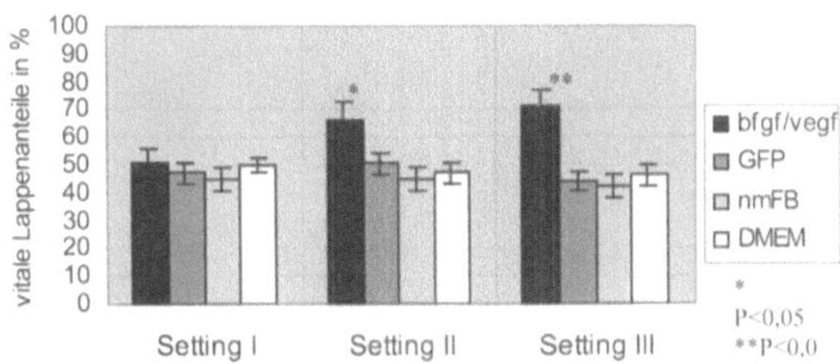

◻ Abb. 1. Ergebnisse Planimetrie, Lappenvitalität. FGF: basic fibroblast growth factor VEGF: vascular endothelial growth factor GFP: green fluorescent protein NMFB: non modified fibroblasts DMEM: Dulbecco's modified Eagle Medium A: Lappengewebe allein B: Lappengewebe und angrenzender Wundrand Setting I: Implantation der Zellen bei Lappenhebung Settting II: Implantation der Zellen eine Woche vor Lappenhebung Setting III: Implantation der Zellen zwei Wochen vor Lappenhebung

Schlussfolgerung

Während VEGF[165] allein nicht in der Lage ist, eine Verbesserung der Lappenvitalität durch Neubildung suffizienter Gefässe zu erwirken, scheint sich durch die Kombination von VEGF[165] und bFGF eine Optimierung therapeutischer angiogenetischer Effekte erreichen zu lassen (◻ Abbildung 1). Diese Effekte gehen zeitlich über das entsprechende Genexpressionsmaximum hinaus und sind als indirekte Hinweise für einen Synergismus von bFGF und VEGF[165] zur stabilen Angiogeneseinduktion in vivo zu werten. Diese Ergebnisse decken sich mit den von uns durchgeführten in-vitro Studien, in welchen es ebenfalls in diesem Zeitraum zu einem Silencing der Genexpression kam. Als besonders effektiv stellte sich in diesem Modell die Implantation modifizierter Zellen 14 Tage vor Lappenhebung heraus. Die Vorlaufzeit von 14 Tagen scheint notwendig, persitierende therapeutisch wirkende Gefässe zu bilden, welche auch nach 21 Tagen sowohl mikroangiographisch, als auch histologisch nachweisbar blieben.

Literatur

1. Machens HG, Spanholtz T, Maichle A, Niedworok C, Lindenmaier W, Herbort-Brand S, Görg G, Kropf K, Stöcklhuber B, Reichert B, Siemers F, Krapohl BD, Mailänder P (2003) Ein neues gentechnologisches Modell zur Angiogeneseinduktion mittels ex vivo transfizierter isogener Fibroblasten. Chir Forum 32:237–240

Korrespondenzadresse: Timo Spanholtz, Schellerstrasse 2, 29223 Celle, Tel.: 0163-70 98 55 5, Fax: 0451-500 21 90, E-mail: timo@spanholtz.net

Mechanismen der regenerativen Wundheilung nach Hauttransplantation: der SMAD-Signalweg

Mechanism of the regenerative wound healing after skin transplantation: the SMAD signal pathway

R. Tolba[1], Z. Abdullah[3], F. Schildberg[1], D. Decker[2], T. Minor[1], A. von Ruecker[3]

[1] Sektion Chirurgische-Forschung
[2] Chirurgische Universität-Klinik Bonn
[3] Institut für Klinische Biochemie, Rheinische Friedrich-Wilhelms-Universität Bonn

Abstract

Scars arise in the late phase of wound healing as a response to tissue injury and are characterised by fibroplasia. For the patient, the function deficiency is not only a cosmetic problem, in some cases it can present a life-threatening complication and lead to severe loss in health related quality of life. Current studies with the MRL mice could demonstrate an accelerated wound healing without the generation of scars as well as regenerative wound healing. The aim of the present study was to elucidate the mechanism of regenerative wound healing in a skin transplantation model. *Material and Methods:* Full skin grafts from MRL/+ and B10 mice were cross transplanted. 3 d and 10 d after transplantation we measured tissue pO_2 (Licox-pO_2), microcirculation (Laser Doppler), graft size and graft vascularization. In tissue slides, we evaluated the collagen thickness and cell apoptosis by the TUNEL-assay. Quantitative mRNA Analysis was performed with the Taqman method. *Results:* (Mean +/- SD; n = 5; *p < 0.05; T = 10 d; MRL vs. 0B10) Tissue pO_2 was significantly higher in MRL mice (148 +/- 15.3* vs. 76 +/- 28.7 mm Hg), as was the microcirculation (233 +/- 65* vs. 77 +/- 33.2 aU) and the size of the full thickness skin graft (100 +/- 32 vs. 46 +/- 17.6 mm^2) which at 10 d was significantly larger than in the B10-group. The thickness of the collagen layer (298 +/- 32.82 vs. 545.6 +/- 39.2 µm) and the TUNEL reaction were significantly higher in the B10-group. The infiltration of the wound area with inflammatory cells (leucocytes) was markedly reduced in the MRL-group. *Discussion:* As possible mechanism for accelerated wound healing the SMAD pathway has been implicated. Our results showed that in MRL-mice, in contrast to B10 mice, the signal molecule SMAD7 expression is down regulated; therefore the signals from transforming growth factor beta are enhanced. *Conclusions:* The enhanced regenerative wound healing in MRL/+ mice is associated with improved vascularization and microcirculation. The inflammatory reaction is blunted. Causative for these results are most likely changes in the SMAD signal pathway.

Einleitung

Narben entstehen in der Spätphase der Wundheilung und sind gekennzeichnet durch starke Bindegewebsansammlung ohne zelluläre Bestandteile. Die mangelnde Funktions-Wiederherstellung ist für den Betroffenen nicht nur ein kosmetisches Problem, sondern kann seine Lebensqualität stark einschränken oder sogar lebensbedrohlich sein. Beispiele dafür sind Patienten mit großflächigen Brandwunden oder auch Patienten nach einem Herzinfarkt.

Seit kurzem ist von der MRL +/+ Mausmutante (sog. Heiler-Maus) bekannt, daß sie zur narbenfreien und sogar regenerativen Wundheilung fähig ist: Markierungslöcher in den Ohren waren in der MRL Maus nach kurzer Zeit narbenfrei verheilt und regenerativ verschlossen [1, 2].

Auch eine Herzläsion (entsprechend der Situation nach einem Herzinfarkt) heilte im Gegensatz zu der Kontrollmaus narbenfrei und das Gewebe war wieder voll funktionsfähig [3].

Ziel der vorliegenden Studie war es im Hauttransplantationsmodell die Mechanismen der regenerativen Wundheilung zu untersuchen.

Material und Methoden

Vollhauttransplantate von MRL/+ und B10-Mäusen (MHC-Haplotyp identisch) wurden über Kreuz transplantiert.

3 und 10 d nach Transplantation wurden der Gewebe pO_2 (Licox-pO_2), die Mikrozirkulation (Laser Doppler), die Größe und die Vaskularisierung des Transplantates bestimmt. In histologischen Schnitten wurde die Collagenschichtdicke und die Apoptose mittels TUNEL Reaktion untersucht. Quantitative mRNA-Expressionsanalysen wurden mit Hilfe des Taqman-Verfahrens durchgeführt.

Ergebnisse

(MW +/− SD; n = 5; *p < 0,05; T = 10 d; MRL vs. B10)

Der Gewebe pO_2 war bei der MRL Maus signifikant höher (148 +/− 15,3* vs. 76 +/− 28,7 mm Hg), die Mikrozirkulation (233 +/− 65* vs. 77 +/− 33,2 aU) und auch die Tx-Größe (100 +/− 32 vs. 46 +/− 17,6 mm²) nach 10 d signifikant größer. Die Collagenschichtdicke (298 +/− 32,82 vs. 545,6 +/− 39,2 µm) als auch die TUNEL Reaktion waren bei der B10 Maus signifikant erhöht. Die lokale Anschoppung von inflammatorischen Zellen (Leukozyten) in der MRL-Gruppe war vermindert.

Diskussion

Als mögliche Ursache für eine verbesserte Wundheilung gelten Veränderungen im SMAD-Signalweg [4]. Unsere Untersuchungen der SMAD-Signalkomponenten zeigen, dass in der MRL/+ Maus im Gegensatz zu B10 Mäusen eine erniedrigte Expression von SMAD7 stattfindet und damit die Signaltransduktion für TGF-beta erhöht ist.

Schlussfolgerung

Die verbesserte regenerative Wundheilung der MRL/+ Maus ist verbunden mit einer verbesserten Vaskularisation und Mikrozirkulation, die inflammatorische Reaktion ist vermindert. Ursächlich werden Veränderungen im SMAD-Signalweg gefunden.

Literatur

1. Clark LD, Clark RK, Heber-Katz E (1998) A new murine model for mammalian wound repair and regeneration. Clin Immunol Immunopath 88:35–45
2. Kench JA, Russell DM, Fadok VA, Young SK, Worthen GS, Jones-Carson J, Henson JE, Nemazee D (1999) Aberrant wound healing Pland TGF-beta production in the autoimmune-prone MRL/+ mouse. Clin Immunol 92:300–310
3. Leferovich JM, Bedelbaeva K, Samulewicz S, Zhang XM, Zwas D, Lankford EB, Heber-Katz E (2001) Heart regeneration adult MRL mice. PNAS 98:9830–9835
4. Ashcroft GS, Yang X, Glick AB, Weinstein M, Letterio JL, Mizel DE, Anzano M, Greenwell-Wild T, Wahl SM, Deng C, Roberts AB (1999) Mice lacking Smad3 show accelerated wound healing and an impaired local inflammatory response. Nat Cell Biol. Sep 1:260–266

Korrespondenzadresse: Dr. med. René H. Tolba, Sektion Chirurgische Forschung, Klinik und Poliklinik für Allgemein-, Viszeral-, Thorax- und Gefäßchirurgie, Rheinische Friedrich-Wilhelms-Universität Bonn, Sigmund-Freud-Str. 25, 53105 Bonn, Tel.: 0228-287 6163, Fax: 0228-287 4263, E-mail: rtolba@uni-bonn.de

XXIV. Wundheilung

Silber-resistente *Pseudomonas aeruginosa*-Bakterien werden durch lokale LBP (Lipopolysaccharid binding protein) exprimierende Gentherapie in infizierten Verbrennungswunden reduziert

Silvadene-resistant *Pseudomonas aeruginosa* numbers infecting partial thickness (IIb) burn wounds are reduced by local gene therapy expressing lipopolysaccharide-binding protein (LBP)

L. U. Lahoda[1,2], R. D. Klein[2], P. M. Vogt[1], W. M. Kuzon[3], G. L. Su[2], S. C. Wang[2]

[1] Klinik für Plastische, Hand- und Wiederherstellungschirurgie, Medizinische Hochschule Hannover
[2] Department of Plastic Surgery, University of Michigan, Ann Arbor USA
[3] Department of General Surgery, Trauma/Burn Research Lab, University of Michigan, Ann Arbor USA

Abstract

Introduction: LPS-Binding-Protein (LBP), a class I acute phase protein, is capable of enhancing inflammatory cytokine production in response to LPS (lipopolysaccharide, endotoxin). It also functions as an opsonin for Gram-negative bacteria and reduces by 10,000-fold the concentration of neutrophil derived BPI (bactericidal permeability increasing protein) necessary to kill Gram-negative bacteria. Wound infection after thermal injury is a major source of morbidity and mortality. By increasing LBP at the site of burn injury we anticipate increased wound bactericidal activity by potentiating neutrophil and macrophage recruitment, activation and bactericidal killing, therefore we hypothesize that increasing levels of LBP by means of local gene therapy leads to decreased bacterial infection in burn injury. *Materials and Methods:* 13 female inbred LBP-knockout (LBPko) mice and 13 age- and weight-matched pathogen-free C57b wild-type (C57BL6) mice received a 25% body surface partial thickness (IIb) burn wound. Postburn the burn area received intradermal injection of 10^{10} pfu of designed adenoviral constructs expressing either rat-LBP or beta-galactosidase (control). After 72 hrs 10^5 Silvadene®-resistant *P. aeruginosa* were topically applied and occlusively covered. Another 72 hrs later, animals were sacrificed, the treated skin was harvested for histology and quantitative bacterial cultures. *Results:* In wild-type animals (C57BL6), treatment with LBP-adenovirus resulted in significantly lower bacterial counts than animals treated with the control adenovirus (p < 0.04). Overall, bacterial counts were reduced 44.3 fold. Histology, Western blotting and X-gal staining revealed efficacy of the experimental design and viral expression. *Conclusions:* Our findings demonstrate for the first time that local gene therapy-driven over-expression of LPS-binding-protein (LBP) can suppress bacterial infection within burn wounds. These findings confirm LBP's importance in host immune defense against Gram-negative infection and support a possible feasibility of local gene therapy for the treatment of burn injuries.

Einleitung

LPS-Binding-Protein (LBP), ein Klasse I-akute Phase Protein, ist in der Lage, die inflammatorische Zytokinproduktion als Antwort auf LPS (Lipopoysaccharid, Endotoxin) zu erhöhen. Primär wird LPS an LBP gebunden, das durch CD14 [1] mediiert, den membrangebundene Toll-like-receptor4 [2] aktiviert, der wiederum intrazelluläre inflammatorische Kaskaden initiiert. Es wirkt auch als Opsonin für Gram-negative Bakterien und reduziert weiter die notwendige Konzentration von BPI (bactericidal permeability increasing protein) [3], die nötig ist um bakterizid zu wirken, um den Faktor 10.000. Wundinfekte nach thermischen Schäden sind bekanntermaßen Quellen hoher Morbidität und Mortalität. Indem LBP in der Verbrennungswunde erhöht würde, erwarteten wir die Reduktion der lokalen Konzentration Gram-negativer Bakterien, indem das »Recruitment«, die Aktivierung und damit die antibakterielle Effizienz der Neutrophilen und Makrophagen gesteigert würde. Wir stellten daher die Hypothese auf, dass erhöhte Konzentrationen von LBP durch die Mittel der Gentherapie bakterielle Infektionen in infizierten Brandwunden reduziert.

Methodik

Dreizehn weibliche, gezüchtete LBP-knockout (LBPko) Mäuse und dreizehn alters- und gewichtsadaptierte pathogenfreie C57BL6 Wildmäuse erhielten eine 25% der Körperoberfläche betreffende standardisierte Verbrennung der Tiefe IIb. Danach wurde das Verbrennungsgebiet mit 1×10^{10} pfu (plaque forming units) eines designten Adenoviruskonstrukts intradermal injiziert, das einerseits die genetische Information für Ratten-LBP und andererseits die Information für β-Galaktosidase (β-gal, Kontrollgruppe) enthielten. Nach 72 Stunden wurde dasselbe Areal topisch mit 1×10^5 Silber-resistenten *Pseudomonas aeruginosa* infiziert und okklusiv verbunden. Nach weiteren 72 Stunden wurde die verbrannte und behandelte Haut der Tiere entnommen und daraus quantitative Bakterienkulturen angelegt und die Haut histologisch untersucht.

Ergebnisse

In den genetisch unveränderten Wildmäusen (C57BL6) zeigte sich, dass die Behandlung mit dem LBP-Adenoviruskonstrukt signifikant geringere Bakterienzahlen ergab, als dies in der Gruppe der mit β-Galaktosidase »behandelten« Kontrollgruppe der Fall war ($p < 0{,}04$). Insgesamt ließ sich eine Reduktion der Bakterienzahl im Vergleich der beiden Gruppen um das 44-fache erreichen. Ergänzende histologische *in-vitro*- und *in-vivo*-Experimente zum Nachweis der Reproduzierbarkeit und zum Nachweis des korrekten wissenschaftlichen Ansatzes zeigten auch durch Westernblotting des durch His- und AntiXpress-Tags markierten LBP-Produktes die Expression und Produktion des gewünschten Proteins, sei es die Kontrollgruppe oder die mit LBP behandelte Gruppe.

Diskussion/Schlussfolgerung

Als Ergebnis unserer Studien bleibt festzuhalten, dass durch die lokale adenovirale Gentherapie und die damit verbundene einerseitige Überexpression und andererseitige Bereitstellung des LBPs bei LBP-knockout Mäusen, die Baktierenzahl Gram-negativer multiresistenter Pseudomonaden in Brandwunden signifikant reduziert werden konnte. Diese Ergebnisse unterstützen die Wichtigkeit des LBP als Bestandteil des angeborenen Immunsystems in der Abwehr Gram-negativer Infektionen und tragen zur Diskussion einer möglichen lokalen Gentherapie infizierter Brandwunden bei.

Literatur

1. Wright SD, Ramos RA, Tobias PS, Ulevitch RJ, Mathison JC (1990) CD14, a receptor for complexes of lipopolysaccharide (LPS) and LPS binding protein. Science 249:1431–1433
2. Guha M, Mackman N (2001) LPS induction of gene expression in human monocytes. Cell Signal 13:85–94
3. Ulevitch RJ, Tobias PS (1995) Receptor-dependent mechanisms of cell stimulation by bacterial endotoxin. Annu Rev Immunol 13:437–457

Korrespondenzadresse: Dr. Lars-Uwe Lahoda, Klink für Plastische, Hand und Wiederherstellungschirurgie, Medizinische Hochschule Hannover, Podbieliskistr. 380, 30659 Hannover, Tel.: 0511/906-0, Fax: 0511/906-3008, E-mail: lulahoda@t-online.de, lu.lahoda.oststadt@klinikum-hannover.de

Einsatz miniaturisierter implantierbarer Sensoren zur Messung der Dynamik der Nahtspannung nach Laparotomieverschluss.
Ergebnisse experimenteller Untersuchungen an Schweinen

Measurement of suture tension dynamics after laparotomy closure using a miniaturized implantable sensor device.
Results of an experimental study in pigs

J. J. Höer[1], O. Wetter[2], U. Schneeweiss[2], U. Klinge[3], A. Schachtrupp[3], V. Fackeldey[3], V. Schumpelick[3], C. Töns[1]

[1] Chirurgische Klinik, Marienhospital Düsseldorf
[2] Institut für Produktionstechnik, Fraunhofer Institut Aachen
[3] Chirurgische Universitätsklinik der RWTH Aachen

Abstract

Introduction: Inadequate suture tension has been recognized as a relevant factor for the failure of laparotomy closure. Due to the lack of adequate sensor devices, the experimental measurement of suture tension dynamics could not be achieved. A miniaturized sensor and data logger were developed and applied experimentally. *Material and Methods:* Specially designed, bridge shaped metall microsensors were fitted with strain gauges under the microscope. An implantable, programmable data logger (multi-layer technique, 256 kByte RAM) was also built. During experimental use, two microsensors positioned on the thread measured suture tension each second [N]. After 26 hours, the data logger was read out via an external connectboard. During the animal experiment in 14 pigs, initial suture tension was adjusted at 0.8 [N] in all animals. In half of the animals, intraabdominal pressure (IAP) was elevated to 20 mm of mercury using a pneumoperitoneum (PP) for two periods of 8 hours. *Results:* In animals without PP, the mean reduction of suture tension after 26 hours reached 60%. The mean loss in the first hour after laparotomy closure was found to be 50%. In animals with PP a direct and linear apposition of IAP on suture tension was found. After reduction of the PP, a steep loss of suture tension to mean levels 50% below initial tension was seen. After the second period of IAP, the mean suture tension then reduced to 0.1 [N]. *Conclusion:* Suture tension after laparotomy closure is a highly dynamic parameter. One hour after completion of fascial closure, the loss in suture tension reached 50% of the original values. The pathomechanism is most probably sutures cutting through the tissue. An inadequately high intraabdominal pressure boosts this process and leads to an almost complete loss of suture tension after 24 hours. The device developed allows the reliable experimental measurement of suture tension dynamics and may help to define a tissue specific suture tension optimum in the future.

Einleitung

Narbenhernien nach Verschluß von Laparotomien stellen die häufigste operationspflichtige postoperative Komplikation in der Chirurgie dar. Ein gewebespezifisches Spannungsoptimum, das strangulationsbedingte Gewebeschäden minimiert und das Gewebe dennoch ausreichend adaptiert, konnte bisher aufgrund fehlender Sensoren nicht ermittelt werden [1]. Entsprechend wurden implantierbare Mikrosensoren und Datenlogger entwickelt, mit denen erstmals Aussagen zur Dynamik der Nahtspannung nach Laparotomieverschluß möglich sind [2].

Methodik

Mit unter Einsatz der Finite-Elemente-Simulation entwickelten, implantierbaren Mikrosensoren und einem programmierbaren Dreikanal-Datenlogger (Multi-layer Technik, 256 kByte RAM) sowie einer externen Ausleseeinheit wurde ein System erstellt, welches mit einem mittleren Messfehler von unter 2.6% im Tierversuch zur Messung der Dynamik der Fasziennaht einsatzfähig ist.

In einem ersten Tierversuch an 14 durchgehend narkotisierten Schweinen (mittleres Gewicht 63 kg) wurde die Faszie nach 12 cm langen Medianlaparotomien fortlaufend mit Polypropylen der Stärke 0 verschlossen. Die Ausgangsnahtspannung wurde dabei auf 0.8 [N] eingestellt, die Registrierung erfolgte sekündlich mit zwei Mikrosensoren auf jeder Naht über 26 Stunden. Bei der Hälfte der Tiere wurde der intraabdominelle Druck durch Anlage eines Pneumoperitoneums (PP) (Grenzdruck 20 mm Hg) für zwei mal 8 Stunden erhöht, dazwischen das PP abgelassen.

Ergebnisse

Bei den Tieren ohne PP reduzierte sich die mittlere Nahtspannung im Versuchszeitraum um 60%. Dabei betrug der Spannungsverlust nach 60 Minuten im Mittel bereits 50%. Bei den Tieren mit PP übertrug sich der intraabdominelle Druckanstieg unmittelbar und linear auf die Nahtspannung. Nach Ablassen des PP war dann ein Einbruch der Nahtspannung zu beobachten, der in der ersten Entspannungsphase im Mittel 50% unter der Ausgangsnahtspannung lag. Nach dem Ablassen des zweiten PP lag die mittlere Nahtspannung dann nur noch bei 0.1 N.

Schlussfolgerung

Der implantierbare miniaturisierte Sensor/Logger stellt erstmalig ein funktionsfähiges System zur experimentellen Messung der Dynamik der Nahtspannung dar.

Die Nahtspannung nach Faszienverschluß der Bauchdecke ist kein statischer Parameter. Bereits eine Stunde nach Fertigstellung der Naht tritt am narkotisierten Tier ein Spannungsverlust von 50% der Ausgangsspannung ein, was in erster Linie durch das Durchschneiden der Naht bedingt ist [3]. Ein zusätzlich inadäquat hoher intraabdomineller Druck verstärkt diesen Vorgang und führt zum fast völligen Spannungsverlust der Naht nach nur 24 Stunden.

Es muß diskutiert werden, ob der rapide Spannungsverlust eine Autoregulation der Nahtspannung widerspiegelt, die aufgrund der damit verbundenen Strangulation des Gewebes einen wesentlichen Einflussfaktor für das spätere Versagen des Laparotomieverschlusses darstellt. Ein primärer Verschluß der Faszie mit der Nahtspannung wie nach stattgehabter Autoregulation könnte diese Gewebeschädigung minimieren und die Voraussetzungen einer ungestörten Faszienheilung verbessern. Die Übertragung erhöhter intraabdomineller Drucke auf die Nahtspannung unterstreicht die Notwendigkeit, den Bauchdeckenverschluss durch primäre Naht der Faszienränder bei einem drohenden abdominellen Kompartmentsyndrom nicht zu erzwingen [4].

Literatur

1. Höer J, Stumpf M, Rosch R, Klinge U, Schumpelick V (2002) Prophylaxe der Narbenhernie. Chirurg 73:881–887
2. Höer J, Wetter O, Peschke C, Schumpelick V, Weck M (2001) Einsatz miniaturisierter Sensoren zur Messung der Naht- und Fadenspannung in der Chirurgie. In Weck M (Hrsg) Neue Technologien für die Medizin. Shaker Verlag, Aachen, S. 321–340

3. Höer J, Junge K, Schachtrupp A, Klinge U, Schumpelick V (2002) Influence of suture technique and suture tension on collagen synthesis after laparotomy closure. Hernia 6:93-97
4. Schachtrupp A, Höer J, Töns Ch, Klinge U, Reckord U, Schumpelick V (2002) intra-abdominal pressure: A reliable criterion for laparostomy closure? Hernia 6:102–107

Korrespondenzadresse: Priv.-Doz. Dr. med. Jörg Höer, Klinik für Allgemein-, Gefäß-, und Viszeralchirurgie, Marienhospital Düsseldorf, Rochusstraße 2, 40479 Düsseldorf, E-mail: johoer99@yahoo.de

Entwicklung neuer, intelligenter Nahtmaterialien mit Formgedächtniseffekt für die Viszeralchirurgie

Development of new, intelligent sutures with shape memory for visceral surgery

S. Kelch[1], C. Isbert[2], B. Seifert[1], R. Fuhrmann[3], C.-T. Germer[2], R.-P. Franke[3], H. J. Buhr[2], A. Lendlein[1]

[1] GKSS Forschungszentrum Geesthacht GmbH, Institut für Chemie, Kantstr. 55, 14513 Teltow

[2] Chirurgische Klinik I, Abteilung für Allgemein-, Gefäß- und Thoraxchirurgie, Universitätsklinikum Benjamin Franklin, Freie Universität Berlin, Hindenburgdamm 30, 12200 Berlin

[3] Zentralinstitut für Biomedizinische Technik, Abteilung Biomaterialien, Universität Ulm, Albert-Einstein-Allee 47, 89069 Ulm

Abstract

Filaments from degradable and biocompatible shape memory polymers with suitable mechanical and shape memory properties are potential sutures for visceral surgery allowing for a retarded self-tightening in situ.

Zielsetzung

Die Insuffizienzrate viszeralchirurgischer Anastomosen beeinflusst wesentlich Ergebnis und Prognose der chirurgisch therapierten Erkrankungen. Die Insuffizienzrate nach Rektumresektion beträgt 8 – 15% und bedingt eine Letalität von 3 – 5%. Unter Berücksichtigung von prognoserelevanten Faktoren muss über eine Verbesserung bisheriger Nahttechnologien nachgedacht werden. Neue vollständig abbaubare Nahtmaterialien mit Formgedächtniseffekt sind potentiell in der Lage, durch temporär versetztes Korrigieren der Naht (selbstknotend) nahtunabhängige Komplikationen (ischämiebedingte Insuffizienz) zu reduzieren. Ziel der Studie ist es, geeignete Nahtmaterialien auf Basis neuartiger Polymersysteme in Bezug auf mechanische und Formgedächtniseigenschaften zu evaluieren.

Material und Methode

Formgedächtnispolymere (engl. shape-memory polymers), die die Fähigkeit besitzen, eine permanente Form „im Gedächtnis" zu behalten, die von der aktuellen, emporären Form erheblich abweichen kann, könnten eine Veränderung der Form eines Medizinproduktes direkt an der gewünschten Implantationsstelle ermöglichen [1]. Großvolumige Implantate könnten in komprimierter temporärer Form mittels minimalinvasiver Chirurgie in den Körper eingebracht werden und auf Verlangen in ihre permanente Form ausgedehnt werden, um sich den lokalen Gegebenheiten im Körper exakt anzupassen. Auf diese Weise kann eine komplexe mechanische Umformung automatisch durchgeführt werden, ohne manuelle Manipulation durch den Chirurgen. Der Übergang von der temporären in die permanente Form kann durch einem externen Stimulus eingeleitet werden, beispielsweise durch eine Temperaturerhöhung über die Schaltübergangstemperatur T_{trans} des Formgedächtnispolymers. Als strukturelles Konzept für thermoplastische Formgedächtniskunststoffe wurden lineare Multiblockcopolymere ausgewählt. Neben dem das Hartsegment bestimmenden, kristallisierbaren Oligo(p-dioxanon)diol wurde Oligo(ε-caprolacton)diol als Precursor für die Schaltsegmente eingesetzt [2]. Die synthetisierten Makrodiole wurden mittels einem aliphatischen Diisocyanat zu Polyurethanen umgesetzt. Zur Untersuchung *in vitro* wurden die Polymerproben in PBS Lösung bei 37 °C inkubiert und die Waschüberstände wurden auf ihre Biokompatibilität an L929 Fibroblasten durch folgende Testverfahren gemessen: 1. *Agarose-Overlay-Test*, der die Überprüfung der lysosomalen Aktivität erlaubt, 2. *MTT[1] Test*, ein Test der die mitochondriale Aktivität der Zellen untersucht und 3. *LDH[2]-Test*, der die Integrität der Zellmembran prüft [3, 4].

Ergebnisse

Die Synthesen wurden mit einem Hartsegmentgehalt von 0 Gew.-% bis 83 Gew.-% durchgeführt. Die Schalttemperatur für den Formgedächtniseffekt T_{trans} ist auf einen vorbestimmten Temperaturbereich (um 37 °C) beschränkt. Die Multiblockcopolymere weisen bei 20 °C Bruchdehnungen von bis zu 1100% auf. Das erlaubt Deformationen zwischen permanenter und temporärer Form von bis zu 400%. Die mechanischen Eigenschaften hängen stark vom Anteil an Hartsegment ab. Mit zunehmendem Oligo(*p*-dioxanon)-Anteil ist ein Anstieg des Elastizitätsmoduls zu verzeichnen. Dieser liegt bei 20 °C zwischen 34 MPa und 90 MPa, bei 37 °C zwischen 10 MPa und 31 MPa und bei 50 °C zwischen 0,1 MPa und 16,3 MPa. Die Zugfestigkeit σ_{max} liegt bei 20 °C zwischen 13 MPa und 25 MPa und sinkt bei Überschreiten von T_{trans} auf Werte zwischen 0,3 und 8,1 MPa bei 50 °C ab. Dies geht einher mit einer Verringerung der entsprechenden Bruchdehnungen. Diese liegen bei 20 °C im Bereich zwischen 650% und 1100%. Bei 50 °C findet man Werte für die Bruchdehnung zwischen 30% und 1500%. Die Bruchdehnung lässt eine starke Abhängigkeit vom Anteil an PPDO erkennen und sinkt insbesondere bei 50 °C stark mit zunehmendem Hartsegmentanteil. Die Formgedächtniseigenschaften der Multiblockcopolymere wurden mit zyklischen, thermomechanischen Zugmessungen untersucht. Dabei wurden bei maximalen Dehnungen von $\varepsilon_m = 200\%$ Dehnungsfixierungsverhältnisse R_f zwischen 98% und 99,5% und Dehnungsrückstellungsverhältnisse R_r im ersten Zyklus zwischen 76% und 80% beobachtet. Schon im dritten Zyklus wurden für R_r 98% bis 99% erreicht. Die Formgedächtnispolymere liefern dabei abhängig vom Hartsegmentanteil Spannungen zwischen 1 MPa und 3 MPa. Der niedrigere Wert des E-Moduls dieser Polymere entspricht der Größenordnung der mechanischen Eigenschaften von Weichgewebe. Die Photoserie in ◘ Abbildung 1 zeigt ein abbaubares Nahtmaterial auf Basis eines thermoplastischen Formgedächtnispolymers, das im Tierversuch an einer Ratte zum Wundverschluss eingesetzt wurde. Die Photoserie zeigt von links nach rechts das Zusammenziehen eines durch Dehnung auf 200% programmierten Fadens bei einem kurzfristigen Temperaturanstieg von 20 °C auf 41 °C. Die hier präsentierten thermoplastischen Elastomere zeigen in Abbauversuchen in wässriger Pufferlösung (pH 7) bei 37 °C einen linearen Massenverlust und

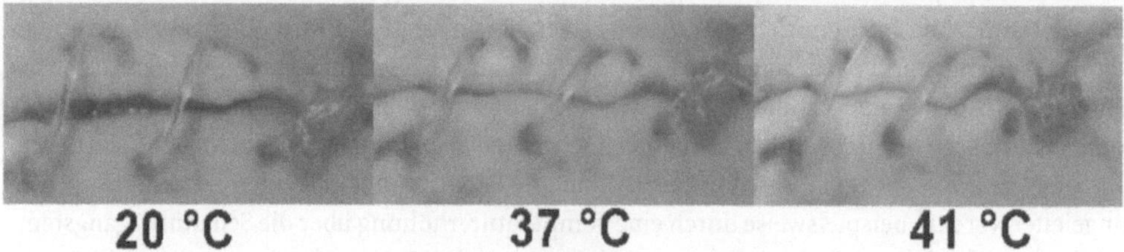

◘ **Abb. 1.** Die Photoserie zeigt von links nach rechts das Zusammenziehen eines abbaubaren Nahtmaterial auf Basis eines thermoplastischen Formgedächtnispolymers mit steigender Temperatur [2].

---

[1]   MTT 3(4.5-dimethylthiazol-2-yl)-2.5-diphenyltetrazolium
[2]   LDH Lactate dehydrogenase

partikelfreien Abbau *in vitro* mit einem Massenverlust bis zu 50% nach 8 Monaten. Die *in vitro* Biokompatibilitätsuntersuchungen wurden nach Inkubationszeiten von 1 h, 1 Woche und 3 Wochen durchgeführt. Dabei wurden für jeweils vier Proben eines Polymers mit gleichen Gewichtsanteilen an Hart- und Schaltsegment im Agarose-Overlay-Test Werte (bezogen auf eine inerte Kontrolle = 1) von 0,930, 0,960 und 0,970 (Standartabweichung +/− 0,026, 0,014, 0,037) (nach Inkubationszeiten von 1 h, 1 Woche, 3 Wochen), im LDH Test von 1,238, 0,261 und 0,343 (+/− 0,371, 0,012, 0,170) und im MTT Test von 1,30, 1,23 und 0,81 (+/− 0,175, 0,237, 0,270) bestimmt.

Schlussfolgerungen

Die thermoplastischen Elastomere auf Basis von Oligo(*p*-dioxanon) und Oligo(ε-caprolacton) sind biokompatibel *in vitro* und erfüllen die geforderten mechanischen – und Formgedächtniseigenschaften. Derartige Materialien sind potentiell in der Lage, in Form visceralchirurgischen Nahtmaterials, eine temporär versetzte Selbstknotung im Intervall (Nachzieheffekt) *in situ* zu gewährleisten.

Literatur

1. Lendlein A, Kelch S (2002) Shape Memory Polymers. Angew Chem Int Ed 41:2034–2057
2. Lendlein A, Langer R (2002) Biodegradable, Elastic Shape-Memory Polymers for Potential Biomedical Applications. Science 296:1673–1676
3. Rickert D, Lendlein A, Kelch S, Fuhrmann R, Franke RP (2002) Detailed evaluation of the agarose diffusion test in biocompatibility study with a microscopic image analysis system. Biomed Tech 47:285–289
4. Rickert D, Moses MA, Lendlein A, Kelch S, Franke RP (2003) The importance of angiogenesis in the interaction between polymeric biomaterials and surrounding tissue. Clinical Hemorheology and Microcirculation 28:175–181
5. Isbert C, Boerner A, Ritz JP, Schuppan D, Buhr HJ, Germer CT (2002) In situ ablation of experimental liver metastases delays and reduces residual intrahepatic tumour growth and peritoneal tumour spread compared with hepatic resection. Br J Surg 89:1252–1259

Korrespondenzadresse: Dr. Steffen Kelch, GKSS Forschungszentrum Geesthacht GmbH, Institut für Chemie, Kantstr. 55, 14513 Teltow, Tel.: 03328/352464, Fax: 03328/352452, E-mail: steffen.kelch@gkss.de

In vivo und ex vivo Untersuchungen zur Zellproliferation, Zytotoxizität, Kollagensynthese und Inflammation an alloplastischen Materialien in der Hernienchirurgie

In vivo and ex vivo studies on cell proliferation, cytotoxicity, collagen synthesis and inflammation in alloplastic materials for hernia surgery

R. Fenski[1], C. Isbert[1], J.-P. Ritz[1], H. J. Buhr[1], M. Rühl[2], C.-T. Germer[1]

[1] Chirurgische Klinik I
[2] Medizinische Klinik I, Charité-Universitätsmedizin Berlin, Campus Benjamin Franklin, Hindenburgdamm 30, 12200 Berlin

Abstract

The aim of the study was to compare cell proliferation, cytotoxicity, collagen synthesis and inflammation of different alloplastic meshes in hernia surgery. *Materials and Methods:* 5×10^3 CFSC cells/ hole were seeded and incubated with 5 mm^2 samples of VYPRO® II, Parietex® composite, TiMESH® and Prolene® mesh. A cytotoxicity test, collagen staining and a 3H-thymidine proliferation test were then performed. In addition to that in-vivo tests were performed using WAG rats (n = 20), who underwent preperitoneal implantation of 10 mm^2 mesh (VYPRO, Parietex, TiMESH or Prolene). Immunohistology contained detection of collagen I, III, IV and VI as well as CD18 and B7-2. *Results:* None of the meshes induced a proliferative effect. Only Parietex with OD of 560 nm showed a reduction of the cell number with 0.571 ± 0.103 (controls 0.804 ± 0.191). Cell adhesion was observed with VYPRO and Parietex but not with Prolene and TiMESH. The collagen synthesis/cell number was 0.131 ± 0.022 with VYPRO, 0.161 ± 0.035 with Parietex, 0.127 ± 0.011 with Prolene and 0.208 ± 0.028 with TiMESH. The qualitative expression of collagens I/IV showed an increased expression of CI in Parietex/TiMESH. Differentiation, spreading and collagen synthesis primarily occurred at the contact point with the fibers (TiMESH). In vivo the order Parietex > VYPRO > TiMESH was found for CI expression and Parietex > VYPRO/TiMESH for CIII. The expression of B7-2/CD18 markers was quantitatively comparable in all meshes. Qualitatively, both markers showed strong expression at the interface. Moreover, seven days after the intervention TiMESH had a B7-2-positive fascitis comparable to Prolene. *Conclusions:* None of the meshes induced cell proliferation; only Parietex is marginally cytotoxic and all meshes, especially Parietex, induce significant collagen synthesis. All meshes showed a T cell-dependent inflammatory process, although particularly TiMESH showed a prolonged B7 reaction outside of the interface (fascitis). Method-related technical characteristics of the examined meshes are only associated to a limited extent with measurable properties.

Zielsetzung

Alloplastische Materialien in der Hernienchirurgie senken die Rezidivrate [1, 2]. Seitens der Industrie wird ein umfangreiches Angebot an Kunststoffnetzen vorgehalten, wobei den Netzen Eigenschaften wie eine verbesserte Bindegewebs-/Narbenbildung, eine optimale Gewebeintegration und Adhäsionsschutz sowie eine exzellente Bio- und hervorragende Körperverträglichkeit zugesprochen werden. Ziele der Studie waren, die Zellproliferation, Zytotoxizität, Kollagensynthese und Inflammation [3] alloplastischer Netze vergleichend zu untersuchen.

Material und Methoden

5×10^3 CFSC-Zellen/Loch wurden ausgesät und mit 5 mm² große Proben der Netze VYPRO® II, parietex® Composite, TiMESH® und Prolene® inkubiert. Es erfolgten ein Zytotoxizitätstest (Sulforhodamin) eine Kollagenfärbung (Siriusrot) und ein 3H-Thymidin-Proliferationstest. Wag-Ratten (n = 20) wurden in 4 Gruppen randomisiert. Je Gruppe (n = 5) erfolgte eine präperitoneale Implantation von 10 mm² Netz (VYPRO, parietex, TiMESH oder Prolene). 48 h/7 d postoperativ wurden bei je 5 Tieren/Gruppe die Bauchwand reseziert und die Proben kryoasserviert. Immunhistochemisch (APAAP) erfolgte an Kryoschnitten [bzw. ex vivo an Chamberslides mit CFSC-Zellen] der Nachweis der Expression von Kollagen I, III, IV und VI sowie CD18 und B7-2.

Ergebnisse

Kein Netz induzierte einen proliferativen Effekt. Lediglich parietex zeigte bei OD 560 nm mit $0{,}571 \pm 0{,}103$ eine Reduktion der Zellzahl (Kontrolle $0{,}804 \pm 0{,}191$). Zelladhäsionen sahen wir bei VYPRO, Parietex, nicht bei Prolene und TiMESH. Die Kollagensynthese/Zellzahl betrug bei VYPRO $0{,}131 \pm 0{,}022$, bei Parietex $0{,}161 \pm 0{,}035$, bei Prolene $0{,}127 \pm 0{,}011$ und bei TiMESH $0{,}208 \pm 0{,}028$. Die qualitative Expression der Kollagene I/IV zeigte eine vermehrte Expression von KI bei Parietex/TiMESH. Differenzierung, Spreading und Kollagensynthese erfolgte primär im Kontaktbereich der Fasern (TiMESH). In vivo galt für KI-Expression die Reihenfolge Parietex > VYPRO > TiMESH, für KIII Parietex > VYPRO/TiMESH. Auch die Stärke des Bindegewebssaums um das Netzmaterial folgte diesem Schema. Die Expression der Marker B7-2/CD18 waren quantitativ bei allen Netzen vergleichbar. Qualitativ zeigten beide Marker eine kräftige Expression im Interface. Zusätzlich wies TiMESH entsprechend Prolene sieben Tage postinterventionell eine B7-2-positive Fasciitis auf.

Schlussfolgerungen

1. Kein Netz induziert eine Zellproliferation, lediglich Parietex ist gering zytotoxisch und alle Netze insbesondere Parietex induzieren eine signifikante Kollagensynthese.
2. Alle Netze weisen eine T-Zell-abhängige inflammatorische Potenz auf, wobei insbesondere TiMESH eine prolongierte B7-Reaktion außerhalb des Interface (Fasciitis) zeigt.
3. Verfahrenstechnische Besonderheiten der untersuchten Netze sind nur bedingt mit objektivierbaren Eigenschaften assoziiert.

Literatur

1. Collaboration EH (2000) Mesh compared with non-mesh methods of open groin hernia repair: systematic review of randomized controlled trials. Br J Surg 87:854–859
2. EU Hernia Trialists Collaboration (2002) Repair of groin hernia with synthetic mesh: meta-analysis of randomized controlled trials. Ann Surg 235:322–332
3. Isbert C, Wittkowski T, Ritz JP, Buhr HJ, Germer CT (2003) Polypropylene mesh repair for treatment of groin hernias induces a B7-2 (CD86) positive fasciitis in rats. Langenbecks Arch Suppl 32:509–511

Korrespondenzadresse: Dr. med. Christoph Isbert, Chirurgische Klinik I, Charité-Universitätsmedizin Berlin, Campus Benjamin Franklin, Hindenburgdamm 30, 12200 Berlin, Tel.: 030-84452543, Fax: 030-84452740, E-mail: isbert@ukbf.fu-berlin.de

Die Erzeugung metallischer Verschleißprodukte und deren Wirkung auf Makrophagen in der Zellkultur

The production of metallic wear products and their biologic effect on macrophages in the cell culture

L. E. Podleska[1], G. Täger[1], B. Schmidt[1], I. Tikhovski[2], A. Fischer[2], S. Ruchholtz[1]

[1] Klinik für Unfallchirurgie, Universitätsklinikum Essen
[2] Institut fürProduct Engineering IPE Campus Duisburg, Universität Duisburg – Essen

Abstract

Metallic osteosynthesis and prosthesis devices are associated with contamination of surrounding tissue by wear products. Up to date research on biocompatibility of metallic wear products focused on implant surfaces and commercially available wear particles. This study focused submicron particles regarding their generation and impact on vitality and cytokine production in an in-vitro setting.

A sterile environment with an oscillating pin-on-disc (8 Hz, 7 N for 24 hours) was used to generate wear from Chrom-Nickel-(CrNi), Nickel free-steel (CrMn) and Titanium (Ti) in PBS supplemented with 2% FCS. Using ultracentrifugation wear media was separated into particles greater 200 nm (PA) and nanoparticles smaller 200 nm (KO). Concentration of metal in both fractions was measured by ICP-OES. J774 macrophages were cultivated and then incubated with different concentrations of both fractions for 24 hours. Vitality of macrophages was analysed by MTT cell vitality assay. TNF-α production was measured by ELISA.

Relevant concentrations of alloy components (μg/ml) were found in KO-fractions. Vitality of cells was sligthly affected after incubation with increased concentrations (10%, 25%, 50%) of CrNi-KO but not with CrMn-KO and Ti-KO. Ti-PA reduced cell vitality slightly whereas Cr-Mn-PA and CrNi-PA lead to a clear reduction of vitality using increased PA-concentrations. Accordingly, TNF synthesis was decreased in CrNi-PA and CrMn-PA but not in Ti-PA. There was no significant dose-dependent increase in TNF-synthesis with KO-fractions.

Our results demonstrate that generation of metallic nanoscopic particles (KO) in a sterile environment is feasible. KO showed a slight change of cell vitality and an increase in TNF synthesis which has to be investigated further.

Einleitung

Der Verschleiß von metallischen Implantatwerkstoffen führt neben der Entstehung von Partikeln zur Freisetzung von löslichen Verschleißprodukten durch Korrosion [1]. Die Anreicherung von Metallpartikeln im Implantatgewebe führt zu einer Anhäufung phagozytierender mononukleärer Zellen. Diese induzieren wiederum die Freisetzung von proinflammatorischen Zytokinen wie z. B. TNF-α [2]. Diese löslichen Korrosionsprodukte (Nanokolloide) sind in den bisherigen in vitro Untersuchungen kaum betrachtet worden. Ziel unserer Arbeit war es die inflammatorischen und toxischen Wirkungen von Partikeln und Nanokolloiden miteinander zu vergleichen. Wir entwickelten hierzu eine Methode, in der wir unter physiologischen Bedingungen einen Nassverschleiß von metallischen Werkstoffen erzeugen konnten.

Material und Methoden

Drei verschiedene wässrige Medien, die in bisherigen Arbeiten Verwendung fanden, wurden als Verschleißmedium eingesetzt: Ringer-Lösung, PBS und PBS mit Zusatz von 2% FCS. Unter standardisierten Bedingungen wurden CrNi-Stahl, die Titan-Legierung TiAl6V4, sowie ein nickelfreier CrMn-Stahl unter standardisierten Bedingungen für 24 Stunden im Stift-Scheibe Versuch verschlissen. Um die Wirkung von Partikeln und löslichen Korrosionsprodukten getrennt voneinander zu untersuchen, trennten wir das Verschleißmedium mittels Ultrazentrifugation in eine Partikelfraktion (PA) und eine Nanokolloidfraktion (KO). Die Trenngröße wählten wir nach dem Stokeschen Gesetz bei 200 nm.

Aus beiden Fraktionen wurden mittels ICP-OES die Konzentrationen der einzelnen Legierungsbestandteile bestimmt. Morphologische Untersuchungen erfolgten mittels Lichtmikroskopie und REM. Zur Bestimmung der inflammatorischen Reaktion wurden murine J774 Makrophagen mit beiden Verschleißmedien (KO und PA) kontaminiert (96-Well-Zellkulturplatten; 40 000 Zellen/ Well 20 Stunden Inkubation bei 37 °C, 5% CO2). Aus den Überständen wurde TNF-α mittels ELISA bestimmt. Toxische bzw. apoptotische Wirkungen beider Fraktionen wurden mittels MTT-Vitalitätstest untersucht (96-Well-Zellkulturplatten für 20 h; Photometrische Messung von reduziertem MTT).

Ergebnisse

Die ICP-OES konnte in beiden Fraktionen relevante Mengen der einzelnen Legierungsbestandteile nachweisen. Auffällig war, dass unter gleichen Verschleißbedingungen in der Partikelfraktion die 20-fache Menge an Titan nachzuweisen war im Vergleich zu CrNi und CrMn-Stahl. In der Kolloidfraktion unterschieden sich die Konzentrationen nur unwesentlich (◙ Tabelle 1). Morphologische Untersuchungen bezüglich Größe und Form der Partikel zeigten ein heterogenes Bild. Die beim Verschleiß von Titan und CrNi-Stahl entstehenden Partikel liegen von ihrer Größe im Bereich zwischen 5 und 50 µm. Der Verschleiß von CrMn-Stahl führte zur Entstehung von wesentlich kleineren Partikeln im Bereich zwischen 0,2 bis 2 µ. Die Vitalität der Zellen zeigte sich durch Inkubation mit der Kolloidfraktion (KO) weitgehend unbeeinflusst. Bei der Kontamination mit Partikeln (PA) konnte ein dosisabhängiger Rückgang der Vitalität beobachtet werden. Bei steigenden Konzentrationen von Partikeln (PA) nahm die Vitalität der Zellen bei allen Werkstoffen ab; für Stahl (CrNi und CrMn) stärker als für Titan (◙ Tabelle 2). Die Konzentration des proinflammatorischen TNF-α zeigte bei den Kolloidfraktionen keine nennenswerten Änderungen. Bei steigenden Partikelkonzentrationen zeigte sich bei Stahl ein Rückgang der TNF-Synthese, bei Titan hingegen blieben die Konzentrationen gleich hoch bzw. zeigten einen geringen Anstieg.

◙ **Tabelle 1.** Ergebnisse der ICP-OES. Konzentrationen der einzelnen Legierungsbestandteile in der Partikel- (PA) und der Kolloidfraktion (KO). Das hier untersuchte Verschleißmedium war FCS.

	Fe [µg/ml] PA	Titan [µg/ml] PA	Fe [µg/ml] KO	Titan [µg/ml] KO
CrNi	9,1		1,8	
CrMn	2,4		1,4	
Titan		646,6		2,1

■ Tabelle 2. Ergebnisse des MTT Tests in Einheiten optischer Dichte (OD) und Ergebnisse des TNF-ELISA in pg/ml TNF-α

	PA (10%)	PA (25%)	PA (50%)	KO (10%)	KO (25%)	KO (50%)
OD-Ti (%)	0,89	0,8	0,63	1,07	1,05	1,09
OD-CrNi (%)	0,79	0,49	0,25	1,00	0,96	0,91
OD-CrMn (%)	0,88	0,62	0,42	0,93	1,01	1,06
TNF-Titan [pg/ml]	1436	1479	1647	1313	1410	1367
TNF-CrMn [pg/ml]	1191	1030	373	1276	1204	1008
TNF-CrMn [pg/ml]	1581	1280	884	1470	1335	1412

Schlussfolgerung

Die standardisierte Erzeugung von Nanokolloiden in einer sterilen Umgebung ist möglich. Die erzeugten Partikel haben toxische bzw. apoptotische Wirkungen auf Makrophagen. Das im Versuch beobachtete Absinken der Synthese von TNF-α bei steigender Partikelkonzentration könnte sich über diesen Mechanismus erklären lassen. Nanokolloide haben in den hier untersuchten Konzentrationen nur einen geringen Einfluss auf die Vitalität oder TNF-Ausschüttung von J774 Zellen. Weitere Untersuchungen sind nötig, um die Wirkung nanokolloidaler Elemente auf Zellen zu untersuchen. Titanpartikel zeigen trotz toxischer Wirkungen eine konstante TNF-Synthese. Dies könnte ein Hinweis auf eine gesteigerte inflammatorische Reaktion noch vitaler Zellen bei Kontamination mit Titanpartikeln sein.

Literatur

1. Ito ASX, Tateishi T (2001) In vitro analysis of metallic particles, colloidal nanoparticles ans ions in wear corrosion products of SU317L stainless steel. Material Science and Engineering 17:161–166
2. Haynes DR, Boyle SJ, Rogers SD, Howie DW und Vernon-Roberts B (1998) Variation in cytokines induced by particles from different prosthetic materials. Clin Orthop 223–230

Korrespondenzadresse: Lars Erik Podleska, Klinik für Unfallchirurgie, Universitätsklinikum Essen, Hufelandstr. 55, 45127 Essen, E-mail: lars.podleska@uni-essen.de

XXV. Gefäßchirurgie

Vaskuläre Induktion von Hämoxygenase-1 inhibiert die mikrovaskuläre Thrombusformation *in vivo* durch Reduktion der P-Selektin-Expression

Vascular hemeoxygenase-1 suppresses microvascular thrombus formation by reduction of P-selectin expression

N. Lindenblatt[1,2], R. Bordel[1], W. Schareck[2], M. D. Menger[3], B. Vollmar[1]

[1] Abteilung für Experimentelle Chirurgie, Universität Rostock
[2] Abteilung für Allgemeine-, Thorax-, Gefäß- und Transplantationschirurgie, Universität Rostock
[3] Institut für Klinisch-Experimentelle Chirurgie, Universität des Saarlandes, Homburg/Saar

Abstract

Thromboembolism is still a major problem in almost all fields of clinical medicine. The inducible enzyme heme oxygenase 1 (HO-1) provides endogenous iron, vasodilative carbon monoxide (CO) and anti-oxidant biliverdin by decomposition of heme. The aim of this study was to examine whether the expression of HO-1 increases the anti-thrombotic properties of the endothelium and subsequently modulates the process of microvascular thrombus formation *in vivo*. In microvessels of mouse cremaster muscle preparations ferric chloride-induced thrombus formation was analyzed using intravital fluorescence microscopy. When mice were pretreated with an intraperitoneal injection of hemin, a HO-1 inducer, Western blot protein analysis of cremaster muscle tissue revealed a marked induction of HO-1. Immunohistochemistry displayed a preferential expression of HO-1 in the vascular endothelium of arterioles and venules. In these animals, superfusion with ferric chloride caused arteriolar and venular thrombus growth, which however was significantly delayed (complete occlusion: 670 ± 96 s and 647 ± 129 s) when compared with thrombus formation in control animals (complete occlusion: 143 ± 18 s and 130 ± 25 s). The delay in thrombus formation in hemin-treated mice was abolished by tin protoporphyrin-IX, a HO-1 inhibitor, but not by copper protoporphyrin-IX, which does not inhibit the enzyme. Application of the vitamin E analogue Trolox in HO-1-blocked animals almost completely restored the delay in thrombus formation, implying that – beside CO – the anti-oxidant biliverdin mainly contributes to the anti-thrombotic effect of HO-1. Animals with HO-1 induction exhibited a reduced P-selectin protein expression in cremaster muscle tissue, most probably presenting the molecular basis for delayed thrombus growth. Local induction of HO-1 activity may therefore be of preventive and therapeutic value for clinical disorders with an increased risk of thrombotic events.

Einleitung

Thromboembolien stellen nach wie vor ein bedeutendes Problem in allen klinischen Bereichen der Medizin dar. Das Enzym Hämoxygenase (HO) katalysiert den letzten Schritt des Abbaus von Häm mit Freisetzung äquimolarer Mengen an Eisen, vasodilativem Kohlenmonoxid (CO) und anti-oxidativem Biliverdin [1]. Die nicht-konstitutive Isoform (HO-1) wird u. a. durch oxidativen Stress und inflammatorische Stimuli induziert und im Sinne einer Gegenregulation als protektiv diskutiert [2]. Ziel der hier vorliegenden Studie war zu klären, inwieweit die Expression von HO-1 die Bildung mikrovaskulärer Thromben moduliert und damit die Athrombogenität des Endothels erhöht werden kann.

Methodik

Im Modell der Cremastermuskelpräparation der Maus wurde die Kinetik der Bildung von, durch Superfusion mit $FeCl_3$ induzierten, mikrovaskulären Thromben mittels intravitaler Fluoreszenz-mikroskopie quantitativ analysiert. Die Tiere wurden mit Ketamin (90 mg/kg) und Xylazin (25 mg/kg) anästhesiert und am Ende des Versuches euthanasiert. Die HO-1 Induktion erfolgte mittels Hämin (50 µM/kg ip, − 18 h; n = 7), während Kontrolltiere (n = 7) mit der Vehikelsubstanz DMSO behandelt wurden. Zusätzlich wurde in HO-1 exprimierenden Tieren durch Gabe von HO-1 inhibierenden Protoporphyrinen die Spezifität der Wirkung von HO-1 überprüft (n = 7). Angegeben sind Mittelwert ± SEM. Die statistische Analyse erfolgte durch den ungepaarten Student's *t*-Test.

Ergebnisse

Nach Vorbehandlung mit Hämin zeigten Western Blot Analysen eine deutliche Induktion von HO-1 Protein im Cremastermuskel, welche mittels Immunhistochemie vor allem im Bereich des vaskulären Endothels von Arteriolen und Venolen lokalisiert werden konnte. Bei diesen Tieren war die Bildung arteriolärer und venulärer Thromben (komplette Stase: 670 ± 96 s bzw. 647 ± 129 s) signifikant (p < 0.001) gegenüber mit DMSO-vorbehandelten Kontrolltieren verzögert (komplette Stase: 143 ± 18 s bzw. 130 ± 25 s). Die Verzögerung der mikrovaskulären Thrombusbildung in HO-1 exprimierenden Tieren konnte durch Zinn-Protoporphyrin-IX (Sn-PPIX), einem HO-1-Inhibitor, komplett aufgehoben werden, nicht jedoch durch Kupfer-Protoporphyrin-IX (Cu-PPIX), welches das Enzym nicht inhibiert. Die gleichzeitige Applikation des Vitamin-E-Analogons Trolox bei HO-1-blockierten, d. h. SnPP-IX/Hämin-behandelten Tieren, führte wiederum zur deutlichen Verzögerung der Thrombusbildung. Dies impliziert, dass – neben CO – vor allem der antioxidative Metabolit Biliverdin die anti-thrombogene Eigenschaft von HO-1 vermittelt. HO-1 exprimierende Tiere zeigten mittels Western-Blot Analyse im Vergleich zu Kontrolltieren eine reduzierte Expression von P-Selektin Protein im Cremastermuskel.

Zusammenfassung und Schlussfolgerung

Die vorliegenden *in vivo* Ergebnisse zeigen eine eindeutige anti-thrombogene Wirkung von vaskulär exprimierter HO-1, welche im wesentlichen auf Biliverdin zurückgeführt werden kann und wohl durch Reduktion der endothelialen P-Selektin Expression vermittelt ist. Die lokale Induktion von HO-1 könnte somit von präventivem und therapeutischem Wert für Krankheiten mit einem erhöhten Thromboserisiko sein.

Literatur

1. Maines MD (1997) The heme oxygenase system: a regulator of second messenger gases. Annu Rev Pharmacol Toxicol 37:517–554
2. Maines MD, Trakshel GM, Kutty RK (1986) Characterization of two constitutive forms of rat liver microsomal heme oxygenase. Only one molecular species of the enzyme is inducible. J Biol Chem 261:411–419

Korrespondenzadresse: Dr. Nicole Lindenblatt, Abteilung für Experimentelle Chirurgie, Universität Rostock, Rostock, Tel.: 0381-494-6220, Fax: 0381-494-6222, E-mail: niclindenblatt@hotmail.com

Stimulation des Aktin-Metabolismus ist ein Schlüsselmechanismus des Kollateralwachstums nach Gefäßverschluss – Bedeutung einer permanenten Erhöhung der longitudinalen Schubspannung

Stimulation of actin metabolism is a key mechanism of post-occlusive collateral vessel growth – Significance of a durable elevation of fluid shear stress

F. Adili[1], F. Pipp[2], R.-G. Ritter[1], B. Ziegler[1], G. Karanovic[1], S. Böhm[2], J. O. Balzer[3], W. Schaper[2], T. Schmitz-Rixen[1]

[1] Schwerpunkt Gefäß- und Endovaskularchirurgie am Klinikum der Johann Wolfgang Goethe-Universität, Frankfurt
[2] Max-Planck-Institut für Physiologische und Klinische Forschung, Abteilung für Experimentelle Kardiologie, Bad Nauheim
[3] Institut für Diagnostische und Interventionelle Radiologie am Klinikum der Johann Wolfgang Goethe-Universität, Frankfurt

Abstract

Prospective in vivo experiments to test the morphogenic power of increased fluid shear stress on collateral vessel growth (arteriogenesis) are rare. Therefore, the present study was designed to determine the arteriogenic potency of increased fluid shear stress and elucidate the underlying mechanism. *Methods:* Domestic pigs (n = 20) underwent bilateral proximal ligature of both superficial femoral arteries. At 1 week, a side-to-side anastomosis was created unilaterally between the distal femoral stump and the accompanying vein. Another week later, pressure and flow measurements in presence and absence of reactive hyperemia were performed to determine the fractional collateral flow (FCF). Quantitative arterial angiography was utilized for morphometric analysis of the collateral vessels. Subsequently, the vessels were excised and confocal immunohistochemistry (PCNA, eNOS, α-actin, lectin), as well as 2D-PAGE, differential expression analysis and Northern-blotting for destrin, cofilin-1, cofilin-2 and transgelin-2 was performed. *Results:* The number and size of collateral vessels was significantly increased in the shunted (S) as compared to the non-shunted (C) limb (p < 0,001; t-test). The mean fractional collateral flow was also significantly elevated (p < 0,01). Immunohistochemistry confirmed a large number of PCNA-positive smooth muscle cells and endothelial cells and increased expression of lectin. eNOS expression was increased in collaterals, irrespective av-shunting. Cofilin-1, cofilin2, transgelin-2 and destrin displayed the highest degree of differential regulation in (S). *Conclusions:* Elevated shear stress is probably the most important physical molding force of arteriogenesis. Restart of the cell cycle of endothelial and smooth muscle cells and cytoskeletal re-arrangement of actin filaments are the key mechanisms that catalyze increased mobility during outward remodeling.

Einleitung

Das Wachstum von Kollateralen (Arteriogenese) stellt die bedeutendste gewebe- und organerhaltende Anpassung des Organismus an einen Gefäßverschluss dar. Entlang einem bereits während der Embryonalzeit angelegten Netzwerk von Kollateralen entwickelt sich nach dem Verschluss eines größeren Blutgefäßes ein Druckgradient zwischen dem Areal proximal des Verschlusses und der Niedrigdruckzone distal. Der konsekutiv erhöhte Blutfluss in den Kollateralgefäßen führt zu einer signifikanten Steigerung der auf ihre Wand wirksamen Scherkräfte. Hierdurch kommt es zu einer erhöhten Expression von Adhäsionsmolekülen und Cytokinen, die in einer Monocyten-vermittelten Induktion von Zellproliferation und positiven Remodeling resultiert [1].

Durch eine zusätzliche Stimulation mit exogen zugeführten Chemokinen oder Mitogenen wie dem Monocyte-attracting-Protein-1 (MCP-1) oder bFGF-1 kann nach einem Gefäßverschluss maximal 40% der Ausgangsblutleitfähigkeit (Konduktanz) wiederhergestellt werden, was sich nicht deutlich von einer 33% Spontanrestitutionsrate unterscheidet [2].

Durch Anlage einer AV-Fistel distal der arteriellen Okklusion gelang es, den Druck im distalen Stromgebiet dauerhaft zu erniedrigen und so die Schubspannung zu maximieren. Dies wurde konzipiert, um die Bedeutung einer anhaltenden Erhöhung der Schubspannung, die als potenteste Triebfeder des Kollateralwachstums gilt, auf das Ausmaß der Arteriogenese zu untersuchen und die zugrunde liegenden Schlüsselmechanismen aufzudecken.

Material und Methoden

Bei 20 Hausschweinen wurde 1 Woche nach bilateraler Akutligatur der A. femoralis superficialis, unilateral eine Seit-zu-Seit Fistel mit der begleitenden Vene angelegt. Nach einer weiteren Woche wurden die A. carotis communis und die V. jugularis interna kanüliert. Über den venösen Zugang wurde ein FlowWire® nacheinander in beide drainierenden Vv. Iliacae eingelegt, um intravaskulär den Blutfluss messen zu können. Über den arteriellen Zugang in der A. carotis wurde ein 18 mm-Ballon-Okklusionskatheter in die Aorta abdominalis vorgebracht, mit dessen Hilfe eine einminütige totale Okklusion und anschließende Hyperämie induziert werden konnte. Über den Seitenarm der arteriellen Schleuse wurde eine kontinuierliche Druckmessung durchgeführt.

Nach Präparation und Kanülierung der A. saphena beidseits konnten nun gleichzeitig die systemischen und post-okklusiven arteriellen Druckwerte bei offenem bzw. abgeklemmtem Shunt vor- und während reaktiver Hyperämie abgeleitet werden. Die dabei ermittelten Druckwerte wurden zur Berechnung des fraktionalen Kollateralflusses (FCF) verwendet. Nach intra-arterieller Kontrastmittelinjektion wurde schließlich eine digitale Übersichtsangiografie zur Quantifizierung und morphometrischen Analyse der Kollateralen angefertigt. Danach erfolgte mittels Kernspinangiografie eine Referenzflussmessung zu den FowWire®-Messungen.

Nach Beendigung der hämodynamischen und angiografischen Untersuchungen erfolgte die Kaltperfusion der Arterien und Entnahme der Iliacal- und Femoralgefäße sowie der Adduktormuskulatur und der präparierten Kollateralgefäße. Die Präparate wurden einerseits zur konfokalen Immunhistochemie auf Proliferationsmarker (PCNA), α-Aktin und Lektin verwandt und andererseits zur Durchführung einer 2D-PAGE, einer differenziellen Expressionsanalyse und schließlich Northern Blot Untersuchung für die am ausgeprägtesten unterschiedlich exprimierten Proteine Cofilin-1, Cofilin-2, Transgelin-2 und Destrin eingesetzt.

Die Daten wurden mit einem zweiseitigen t-Test für verbundene Stichproben verglichen.

Ergebnisse

Die Akutligatur und Shuntanlage wurden von den Tieren ohne Hinweise auf eine Ischämie oder Steal gut toleriert. Das Netzwerk der Kollateralgefäße war eine Woche nach Shuntanlage, bzw. 2 Wochen nach Ligatur der A. femoralis auf der Shuntseite (S) gegenüber der Kontrollseite (C) deutlich dichter; die Zahl der Kollateralgefäße hat sich gegenüber C mehr als verdoppelt (p < 0,001; ◼ Tabelle 1). Mittels MR-Flußmessung konnte eine 2,3fache Zunahme des Blutflusses in der drainierenden Iliacalvene der Shuntseite nachgewiesen werden (p < 0,001). Unter Ruhebedingungen waren keine Unterschiede zwischen Blutdruckwerten der Shunt- und Kontrollseite

◼ Tabelle 1. Morphometrische Analyse und Hämodynamik

	Kontrollseite (C)	Shuntseite (S)	Ratio S/C
Zahl der Kollateralen	5,6 ± 0,6	13,4 ± 1,4	2,39
Durchmesser A. saphena (µm)	850 ± 215	1102 ± 230	1,3
Fluss V. iliaca (Pixel)	92 ± 15	212 ± 16	2,3
Fraktionaler Kollateralfluss	0,55 ± 0,04	0,64 ± 0,03	1,16

messbar. Während der ersten 20 Sekunden nach Induktion der reaktiven Hyperämie stieg der periphere Druck jedoch deutlich schneller auf der Shuntseite. Der mittlere FCF war um 16% gegenüber der Kontrolle ebenfalls signifikant erhöht (p < 0,01;).

Histologisch fanden sich doppelt so viele aktiv proliferierende Zellen auf der S-Seite. Die luminale Gesamtoberfläche der Kollateralen bei S war 1,5fach größer (p < 0,05).

Bei der 2D-PAGE wurden mehr als 1000 Proteine gefunden, von denen in Kollateralgefäßen etwa 50 differenziell exprimiert waren. Eine Mehrzahl der Proteine, die signifikante Expressionsunterschiede aufwiesen, spielt eine wichtige Rolle für den Aktinmetabolismus wie Cofilin, Transgelin und Destrin. Die differenzielle Expression dieser Proteine wurde durch Northern Blot mit spezifischen cDNA-Sonden verifiziert.

Diskussion/Schlussfolgerung

Mit Hilfe des vorliegenden Tiermodells war es erstmals möglich die Rolle eines dauerhaft erhöhten Blutflusses auf das Wachstum von Kollateralgefäßen zu untersuchen. Dabei konnte gezeigt werden, dass die vielfach postulierte Bedeutung der longitudinalen Schubspannung für das Wachstum von Kollateralen [3] tatsächlich zu einer Erhöhung der Konduktanz auf etwa 80% des Ausgangswertes führte. Dieses Ausmaß der stimulierten Arteriogenese konnte bisher durch kein anderes Verfahren herbeigeführt werden. Die dabei beobachtete, besonders starke Beeinflussung des Aktinmetabolismus ist vereinbar mit dem für das Kollateralwachstum besonders wichtige positive Remodeling der Gefäßwand durch Umbau der Media und Adventitia [4]. Damit könnten die vorliegenden Untersuchungsbefunde einen wichtigen Beitrag zur Entwicklung der therapeutischen Arteriogenese leisten.

Literatur

1. Scholz D, Cai WJ, Schaper W (2001) Arteriogenesis, a new concept of vascular adaptation in occlusive disease. Angiogenesis 4:247–257
2. Schaper W, Scholz D (2003) Factors regulating arteriogenesis. Arterioscler Thromb Vasc Biol 23:1143–1151
3. Zarins CK, Zatina MA, Giddens DP, Ku DN, Glagov S (1987) Shear stress regulation of artery lumen diameter in experimental atherogenesis. J Vasc Surg 5:413–420
4. Cai WJ, Koltai S, Kocsis E, Scholz D, Kostin S, Luo X, Schaper W, Schaper J (2003) Remodeling of the adventitia during coronary arteriogenesis. Am J Physiol Heart Circ Physiol 284:H31–H40

Korrespondenzadresse: Priv.-Doz. Dr. med. Farzin Adili, Schwerpunkt Gefäß- und Endovaskularchirurgie am Klinikum der Johann Wolfgang Goethe-Universität Frankfurt, Theodor-Stern-Kai 7, 60590 Frankfurt, Tel.: 069/6301 5349, Fax: 069/6301 5336, E-mail: f.adili@em.uni-frankfurt.de

Die Effektivität von Hirudin-Iloprost beschichteten PTFE-Bypässen im Tiermodell

Efficiency of Hirudin-Iloprost coated PTFE grafts in an animal model

M. Heise[1], G. Schmidmaier[2], I. Husmann[1], C. Heidenhain[1], P. Neuhaus[1], U. Settmacher[1]

[1] Charité, Campus Virchow Klinikum, Klinik für Allgemein-, Transplantations- und Viszeralchirurgie, Augustenburger Platz 1, 13353 Berlin
[2] Charité, Campus Virchow Klinikum, Klinik für Unfall- und Wiederherstellungschirurgie, Augustenburger Platz 1, 13353 Berlin

Abstract

Objectives: To study the efficiency of hirudin-iloprost coated small caliber PTFE prostheses. *Material:* 30 femoro-popliteal grafts with a diameter of 4 mm and a length of 8 cm were inserted into 15 pigs. The PTFE prostheses were either uncoated (group I, n = 10), coated with a layer of polylactic acid (Poly-(D,L)-Laktid, PDLLA, group II, n = 8) or coated with PDLLA releasing recombinant hirudin (lepirudin) and the prostacyclin analogue iloprost (group III, n = 12). Individual grafts were assigned after randomization. The follow-up period was 6 weeks. Blood flow was measured intraoperatively before implantation of the grafts and immediately before graft removal. The grafts were excised following perfusion fixation applying a perfusion pressure of 100 mm Hg. Patency rates were calculated and development of pseudointima inside the grafts was noted. *Results:* Patency rates for native PTFE were 70%, for PDLLA coated grafts 87% and for hirudin-iloprost PDLLA prostheses 100%. Mean blood flow before graft implantation was 105 ± 2 ml/min (p = n.s.). The blood flow before graft removal differed significantly. The mean pre-explantation flow rates were 29 ± 5 ml/min for group I, 28 ± 8 ml/min for group II and 98 ± 6 ml/min for group III (p < 0,01). The low flow rates in groups I and II correlated with a subtotal stenotic grafts due to pseudointima development. *Conclusions:* The hirudine-iloprost coating of PTFE prostheses effectively prevents the pseudointima development and leads to superior graft patency in a pig model.

Einleitung

PTFE-Bypässe zeichnen sich durch eine ausgeprägte Thrombogenität aus, welche zu einer hohen Frühverschlußrate führt und eine systemische Antikoagulation erforderlich macht [1]. Mittelfristig führt die hohe Thrombogenität zur Pseudointimabildung mit ubiquitärer Graftstenosierung, welche von der Intimahyperplasie im Bereich der Anastomosen zu trennen ist. Um die Thrombogenität der PTFE-Prothesen herabzusetzen, wurde eine biodegradierbare Beschichtung eingesetzt (Poly-(D,L)-Laktid, PDLLA), welche eine längerfristige lokale Applikation von gerinnungshemmenden Medikamenten erlaubt [2]. In einem tierexperimentellen Modell wurde die sichere klinische Anwendbarkeit und die mögliche Effektivität der Beschichtung mit Hirudin/Iloprost untersucht.

Material und Methoden

Bei 15 Jungschweinen wurden 30 femoro-popliteale Bypässe mit einem Durchmesser von 4 mm und einer Länge von 8 cm bifemoral implantiert. Die Zuordnung der Seite und die Wahl der Beschichtung erfolgten randomisiert. Neben nativen PTFE-Prothesen (Gruppe 1, n = 10) wurden Bypässe mit reiner PDLLA-Beschichtung (Gruppe 2, n = 8) sowie einer PDLLA-Beschichtung mit 0,5% Hirudin und 0,1% Iloprost (Gruppe 3, n = 12) verwendet.

In wöchentlichen Abständen erfolgten Ultraschalluntersuchungen zur Kontrolle der Bypassoffenheit. Nach einer 6-wöchigen Nachbeobachtungszeit wurden die Tiere getötet und die Bypässe nach aortaler Perfusionsfixierung (100 mm Hg) entnommen. Vor Implantation der Bypässe sowie unmittelbar vor Explantation fand eine Flowmessung statt (T206, Transonic Systems, Ithaca, USA).

Die Bypässe wurden histologisch aufgearbeitet und die Pseudointimabildung innerhalb der Grafts ermittelt. Da die Pseudointimabildung innerhalb der individuellen Prothese über die Bypasslänge variierte, wurde die Lumeneinengung mit Hilfe eines Flowindex ermittelt. Hierfür wurden die vor Implantation und vor Explantation gemessenen Flowraten dazu benutzt, in Anlehnung an das Hagen-Poiseuille-Gesetz die entstandene Querschnittsverkleinerung zu berechnen.

Ergebnisse

Von den 10 implantierten nativen PTFE-Bypässen waren 3 nach 6 Wochen verschlossen (70% Patencyrate), sowie 1 von 8 eingesetzten PDLLA beschichteten Grafts (87% Offenheitsrate) und keiner der Hirudin-Iloprost beschichteten Bypässe (100% Offenheitsrate). Während bei den nativen und reinen PDLLA beschichteten PTFE-Prothesen eine ausgeprägte Pseudointimabildung in allen Fällen nachweisbar war, zeigte sich bei den Hirudin-Iloprost beschichteten Bypässen lediglich ein schmaler Saum. Die vor der Implantation gemessenen mittleren Flußraten waren in allen Gruppen vergleichbar (105 ± 2 ml/min, n.s.). Die unmittelbar vor Explantation erfassten Flußraten zeigten sowohl in der nativen PTFE-Gruppe mit 29 ± 5 ml/min, als auch in der reinen PDLLA-Beschichtungsgruppe mit 28 ± 8 ml/min eine ausgeprägte Pseudointimabildung an, die in allen Fällen zu einer subtotalen Stenosierung geführt hatte. Im Gegensatz dazu fand sich in der Hirudin-Iloprostgruppe mit 98 ± 6 ml/min lediglich eine minimale Pseudointimabildung. Der berechnete Prothesenradius bei Entnahme betrug bei einem Ausgangradius von 2 mm in den Gruppen I und II noch 1,45 mm und in Gruppe III 1,97 mm.

Diskussion

Die klinisch verwendeten PTFE-Prothesen weisen eine hohe Thrombogenität auf, die zu einer hohen Frühverschlußrate insbesondere von cruralen Bypässen führt. Im Langzeitverlauf kommt es darüber hinaus durch die Entwicklung einer Pseudointima innerhalb der Bypässe häufig zur Lumeneinengung mit konsekutivem Bypassverschluß. Die Thrombogenität kann möglicherweise durch die Besiedelung mit Endothelzellen reduziert werden, welche aber mit hohem Aufwand verbunden ist [3]. Alternativ bietet sich die Beschichtung mit gerinnungshemmenden Medikamenten an. Das in der Studie als Trägermaterial eingesetzte PDLLA ist biodegradierbar und erlaubt die kontinuierliche Freisetzung von im PDLLA gebundenen Medikamenten über einen mehrmonatigen Zeitraum.

Die in der Studie verwendeten Medikamente setzten an 2 Punkten der Gerinnung an. Während Hirudin als direkter Thrombinantagonist wirkt, kommt es durch Iloprost zur Hemmung der Thrombozytenaggregation und zur Senkung des peripheren Widerstandes durch Vasodilatation.

Die eingesetzte Hirudin-Iloprost Kombination führte zu einer deutlichen Reduktion der Thrombogenität der kleinlumigen PTFE-Bypässe, welches sich in der hohen Offenheitsrate und der sicheren Hemmung der Pseudointimabildung widerspiegelte. Sowohl die nativen als auch sämtliche mit dem Carrier beschichteten Prothesen wiesen nach 6 Wochen eine subtotal stenosierende Pseudointimabildung auf. Die Anwendung der beschichteten Prothesen war sicher und gelang ohne Komplikationen.

In humanen Studien muss die klinische Überlegenheit gegenüber unbeschichteten Bypässen noch nachgewiesen werden.

Literatur

1. Rutherford RB, Jones DN, Bergentz SE, Bergqvist D, Comerota AJ, Dardik H, Flinn WH, Fry WJ, McIntyre K, Moore WS (1988) Factors affecting the patency of infrainguinal bypass. J Vasc Surg 8:236–246
2. Herrmann R, Schmidmaier G, Markl B, Resch A, Hahnel I, Stemberger A, Alt E (1999) Antithrombogenic coating of stents using a biodegradable drug delivery technology. Thromb Haemost 82:51–57
3. Buttemeyer R, Mall JW, Paulitschke M, Rademacher A, Philipp AW (2003) In a pig model ePTFE grafts will sustain for 6 weeks a confluent endothelial cell layer formed in vitro under shear stress conditions. Eur J Vasc Endovasc Surg 26:156–160

Korrespondenzadresse: Dr. Michael Heise, Charité, Campus Virchow Klinikum, Klinik für Allgemein-, Transplantations- und Viszeralchirurgie, Augustenburger Platz 1, 13353 Berlin, Tel.: 030/450 552 001, Fax: 030/450 552 900, E-mail: michael.heise@charite.de

Der Einfluss der Oberflächen-Beschichtung auf die humorale Immunreaktion gegen implantierte Polyester-Gefäßprothesen im Tiermodell

The influence of surface-coating upon the specific immune response against implanted polyester vascular prothesis in an animal model

L. Wilhelm[1], R. Zippel[4], T. von Woedtke[2], G. Urban[3], A. Hoene[1], M. Schlosser[3]

[1] Klinik für Chirurgie
[2] Institut für Pharmazie und
[3] Institut für Pathophysiologie der E.-M.-Arndt-Universität Greifswald
[4] Klinik für Chirurgie, Krankenhaus Riesa

Abstract

Foreign-body reaction is an obligatory subsequence of biomaterial implantation whose extent can be determined on the one hand from the implant surface, and on the other through individual factors. This study investigates individual, humoral immune response in LEW.1A rats after repeat i.m. implantation of commercially available polyester vascular prostheses coated with different substances (collagen = *G1*, gelatin = *G2*, human serum albumin = *G3*) as well as from a polytetrafluoroethylene control graft prosthesis (*G4*). Sham procedures in control animals were designated *G5*. Serum sample Ab detection was performed by enzyme immunoassay employing polymer particles of a non-impregnated polyester prosthesis as a target. In contrast to the G4 & G5 groups, all animals with polyester implants demonstrated a differentiated anti-polymer Ab development (G2 > G3 > G1). Polymer Ab prevalence was 100% for G2 + G3 on day 22. For G1 it was a maximum of 71.4%. Only G3 revealed a specific Ab reaction to the surface-coating as well as the strongest overall immunological reaction. G4 demonstrated no specific Ab development against polytetrafluoroethylene. Our results have showed a specific immune reaction which varied not only as a result of the applied polymer, but also due to the surface-coating as well as individual factors.

Einleitung

Die obligatorische Fremdkörperreaktion nach Implantation eines Biomaterials wird sowohl durch Eigenschaften des Implantats als auch durch individuelle Faktoren des Rezipienten determiniert [1, 2]. Aus vorangegangenen Untersuchungen gibt es Hinweise darauf, dass die lokale Reaktion von einer systemischen Immunantwort in Form einer spezifischen Antikörper-(AK-) Bildung gegen polymere Implantate begleitet wird [3]. Ziel dieser Studie war es, den Einfluss verschiedener Beschichtungen von Polyester-Gefäßprothesen auf die Induktion von Polymer-AK im Tiermodell zu untersuchen.

Material und Methoden

40 LEW.1A Ratten (5 Gruppen á 8 Tiere) erhielten wiederholt (Tag 2, 23, 44) definierte Segmente (8 mm×8 mm) von kommerziell verfügbaren Gefäßprothesen intramuskulär implantiert. Es wurden Polyester-Prothesen mit Beschichtungen von Kollagen (G1), Gelatine (G2) und Humanserumalbumin (HSA, G3) sowie eine Polytetrafluoroethylen- (PTFE-) Prothese (G4) als Kontrollimplantat verwendet, scheinoperierte Kontrolltiere bildeten die Gruppe 5 (G5). Blutproben wurden

unabhängig von den OP-Tagen aus dem Retroorbitalsinus an den Tagen 1, 8, 15, 22, 29, 36, 43, 57 und 71 entnommen. Für die Polyester-IgG-AK-Bestimmung wurde ein Polymer-Partikel-EIA mit homogenisierter, nicht beschichteter Polyester-Prothese als Target verwendet. AK gegen die verschiedenen Beschichtungen wurden unter Verwendung von Kollagen Typ I, Gelatine bzw. HSA als antigenes Target detektiert.

Ergebnisse

Alle Tiere mit Polyester-Implantaten zeigten im Gegensatz zu G4 und G5 eine differenzierte Polyester-AK-Antwort (G2 > G3 > G1, ◘ Abbildung 1). Die Polymer-AK-Prävalenz erreichte 100% für G2 + G3 an Tag 22. Für G1 lag sie maximal bei 71.4% am Tag 43, wobei im Gegensatz zu G2 und G3 (schon nach der 1. Implantation Polymer-AK) eine signifikante AK-Induktion erst nach wiederholter Implantation nachweisbar war. Nur in Gruppe 3 fand sich eine spezifische IgG-AK-Bindung an der Beschichtung und auch die insgesamt höchste Immunreaktion. G4 zeigte keine spezifische AK-Bildung gegen PTFE.

Diskussion

Nach Implantation polymerer Biomaterialien kommt es in Folge der Wirkung enzymatischer und oxidativer Sekrete der Phagozyten zu Biodegradationsprozessen, was eines der Hauptprobleme der Biokompatibilität darstellt [4, 5]. Neben der Stabilitätsgefährdung des Implantats selbst kann dies u. a. eine Stimulation des Immunsystems und die Präsentation von Polymerpartikeln in der Implantatumgebung bzw. auch in weiter entfernten Lymphknoten sein.

Wir konnten eine individuell stark variierende und implantatspezifische Induktion spezifischer Antikörper nach wiederholter Implantation definierter Segmente von Gefäßprothesen nachweisen. Dabei ließ sich eine hohe Spezifität der induzierten AK gegen Polyester und gegen HSA

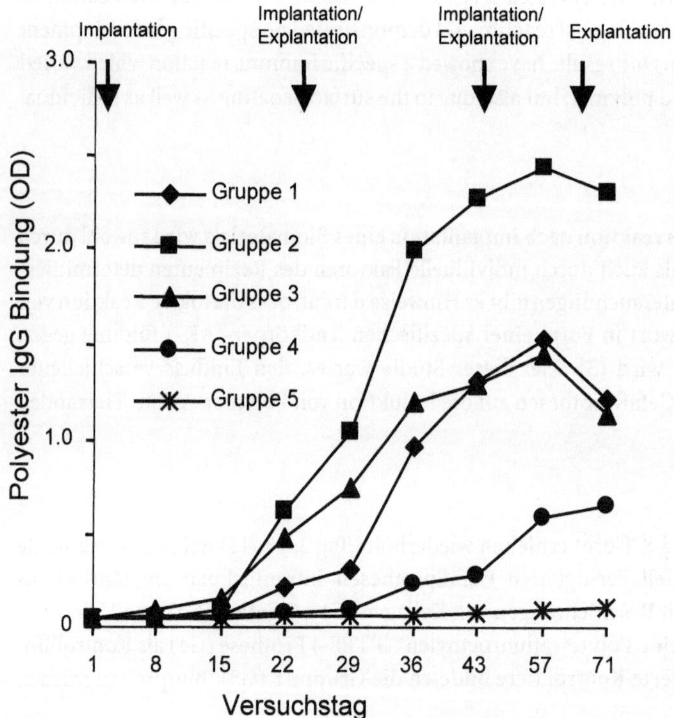

◘ **Abb. 1.** Zeitverlauf der mittleren AK-Bindung an Polyester

zeigen, während gegen PTFE keine AK-Bildung nachweisbar war. Die höchste Polymer-AK-Bindung zeigte sich in G2. Offensichtlich ist die Gelatineimprägnierung im Vergleich zu Kollagen (G1) instabiler, so dass die Prothesenmatrix früh nach Implantation der Reaktion des Umgebungsgewebes ausgesetzt ist. Hierfür spricht auch, dass die Tiere der G1 erst nach der 2. Implantation eine signifikante Polyester-AK-Bildung aufwiesen. Abgesehen von den Tieren der G3, die hochtitrige HSA-AK aufwiesen, waren keine spezifischen Antikörper gegen die Beschichtung nachweisbar. Somit induzierte die HSA-beschichtete Gefäßprothese die insgesamt stärkste Immunantwort.

Schlussfolgerung

Unsere Ergebnisse zeigen, dass die spezifische Immunreaktion nach Implantation nicht nur durch das eingesetzte Polymer, sondern auch durch die Beschichtung sowie individuelle Faktoren bestimmt wird. Die Bestimmung spezifischer AK gegen die verschiedenen Komponenten medizinischer Implantate kann einen weiteren wichtigen Parameter zur Bewertung ihrer Biokompatibilität und einen potentiellen Marker für die individuelle Entzündungsantwort des Rezipienten darstellen.

Literatur

1. Williams DF (1989) A model for biocompatibility and its evaluation. J Biomed Eng 11:185
2. Anderson JM, Miller KM (1984) Biomaterial biocompatibility and the macrophage. Biomaterials 5:5
3. Schlosser M, Wilhelm L, Urban G, Ziegler B, Ziegler M, Zippel R (2002) Immunogenicity of polymeric implants: long-term antibody response against polyester (Dacron) following the implantation of vascular prostheses into LEW.1A rats. J Biomed Mater Res 61:450.
4. Tang L, Eaton JW (1995) Inflammatory responses to biomaterials. Am J Clin Pathol 103:466
5. Tang L, Jennings TA, Eaton JW (1998) Mast cells mediate acute inflammatory responses to implanted biomaterials. Proc Natl Acad Sci U.S.A. 95:8841–8846

Korrespondenzadresse: Dr. Lutz Wilhelm, Klinik und Poliklinik für Chirurgie, E.-M.-Arndt-Universität Greifswald, F.-Loeffler-Str. 23b, 17487 Greifswald, Tel.: 03834/866001, Fax: 03834/866002, E-mail: lutz.wilhelm@uni-greifswald.de

XXVI. Laparoskopische Chirurgie

Intraabdominelle pH-Verschiebungen unter den Bedingungen der CO_2-Laparoskopie führen zu einer Verminderung der intraperitonealen fibrinolytischen Kompetenz

Intra-abdominal shifts in pH under conditions of CO_2 laparoscopy lead to a decrease in intraperitoneal fibrinolytic response

I. Leister[1], N. Bobisch[1], P. Schüler[1], P. Krause[1], L. Füzesi[2], H. Becker[1], P. Markus[1]

[1] Abteilung für Allgemeinchirurgie, Georg-August-Universität Göttingen
[2] Zentrum Pathologie, Georg August Universität Göttingen

Abstract

Background: The local oncological effects of CO_2 pneumoperitoneum are unclear, especially in advanced colorectal tumours. Both *in vitro* and *in vivo* studies show an influence on the growth rate of colon carcinoma cells under conditions of CO_2 pneumoperitoneum. Alterations in the fibrinolytic activity of tumour and mesothelial cells are under discussion as a possible cause of this effect. To simulate a pneumoperitoneum, we have developed a chamber in which cells can be cultivated under variable pH values and gas and pressure conditions. In this study, the effects of CO_2 pressure and the pH value on the fibrinolytic activity of colon carcinoma cells and mesothelial cells were investigated. *Method:* The rectangular Plexiglas chamber ($26 \times 26 \times 7$ cm) constructed in our laboratory can be closed by means of a lid which provides an air-tight seal. The chamber has 3 apertures, through which the gas can be fed and the gas pressure and gas concentration measured (by means of a barometer and gas analyser, respectively). Human mesothelial cells and colon carcinoma cell lines (WIDR, Colo201, Colo205, T84, HT29, SW48, HCT116) were cultivated in the chamber (37 °C) in gelatin-coated Petri dishes at a pH of 6.1 (a value which, according to the literature, corresponds to the intraperitoneal pH value under conditions of CO_2 pneumoperitoneum) and gas-equilibrated medium. After $^1/_2$, 1, 2 and 5 h with and without CO_2 pressure (10 mm Hg) 2 Petri dishes in each case were removed and the total RNA of the cells isolated before a quantitative RNA measurement of plasminogen activators tPA and uPA and of the plasminogen activator inhibitor PAI was performed by mean of real-time one-step RT-PCR in an I-cycler. Cells in the incubator which were cultivated and prepared at a physiological pH value of 7.4 and without CO_2 pressure served as controls. *Results:* Both with and without CO_2 gassing at a pH of 6.1, the mesothelial cells within 5 h showed a decrease in tPA expression (mean $\pm$ SEM amol RNA/ 100 ng total RNA) compared with the control group (pH 6.1: 0.68 ± 0.06; pH $6.1 + CO_2$: 0.62 ± 0.06, control: 1.12 ± 0.16). By contrast a significant increase in PAI expression was seen in the tumour cell lines SW48 (pH 6.1: 0.01 ± 0.002; pH $6{,}1 + CO_2$: 0.014 ± 0.003, control: 0.005 ± 0.0007), HCT116 (pH 6.1: 14.66 ± 4.1; pH $6.1 + CO_2$: 8.03 ± 0.16, control: 0.95 ± 0.07) and WiDr (pH 6.1: 3.35 ± 0.15; pH $6.1 + CO_2$: 1.23 ± 0.1, control: 0.36 ± 0.02) ($p < 0.05$, after multivariance analysis (ANOVA)). *Conclusion:* The decrease in tPA expression in the mesothelial cells and the increase in PAI expression in the tumour cell lines shows, that the use of CO_2 pneumoperitoneum can lead to an attenuation of the intraperitoneal fibrinolytic response. The decrease in the intraabdominal pH value appears to be of particular relevance here. This observation may be of fundamental importance for understanding interactions between tumour cells and mesothelial cells under conditions of CO_2 laparoscopy. Inert gases such as helium or nitrogen, which hardly lead to any shifts in intra-abdominal pH, may therefore be a useful alternative to CO_2 laparoscopy from an oncological point of view.

Einleitung

Die lokalen onkologischen Auswirkungen des CO_2-Pneumoperitoneums sind insbesondere bei fortgeschrittenen kolorektalen Tumoren ungeklärt. Sowohl in vitro als auch in vivo Studien zeigen eine Beeinflussung der Wachstumsrate von Kolonkarzinomzellen unter den Bedingungen des CO_2-Pneumoperitoneums [1, 2, 3]. Als eine mögliche Ursache werden Alterationen der fibrinolytischen Aktivität von Mesothelzellen diskutiert [4, 5]. Über die Auswirkungen des CO_2-Pneumoperitoneums auf die fibrinolytische Aktivität von Kolonkarzinomzellen ist wenig bekannt. Zur Simulation eines Pneumoperitoneums entwickelten wir eine Kammer, in der die Kultivierung von Zellen unter variablen pH-Werten, Gas- und Druckbedingungen möglich ist. In der vorliegenden Studie wurden die Auswirkungen des CO_2-Drucks sowie des pH-Wertes auf die fibrinolytische Aktivität von Kolonkarzinomzellen und Mesothelzellen untersucht.

Methodik

Die in unserem Labor konstruierte quadratische Plexiglaskammer ($26 \times 26 \times 7$ cm) kann mittels Deckel luftdicht abgeschlossen werden. Sie verfügt über 3 Öffnungen, durch die die Gaseinleitung sowie die Messung des Gasdrucks (Barometer) und der Gaskonzentration (gas-Analyzer) ermöglicht wird. Humane Mesothelzellen und Kolonkarzinomzelllinien (WIDR, Colo201, Colo 205, T84, HT29, SW48, HCT116) wurden in Gelatine beschichteten Petrischalen bei einem pH-Wert von 6,1, einem Wert der laut Literatur dem intraperitonealen pH-Wert unter den Bedingungen des CO_2-Pneumoperitoneums entspricht, und Gas-äquilibriertem Medium in der Kammer (37 °C) kultiviert. Nach $\frac{1}{2}$, 1, 2 und 5 h mit und ohne CO_2-Druck (10 mm Hg) wurden je 2 Petrischalen entnommen, die Gesamt-RNA der Zellen isoliert und anschließend eine quantitative RNA-Messung der Plasminogenaktivatoren tPA und uPA sowie des Plasminogenaktivatorinhibitors PAI mittels real-time one-step RT-PCR im I-cycler durchgeführt. Als Kontrolle dienten Zellen im Brutschrank, die bei einem physiologischen pH-Wert von 7,4 und ohne CO_2-Druck kultiviert und aufbereitet wurden.

Ergebnisse

Die Mesothelzellen zeigten bei einem pH-Wert von 6,1 mit und ohne CO_2-Begasung innerhalb von 5 h einen Abfall der tPA-Expression (MW ± SEM amol RNA / 100 ng Gesamt-RNA) im Vergleich zur Kontrollgruppe (pH 6,1: $0,68 \pm 0,06$; pH 6,1 + CO_2: $0,62 \pm 0,06$, Kontrolle: $1,12 \pm 0,16$). Demgegenüber zeigte sich ein signifikanter Anstieg der PAI-Expression in den Tumorzelllinien SW48 (pH 6,1: $0,01 \pm 0,002$; pH 6,1 + CO_2: $0,014 \pm 0,003$, Kontrolle: $0,005 \pm 0,0007$), HCT116 (pH 6,1: $14,66 \pm 4,1$; pH 6,1 + CO_2: $8,03 \pm 0,16$, Kontrolle: $0,95 \pm 0,07$) und WiDr (pH 6,1: $3,35 \pm 0,15$; pH 6,1 + CO_2: $1,23 \pm 0,1$, Kontrolle: $0,36 \pm 0,02$) ($p < 0,05$, nach Multivarianzanalyse (ANOVA)).

Diskussion

Der Abfall der tPA-Expression in den Mesothelzellen sowie der Anstieg der PAI-Expression in den Tumorzelllinien zeigt, dass die Anlage eines CO_2-Pneumoperitoneums zu einer Verminderung der intraperitonealen fibrinolytischen Kompetenz führen kann. Hierbei scheint insbesondere der

Abfall des intraabdominellen pH-Wertes von entscheidender Bedeutung zu sein. Diese Beobachtung ist möglicherweise von grundlegender Bedeutung für das Verständnis von Tumorzell-Mesothelzellinteraktionen unter den Bedingungen der CO_2-Laparoskopie. Inerte Gase wie Helium oder Stickstoff, die kaum zu intraabdominellen pH-Verschiebungen führen, stellen daher aus onkologischer Sicht möglicherweise eine sinnvolle Alternative zur CO_2-Laparoskopie dar.

Literatur

1. Jacobi CA, Sabat R, Böhm B, Zieren HU, Volk HD, Müller JM (1997) Pneumoperitoneum with carbon dioxide stimulates growth of malignant colonic cells. Surgery 121:72–78
2. Gutt CN, Kim ZG, Schmandra T, Paolucci V, Lorenz M (2000) Carbon dioxide pneumoperitoneum is associated with increased liver metastases in a rat model. Surgery 127:566–570
3. Leister I, Manegold S, Schüler P, Alves F, Becker H, Füzesi L, Markus PM (2003) Effect of laparotomy and CO_2 pneumoperitoneum on tumor growth of human colon carcinoma and expression pattern of tumor-associated proteins in the SCID mouse. Int J Colorectal Dis 18:508–513
4. Nagelschmidt M, Gerbecks D, Minor T (2001) The impact of gas laparoscopy on abdominal plasminogen activator activity. Surg Endosc 15:585–588
5. Bergstrom M, Ivarsson ML, Holmdahl L (2002) Peritoneal response to pneumoperitoneum and laparoscopic surgery. Br J Surg 89:1465–1469

Korrespondenzadresse: Dr. med. Ingo Leister, Abteilung für Allgemein- und Transplantationschirurgie, Georg-August-Universität, 37075 Göttingen, Fax: 0551/396106, E-mail: Ileiste@chirurgie-goettingen.de

Einfluß des Pneumoperitoneums auf die Expression von Adhäsionsmolekülen auf HT-29 Kolonkarzinomzellen

Impact of pneumoperitoneum on expression of cell-adhesion molecules on HT-29 colon-carcinoma cells

J. Ordemann[1], P. Wirth[1], M. Stürtz[1], C. Höflich[2], C. Braumann[1], C. A. Jacobi[1]

[1] Klinik für Allgemein-, Viszeral-, Gefäß- und Thoraxchirurgie, Medizinische Fakultät der Humboldt-Universität zu Berlin, Charité, Campus Mitte, Schumannstraße 20/21, 10117 Berlin
[2] Institut für Medizinische Immunologie, Medizinische Fakultät der Humboldt-Universität zu Berlin, Charité, Campus Mitte

Abstract

The mechanism of potential tumor cell spread during laparoscopy is poorly understood. It is speculated that the increased intraabdominal pressure and the use of carbon dioxide during laparoscopy change the metastatic potential of carcinoma cells. The study investigated the influence of CO_2 and helium insufflation and different pressure (10 mm Hg / 20 mm Hg) on the in vitro expression of E-Cadherin, CD44v6, ICAM-1 and β1-Integrin on HT-29 colon carcinoma cells. The adhesion molecule expression was measured 1, 12, 24, 48 and 96 h after CO_2 and helium insufflation using flowcytometry (FACScan). HT-29 cell line showed a short significant decrease in E-Cadherin, CD44v6, ICAM-1 and β1-integrin expression after CO_2 exposure. Helium insufflation had only influence on the expression of β1-integrin. Whether these changes increase the metastatic potential of tumor cells in vivo needs further investigation.

Einleitung

Die rasante Entwicklung der Minimal Invasiven Chirurgie (Laparoskopie) hat zu einem vermehrten Einsatz der laparoskopischen Technik bei der Resektion von malignen Tumoren geführt. Berichte über die Entstehung von sogenannten Trokarmetastasen haben jedoch zu einer kontroversen Diskussion über die Indikation der Laparoskopie in der Tumorchirurgie geführt [1, 2, 3], obwohl die klinische Relevanz dieser Beobachtung eher gering erscheint. Der Pathomechanismus möglicher Tumorzellverschleppung ist ungeklärt, grundsätzlich könnten jedoch ein erhöhter intraabdomineller Druck sowie das zum Aufbau des Pneumoperitoneums verwendete Kohlendioxid das metastatische Potential von Karzinomzellen soweit verändern, dass die Adhäsion von Tumorzellen beeinflusst wird. Um diese Hypothese zu prüfen wurde in der vorliegenden Studie der Einfluss von Kohlendioxid und Helium, sowie unterschiedlicher Drücke (10 mm Hg, 20 mm Hg) auf die in vitro Expression der Adhäsionsmoleküle E-Cadherin, CD44v6, ICAM-1 und β1-Integrin untersucht.

Methodik

In einem in-vitro Modell wurden die Auswirkungen des Pneumoperitoneums mit Kohlendioxid und Helium und einem intraabdominellen Druck von 10 mm Hg bzw. 20 mm Hg auf die Expression von E-Cadherin, CD44v6, ICAM-1 und β1-Integrin auf HT-29 Zellen flowzytometrisch analysiert. Um ein in-vitro Pneumoperitoneum zu etablieren wurde ein Insufflator (Aesculap, Tuttlingen, Germany) mit einem luftdichten Inkubator verbunden, der eine Begasung mit definierten Drücken von HT-29 Adenokarzinomzellen ermöglichte. Je nach Versuchsreihe wurden die Zellen entweder mit Kohlendioxid bei 10 bzw. 20 mm Hg für 30 Minuten oder mit Helium ebenfalls bei 10 bzw. 20 mm Hg inkubiert. Die Flowzytometrische Analyse (FACScan) der Expression von E-Cadherin, CD44v6, ICAM-1 und β1-Integrin wurde zu 5 verschiedenen Zeitpunkten nach Inkubation durchgeführt (1, 12, 24, 48 und 96 Stunden). Jede Messreihe wurde insgesamt 5 mal wiederholt. Die Stärke der Expression der einzelnen Adhäsionsmoleküle durch unbehandelte Zellen (Basisexpression) wurde als Mittlere Relative Fluoreszenzintensität (MIF) angegeben. Zeitgleich zu jeder durchgeführten Messung erfolgte die Expressionsbestimmung unbehandelter Zellen, um Schwankungen im Bereich der Expression unabhängig von den experimentellen Versuchsbedingungen auszuschließen. Diese Ergebnisse wurden anschließend von der MIF der behandelten Zellen abgezogen. Alle Messreihen wurden mit dem Friedmann-Test auf signifikante Veränderungen getestet.

Ergebnisse

Die Expression von E-Cadherin auf HT-29 Zellen sank unmittelbar nach 30 minütiger Kohlendioxidinkubation bei 10 mm Hg signifikant ab (p = 0,009), um nach 24 h wieder im Ausgangsbereich zu liegen (■ Abbildung 1). Bei 20 mm Hg Inkubation zeigten sich keine signifikanten Veränderungen. Auch nach der Inkubation mit Helium kam es zu keiner Veränderung in der Expression von E-Cadherin. Die Expression von CD44v6 zeigte nach Inkubation der HT-29 Zellen mit Kohlendioxid und Helium große Schwankungsbreiten, wobei es zu einem signifikanten Abfall der Expression nach 24 h und Inkubation mit Kohlendioxid mit 20 mm Hg kam (p = 0,001). Alle anderen Zeitpunkte zeigten keine Veränderungen in der Expression von CD44v6. Die Expression von ICAM-1 auf HT-29 Zellen stieg unmittelbar nach Inkubation mit Kohlendioxid und 20 mm Hg signifikant an und fiel im weiteren Verlauf wieder ab. Nach 10 mm Hg Inkubation mit Kohlendioxid kam es zu keiner Veränderung der Expression. Ebenfalls zu keiner Veränderung der Expression kam es nach der Inkubation mit Helium. β1-Integrin zeigt dagegen eine breitere Beeinflussung nach Inkubation sowohl mit Kohlendioxid als auch mit Helium. Die Expression fiel nach Kohlendioxid Inkubation und 20 mm Hg bis zu 48 h nach Inkubation signifikant ab, um 96 h später wieder das Niveau unbehandelter Zellen erreicht zu haben. Die Heliuminkubation führte sowohl bei 10 mm Hg als auch bei 20 mm Hg zunächst zu einem Abfall und dann zu einem Wiederanstieg der Expression von β1-Integrin.

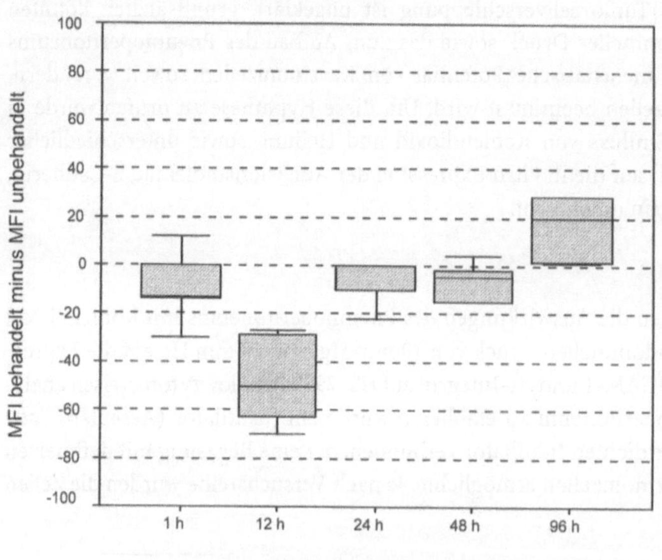

■ **Abb. 1.** Expression von E-Cadherin auf HT-29 Zellen im Verlauf nach 30 minütiger Begasung mit Kohlendioxid bei 10 mm Hg. (MFI$_{behandelte\ Zellen}$ minus MFI$_{unbehandelte\ Zellen}$), MFI = Mittlere Relative Fluoreszenzintensität, Friedmann-Test p = 0,009.

Diskussion

Der Pathomechanismus möglicher Tumorzellverschleppung in der Laparoskopie ist ungeklärt. Die Inkubation mit Kohlendioxid scheint die Expression der Adhäsionsmoleküle E-Cadherin, CD44v6, ICAM1 und β1-Integrin kurzfristig zu vermindern. Helium dagegen scheint nur einen Einfluß auf die Expression von β1-Integrin zu haben, wobei es zunächst zu einem Abfall der Expression mit anschließender überschießender Verstärkung der Expression kommt. Insgesamt sehen wir eher einen geringeren Einfluss des Druckes auf die Expression der untersuchten Adhäsionsmoleküle. Zusammenfassend scheint der Einfluss der von uns untersuchten Parameter auf die Expression von Adhäsionsmolekülen durch Tumorzellen im Vergleich zu anderen Studien eher gering zu sein [4]. Weitere Studien sind erforderlich, um das metastatische Potential von Tumorzellen nach Laparoskopie zu evaluieren.

Literatur

1. Jacobi CA, Ordemann J, Wenger F, Gutt C, Sabat R, Zieren HU, Müller JM (1988) The impact of elevated intraabdominal pressure during laparoscopy on tumor growth and trocar metastases in a rat model. B J Surg 85:1419–1422
2. Jones DB, Guo LW, Reinhard MK, Soper NJ, Philpott GW, Connet J, Fleshman JW (1995) Impact of pneumoperitoneum on trocar site implantation of colon cancer in hamster model. Dis Colon Rectum 38:1182–1188
3. Wexner SD, Cohen SM (1995) Port site metastases after laparoscopic surgery for cure malignancy. Br J Surg 82:295
1. Kim ZG, Mehl, Lorenz M, Gutt CN (2002) Impact of Laparoscopic CO_2 – insufflation on tumor-associated molecules in cultured colorectal cancer cells. Surgical Endoscopy 16:1182–1186

Korrespondenzadresse: Dr. med. Jürgen Ordemann, Klinik für Allgemein-, Viszeral-, Gefäß- und Thoraxchirurgie, Medizinische Fakultät der Charité, Humboldt-Universität zu Berlin, Charité, Campus Mitte, Schumannstraße 20/21, 10117 Berlin, Fax: 030/450-522922, E-mail: juergen.ordemann@charite.de

Die Konversion von laparoskopischer zu offener Chirurgie führt zu einem veränderten postoperativen Tumorwachstum

Conversion from laparoscopic to open surgery results in an altered risk of experimental tumour growth

B. Richter[1], T.-Y. Lin[1], T. C. Schmandra[1], W. O. Bechstein[1], C. N. Gutt[2]

[1] Klinik für Allgemein- und Gefäßchirurgie, Johann Wolfgang Goethe-Universität, Frankfurt am Main
[2] Klinik für Allgemein-, Viszeral- und Unfallchirurgie, Ruprecht-Karls-Universität, Heidelberg

Abstract

Background: In up to 20% of tumour resection laparoscopic surgery is forced to convert to open technique. Tumour growth and local recurrences following converted laparoscopy within substantial clinical trials has not been analysed yet [1 – 4]. The purpose of the current study was to investigate the oncologic consequences of conversion from laparoscopic to conventional open surgery using a standardized small animal model. *Methods:* 60 male WAG-Rij rats were randomised into four groups: conventional laparotomy (n = 15), laparoscopy (n = 14), laparoscopy and early conversion after 30 min (n = 15), laparoscopy and late conversion after 60 min (n = 15), laparoscopy and late conversion after 60 min (n = 15). In order to explore the oncological effects of conversion we used an already established tumour-model (intrasplenic tumour cell inoculation, 50,000 Colon-Cancer-Cells, CC531) [5]. 28 days following surgery hepatic and extrahepatic tumour growth was evaluated (diameter, number and incidence of tumour nodes). Data were analysed by using Multivariate Analysis of Variance (p < 0.05). *Results:* Hepatic and extrahepatic tumour growth was significantly increased following late conversion. Laparoscopy showed the lowest hepatic tumour growth of all groups. Regarding extrahepatic metastases conventional laparotomy resulted in the lowest tumour growth. After early conversion fewer hepatic and extrahepatic tumour growth in comparison with late conversion was found. No significant differences were found between laparoscopy, laparotomy and early conversion. *Conclusion:* Conversion from laparoscopic to open surgery is accompanied by significantly stronger tumour growth than laparoscopic, conventional surgery and early conversion. From the oncological view an early decision for conversion seems to be strongly recommended when technical problems occur.

Einleitung

Bei bis zu 20% der laparoskopischen kolorektalen Resektionen zur Therapie eines Malignoms erfolgt eine Konversion zum offenen Operationsverfahren. In einer Vielzahl der Fälle führen stärkere intraabdominelle Blutungen, eine größere als in der Diagnostik antizipierte Tumorgröße sowie stärkere Verwachsungen zu komplexen intraoperativen Verhältnissen, die zur Konversion zur konventionellen Operationstechnik zwingen. Theoretisch ist in solchen Fällen eine Addition der lokalen Nachteile des Pneumoperitoneum mit der damit verbundenen viszeralen Perfusionsminderung und der systemischen Nachteile der Laparotomie denkbar. Dies könnte zu einem höheren Risiko einer intrahepatischen oder peritonealen Metastasierung bzw. einem verstärkten Tumorwachstum führen. Bisher gibt es jedoch noch keine Studienergebnisse, die die onkologischen Konsequenzen einer Konversion aufzeigen. Ziel dieser experimentellen Untersuchung am standardisierten Kleintiermodell ist die erstmalige Illustrierung des Einflusses einer Konversion auf das postoperative Tumorwachstum.

Methodik

60 männliche WAG/Rij Ratten wurden in vier Gruppen randomisiert: Laparotomie [n = 15], Laparoskopie [CO_2-Pneumoperitoneum, 8 mm Hg, n = 15], Frühe Konversion [Konversion zur Laparotomie nach 30 minütiger Laparoskopie, n = 15] und Späte Konversion [Konversion nach 60 min, n = 15]. Zur Untersuchung des onkologischen Effektes der Konversion wurde ein etabliertes Tumormodell verwendet (intrasplenische Injektion von Kolonkarzinomzellen [50.000 Zellen, CC531]). 28 Tage nach dem Eingriff wurde das Tumorwachstum makroskopisch unter Berücksichtigung von Inzidenz, Anzahl und Durchmesser der Tumorknoten quantifiziert. Die statistische Analyse der Ergebnisse erfolgte mit Hilfe der multivariaten Varianzanalyse (p = 0,05).

Ergebnisse

Die späte Konversion resultierte in dem signifikant stärksten hepatischen wie auch peritonealen Tumorwachstum. Die frühe Konversion zeigte im Vergleich zur Laparoskopie und Laparotomie ein deutlich stärkeres Tumorwachstum. Die Laparoskopie führte zur geringsten hepatischen Metastasierung aller Gruppen. Es zeigten sich keine signifikanten Unterschiede zwischen Laparoskopie, Laparotomie und Früher Konversion. (◧ Tabelle 1)

Diskussion und Schlussfolgerung

Über den Einsatz der laparoskopischen Operationstechnik in der gastrointestinalen Tumorchirurgie, vor allem im Hinblick auf onkologische Qualitätskriterien, gibt es weiterhin rege Diskussionen. Seit mehr als einer Dekade sind eine Vielzahl klinischer wie auch experimenteller Studien zur Evaluierung der onkologischen Effekte der Laparoskopie durchgeführt worden. Im Überblick erscheint es, dass aktuell die minimal-invasive Technik in Langzeitbeobachtungen (z. B. Rezidive, Mortalität) ähnliche oder bessere Ergebnisse als die konventionelle, offene Technik erzielt [1, 2].

Ungeachtet einer Konversionsrate von bis zu 20% existieren aktuell keine Daten über das postoperative onkologische Outcome der Konversion. Auch eine kürzlich veröffentlichte Metaanalyse konnte die onkologischen Konsequenzen einer Konversion von der laparoskopischen zur konventionellen Technik nicht aufzeigen [4]. Vor diesem Hintergrund führten wir eine experimentelle Studie mit dem Ziel der erstmaligen Quantifizierung des Einflusses einer Konversion auf das postoperative Tumorwachstum durch.

◧ **Tabelle 1.** Durchmesser und Anzahl hepatischer und extrahepatischer Tumorknoten. (Mittelwert ± - Standardabweichung)

	Durchmesser [cm]		Anzahl	
	Hepatisch	Extrahepatisch	Hepatisch	Extrahepatisch
Laparoskopie (n = 14)	0,3 ± 0,3[a]	0,3 ± 0,3[a]	4,3 ± 7,4[a]	12 ± 18,9
Laparotomie (n = 15)	0,6 ± 0,5	0,3 ± 0,2[a]	9,5 ± 13	3,9 ± 5,9
Frühe Konversion (n = 15)	0,4 ± 0,4	0,3 ± 0,4[a]	4,8 ± 9,2[a]	15,7 ± 28.7
Späte Konversion (n = 15)	0,6 ± 0,4	0,8 ± 0,6	10 ± 9,8	24,3 ± 33,8

$p < 0.05$, [a]: vs. Späte Konversion

Im Rahmen unserer aktuellen experimentellen Studie konnten wir zeigen, dass die Konversion von der laparoskopischen zur offenen Operationstechnik zu einem verstärkten Tumorwachstum führen kann, wobei der onkologische Effekt mit dem Zeitpunkt der Konversion korreliert. Aus onkologischer Sicht erscheint daher bei sich abzeichnenden Komplikationen die Entscheidung zur Konversion zu einem frühestmöglichen Zeitpunkt erstrebenswert.

Literatur

1. Poulin EC, Mamazza J, Schlachta CM, Gregoire R, Roy N (1999) Laparoscopic resection does not adversely affect early survival curves in patients undergoing surgery for colorectal adenocarcinoma. Ann Surg 229:487–492
2. Yong L, Deane M, Monson JRT, Darzi A (2001) Systematic review of laparoscopic surgery for colorectal malignancy. Surg Endosc 15:1431–1439
3. Slim K, Pezet D, Riff Y, Clark E, Chipponi J (1995) High morbidity rate after converted laparoscopic colorectal surgery. Br J Surg 82:1406–1408
4. Gervaz P, Pikarsky A, Utech M, Secic M, Efron J, Belin B, Jain A, Wexner S (2001) Converted laparoscopic colorectal surgery. Surg Endosc 15:827–832
5. Gutt CN, Riemer V, Kim ZG, Erceg J, Lorenz M (2001) Impact of laparoscopic surgery on experimental hepatic metastases. Br J Surg, Mar 88:371–375

Korrespondenzadresse: B. Richter, Klinik für Allgemein- und Gefäßchirurgie, Johann-Wolfgang-Goethe-Universität, Theodor-Stern-Kai 7, 60590 Frankfurt am Main, Tel.: 069-63015251, Fax: 069-63017452, E-mail: Beate.Richter@kgu.de

Prognose des okkulten Gallenblasenkarzinoms nach laparoskopischer und nach konventioneller Cholezystektomie (CAES/CAMIC-Zentralregister: »Okkultes Gallenblasenkarzinom«)

The prognosis of an incidental gallbladder cancer after laparoscopic and open cholecystectomy (The CAES/CAMIC-registry)

V. Paolucci, T. Götze

Chirurgische Klinik, Ketteler-Krankenhaus, Lichtenplattenweg 85, 63071 Offenbach

Abstract

Introduction: Results of earlier surveys suggest that laparoscopic cholecystectomy of incidental gallbladder cancer may increase the risk of abdominal wall metastases. These observations lead to presume that the laparoscopic procedure could deteriorate the prognosis of the gallbladder cancer. This assumptions are going to be verified by the CAES/CAMIC-registry. *Method:* A registry for gallbladder cancer as a incidental finding following cholecystectomy was formed by the CAE in 1997. The aim of the registry is to prospectively examine the clinical development of all patients with incidental gallbladder cancer, detected after laparoscopic as well as open cholecystectomy in order to answer the question wether laparoscopic cholecystectomy affects the course and the prognosis of patients with unsuspected gallbladder cancer. *Results:* Until now 194 cases of incidental gallbladder cancer following laparoscopic, 102 following open cholecystectomy as well as 45 after conversion to the open procedure have been recorded. The median follow up runs up to 31 (1 – 81) months. Following laparoscopic procedure 12 portesite metastases occurred, following open one 4 wound relapse occurred. An intraabdominal relapse was registered in 18 operated laparoscopically and in 7 patients operated with the open procedure. In the cases of 112 of the 341 patients a second radical procedure has been made after diagnosis of gallbladder cancer. A postoperative chemotherapy was undertaken in 20 cases, a combined radio- and chemotherapy in 14 cases. 79 patients, already died due to the underlining disease. *Summary.* At present, after a median follow up of 31 months, the incidence of abdominal wall metastases and the total incidence of recurrences is similar after laparoscopic and open cholecystectomy.

The access technique, laparoscopic or open does not seem to influence the total prognosis of incidental gallbladder cancer. Until now, the disadvantage of patients operated laparoscopocally has not yet been verified.

Einleitung

Mehr als 75% der Cholezystektomien werden laparoskopisch durchgeführt [4], weniger als 1/3 der Gallenblasenkarzinome präoperativ erkannt [1, 2] und sind somit postoperative Zufallsbefunde, sog. »okkulte oder incidente Gallenblasenkarzinome«. Für die laparoskopische Operation eines Gallenblasenkarzinoms wird zur Zeit ein prognostischer Nachteil postuliert [3], vor allem im Falle des Auftretens von intraoperativen Komplikationen, wie Ruptur der Gallenblase und exzessive Manipulation an derselben [5], basiert größtenteils auf seit 1994 häufiger publizierten Beobachtungen, dass die laparoskopisch operierten Patienten im Verlauf eine hohe Inzidenz an Trokarmetastasen aufwiesen [3]. Die Überprüfung dieser Hypothese erfolgt durch das CAES / CAMIC Zentralregister: »Okkultes Gallenblasenkarzinom«.

Methodik

Ziel des Registers ist es, den klinischen Verlauf von Patienten mit okkultem Gallenblasenkarzinom, die primär entweder laparoskopisch oder konventionell operiert wurden, prospektiv zu untersuchen und damit Daten über die Prognose der Erkrankung u. a. in Abhängigkeit von der Operationsmethode zu erhalten. Um diese und weitere Fragen zu klären, dient ein standardisierter Fragebogen, der allen deutschen Kliniken regelmäßig zugestellt wird, der u. a. auch im Internet verfügbar ist. Die Daten werden in 3-monatigen Abständen aktualisiert. Desweiteren nimmt der ständige Kontakt mit den beteiligten Kliniken und Kollegen eine zentrale Rolle in der Datenerhebung ein.

Ergebnisse

Im CAES / CAMIC-Zentralregister sind bislang 341 Fälle von incidentem Gallenblasenkarzinom gemeldet. Insgesamt beteiligen sich mittlerweile mehr als 150 Kliniken bzw. niedergelassene Kollegen am Register, wobei manche Kliniken mit mehr als 10 Patienten einen Beitrag zum Zentralregister leisten.

Die präoperativen Indikationen lauteten größtenteils Cholezystolithiasis oder Cholezystitis plus Cholezystolithiasis. Hiervon wurden 194 laparoskopisch und 102 konventionell operiert. Bei 45 Patienten fand ein intraoperativer Umstieg von laparoskopisch zu offen statt. Die mediane Nachbeobachtungszeit beträgt 31 (1 – 81) Monate.

Nach laparoskopischer Primäroperation sind bisher 12 Trokarmetastasen nach offener Primäroperation 4 Wundrezidive aufgetreten. Ein intraabdominelles Rezidiv zeigte sich bei 18 laparoskopisch therapierten und bei 7 primär konventionell operierten Patienten. Bei den insgesamt 341 gemeldeten Fällen wurde bei 112 Patienten aus onkologische Gründen eine unmittelbare Reoperation durchgeführt. Bei 79 Patienten wurde unter Einsatz eines Bergebeutel operiert, hierbei erlitten ca. 1/3 der Patienten ein Rezidiv. Eine postoperative Chemotherapie fand in 20 Fällen Anwendung, eine Kombination aus Radiatio und Chemotherapie in 14 Fällen. 79 Patienten in beiden Gruppen gleich verteilt, sind bereits an den Folgen der Grunderkrankung verstorben.

Diskussion

Die Inzidenz einer Bauchwandmetastase scheint nach den bisherigen Daten des CAES / CAMIC-Zentralregisters: »Okkultes Gallenblasenkarzinom« nach laparoskopischer Cholezystektomie genauso hoch wie nach konventioneller Operation. Die Gesamtinzidenz eines Rezidivs ist ebenso in beiden Operationskollektiven gleich verteilt. Die Prognose der Erkrankung scheint durch die Operationsmethode nicht beeinflussbar. Ein Nachteil für die laparoskopisch operierten Patienten konnte bisher nicht verifiziert werden.

Literatur

1. Box JC, Edge SB (1999) Laparoscopic cholecystectomy and unsuspected gallbladder carcinoma. Semi Surg Oncol 16:327–331
2. Copher JC, Roger JJ, Dalton ML (1995) Trocar-site metastasis following laparoscopic cholecystectomy for unsuspected carcinoma of the gallbladder. Surg Endosc 9:348–350
3. Paolucci V (2001) Port site recurrences after laparoscopic cholecystectomy, J Hepatobiliary Pancreat Surg 8:535–543

4. Wolff S, Kuhn R, Lippert H (2002) Zufallsbefund – Gallenblasenkarzinom nach laparoskopischer Cholezystektomie – wann operieren? Viszeralchirurgie 37:305–308
5. Wullstein C, Woeste G, Barkhausen S, Gross E, Hopt UT (2002) Do complications related to laparoscopic cholezystectomy influence the prognosis of gallbladder cancer? Surg Endosc 16:828–832

Korrespondenzadresse: Prof. Vittorio Paolucci, Chefarzt der Chirurgischen Klinik des Ketteler – Krankenhaus Offenbach, Lichtenplattenweg 85, 63071 Offenbach/Main, Tel.: 069/8505-774, Fax: 069/8505-571, E-mail: paolucci@ketteler-krankenhaus.de

XXVII. Klinische Studien

Nicht-Ausfüllen von Fragebögen zur Lebensqualität als Risikofaktor für geringes Überleben bei Rektumkarzinom-Patienten. Ergebnisse der Fünf-Jahres Feldstudie Marburg-Biedenkopf

Non-Compliance with filling in quality of life questionnaires as a risk factor for low survival in patients with rectal cancer. Results of the five-year field study Marburg-Biedenkopf

M. Koller[1], I. Kopp[1,2], S. Hainbach[1], W. Lorenz[1], M. Rothmund[3]

[1] Institut für Theoretische Chirurgie, Klinikum der Philipps-Universität Marburg
[2] Arbeitsgemeinschaft der Wissenschaftlichen Medizinischen Fachgesellschaften (AWMF), Düsseldorf
[3] Klinik für Viszeral-, Thorax- und Gefäßchirurgie, Klinikum der Philipps-Universität Marburg

Abstract

Background: Recent studies investigated the role of low quality of life (QL) as a prognostic factor for low survival in surgical cancer patients. In a prospective field study including *all* patients in a given two year recruitment period we were able to show that patients who were objectively less healthy were also less likely to fill in questionnaires and at the same time had a higher risk of having critically low quality of life scores. Based on this observation, the present analysis focuses on the question whether non-compliance with filling in QL-questionnaires (rather than low quality of life scores) is related to lower five-year survival. *Methods:* Prolective cohort study in a defined region (small area analysis). Inclusion criteria were newly diagnosed rectal carcinoma and treatment in the study region in either one of three hospitals in the period between 01.01.1997 until 31.12.1998. QL was assessed at discharge from clinic and at each follow-up using the EORTC QLQ-C30 plus CR38. Tumor documentation was comprehensive and included classification, diagnosis, type of therapy, progression and time and cause of death. Univariate (Kaplan-Meier) and multivariate (Cox-Regression) survival analyses are being presented. *Results:* 146 consecutive patients with newly diagnosed rectal carcinoma were recruited; these were *all* patients of a defined region in a two year period. 141 patients received surgery, 116 in the university clinic, 25 in two peripheral hospitals. Types of surgery were: 89 rectal resection, 33 rectal extirpation, 19 other. 46 patients received adjuvant therapy. At discharge from clinic 61 patients (42%) refused to fill in a QL-questionnaire, 44 (30%) had a low overall QL of < 50 score points, 41 (28%) had a higher QL of ≥ 50 score points. Overall median survival in the five year period was 50 months, 67 of 146 (46%) patients died within the five-year observation period. The multivariate Cox regression included seven predictor variables, three of them had a statistical effect on five-year survival: ASA (p = 0.014), UICC (p = 0.039), and filling in the questionnaire (p = 0.049). Non-compliers with QL-assessment had a median survival of 22 months, significantly less than those with either low (55 months) or higher (54 months) overall quality of life, Kaplan-Meier log rank = 21.08, p < 0.001. *Discussion:* To our knowledge this is the first report in the literature showing that non-compliance with QL-assessment is an independent predictor of five year survival. The mechanisms underlying this effect have to be specified in further studies (e.g., overall low compliance, resignation, low motivation due to bad health or less-than-optimal therapeutic management). In any event, it appears that in our study those patients who would have profited most from QL-diagnostics and QL-related aftercare did not fill in the questionnaires.

Einleitung

In einigen neueren Studien der chirurgischen Onkologie konnte gezeigt werden, daß niedrige Lebensqualität (LQ) zu Beginn einer Behandlung mit einer geringeren Überlebenswahrscheinlichkeit verbunden war, beispielsweise beim Oesophaguskarzinom [1], Mammakarzinom [2] oder kolorektalem Karzinom [3]. Viele LQ-Studien sind jedoch mit dem methodischen Mangel einer unzureichenden Beschreibung der Stichprobe behaftet, wodurch die durchschnittliche Lebensqualität von Krebspatienten oft überraschend hoch erscheint. Im Rahmen unserer Feldstudie konnten wir belegen, daß objektiv kranke Patienten bei der LQ-Messung unterrepräsentiert waren [4]. Patienten mit höherem Alter, höherem ASA-Score und höherem UICC-Stadium weigerten sich häufiger Bögen auszufüllen, hatten jedoch gleichzeitig im Bereich der globalen Lebensqualität und der körperlichen Leistungsfähigkeit schlechtere LQ-Werte. Aus diesem Grund wird in dieser Analyse das Nicht-Ausfüllen von LQ-Bögen als prognostischer Faktor für das 5-Jahres-Überleben untersucht und mit herkömmlichen Prognosefaktoren kontrastiert.

Methodik

Es handelte sich um eine prolektive Kohortenstudie auf der Basis eines Landkreises als Versorgungsregion (small-area-Analyse). Einschlußkriterien waren Neuerkrankung mit der Diagnose Rektumkarzinom und Behandlungsort in der Versorgungsregion vom 01.01.1997 bis zum 31.12.1998. Die Lebensqualität wurde bei Klinikentlassung und bei jedem Nachsorgetermin mit Hilfe des EORTC QLQ-C30 plus CR38 erfaßt. Die Tumordokumentation war umfangreich und beinhaltete Tumorklassifikation, Diagnostik, Therapie, Tumorprogression sowie Todesart und -datum im 5-Jahres-Beobachtungszeitraum. Univariate (Kaplan-Meier) und multivariate (Cox-Regression) Survival-Analysen werden präsentiert. (◘ Abbildung 1)

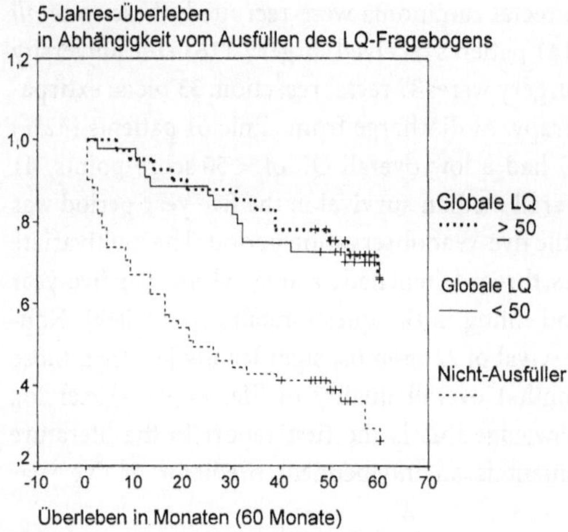

◘ **Abb. 1.** 5-Jahres-Überleben in Abhängigkeit vom Ausfüllen des LQ-Fragebogens

Ergebnisse

146 konsekutive Patienten wurden in der Studie erfaßt. Es handelt sich dabei um *alle* Patienten, die im Landkreis Marburg-Biedenkopf in einem Zwei-Jahres-Zeitraum mit einem Rektumkarzinom neu diagnostiziert wurden. 141 Patienten wurden operiert, 116 in der Universitätsklinik, 25 in zwei anderen Häusern der Grund- und Regelversorgung. Als OP-Verfahren kamen zum Einsatz: Rektumresektion (n = 89), Rektumexstirpation (n = 33), andere Verfahren (n = 19). 46 Patienten erhielten eine adjuvante Therapie. Bei Klinikentlassung weigerten sich 61 Patienten (42%) einen LQ-Bogen auszufüllen, 44 (30%) hatten eine globale Lebensqualität von < 50 Punkten, 41 (28%) von ≥ 50 Punkten [5]. 67 der 146 (46%) Patienten sind innerhalb des 5-Jahres-Beobachtungszeitraums verstorben und der Median der Überlebenszeit betrug 50 Monate.

In der multivariaten Cox-Regression wurden sieben Prädiktorvariablen berücksichtigt, wovon die folgenden signifikanten Einfluß auf das 5-Jahres-Überleben hatten: ASA (p = 0.014), UICC (p = 0.039), und Ausfüllen des Fragebogens (p = 0.049). Behandlungsintention (kurativ/palliativ) hatte einen marginal signifikanten Einfluß (p = 0.053), während sich für Alter, Geschlecht und Klinik (Universitätsklinik vs. regionale Häuser) keine Effekte zeigten (alle p > 0.739). Das mediane Überleben der Nicht-Ausfüller war mit 22 Monaten statistisch hochsignifikant geringer (Kaplan-Meier log rank = 21.08, p < 0.001) als das mediane Überleben jener Patienten, die den Bogen ausfüllten (55 Monate bei geringer globaler LQ, 54 Monate bei höherer LQ).

Diskussion und Schlussfolgerung

Erstmals in der Literatur wird das Ergebnis berichtet, daß das Nicht-Ausfüllen von LQ-Bögen ein unabhängiger Risikofaktor für geringes 5-Jahres-Überleben ist. Damit wird die Diskussion um die Rolle der Lebensqualität als prognostischer Faktor für das Überleben um ein wichtiges neues Element erweitert. Der Mechanismus, der diesem Effekt zu Grunde liegt, muß in Folgestudien aufgeklärt werden. Als potentielle Ursachen sind dabei generell mangelnde Compliance, Resignation, schlechter Gesundheitsstatus oder schlechte therapeutische Führung zu diskutieren. In jedem Fall scheint es in unserer Studie so gewesen zu sein, daß gerade diejenigen Patienten, die von einer LQ-Diagnostik und einer darauf aufbauenden LQ-fördernden Nachsorge besonders profitiert hätten, den Bogen nicht ausfüllten.

Literatur

1. Blazeby JM, Brookes ST, Alderson D (2001) The prognostic value of quality of life scores during treatment for oesophageal cancer. Gut 49:227–230
2. Luoma ML, Hakamies-Blomqvist L, Sjostrom J, et al. (2003) Prognostic value of quality of life scores for time to progression (TTP) and overall survival time (OS) in advanced breast cancer. Eur J Cancer 39:1370–1376
3. Maisey NR, Norman A, Watson M, Allen MJ, Hill ME, Cunningham D (2002) Baseline quality of life predicts survival in patients with advanced colorectal cancer. Eur J Cancer 38:1351–1357
4. Kopp I, Lorenz W, Rothmund M, Koller M (2003) Relation between severe illness and non-completion of quality-of-life questionnaires by patients with rectal cancer. J R Soc Med 96:442–448
5. Koller M, Lorenz W (2002) Quality of life: a deconstruction for clinicians. J R Soc Med 95:481–488

Korrespondenzadresse: Michael Koller, Institut für Theoretische Chirurgie, Klinikum der Philipps-Universität Marburg, E-mail: Koller@mailer.uni-marburg.de

Was ist für Patienten mit einem kolorektalen Karzinom wirklich wichtig? Prospektive Analyse von 80 Patienten mittels eines strukturierten Interviews

What is really important for patients with colorectal cancer? A prospective analysis of 80 patients with a structured interview

U. Plaul[1], M. Middeke[2], M. Koller[3], A. Torossian[4], B. Stinner[5], I. Celik[3], M. Rothmund[1], W. Lorenz[3], A. Bauhofer[3]

[1] Klinik für Viszeral-, Thorax- und Gefäßchirurgie, Philipps-Universität Marburg
[2] Marburger Interdisziplinäres Tumorzentrum, Philipps-Universität Marburg
[3] Institut für Theoretische Chirurgie, Philipps-Universität Marburg
[4] Klinik für Anästhesie und Intensivtherapie, Philipps-Universität Marburg
[5] Klinik für Viszeral-, Thorax- und Gefäßchirurgie, Elbe Kliniken Stade

Introduction

Postoperative outcome of patients with colorectal cancer surgery is usually only assessed by mechanistic outcome variables (mortality and morbidity). In contrast, we developed an integrated outcome concept. This concepts includes doctor assessed physical functioning and patient self-reported quality of life and a value judgement of both [1]. For value judgement we tested a structured interview, to obtain further information of clinical relevance beyond that of quality of life questionnaires. *Methods:* A 6 month follow up was performed in the course of a prospective, double blinded, randomised trial with G-CSF prophylaxis for improvement of postoperative outcome of patients after colorectal cancer surgery [2]. We assessed the objective health status, patients expressed quality of life with questionnaires and the personal experience in an interview lasting about 20 minutes [3]. The interview consisted of an introduction, the possibility to talk about all cancer associated experiences and a structured interview with six questions: *1) How is your general health condition? 2) Are you recovered to the level before operation? 3) What was the worst/ 4) the best/ 5) the most important events for you during the last six months? 6) Where there any major changes in your life circumstances?* The interview was tape-recorded for further analysis. *Results:* From the 80 patients randomised in the trial 63 interviews were obtained. One patient was not operated, 6 died and 10 were either nor able or refused it. Six months after operation 75% of the patients claimed to be in a good or acceptable shape. The worst experience was for 16% the diagnosis cancer, for 14% the operation and for 13% the radio-chemotherapy. For 8% of the patients limitations in daily life and 8% persisting pain were the most important impairments (▣ Abbildung 1). *Conclusions:* The structured interview is an important component for outcome assessment in the integrated outcome concept. It allows to identify patient preferences that have important implications for analysis and interpretation of the data of the randomised trial.

Einleitung

Die Ermittlung der postoperativen Wiederherstellung von Patienten nach einem Eingriff auf Grund eines kolorektalen Karzinoms erfolgt üblicherweise durch Erhebung von mechanistischen Outcome-Variablen (Mortalität und Morbidität) und im besten Falle durch zusätzliche Erfassung der Lebensqualität mittels Fragebögen. Im Rahmen des von uns entwickelten integrierten

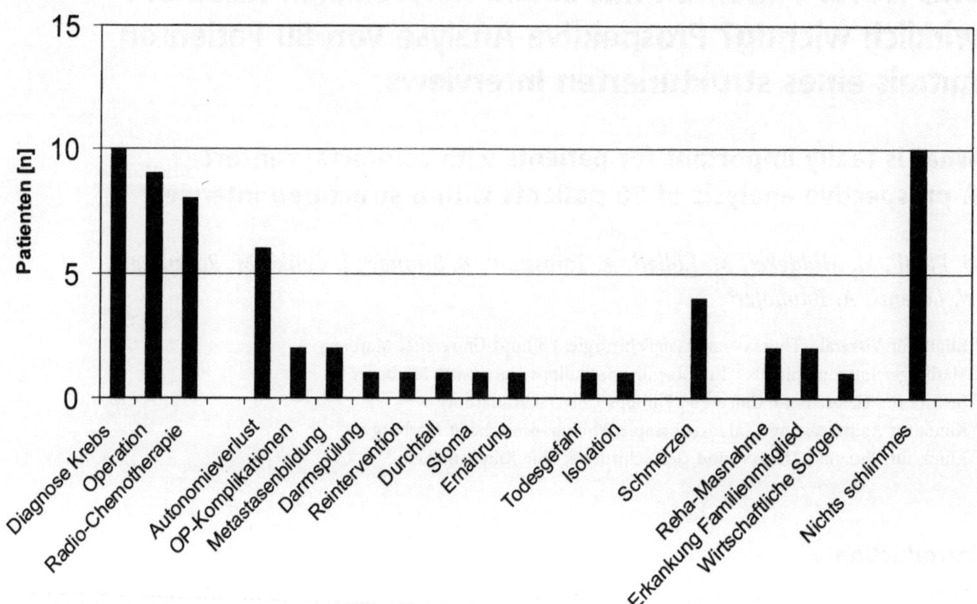

◘ Abb. 1. Was war für Sie das schlimmste Ereignis in den letzten 6 Monaten?
Sechs Monate postoperativ wurde ein strukturiertes Interview durch einen geschulten Studienarzt beim Patienten in häuslicher Umgebung durchgeführt. Die Ergebnisse von einer der sechs standardisierten Fragen ist beispielhaft abgebildet

Outcome-Konzeptes [1] stellt das strukturierte Interview eine weitere entscheidende Komponente dar, und zwar für die Beurteilung der klinischen Relevanz. Das strukturierte Interview erlaubt die Belange der Patienten über die Fragen von LQ-Bögen hinaus zu erfassen.

Methode

Im Rahmen einer prospektiven, doppelblinden, randomisierten Studie [2] zur Effektivität des Immunmodulators G-CSF (Filgrastim) bei 80 Risikopatienten (ASA 3 und 4) nach kolorektalen Eingriffen, wurde 6 Monate postoperativ durch einen erfahrenen, medizinisch und psychologisch geschulten Studienarzt ein strukturiertes Interview über 20 min geführt [3]. Nach einer Einleitung durch den Studienarzt konnte sich der Patient frei zu wichtigen Dingen seiner Krankheit äußern. Folgende 6 Fragen wurden gestellt:

1) *Wie ist Ihr Allgemeinzustand?*
2) *Sind Sie wiederhergestellt wie vor der Operation?*
3) *Was war das Beste,*
4) *das Schlimmste,*
5) *das Wichtigste in den letzten 6 Monaten für Sie?*
6) *Was hat sich in Ihrem Umfeld verändert?*

Das Interview wurden für nachfolgende Auswertungen auf Tonband aufgezeichnet.

Ergebnisse

Von den 80 Studienpatienten liegen 63 Interviews vor. Ein Patient wurde nicht am vorgesehenen Tag operiert, 6 sind verstorben und 10 waren nicht in der Lage ein Interview zu führen bzw. verweigerten die Mitarbeit. 75% der Patienten sind nach eigenen Angaben nach 6 Monaten in einem guten oder zufriedenstellenden Allgemeinzustand.

Auf die Frage, was in den letzten 6 Monaten das Schlimmste war, gaben 16% der Patienten die Diagnose, 14% die Operation und 13% die Radio-/Chemotherapie als ursächlich an. Für jeweils 8% der Patienten stellten die Einschränkungen des täglichen Lebens bzw. die Schmerzen die größten Beeinträchtigungen dar. Von jeweils nur einem Patienten wurden Durchfall, Ernährung und Todesgefahr als die größten Probleme genannt.

Schlussfolgerung

Die Ergebnisse sind überraschend, da die Diagnose Krebs nicht schlimmer als die Operation, Radio-Chemotherapie oder die Einschränkungen im täglichen Leben von den Patienten bewertet wurde. Das strukturierte Interview liefert im Rahmen des integrierten Endpunktkonzepts eine Bewertung durch den Patienten und wichtige Impulse für die Interpretation der Ergebnisse der randomisierten Studie.

Literatur

1. Koller M, Lorenz W (2002) Quality of life: a deconstruction for clinicians. J R Soc Med 95:481–488
2. Lorenz W, Stinner B, Bauhofer A, Rothmund M et al. (2001) Development of the Study Protocol on Prevention of Abdominal Sepsis: Example G-CSF Granulocyte-colony stimulating factor in the prevention of postoperative infectious complications and sub-optimal recovery from operation in patients with colorectal cancer and increased preoperative risk (ASA 3 and 4)
Part one: rationale and hypothesis. Inflamm Res 50:115–122
Part two: design of the study. Inflamm Res 50:187–205
Part three: individual patient, complication algorithm and quality management. Inflamm Res 50:233–248
3. Koller M, Hoffmann S, Rothmund M, Lorenz W, Plaul U (2003) Checking for interviewer bias in outcome assessment: a method for strengthening the design of prospective, randomised trials in surgery. Langenbecks Arch Surg Online DOI 10.1007/s00423-003-0428-9

Korrespondenzadresse: Dr. med. Ulrike Plaul, Klinik für Viszeral- Thorax- und Gefäßchirurgie, Philipps-Universität Marburg, Baldingerstr., 35043 Marburg, Tel.: 06421-2866441 Fax: 06421-2868995, E-mail: plaul@med.uni-marburg.de

Near total Splenektomie – eine neue Therapie der hereditären Sphärozytose

Near total splenectomy – a new approach to the treatment of hereditary spherocytosis

G. A. Stöhr[1], J. Sobh[1], U. G. Stauffer[2], S. W. Eber[3]

[1] Klinik für Allgemeinchirurgie, Georg-August-Universität, Göttingen
[2] Abteilung Chirurgie, Universitäts-Kinderspital, Zürich, Schweiz
[3] Kinderklinik, Technische Universität München

Abstract

Objective: The authors used a new surgical technique of near total splenectomy (NTS) and report their experience. *Background Data:* Total splenectomy is indicated for the treatment of patients with hereditary spherocytosis (HS), but may be complicated by severe infections. Studies have shown that partial or subtotal parenchymal resections can lead to excessive regeneration of the residual parenchyma and hemolysis, requiring total splenectomy in a significant portion of patients. Our hypothesis was that a more radical approach to resection permanently decreases recurrent hemolysis. *Methods:* This cohort study included 31 patients with HS who underwent NTS according to a new surgical procedure developed by the authors. The end criterion was to conserve a remnant spleen of 10 cm^3 in size. *Results:* Patient age ranged between 2 – 21 years. Mean remnant volume was 10 cm^3 (6 – 12 cm^3), i.e. 98% (94 – 99%) were resected. Six-month to 6-year follow-up data was available on 29 patients, 2 suffered remnant necrosis. The mean Hb-value increased from 9,7 to 13,4 g/dl postoperatively. No patients required transfusions, developed gallstones or symptomatic hemolysis. *Conclusions:* This new technique of NTS is safe, effective and minimizes the late sequelae of secondary splenectomy.

Einleitung

Die hereditäre Sphärozytose (HS) ist in Mitteleuropa die häufigste kongenitale hämolytische Anämie. Folgen der verminderten osmotischen Resistenz sind u.a. Anämie, infektassoziierte hämolytische Krisen, Splenomegalie und reduzierter Allgemeinzustand. Die effektivste Therapie ist die komplette Splenektomie. Auf Grund des dadurch potentiell induzierten Immundefizits [1] wird die Operation erst nach dem sechsten Lebensjahr empfohlen. Zum potentiellen Erhalt einer ausreichenden Immunabwehr im Kindesalter wurden Milzteilentfernungen durchgeführt, dabei wurde meist $^3/_4$ der vergrößerten Milz reseziert. Es konnte in Studien gezeigt werden, dass dadurch eine deutliche Reduktion der Hämolyse gelang, allerdings kam es auch zu Rezidivhämolysen mit notwendigen Folgeoperationen [2, 3].

These dieser Studie ist, ob ein radikaleres, neu entwickeltes Operationsverfahren mit Erhalt eines wesentlich kleineren Milzrestes in der Lage ist, die gesteigerte Hämolyse effektiv und langfristig zu kontrollieren und einen stabilen Langzeiterfolg bei Patienten mit HS zu erreichen.

Methodik

Im Zeitraum von 9/1996 – 1/2003 wurden alle Patienten mit operationspflichtiger HS im Alter zwischen 2 – 21 Jahren mit deren Zustimmung in die Studie eingebracht; alternativ wurde die totale Splenektomie durchgeführt.

Operationstechnik: Der Zugang erfolgte über einen linken lateralen Rippenbogenrandschnitt. Nach Milzmobilisation wurden die Hilusgefäße in craniocaudaler Richtung zwischen Ligaturen durchtrennt, wobei das caudale Gefäßpaar erhalten blieb. Es erfolgte die Exzision eines Gewebezylinders mit einer Größe von 10 cm³. Diese wurde mit Hilfe der Wasserverdrängung in einem Messzylinder ermittelt. Durchstechungsligaturen der eröffneten Gefäße und Bedeckung der Schnittflächen mit einem fibrinbeschichteten Kollagenvlies führten zu vollkommener Blutstillung. Bei Gallensteinnachweis wurde simultan über den gleichen Zugang die Cholezystektomie durchgeführt.

Nachbeobachtung: Einschlusskriterien für die Untersuchung des Langzeitverlaufes waren eine Restmilzgröße von min 6 ml/max 12 cm³ zum OP-Zeitpunkt, Ausschluss von Nebenmilzen und dopplersonographischer Nachweis der intakten Milzperfusion innerhalb des ersten postoperativen Jahres. Führende Zielgröße war der Hämoglobinwert, er spiegelt im Rahmen einer Hämolyse am besten den Operationserfolg wieder. Dieser wurde nach 6 Tagen postoperativ und danach jährlich ermittelt.

Ergebnisse

Zwischen 1996 – 2003 wurden 31 Patienten mit HS im Alter von 3 – 21 Jahren near total splenektomiert. 2 Patienten entwickelten eine Milznekrose und wurden aus der Untersuchung ausgeschlossen. Bei den 29 Patienten betrugen das mittlere Milzresektatgewicht 480 g (160 – 1510 g), die Restmilzgröße 10 cm³ (6 – 12 cm³), das entsprach einem mittleren Resektionsausmaß von 98% (94 – 99%). In 16 Fällen erfolgte eine Cholezystektomie. Der Nachbeobachtungszeitraum der Hb-Analysen erstreckte sich über 6 Monate bis 6,5 Jahre. Der mittlere Hb-Wert lag präoperativ bei 9,7 g/dl (6,5 – 13,6 g/dl) und stieg innerhalb der ersten postoperativen Woche bereits um 1,8 Punkte auf 11,5 g/dl (8,3 – 16,3 g/dl) an. Im weiteren Verlauf stiegen die Werte im Mittel auf 13,4 g/dl (9,9 – 18,7 g/dl) an und hielten diesen Bereich über den Beobachtungszeitraum von 6 Jahren. Weitere operative oder hämatologische Komplikationen traten nicht auf, insbesondre keine hämolytischen Krisen, transfusionspflichtige Anämien oder neu entstandene Gallensteine.

Diskussion/Schlussfolgerung

Bei der near total Splenektomie handelt es sich um eine einfache und sichere Operationsmethode, die auch im Langzeitverlauf die Hämolyse effektiv kontrolliert und innerhalb des Beobachtungszeitraums von bis zu 6,5 Jahren zu keiner therapiebedürftigen Rezidivhämolyse geführt hat. Insofern scheint sie anderen milzerhaltenden Techniken überlegen zu sein.

Literatur

1. Eber SW, Langendörfer CM, Ditzig M, Reinhardt D, Stöhr G, Soldan W, Schröter W, Tchernia G (1999) Frequency of very late fatal sepsis after splenectomy for hereditary spherocytosis: impact of insufficient antibody response to pneumococcal infection. Ann Hematol 78:524 – 528
2. Tchernia G, Bader-Meunier B, Berterottiere P, Eber SW, Dommergues JP, Gauthier F (1997) Effectivness of partial splenectomy in hereditary spherocytosis. Curr Opin Hematol 4:136 – 141
3. Bader-Meunier B, Gauthier F, Archambaud F, Cynober T, Mielot F, Dommergues JP, Warszawski J, Mohandas N, Thernia G (2001) Long-term evaluation of the beneficial effect of subtotal splenectomy for management of hereditary spherocytosis. Blood 97:399 – 403

Korrespondenzadresse: Dr. Gerhard Stöhr, Klinik u. Poliklinik für Allgemeinchirurgie, Georg-August-Universität, Robert-Koch-Str. 40, 37075 Göttingen, Fax: 0551/4963 223, E-mail: g.stoehr@neumariahilf.de

Effektivität der endoprothetischen Versorgung des oberen Sprunggelenkes mit Meniskus-führenden Prothesen. Systematische Übersicht und Meta-Analyse

Efficacy of total ankle replacement with meniscal-bearing prostheses. Systematic review and meta-analysis

D. Stengel, K. Bauwens, A. Ekkernkamp, J. Cramer

Klinische Epidemiologie, Klinik für Unfall- und Wiederherstellungschirurgie, Unfallkrankenhaus Berlin
Abteilung für Unfallchirurgie der Klinik und Poliklinik für Chirurgie, Ernst-Moritz-Arndt-Universität, Greifswald

Abstract

The objective of this study was to aggregate the available evidence concerning the clinical efficacy of total ankle replacement (TAR) for the treatment of ankle arthrosis of different origin.

Four electronic bibliographic databases were systematically searched for prospective or retrospective cohort studies that enrolled > 20 subjects, provided a minimum follow-up of one year, and at least one patient-centred outcome. Two of us independently extracted data on a data abstraction form and assessed methodological issues by means of an eight-point quality scale.

Of 1830 citations originally identified, 18 studies comprising a total of 1086 patients could be evaluated. The quality score averaged 4.1 (95% confidence interval [Cl] 3.1 – 4.9). Functional outcomes, as measured by 100-point scoring instruments, improved by 43.7 points (95% Cl 37.8 – 49.7). Overall ROM improved marginally by 5.7° (95% Cl 1.2 – 10.2°). Weighted complication rates ranged from 1.6% (deep infections) to 7.4% (fractures). On average, revisions had to be performed in 8%, whereas secondary arthrodesis was necessary in 4,5%.

Methodological weaknesses limit the interpretability of the published results. Although potentially effective, total ankle replacement must not be performed outside specialised centres until more rigorously obtained scientific data are available.

Einleitung

Prospektive und retrospektive Kohortenstudien repräsentieren die derzeit beste verfügbare Evidenz zu den klinischen Ergebnissen der endoprothetischen Versorgung des oberen Sprunggelenkes (OSG-TEP). Einzelne Studien sind im klinischen Alltag für eine kritische Entscheidungsfindung ungeeignet, insbesondere im Fall einer weithin noch als experimentell angesehenen Therapie. Ein systematischer bzw. quantitativer Zugang zu den verfügbaren Daten existierte bisher nicht. Wir wollten das Spektrum der funktionellen Langzeitergebnisse und Komplikationsraten nach OSG-TEP in einem formalen epidemiologischen Ansatz überprüfen.

Material und Methoden

Wir führten eine systematische Literatursuche mit hoch-sensitiver Suchstrategie durch. Potenziell verwertbare Studien wurden nach Durchsicht aller Abstracts bzw. Titel selektiert und im Volltext bewertet; bei unklaren Beschreibungen wurden grundsätzlich die Volltexte betrachtet. Eine Einschränkung bzgl. der Sprache wurde nicht vorgenommen. Gesucht wurde in den medizinischen Datenbanken PubMed Medline (seit 1963), Embase (seit 1989), Cinahl (seit 1994) und dem Cochrane Controlled Trials Register (CENTRAL) mit den Medical Subject Headings (MeSH) bzw. deren Äquivalenten: »ankle«, »arthrodesis«, »ankylosis«, »arthroplasty (replacement)« und »joint prosthesis«. Zudem wurde eine freie Internet-Recherche mit der Suchmaschine Google durchgeführt. In den Literaturangaben der Originalartikel wurde nach weiteren relevanten Publikationen gesucht.

Eingeschlossen wurden Originalpublikationen prospektiver und retrospektiver Kohortenstudien zu zementierten und nicht-zementierten Dreikomponenten-Prothesen (mit PE-Gleitkern), die 1) mehr als 20 Patienten (als näherungsweise Voraussetzung für die Angabe prozentualer Anteile) einschlossen, 2) eine minimale Nachuntersuchungsdauer von einem Jahr und eine durchschnittliche Nachuntersuchungsdauer von zwei Jahren aufwiesen und 3) wenigstens einen Patienten-zentrierten Endpunkt untersuchten. Hierzu zählte insbesondere das funktionelle Ergebnis, gemessen mit Score-Systemen wie z. B. dem American Orthopaedic Foot and Ankle Society (AOFAS) [1] oder dem Kofoed-Score [2].

Daten zum Studienprofil und den klinischen Resultaten wurden von zwei Autoren (K. B., D. S.) auf einem *a priori* erstellten Daten-Erhebungsbogen aus den jeweiligen Publikationen extrahiert. Die Transparenz und methodische Qualität der Studien wurde unabhängig durch beide Reviewer anhand von acht Kriterien bewertet, die sich an die bekannten Systeme zur Bewertung randomisierter Studien anlehnte [3]. Die *kappa*-Werte für die initiale Beobachter-Übereinstimmung lagen zwischen 0,64 und 1,00. Diskrepante Bewertungen wurden im Konsens gelöst.

Eine erste Durchsicht der verfügbaren Studien zeigte, dass als Endpunkte lediglich Differenzen zwischen prä- und post-operativ erhobenen funktionellen Scores und Komplikationsraten verwendet werden konnten. Aufgrund durchweg fehlender Angaben von Standardabweichungen wurden die Einzelstudien gemäß ihrer Stichprobengröße gewichtet ($w_i = n_i / \Sigma n_i$). Gemeinsamer Schätzer Θ und umgebendes 95% Konfidenzintervall (KI) wurden mit Hilfe der »analytical weights« Option im Software-Paket STATA 8.0 (STATA Corporation, Texas, USA) berechnet.

Ergebnisse

Wir identifizierten insgesamt 1830 Publikationen, von denen sich 1115 bereits im ersten Selektionsschritt als thematisch irrelevant herausstellten. Wir konnten 31 Arbeiten aus 16 Zentren (1,7% aller identifizierten bzw. 17,9% aller potenziell relevanten Studien) bewerten, die über die Ergebnisse von 1086 Patienten (1107 Gelenke) nach einer mittleren Nachbeobachtungsdauer von 44,2 Monaten (95% KI 35,9 – 52,4 Monate) berichteten. Die Selektionsprozedur nach den QUOROM-Empfehlungen wurde publiziert [4]; eine Liste aller identifizierten Arbeiten ist bei den Autoren erhältlich. Die Indikation zur OSG-TEP wurde in 24,6% der Fälle bei primärer Arthrose, in 37,5% bei rheumatoider Arthritis und in weiteren 27,7% bei posttraumatischen Arthrosen gesehen; die übrigen Patienten boten unterschiedliche ätiologische Vorbedingungen.

Die Studien schlossen im gewichteten Durchschnitt 45,6% (95% KI 37,5 – 53,7%) Männer ein, das mittlere Alter betrug 56,2 Jahre (95% KI 53,9 – 58,6 Jahre). Die Studien wurden im Durchschnitt mit 4,1 Qualitätspunkten bewertet (95% KI 3,1 – 4,9); nur eine Studie erzielte die volle Punktzahl. Mit hoher Wahrscheinlichkeit prospektiv waren fünf Studien (29,4%); auf der Basis der publizierten Angaben ließen sich jedoch keine eindeutigen Aussagen zum tatsächlich gewählten Studiendesign treffen. Die klinischen Ergebnisse, gemessen anhand von Score-Systemen mit einer maximal erreichbaren Punktzahl von 100, konnten aus 10 Studien mit Einschluss von 518 Patienten zu einem gemeinsamen Schätzer zusammengeführt werden.

Die globalen Scores ließen sich durch die Endoprothesen-Implantation um durchschnittlich 43,7 Punkte verbessern (95% KI 37,8 – 49,7). Sechs Studien verwendeten einheitlich den Kofoed-Score (Verbesserung um 46,7 Punkte, 95% KI 33,9 – 59,6). Wurden ausschließlich die sieben quantitativ auswertbaren Untersuchungen zu Scandinavian Total Ankle Replacement (STAR) Prothesen betrachtet, ergab sich eine mittlere Score-Verbesserung von 41,7 Punkten

(95% KI 34,4 – 49,2). Der gesamte Bewegungsumfang wurde durch die Prothesen-Versorgung um durchschnittlich 5,7° verbessert (95% KI 1,2 – 10,2°). Detaillierte Aussagen zu Veränderungen in der Extension und Flexion ließen sich nicht treffen.

Eine breite Spanne unterschiedlicher Endpunkt-Definitionen fand sich insbesondere bei Wundkomplikationen (Dehiszenz, persistierende Sekretion, Wundrandnekrose, oberflächliche Infektion) oder bei Implantat-Versagen. Die Revisionsraten betrugen im gewichteten Durchschnitt 8%; hierbei traten Überschneidungen innerhalb der Angaben über revisionspflichtige Komplikationen auf. Eine sekundäre Arthrodese erfolgte in durchschnittlich 4,5% der Fälle (95% KI 2,0 – 7,1%).

Überlebensanalysen nach Kaplan-Meier wurden in sechs Studien berechnet. Die gewichteten kumulativen Überlebenswahrscheinlichkeiten (d.h., einer nicht-revidierten Prothese) nach einem Jahr betrugen 96,6% (95% KI 94,5 – 98,7%), diejenigen nach fünf Jahren 89,7% (95% KI 82,9 – 96,5%).

Schlussfolgerungen

Die Transparenz der wissenschaftlichen Daten zur OSG-TEP steht in erheblichem Gegensatz zu den logistischen und finanziellen Aufwendungen, die in die Entwicklung und kontinuierliche technische Verbesserung der neuen Prothesengeneration investiert wurden. Wie für zahlreiche andere potenziell effektive chirurgische Therapieverfahren gilt bis zum Vorliegen von unter sehr viel strikteren methodischen Kautelen gewonnenen Daten, dass OSG-Prothesen in Zentren und durch erfahrene Operateure implantiert werden müssen.

Die Forderung nach einem Vergleich der OSG-TEP mit dem derzeit geltenden Goldstandard der Versteifungsoperation im Rahmen einer randomisierten Studie ist berechtigt. Randomisierung setzt jedoch das sog. Equipoise-Prinzip voraus – Patient und Arzt dürfen in einem klinischen Szenario, in dem prinzipiell zwei verschiedene Therapien in Betracht kommen, keine *Präferenz* für ein bestimmtes Behandlungsverfahren zeigen. Es muss unklar sein, welche der Interventionen *unter Abwägung von Nutzen und Risiko* tatsächlich effektiver ist (i.S. einer Verbesserung von Lebensqualität oder -quantität). Bei biologisch sehr plausiblen Methoden ist es häufig schwierig, diesem Prinzip zu folgen. Wünschenswert wäre sicher eine Registererfassung mit standardisierter, im Idealfall Online-Erfassung von demografischen Daten, Grund- und Nebenerkrankungen, intra-, peri- und post-operativen Komplikationen sowie einheitlichen Modalitäten der Nachbeobachtung und Nachbehandlung. Hierbei sind noch stärker als bisher Patientenzentrierte Outcome-Parameter (Lebensqualität) zu berücksichtigen und die funktionellen Ergebnisse durch einheitliche Skalen (z.B. AOFAS- oder Kofoed-Score) zu dokumentieren.

Tatsächlich mangelt es einem Großteil der verfügbaren Studien nicht an der Zufallsverteilung in unterschiedliche Behandlungsarme, sondern an einem einfachen methodischen Prinzip – der transparenten Darstellung der Patientenpopulation.

Literatur

1. Kitaoka HB, Alexander IJ, Adelaar RS, Nunley JA, Myerson MS, Sanders M (1994) Clinical rating systems fort the ankle-hindfoot, midfoot, hallux, and lesser toes. Foot Ankle Int 15:349–353
2. Kofoed H, Sørensen TS (1998) Ankle arthroplasty for rheumatoid arthritis and osteoarthritis. J Bone Joint Surg 80-B:328–332
3. Jadad AR, Moore RA, Carroll D, Jenkinson C, Reynolds DJM, Gavaghyn DJ, McQuay H (1996) Assessing the quality of reports of randomized clinical trials: is blinding necessary? Control Clin Trials 17:1–12
4. Bauwens, K, Stengel D, Ekkernkamp A, Cramer J (2003) Totalendoprothetische Versorgung des oberen Sprunggelenkes mit 3-Komponenten-Systemen der neuen Generation. Eine systematische Übersicht. Trauma Berufskrankh 5:291–299

Korrespondenzadresse: Dr. med. Dirk Stengel, Klinische Epidemiologie, Klinik für Unfall- und Wiederherstellungschirurgie, Unfallkrankenhaus Berlin, Warener Str. 7, 12683 Berlin, Tel.: 030/5681 3170, Fax: 030/5681 3003, E-mail: dirk.stengel@ukb.de

Verzeichnis der Erstautoren

Stichwortverzeichnis

Chirurgisches Forum 2005

München, 122. Kongress 05.04. – 08.04.2005

Vortragsanmeldungen

Die Sitzungen des FORUMs für experimentelle und klinische Forschung sind ein fester Bestandteil im Gesamt-kongressprogramm. Sie bestehen aus 8-Minuten-Vorträgen mit 5-minütiger Diskussionszeit über Ergebnisse aus der experimentellen und klinischen Forschung. Zur Beteiligung sind bevorzugt der chirurgische Nachwuchs, aber auch junge Forscher aus anderen medizinischen Fachgebieten zur Pflege interdisziplinärer Kontakte aufgefordert. Verhandlungssprachen sind Deutsch und Englisch.

Als Leitthema der einzelnen Sitzungen sind vorgesehen: Wundheilung, Viszeralchirurgie (Oesophagus/Magen/Darm und Leber/Galle/Pankreas); Laparoskopische Chirurgie; Onkologie und onkologische Molekularbiologie; SIRS und Sepsis, Schock; perioperative Pathophysiologie, Organtransplantation; Endokrinologie; klinische Studien; Traumatologie inklusive Poly/Neurotrauma; Herzchirurgie; Thorax- und Gefäßchirurgie; Kinderchirurgie; Plastische Chirurgie und Tissue-Engineering.

Die Auswahl der Sitzungstitel für das endgültige Programm richtet sich danach, wieviele der Beiträge, die auf der Basis der Qualitätsbewertung ausgewählt wurden, den verschiedenen Themenkreisen zugeordnet werden können.

Bedingungen für die Anmeldungen

1. Für die Anmeldung von Beiträgen zum CHIRURGISCHEN FORUM ist eine Kurzfassung in **einfacher Ausferti-gung** bis spätestens 30. September 2004 einzusenden:

    Sekretariat „Chirurgisches FORUM"
    Institut für Klinisch-Experimentelle Chirurgie
    Universitätsklinikum des Saarlandes
    66421 Homburg/Saar

    Bereits veröffentlichte Arbeiten dürfen nicht eingesandt werden, dies entspricht den Richtlinien der s.g. „Ingelfinger rule". Konkret beinhaltet dies Arbeiten, die über eine ISBN-Nummer abrufbar sind.

    (Angelik, M., J. P. Kassirer: The Ingelfinger rule revisited. New Engl. J. Med. 325 (1991), 1371).

    Eine FORUM-Anmeldung schließt eine gleichzeitige Anmeldung zu einem deutsch/englischsprachigen internationalen Fachkongress **nicht** aus.

2. Der Erstautor bestätigt durch seine Unterschrift, dass die gesetzlichen Bestimmungen des Tierschutzes bei tierexperimentellen Untersuchungen eingehalten worden sind.

3. Grundsätzlich ist die Anmeldung mehrerer verschiedener Beiträge möglich. Die Nennung als **Erstautor** ist nur **einmal** möglich!

4. Die Anmeldung eines Beitrages zum FORUM schließt die Anmeldung eines Vortrages mit dem gleichen Grundthema für eine andere Kongresssitzung im Chirurgenkonress aus.

Kurzfassung

5. Die Kurzfassung soll in klarer Gliederung ausschließlich objektive Fakten über die Zahl der Untersuchungen oder Experimente, die angewandten Methoden und endgültigen Ergebnisse enthalten. Ausführliche Einlei-tungen, historische Daten und Literaturübersichten sind zu vermeiden. Nur Mitteilungen von wesentlichem Informationswert ermöglichen eine sachliche Beurteilung durch die Mitglieder des wissenschaftlichen Beirates.

6. In der Internet-Anmeldung bzw. auf dem Formblatt (Beilage in den MITTEILUNGEN, ansonsten über die Deutsche Gesellschaft für Chirurgie oder Sekretariat „Chirurgisches FORUM" erhältlich) sind die Namen der Autoren, beginnend mit dem Vortragenden, Anschrift der Klinik oder des Institutes und der Arbeitstitel einzutragen. Die Anmeldungen sollten bevorzugt im Internet und nur noch in Ausnahmefällen auf dem

Formblatt erfolgen. **Bitte beachten Sie, dass Ihr Abstract im Falle der Annahme im Internet veröffentlicht wird und sich daher nicht von Ihrem Manuskript unterscheiden darf (Autoren, Titel, Daten).**

7. Da sich die Deutsche Gesellschaft für Chirurgie einer „Empfehlung über die Begrenzung der Autorenzahl" angeschlossen hat (siehe MITTEILUNGEN Heft 4/1975, Seite 140), können einschließlich des Vortragenden nur 4 Autoren genannt werden. Lediglich bei interdisziplinären Arbeiten aus 2 Instituten sind insgesamt 6 Autorennamen möglich, bei Arbeiten aus 3 oder mehr Instituten ist die Nennung von max. 8 Autoren möglich. Die Richtlinien zur Koautorenschaft beinhalten, dass nur der Koautor sein kann, der einen substantiellen Beitrag zu Konzeption, Design, Analyse oder Interpretation der Untersuchung geleistet und das Manuskript miterarbeitet bzw. kritisch durchgesehen und gebilligt hat (Anderson, C.: Writer's cramp. Nature (Lond.) **355** (1992), 101). Seniorautoren sollten nur als Autoren erscheinen, wenn sie die Entstehung des Manuskriptes von der Erarbeitung der Daten bis zur Abfassung kennen und es auch gelesen haben (M. Rothmund: Qualitätssicherung bei Publikationen. Dtsch. Med. Wschr. 117 (1992), 1834–1858).

8. Dem Text der Kurzfassung wird nur der Arbeitstitel ohne Autorennamen vorausgestellt, damit eine anonyme Weiterbearbeitung gesichert ist. Der Umfang darf das angegebene Feld nicht überschreiten. Die eigene Klinik (Institut) darf im Text nicht erwähnt oder zitiert werden. Der Erstautor (bitte korrekte Anschrift!) erhält vom Forumssekreteriat eine Bestätigung des Eingangs der Kurzfassung.

9. Jeder Beitrag soll vom Autor durch Ankreuzen für eines der oben angegebenen Leitthemen vorgeschlagen werden.

10. Bitte schicken Sie mit Ihrer Kurzfassung eine Diskette, die die Kurzfassung enthält, falls sie **nicht** über das Internet anmelden.

Anonyme Bearbeitung

11. Vor der Sitzung des FORUM-Ausschusses werden die Beiträge anonym (ohne Nennung der Autoren und der Herkunft) zur Beurteilung an die Mitglieder des wissenschaftlichen Beirats und die externen Fachgutachter versandt (Bestimmung für den FORUM-Ausschuss, siehe MITTEILUNGEN, Heft 5/1990, Seite 24).

12. Die Autoren der Beiträge werden bis Mitte November des Vorjahres vor dem Kongress verständigt, ob ihr Beitrag angenommen wurde. **Bei Annahme muss ein Manuskript erstellt werden (s.u.); ansonsten muss der Vortrag aus dem Kongressprogramm gestrichen werden.**

Manuskript

13. Das Manuskript ist in doppelter Ausfertigung mit folgender Gliederung einzureichen:

    – deutscher und englischer Titel
    – sämtliche Autoren
    – beteiligte Institute und Kliniken
    – Abstract in Englisch
    – Einleitung, Methodik, Ergebnisse, Diskussion in Deutsch
    – Literaturangaben (max. 5)
    – vollständige Korrespondenzadresse des Erstautors mit Fax und e-mail.

    Zusätzlich muss eine Diskette (MS Word 6.0 für Windows oder Mac) dem Manuskript beiliegen. Ein identischer Ausdruck in doppelter Ausfertigung ist ebenfalls mitzusenden.

    Wenn keine Bilder oder Tabellen eingereicht werden, darf das gesamte Manuskript im Ausdruck **maximal 3½ Seiten** (bei 4 cm Rand allseitig, maximal 35 Zeilen pro Seite bei 1½-zeiligem Abstand, pitch 11) umfassen.

    Jede Schwarzweiß-Abbildung (schematische Strichabbildung) oder Tabelle verkürzt den zulässigen Schreibmaschinentext mindestens um ½ Textseite. Es werden Positivabzüge (tiefschwarz) in Endgröße erbeten. Abbildungen und Tabellen sind arabisch zu nummerieren, die Abbildungen sind mit einer Überschrift zu versehen. Für jede Abbildung oder Tabelle ist eine prägnante Legende auf gesondertem Blatt erforderlich. Die Autoren müssen darauf achten, dass sämtliche in den Abbildungen oder Tabellen vorkommenden Abkürzungen in der Legende erklärt werden. Halbtonbilder oder Röntgenbilder werden nicht angenommen. Strichabbildungen, die mit einem PC erstellt werden, müssen über Laserdrucker ausgegeben werden (kein Nadeldrucker).

Das Literaturverzeichnis darf 5 Zitate nicht überschreiten. Es sind 1. sämtliche Autorennamen mit den Initialen der Vornamen (grundsätzlich nachgestellt); 2. Jahreszahl in Klammer; 3. vollständiger Titel der zitierten Arbeit; 4. abgekürzter Titel der Zeitschrift (nach Index medicus); 5. Bandzahl (arabische Ziffern); und 6. Anfangs- und Endseitenzahl der Arbeit anzugeben, z. B.:

Sawasti P, Watsnabe M, Weronawitti T (1979) Gallensteine in Asien. Chirurg 50: 57 – 64.

Bei Büchern sind 1. sämtliche Autorennamen mit den Initialen der Vornamen (grundsätzlich nachgestellt); 2. Erscheinungsjahr in Klammer; 3. Titel des Kapitels; 4. Namen der Herausgeber (Initialen des Vornamens nach den Herausgebern gestellt); 5. vollständiger, nicht abgekürzter Buchtitel; 6. Verlag; 7. Verlagsort; und 8. Anfangs- und Endseitenzahl des zitierten Kapitels anzugeben, z. B.:

Encke, A. Hanisch E (1990) Management inklusive intensivmedizinischer Überwachung und Therapie bei gastrointestinaler Blutung. In: Häring R (Hrsg.) Gastrointestinale Blutung. Blackwell Überreuter, Berlin, S. 39 – 43.

14. Die redaktionellen Vorschriften sind sorgfältig zu beachten. Gelegentlich trotzdem erforderlich werdende redaktionelle Änderungen im Rahmen der gegebenen Vorschriften behält sich die Schriftleitung vor.

15. Der Beitrag wird nach Korrektur der Umbruchabzüge mit Unterschrift vom Erstautor zum Druck freigegeben.

16. Das Manuskript wird im FORUM-Band, der als Periodikum fortlaufend nummeriert geführt wird, jedoch nicht in Medline etc. gelistet ist, vor dem nächsten Kongress gedruckt vorliegen; das Abstract wird zusätzlich im Internet unter der Kongressadresse veröffentlicht.

Einsendeschluss

17. Manuskripte, die nicht termingerecht eingehen, können im FORUM-Band nicht berücksichtigt werden und **schließen eine Aufnahme in das endgültige Kongressprogramm aus**.

18. Die Prüfung der Korrekturabzüge erfolgt durch den Erstautor, ein nachträglicher Wechsel in der Autorenfolge ist nicht zulässig.

19. Lieferung von Sonderdrucken nur bei sofortiger Bestellung nach Aufforderung durch den Verlag und gegen Berechnung.

Wissenschaftlicher Beirat im FORUM-Ausschuss der Deutschen Gesellschaft für Chirurgie

M. D. Menger, Homburg/Saar
Vorsitzender des Beirates

M. Laschke und J. Slotta
für das FORUM-Sekretariat